U0790036

中国国境口岸病媒生物及动物虫媒病

韩雪清　林祥梅　王景林　宋锋林　主编

科学出版社
北京

内 容 简 介

本书共分 3 篇，21 章及结语 7 章。第一篇为概论，分别对病媒生物的生物学及生态学、动物虫媒病流行病学和病媒生物与动物虫媒病的关系进行了阐述；第二篇为病原学，重点阐述动物病媒病的主要种类与流行；第三篇为中国口岸病媒生物与病媒病监测，以省（自治区）地理区划为单元，在中国国境口岸调查研究成果的基础上，阐述不同地域病媒生物的种群结构、季节消长、重要病媒生物携带病原体情况及综合防控措施等。结语论述各病媒生物与动物病媒病的防控。本书作为国内第一部关于国境口岸病媒生物及动物虫媒病与监控学术专著，重点突出体现了边境口岸关于病媒生物和动物虫媒病的最新监测结果。

本书涉及领域具有独特性，而且内容丰富新颖、科学实用，适合生物、医学、检验检疫等领域不同知识层次的人群阅读、参考和使用，也可为管理层决定输入性动物虫媒病的防控措施提供科学依据。

图书在版编目（CIP）数据

中国国境口岸病媒生物及动物虫媒病/韩雪清等主编. —北京：科学出版社, 2019.6

ISBN 978-7-03-061474-2

Ⅰ. ①中…　Ⅱ.①韩…　Ⅲ. ①疾病－传染媒介－生物控制－研究－中国　Ⅳ.①R184

中国版本图书馆 CIP 数据核字(2019)第 106426 号

责任编辑：李　悦　刘　晶 / 责任校对：严　娜

责任印制：赵　博 / 封面设计：刘新新

科学出版社 出版

北京东黄城根北街 16 号

邮政编码: 100717

http://www.sciencep.com

北京科印技术咨询服务有限公司数码印刷分部印刷

科学出版社发行　各地新华书店经销

*

2019 年 6 月第　一　版　开本：787×1092　1/16

2021 年 1 月第二次印刷　印张：26

字数：616 000

定价：198.00 元

(如有印装质量问题，我社负责调换)

《中国国境口岸病媒生物及动物虫媒病》编著者名单

主　编

韩雪清　林祥梅　王景林　宋锋林

副主编

王慧煜　吴绍强

顾　问

梁国栋　才学鹏

编著者

（按姓氏笔画排序）

万道正　马文晨　马忠仁　王国柱　王效义　王景林
王慧煜　方义亮　邓　华　艾　军　叶海波　田延河
吕继洲　刘　阳　刘　玮　刘伯华　刘佳佳　刘建利
关贵全　安鹏天　孙　洁　孙洪正　花群义　李　明
李　茜　李云峰　李文超　杨　立　杨俊兴　杨美琼
肖荣海　吴绍强　何成伟　邹洪久　辛文文　宋锋林
张西臣　张晓龙　张彩虹　张　楠　张锦霞　林祥梅
罗建勋　季新成　孟日增　袁文峰　徐新龙　殷　宏
高　姗　高艳菲　郭学军　黄恩炯　梅　琳　曹晓梅
康　琳　梁慧杰　韩雪清　程　成　程晓兰　熊小路
黎　浩

序

外来病媒与病媒性外来动物疫病的防控直接关系到我国人民身体健康、农业生产、生态环境及社会经济利益。长期以来，党和政府非常重视外来动物疫病的防控工作，《关于加强防范外来有害生物传入工作意见的通知》专项文件特别指出：“重视对境外有害生物发生、流行情况的跟踪、收集、分析、预测和对国内有害生物的监测、调查及环境影响评价工作，建立国内外有害生物发生、流行信息数据库，实现资源共享”。病媒生物本身携带病原，不仅可以通过叮咬、污染等方式将病原从一种生物体传播到多种生物体，而且可以通过飞行等多种途径将一系列重要动物疫病和人畜共患病从一个地区传播到另一个地区。随着全球气候变暖，生态环境不断改变，虫媒种类、密度和分布等都发生了新的变化，不仅原有的虫媒性动物疫病范围扩大、发生频率和强度增加，而且一些新的虫媒性动物疫病和人畜共患病不断出现及越境扩散。有报道，大量病媒生物通过国境口岸输入、输出，使我国口岸的生物安全形势更加严峻、风险性更大，其极有可能在我国口岸地区适宜生态环境中孳生繁衍，并将境外虫媒动物疫病和人畜共患病输入我国，甚至造成大流行。因此，病媒及病媒性外来动物疫病知识的普及、口岸的监控和防控技术的研究尤为重要。编写一本有关这方面的书籍非常必要。

中国检验检疫科学研究院的韩雪清、林祥梅研究员等适时组织业内专家、教授，历时5年，完成了我国第一部《中国国境口岸病媒生物及动物虫媒病》专著，值得庆贺！该书突出体现了边境口岸关于病媒生物和动物虫媒病的最新监测结果，分析了不同地区（口岸）、不同时间、不同种类的动物虫媒传染病传播风险，提出针对性的防控措施，使该书更具科学性、权威性和实用性。相信该书的出版对我国病媒生物和动物虫媒病，以及口岸动物检疫、卫生检疫等工作具有重要的借鉴和指导意义，对保障我国养殖业健康发展、维护我国人民健康和经济社会稳定也必将发挥重要作用。

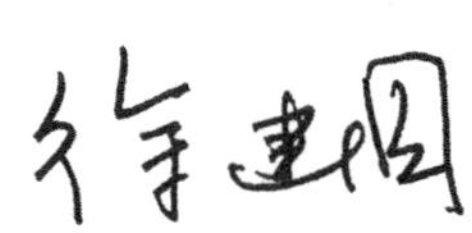

中国工程院院士　中国疾病预防控制中心研究员

2018年9月

前　言

病媒生物是指可以携带病原微生物并危害人、畜健康的一类生物，主要包括蚊类、蠓类、蜱类等。病媒生物通过叮咬等方式将其携带的病原体传播给人类或动物，导致人类或动物感染疾病。病媒生物种类繁多，已知的蚊类、蠓类、蜱类在全球/中国的种类数量分别为3200/380余种、5100/1000余种和1000/120余种。根据原国家质量监督检验检疫总局卫生司的统计，仅2006～2009年，全国口岸病媒生物本底调查中，共监测到蚊类3亚科7属80种、蠓类2亚科2属38种、蜱类1科8属30种。病媒生物可传播多种动物虫媒传染病，如蚊类可传播裂谷热、西尼罗热、流行性乙型脑炎、东方马脑炎等，蠓类可传播蓝舌病、非洲马瘟等，蜱类可传播非洲猪瘟、森林脑炎、莱姆病等，严重影响我国的畜牧业发展和经济建设。

随着自然条件的变化，以及国际交通、贸易和旅游业的发展，病媒生物及其携带的动物源性病原体可借助出入境交通工具、集装箱等在国际口岸间传播，使原本局限于一定地域范围内的动物虫媒传染病突破国境或自然地理的界限，在全球范围内广泛传播与流行，对输入国的生物安全造成威胁。中国“一带一路”倡议成为推动我国社会发展的强大动力。目前，中国已开放了360多个港口、机场、车站和陆路边境口岸，每年平均有来自100多个国家和地区、6000多万艘（辆、架）出入境交通工具、两万多亿美元货值的出入境物流，同时也有数千万只病媒生物通过国境口岸输入、输出，这就意味着口岸生物安全防控工作面临严峻的挑战。历史上蓝舌病、非洲猪瘟等动物虫媒传染病的传播，均具有以国境口岸为“中转站”、沿交通运输线路远距离扩散的特征。1999年，库蠓从北非开始，取道西班牙、葡萄牙、土耳其，于2001年到达希腊、意大利等南欧国家。随着库蠓的迁徙，导致当地羊群蓝舌病的暴发流行。从1999年开始，蓝舌病在欧洲的发生和流行范围进一步扩大，严重影响了畜牧业及其进出口业务，造成巨大的经济损失。2007年，格鲁吉亚发生非洲猪瘟，随后传入亚美尼亚、俄罗斯，目前已传入我国。当前，动物虫媒传染病已引起世界卫生组织（WHO）、世界动物卫生组织（OIE）和各国出入境检疫部门的高度重视。

中国幅员辽阔、口岸众多，气候多样、地理生境复杂，客观上为病媒生物的输入、繁殖，进而为动物虫媒传染病的传播提供了便利条件。因此，加强口岸病媒生物与病媒病的防控研究十分迫切。

近年来，病媒生物与病媒病的研究取得了许多新进展，也有相关专业书籍出版，但缺乏一本将口岸病媒生物与动物虫媒病防控相结合的专著。为此，在中国检验检疫科学研究院主持的“十二五”国家科技支撑计划项目及课题“虫媒性外来动物疫病传播阻断技术研究”经费资助下，结合其科研成果及全国众多口岸一线专家的调研数据，编写了本书。我们希望本书的出版能够为输入性病媒生物及动物虫媒病的防控工作提供技术支持，在提高动物及动物产品质量安全和公共卫生水平、维持我国畜牧业的持续健康稳定发展、保护人民身体健康、维护社会稳定、提升国际影响力和国际声誉等方面起到积极的作用。

本书共分 3 篇，21 章及结语 7 章。第一篇为概论，分别从病媒生物生物学及生态学、动物虫媒病流行病学和病媒生物与动物虫媒病的关系三个方面进行了阐述；第二篇为病原学，重点阐述动物病媒病的主要种类与流行；第三篇为中国主要口岸病媒生物与病媒病的监测与调研情况，重点以省（自治区）地理区划为单元，在中国国境口岸调查研究成果的基础上，阐述不同地域病媒生物的种群结构、季节消长和重要病媒生物携带病原体情况，以及具体的采集、检测技术、综合防控措施等。结语论述各病媒生物与动物病媒病的防控。本书以大量的科研数据为基础，使其内容丰富新颖、科学实用，具有其独特性，适合生物、医学、检验检疫等领域不同知识层次的人群阅读、参考和使用，也可为管理层决定输入性动物虫媒病的防控措施提供科学依据，推动中国口岸动物虫媒传染病防控工作与病媒生物防控工作的融合发展，为中国口岸的生物安全和经济发展提供技术支持。

书中如有遗漏和不当之处，敬请广大同行专家和读者予以批评指正。

韩雪清

2018 年 8 月

目　　录

第一篇　病媒生物的生物学及生态学概论

第二篇　动物病媒病的主要种类与流行

第三篇　中国主要口岸病媒生物与病媒病的监测

结语　病媒生物与动物病媒病防控

第一篇　病媒生物的生物学及生态学概论

广义的病媒生物包括脊椎动物和无脊椎动物，脊椎动物主要是鼠类，属哺乳纲啮齿目；无脊椎动物主要是昆虫纲的蚊、蝇、蟑螂、蚤等，以及蛛形纲的蜱、螨等。病媒生物不仅可以直接通过叮咬和污染食物等方式影响或危害人类的正常生活，更可以通过多种途径传播一系列的重要传染病。

随着全球气候变暖，城市化进程的加快，旅游和贸易的快速发展，生态环境的不断改变，病媒生物种类、密度和分布等发生了新的变化，不仅原有的病媒生物性传染病发生范围扩大、发生频率和强度增加，而且一些新的病媒生物性传染病不断出现。病媒生物性传染病是人类共同面临的严峻挑战之一。

第一章 蚊

蚊属双翅目（Diptera）蚊科（Culicidae），与其他双翅目昆虫的主要区别为：具长喙，突生在头的腹面，为蚊虫的摄食器官；有特殊的翅脉，分纵脉和横脉，脉所围绕的空间为脉室；翅脉和翅缘有鳞片，其余部分如头部和多数种类的腹部也有鳞片。

一、蚊的形态与结构

（一）形态

1. 成虫形态特征

多数蚊的体长在0.5～1.5cm，为小型昆虫，躯体分头、胸、腹3部分（图1-1）。体表有不同的体壁衍生物，如刺、刚毛，以及由刚毛演化形成的鬃、鳞片等。

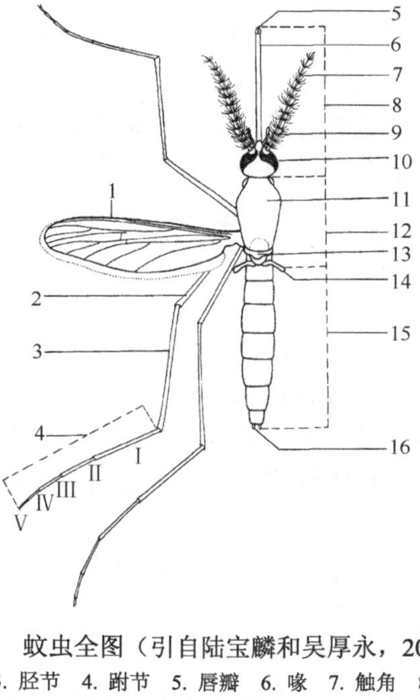

图1-1 蚊虫全图（引自陆宝麟和吴厚永，2003）

1. 翅 2. 股节 3. 胫节 4. 跗节 5. 唇瓣 6. 喙 7. 触角 8. 头部 9. 触须 10. 复眼 11. 中胸盾片 12. 胸部 13. 中胸小盾片 14. 平衡棍 15. 腹部 16. 尾突

头部略呈球形，有1对复眼、1对触角、1对触须和1根喙（口器）。复眼之间及其前方区域称为额，复眼背后方区域称为头顶，头顶之后为后头，额前端突起的三角形区域称为唇基（图1-2）。

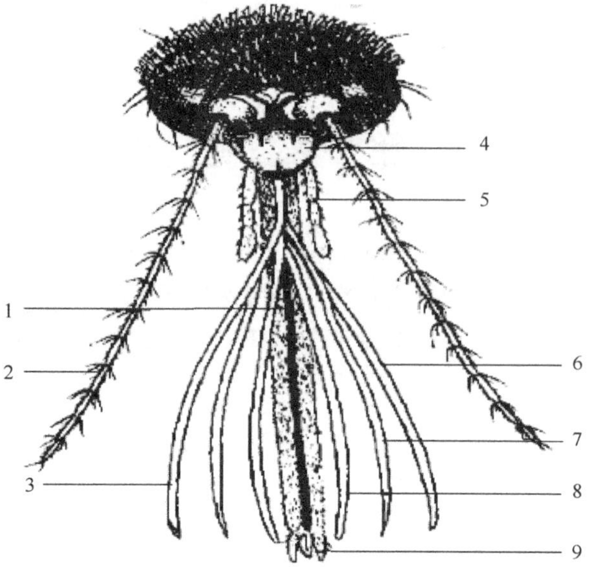

图 1-2 蚊虫头部（引自陆宝麟和吴厚永，2003）

1. 下唇 2. 触角 3. 上唇 4. 唇基 5. 触须 6. 舌 7. 上颚 8. 下颚 9. 唇瓣

触角位于额部。雌蚊的触角有 15 节，雄蚊的有 16 节。从基部起依次为柄节（第 1 节）、梗节（第 2 节）和鞭节（第 3～15 节或第 3～16 节）。柄节环状，短小，被梗节覆盖；梗节扁球形，光裸或有细毛、鳞片；鞭节细长，各鞭节（雌蚊节 1 和雄蚊的末节除外）生有一圈轮毛。多数蚊虫的轮毛具有两性特征：雌蚊触角轮毛短而稀，雄蚊触角轮毛长而密。触角对空气中二氧化碳和湿度的变化比较敏感，以此可寻找吸血对象。

触须位于喙的两侧，分 5 节。多数雄蚊的触须略长于喙或与喙等长，雌蚊的触须短于喙（库蚊属和伊蚊属）或与喙等长（按蚊属）。触须的白斑、白环是蚊虫分类的重要特征之一。

喙（口器）由唇基向前下方伸出，为刺吸式口器，由上唇、下唇、舌、上颚和下颚组成。下唇呈中空长槽形，内含 6 根针状结构，即上唇、舌、1 对上颚和 1 对下颚。上唇与舌组成食管，舌中间有唾液管开口于末端。上、下颚末端有锯齿样结构。蚊虫吸血时，先用上、下颚切割皮肤，再将针状结构刺入皮内。雄蚊的喙因上、下颚短小，舌与上唇融合，故不能吸血。

胸部由前胸、中胸和后胸 3 节构成。各胸节腹面均有 1 对细长的足，分别称为前足、中足和后足。前胸退化；中胸最发达，有翅（前翅）1 对及前气门 1 对；后胸退化，有 1 对平衡棍及 1 对后气门（图 1-3）。

前胸的主要结构包括前胸背板、前胸侧板和前胸腹板。前胸背板分为前面的前胸前背片和后面的前胸后背片。前胸侧板位于前足基节上方。前胸腹板为盾形骨片，位于两前足基节之间。

中胸的主要结构包括中胸背板、中胸侧板和中胸腹板。中胸背板几乎占胸部的整个背面，由前到后分别分为盾片、小盾片和后背片。盾片占中胸背板的大部分，其两侧缘的纵条为中胸侧背片；小盾片呈三叶状（库蚊属和伊蚊属）或弧状（按蚊属）；后背片

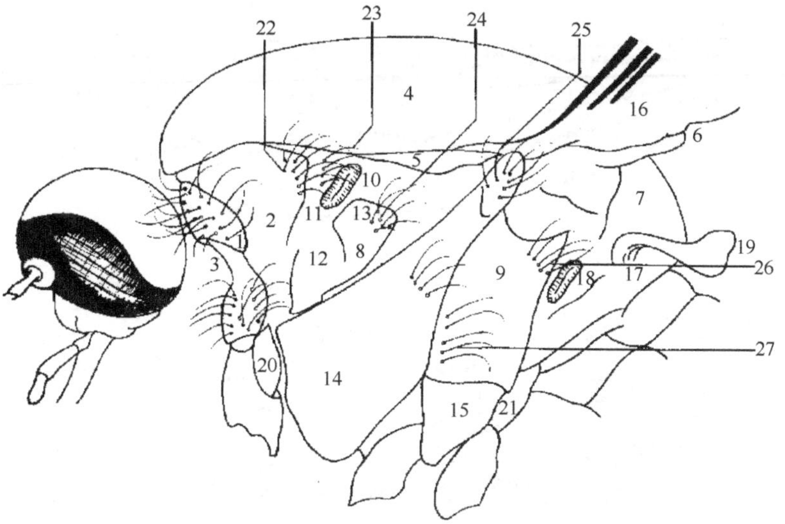

图 1-3　蚊虫胸部侧面观（引自陆宝麟和吴厚永，2003）

1. 前胸前背片　2. 前胸后背片　3. 前胸侧板　4. 中胸盾片　5. 中胸侧背片　6. 中胸小盾片　7. 中胸后背片　8. 中胸前侧片上部　9. 中胸后侧片　10. 前气门区　11. 气门下区　12. 亚气门区　13. 气门后区　14. 中胸腹侧板　15. 中胸基后片　16. 前翅　17. 后胸背板　18. 后气门　19. 平衡棒　20. 前足基节后区　21. 后胸基后片　22. 前胸后背鬃　23. 气门鬃　24. 气门后鬃　25. 翅前鬃　26. 中胸上后侧鬃　27. 中胸下后侧鬃

一般光裸。中胸侧板占胸侧的大部分，前上方有中胸气门，由中胸前侧片、中胸后侧片和基后片组成。中胸前侧片分上、下两部分，上部包括气门后区和气门亚区，下部与腹板并合，称为腹侧板；中胸后侧片呈长方形，位于翅下方；基后片位于中足和后足之间。中胸腹板已退化。

后胸的主要结构包括后胸背板、后胸侧板和后胸基后片。后胸背板位于中胸后背片和第 1 腹节之间，两侧有 1 对平衡棍；后胸侧板为中胸后侧片后的三角形区域，其前方为后胸气门。后胸基后片位于后足基节之上。

足共 3 对，每足依次分为基节、转节、股节、胫节和跗节 5 部分。其中，跗节又分 5 个小节，跗节 5 末端有爪和中垫，库蚊属蚊虫还有 1 对发达的爪垫。足上的白斑、白环、纵条等是区分蚊种的特征之一。

翅蚊虫的翅狭长，膜质。翅脉简单而变化小，分纵脉和横脉。纵脉共 8 条，分别为前缘脉、亚前缘脉及 1～6 纵脉。其中，第 2、4、5 纵脉各分 2 支，其余纵脉均不分支。横脉是纵脉之间的连接脉，重要的横脉有肱横脉、分横脉、前横脉和后横脉。翅脉覆盖有鳞片，翅后缘并扩展到翅端的狭长鳞称为缘缨。翅鳞可形成麻点、斑点或条纹，在按蚊的分类上有重要作用（图 1-4）。

腹部蚊虫的腹部由 10 节（腹节Ⅰ～Ⅹ）组成。腹节Ⅰ的背板较短，腹面大部分膜质。腹节Ⅱ～Ⅷ结构相似，各由一背板和一侧板及连接它们的侧膜所构成，腹节Ⅰ～Ⅶ的侧膜上各有气门 1 对。两性蚊虫从腹节Ⅷ以后各节及其附肢因交尾功能而有很大变化，统称为尾器（外生殖器）。雄性尾器的形态是鉴别蚊种的重要依据。雄蚊在羽化后的几小时内，尾器作 180°的扭转，然后固定在这个位置不再改变。雄蚊尾器包括腹节Ⅷ、腹节Ⅸ、抱肢、小抱器、载肛片、阳茎及其支持物。

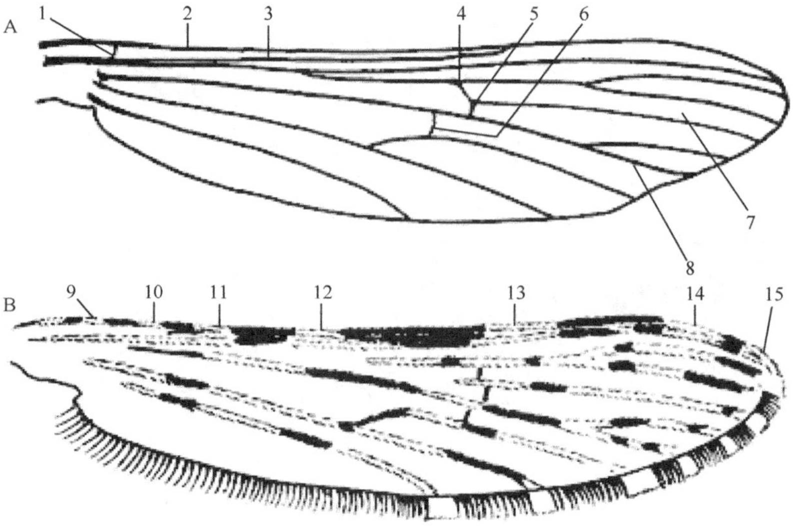

图 1-4　蚊虫的翅（引自陆宝麟和吴厚永，2003）

A. 翅脉脉序　B. 翅脉白斑

1. 膊横脉　2. 前缘脉　3. 亚前缘脉　4. 分横脉　5. 前横脉　6. 后横脉　7. 前叉室　8. 后叉室　9. 前膊白斑　10. 膊白斑　11. 分脉前白斑　12. 分脉白斑　13. 亚缘脉白斑　14. 亚尖端前白斑　15. 尖端白斑

2. 蚊卵形态特征

蚊卵一般约 0.2mm 宽、0.5mm 长。大多数呈椭圆形。腹面（上面）较平，背面（下面）微凸。卵壳由 3 层组成，从外到内依次为外卵壳、内卵壳和卵黄膜。外卵壳具有花纹、突起等。卵的前端有卵孔，为精子进入卵内的通道。

按蚊卵一般为船形，卵的两侧有一对浮囊，单个浮于水面。伊蚊卵呈橄榄形，外卵壳有粒状突起，产出后单个地散在潮湿地面上或小积水容器的边缘，在水中常沉于水底。库蚊卵呈圆锥形，前端有一个杯状的卵冠，各卵相互黏集成舟状卵块，浮于水面。

3. 幼虫形态特征

幼虫躯体分头、胸、腹 3 部分（图 1-5、图 1-6），4 龄成熟幼虫是分类鉴定龄期。

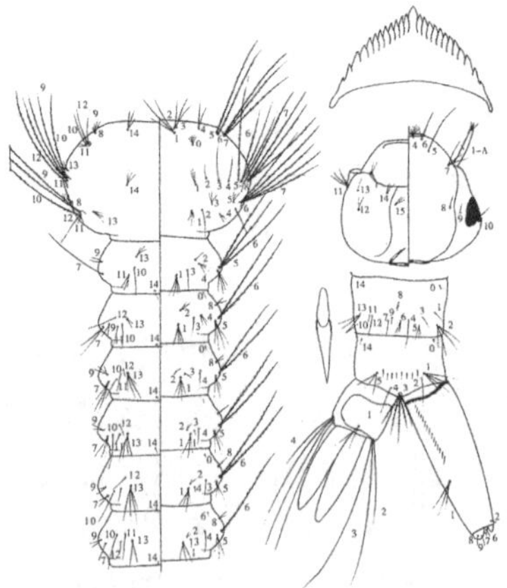

图 1-5　白纹伊蚊幼虫（引自陆宝麟和吴厚永，2003）

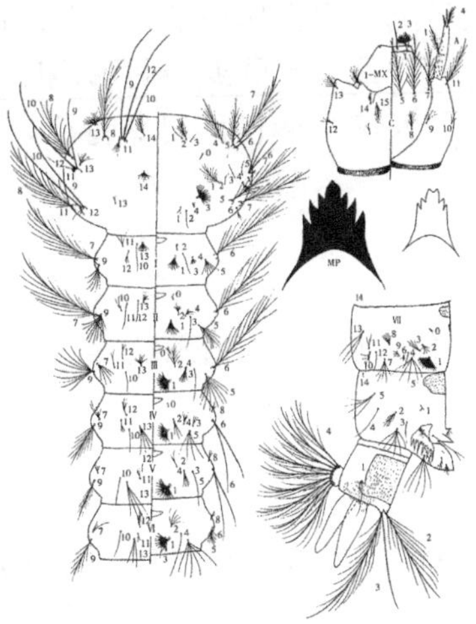

图 1-6　中华按蚊幼虫（引自陆宝麟和吴厚永，2003）

头部呈梨形而略扁。头壳主要由 3 块骨片构成，即 1 块额唇基和 2 块上头片。

额唇基前端的狭条为前唇基，上唇附着于此。上头片具触角和眼。触角一般不分节，生有一分枝或单枝的触角毛，其位置和形状因种类不同而不同。触角的尖端有两个感觉器，即透明突和指状突。幼虫有大小眼各 1 对，小眼是单眼，为幼虫眼；大眼为复眼，是成虫眼。复眼在 2 龄幼虫末期才出现。

幼虫的口器位于头部腹面，为咀嚼式口器，由上、下唇各 1 片，以及上、下颚各 1 对组成。上唇两侧各有一簇口刷，迅速摆动从水中摄取食物。

胸部幼虫的前胸、中胸和后胸已融合为一。胸部有多种成对的、有一定排列方式和形状的毛或毛簇，常以序号命名用于分类。胸部背面除前胸有 1 对 0 号毛外，共有 7 对毛，其序号分别为 1～7 P、1～7 M、1～7 T；腹面有 6～7 对毛，其序号分别为 8～14 P、8～14 M、8～13 T。

腹部分 10 节，前 7 节结构简单而类似，腹节Ⅷ和Ⅹ比较复杂，腹节Ⅸ退化。

按蚊腹节Ⅰ～Ⅶ各节背面近基缘有一椭圆形的几丁质板称为前背片，近中部有一块圆形小片称为后背片。腹节Ⅰ～Ⅶ的 1 号毛和某些腹节的侧毛（6 号、7 号毛）具有分类价值。腹节Ⅷ的背面有一气门器，包括气孔和乳突各 1 对。腹节Ⅹ有尾鞍，其上的主要结构包括侧毛、尾毛、尾刷及肛鳃等。

库蚊亚科的幼虫腹节背面无掌状毛及背板。腹节Ⅷ两侧中部有栉，由若干栉齿组成。栉齿之后有弧形排列的 5 根或 5 簇毛。腹节Ⅷ的背面是呼吸管，其上的主要结构包括呼吸管毛、梳齿等。腹节Ⅹ与按蚊幼虫的结构基本相同，但形状有较大的不同。

4. 蛹的形态特征

蚊蛹呈逗点状。分头胸和腹两部分，前者膨大，后者弯曲狭长。

头胸部是头和胸的合并体，外披几丁质层。头两侧有 1 对复眼，其后是单眼。胸部有 1 对呼吸角。按蚊属的呼吸管为漏斗状，开口较大且有裂隙；库蚊属的呼吸管为细长的管状，开口小且无裂隙；伊蚊属的呼吸管长短不一，有斜向或三角形开口，无裂隙。

腹部分 9 节。前 8 节明显可见，为骨化环节，各节之间有节间膜，因而腹部能伸屈摆动。腹节Ⅸ位于腹节Ⅷ的背面，是一半圆或半月形尾叶。尾叶的腹面为生殖叶，雄蚊的生殖叶短，雌蚊的生殖叶长，是区分两性的可靠特征。腹部末端有 1 对扁平的尾鳍，尾鳍的形态具有分类特征。

（二）成蚊内部结构

蚊体内有消化、呼吸、循环、神经和生殖系统等。与医学相关的主要为消化和生殖系统。

1. 消化系统

消化系统为细长管道，起自口腔，止于肛门，由前肠、中肠（胃）、后肠及与消化相关的唾腺所组成。

前肠从前到后依次为口腔、咽和食管。有明显的分段现象。

口腔较短，后接咽。

咽位于头部，是吞食食物的通道，雌蚊咽部附着强大的扩肌，特化成唧筒状。咽分前咽（又称食窦泵）和后咽（又称咽泵）。食窦泵在唇基下方，呈槽形，由背板和腹板组成。背板、腹板上有司味觉的感觉乳突。食窦泵的外框由骨质化的侧杆构成，侧杆向后延伸形成侧突，并与咽泵连接。

食管细长，与咽相连。食管的后端为球形前胃，其背面和腹面各有 1 对分支，即背支囊和腹支囊。支囊入食管处有环状括约肌，当蚊虫吸血时，各支囊的入口关闭，血液进入胃内。当蚊虫吸取水和其他液体时，胃入口关闭，水分等流入支囊。支囊是水和糖的储存处，作调节体液浓度之用。

在前胸内有 1 对唾腺，每一唾腺分 3 叶，每叶有一小唾腺管，最后汇合成总唾腺管，通入舌内。唾腺能分泌唾液并储存于唾腺管中。唾液中含有多种酶，如抗血凝素、溶血素、凝集素等。

中肠前端连前胃，后接马氏管。中肠是消化道最发达部分，其前部细，后部吸血后可膨大，消化和吸收均在中肠进行。中肠肠壁由细胞层和肌肉层等结构组成。其中，腺细胞可分泌脂肪酶、蛋白酶等消化酶，促进食物的消化和吸收。另外，蚊虫吸血后，其中肠上皮细胞能分泌一种由几丁质、蛋白质、蛋白多糖等成分组成的物质，在血块周围形成完整的膜状物，即围食膜，具有抵御病原微生物及其他有害物质损伤的生理功能。中肠后端与 5 条马氏管相通，马氏管是主要的排泄器官。

后肠是马氏管开口之后的一段狭长细肠。后肠末端膨大形成直肠，其内壁有 6 个乳突，具有吸收水分和盐类的作用，以保持体内正常含水量。食物残渣及马氏管内的排泄物经直肠由肛门排出体外。

2. 生殖系统

雄蚊有睾丸 1 对，每只睾丸与一条输精管相连，两条输精管汇合后膨大成储精囊，其后面为射精管和附腺，包括 1 对卵形腺和 1 个中央腺。

雌蚊的生殖系统包括卵巢、输卵管、受精囊及附腺等。卵巢1对，长椭圆形，由卵巢管组成，外披单层细胞膜。两侧卵巢发出输卵管，汇合后即为输卵总管。在输卵总管的远端有1个或3个受精囊（库蚊属蚊虫有3个受精囊，按蚊1个）及1个或2个附腺，均开口于第8腹节后缘的生殖腔。

二、蚊的生活史

蚊的发育为全变态，生活史分4个时期，即卵、幼虫（孑孓）、蛹和成虫。前3个时期生活于水中，成虫生活于陆地上。

雌蚊产卵于积水中或水面上。蚊卵小，长不到1mm。刚产出的卵内胚胎尚未发育成熟，需要一定时间进行发育，这个时期必须在水中才能孵化，在夏天通常经2～3天后幼虫孵出。按蚊卵呈舟形，两侧有浮囊，产出后单个分散或多个聚集呈星状漂浮于大型清洁水体表面；库蚊卵呈圆锥形，无浮囊，产下的卵竖立粘连在一起形成卵筏浮于污水水体的表面；伊蚊卵一般呈橄榄形，无浮囊，产出后单个沉入小型清洁积水的水底。

蚊卵一般不能耐受低温和高温，几乎所有按蚊卵在结冰或超过40℃时都将死亡。伊蚊卵对冷和热的抵抗力较强，埃及伊蚊卵在不同温度，如24℃和42℃中暴露24h后，其孵化率分别为81%和完全不孵化。

蚊卵抗干燥能力不同。按蚊卵和库蚊卵在干燥环境中易死亡，有研究报道淡色库蚊卵在25℃条件下，干燥30min即死亡；须喙按蚊的卵较耐干，但干燥24～48h即死亡。伊蚊卵在胚胎发育完成后，卵壳变得坚硬不透水，因此能抗干旱，可越冬或度过旱季。

从产卵到孵化所需时间因蚊种和水温而不同。一般夏季温度在25℃左右时需时2～3天，如淡色库蚊需2.25天，平均孵化率为94%；中华按蚊需2.66天，孵化率为75.4%；中华按蚊在28℃下仅需1.77天，而孵化率达92.4%。同一批卵有时有少数卵不能在正常时间内孵化。

幼虫初孵的第一龄幼虫长约1.5mm，大部分在额唇基上带有破卵刺；经3次蜕皮后，成为成熟第四龄幼虫。该过程中，体长可较第一龄幼虫增长8倍。此外，刚毛和视觉器官等也有变化。这些变化，以及幼虫后头的长宽比例，都可用做分龄的特征。在同一批养殖的幼虫中，根据头的大小很容易区分龄期。

幼虫都生活在水中，借气门呼吸，以气门接触水面，气门周围有分泌的油脂，可以阻止水进入气管。库蚊和伊蚊幼虫的腹部末端有呼吸管，气门开口于呼吸管末端，这类幼虫平时沉于水底或以呼吸管末端接触水面，身体斜垂于水中，在水中取食。按蚊幼虫无呼吸管，借腹部末端的后气门呼吸，靠前胸背面的凹陷结构、腹部的掌状毛及后气门使身体与水面平行。应用石油和废机油等防制蚊幼虫的主要机制就是它们改变了表面张力，进入气管而使幼虫窒息死亡。曼蚊和有些费蚊幼虫则将呼吸管刺入水生植物如水葫芦、芦苇等的茎或根部，借其多孔的组织呼吸。

蚊幼虫有多种摄食方式，大致可分为3种。

（1）滤食：按蚊幼虫是典型的滤食者，幼虫常停留在水面，口刷不断挥动，由此在头前形成涡流，吞食其携带的植物或动物。按蚊进食不加选择，凡粒径能通过口腔的均可食入。利用按蚊幼虫的这一取食特点，可以采用胃毒剂对按蚊幼虫进行防制。

（2）刮食：伊蚊幼虫是典型的刮食者。它们大部分时间沉于水底，刮食附生在水底的树枝、树叶、石块和容器壁上的有机物。不少种类的口刷毛或部分口刷毛末段具梳，适应于这种摄食方式。

（3）捕食：巨蚊和路蚊亚属（*Lutzia*）及库蚊等的幼虫是典型的捕食者。这类幼虫的上颚发达，口刷毛少而呈耙状，借以捕食其他蚊幼或水生双翅目昆虫幼虫，也可自相残杀。有些非典型的捕食者，如局限蚊、某些阿蚊及其他一些蚊幼虫，在缺乏食物时也会自相残食，特别是对正在蜕皮的、活动迟缓或垂死的个体。

幼虫期的长短随水温与食物而异。在气温 30℃和食物充足的条件下，需 5～8 天，经 4 次蜕皮而化为蛹。

蛹通常停息于水面，侧面呈逗点状，胸背两侧有 1 对呼吸管。它以呼吸管顶端和第 1 腹节的两丛浮毛保持在水面的固定位置。蛹无向光性，对震动极敏感，当受惊扰时，蛹用腹部末端的尾鳍向下潜游，不久又再上浮，停息于水面。由于蛹皮较厚，不具渗透性，不能利用溶解氧，故不能长时间淹没于水中，若在水下停留太久，组织中的氧耗尽，便失去浮力，难以存活。蛹的抵抗力强，在无水情况下，只要保持一定的湿润度，仍能发育羽化为成蚊。温度对蛹的影响较大，夏季通常需 2～3 天，羽化时间通常在黄昏和清晨，白天也能进行。蛹整个羽化过程约需 15min。羽化后 10min 成蚊仍停息于水面，但能作短暂飞行，约 1h 后才能正常飞行。

成蚊羽化后不久即行交配、吸血、产卵，自卵发育至成蚊所需时间取决于温度、食物及环境诸因素，在适宜条件下需 9～15 天，一年可繁殖 7～8 代。

三、蚊的生态习性与生活习性

蚊类的生态习性是对它们进行综合防制的依据。各种蚊虫的生态习性不尽相同。为了进行有效的防制，对不同生态习性的蚊类，必须采取相应的方法和措施。所以必须对防制蚊虫的生态习性有全面而详细的了解，这样才能正确地制订防制策略，选择适当的方法，实施有效的灭蚊措施。

（一）幼虫的生态习性

蚊幼虫孳生于成蚊产卵的多种水体中，不同蚊种对水体有选择性。对蚊虫孳生习性及孳生场所的了解，是幼虫防治，特别是环境防治的基础。

1. 孳生场所的选择

蚊虫虽然都生长在水中，但不同种类往往孳生在不同类型的水体中。例如，有的主要孳生在大型自然积水中，如中华按蚊、三带喙库蚊等；有的则在小型容器积水中生长，如埃及伊蚊、白纹伊蚊等；更有的生长在植物叶腋、花蕊等积水中，甚而在捕虫植物如瓶子草的瓶子中生长。多种多样的生长习性表明蚊虫对它们的孳生场所有不同程度的选择性。不同水体有不同的特点，如大小、形状和深浅、荫蔽和曝晒、流水和静水、水中有无植被及水质等，这些因素的总和形成一种蚊虫的特殊孳生环境。

环境因素对蚊虫孳生起着两个方面的作用。一是对雌蚊产卵的影响，决定它们对孳生场所的选择；二是对幼期生长发育的影响。一般而论，这两者是密切结合的，即雌蚊选择的孳生地，必然是既适于产卵又适于幼虫生长发育的场所。但是积水中有无某种蚊虫孳生，实际取决于雌蚊是否产卵其中，因为一旦产卵之后，其孵出的幼虫已无法另换栖息地。

2. 孳生场所类别

蚊幼虫有多种多样的孳生场所。为了便于调查和记述，多年来蚊虫工作者都曾试图对其予以分类。但水体的性状是多方面的，分类也可有不同标准，因此难以确定。近年来，陆宝麟（1956）从调查和防制的实际应用出发，将中国蚊类孳生场所的主要类别，以及其中孳生的代表蚊种和城市吸血骚扰的重要种类进行了归纳，见表 1-1。

表 1-1　中国主要蚊类的孳生场所

孳生场所类型	代表蚊种
1. 自然积水	
（1）静水	
①湖泊	中华按蚊（岸边）
②稻田	中华按蚊、三带喙库蚊
③沼泽	中华按蚊、三带喙库蚊
④水库	中华按蚊、三带喙库蚊
⑤泉潭	中华按蚊
⑥池塘	中华按蚊、三带喙库蚊、淡色库蚊、致倦库蚊
⑦河滨	中华按蚊、三带喙库蚊、淡色库蚊、致倦库蚊（污染）
⑧河床积水	库态按蚊
⑨渗出水	多斑按蚊
⑩泉穴	大劣按蚊
⑪植物容器	白纹伊蚊、致倦库蚊、埃及库蚊、淡色库蚊
⑫石穴	白纹伊蚊、东乡伊蚊
（2）缓流	
①溪流	微小按蚊
②灌溉流	微小按蚊
③泉涧	多斑按蚊
2. 非自然积水	
（1）地面积水	
①洼地	淡色库蚊、致倦库蚊
②土井	淡色库蚊、致倦库蚊
③浅滩	淡色库蚊、致倦库蚊
④蹄印	迷走按蚊
（2）地面污水	
①污水池	淡色库蚊、致倦库蚊
②臭水沟	淡色库蚊、致倦库蚊
（3）人工容器（包括废弃轮胎）	白纹伊蚊、埃及伊蚊、淡色库蚊、致倦库蚊

3. 幼虫孳生的环境因素

对蚊虫孳生环境因素的了解，是环境治理防制蚊虫的依据。人们可利用这方面的知识，来改变适合它们孳生的条件，创造不利于它们生长的环境，作为防止它们孳生的重要手段之一。

蚊虫孳生场所的环境因素通常可以分为物理因素、化学因素和生物因素 3 类。

1）物理因素对蚊虫孳生的影响

对蚊虫孳生影响较大的物理因素有光线、水流、波浪及水温等。

（1）荫蔽或曝晒。有些蚊虫喜孳生于曝晒的积水中，如迷走按蚊生长在完全曝晒的浅潭、土坑等的积水中。有的则生长在完全荫蔽的水体中，如大劣按蚊多孳生在密荫下，无直接阳光照射的溪床积水或石穴等的积水中。如果砍伐溪涧两旁的树丛或灌木丛，使这类积水暴露于阳光之下，就能防止大劣按蚊在其中孳生。这种环境治理被认为是防制大劣按蚊最根本的方法。

在上述两种极端蚊虫之间也有一些中间类型或对荫蔽或暴露无特殊要求的蚊虫，如白纹伊蚊、淡色库蚊等。

（2）波浪与水流。平静的水面是幼虫正常生活的重要条件之一。水波可促使水面取食的幼虫频繁地潜入水中，妨碍它们取食，不利于它们的正常生长发育。波浪对幼虫的危害更大，不仅可干扰它们的正常生活，甚而可引起机械损伤。所以在广阔和无水生植被保护而容易产生波浪的大型水体中或水面上，如湖面，以及水库、大塘等远离岸边的部分，通常无蚊虫孳生。

多数蚊虫喜孳生在静止的水中。少数种类，如微小按蚊的幼虫见于流动水中，实际上是栖息于这类水体水流极缓的草丛中，它们也经不起水流的冲刷。所以疏通沟渠、清除岸边杂草，增加流速，是防止蚊虫孳生的有效措施之一。

（3）水温。水温对雌蚊产卵无影响，但对幼虫的生长发育、生存有重大影响。最适宜生长的温度约在 28℃，在一定温度范围内，温度越高，生长发育越快，但个体变小；温度降低，发育逐渐延缓，10℃时完全停止发育。由此可见，温度过高或过低均不利于蚊虫的生长发育，甚而导致死亡。在正常情况下，蚊虫孳生积水的水温变化，很大程度上取决于温度，这也是蚊虫发生数量出现季节性变化的原因之一。至于幼虫耐高温和低温的程度及生长发育的最适温度则因蚊种而异。

2）化学因素对蚊虫生长的影响

对蚊虫孳生影响最大的化学因素为水中氯盐含量和有机污染。

不同蚊种对水中氯盐含量，即通常所谓的“盐度”有不同的适应性。根据雌蚊产卵的选择性和幼期对盐度的耐力，可将蚊虫的孳生习性分为 3 类：①孳生在盐水中，如海滨库蚊，多见于我国沿海地区的一类蚊种；②既可在淡水中孳生，也可在盐水中生长，如东乡伊蚊；③孳生在淡水中，占蚊类的绝大多数，如淡色库蚊、三带喙库蚊和中华按蚊等。对于最后一类蚊种，提高水中盐度可以防止它们在其中孳生。

各种蚊虫对水的有机污染也有不同的适应性。例如，埃及伊蚊幼虫多生长在清水中，而淡色库蚊和致倦库蚊经常孳生在高度污染的水中。

3）生物因素对蚊虫孳生的影响

蚊虫孳生场所的生物因素主要包括水生植被、食料和天敌。

水生植被是幼虫栖息和附着物，是大型自然积水中幼虫孳生的条件之一，所以在湖泊、水库等中，幼虫仅见于岸边有水生植物生长的区域。有的蚊类，如曼蚊属的幼虫不仅以呼吸管瓣刺入水生植物以助呼吸，更需要有附着植物存在才能生长。水面植物覆盖过密，会妨碍它们的孳生。例如，水面完全覆盖满江红，可以阻碍库蚊在其中产卵。

植物，特别是单细胞植物，可提供或作为幼虫的食料。水生植物可通过改变溶解氧的含量等进而改变水质。

蚊幼虫天敌如捕食的鱼类、肉食性水生昆虫、水螅、蜗牛，以及寄生的如索科线虫、真菌类等，可影响幼虫的发育和生长，有的天敌已被用作生物防制物。

应该指出，在自然环境中，上述因素往往相互影响。例如，一摊积水暴露或荫蔽可以导致水温、植被、水质等多种变化。

（二）成蚊的生态习性

1. 生殖营养节律和生殖营养周环

在一般吸血蚊类中，除自育（autogeny）蚊株外，雌蚊的生殖特点是吸血和产卵，包括胃血消化和产卵的一致性，即所谓的生殖营养节律（gonotrophic rhythm）。这种现象按蚊最为常见，研究也最多。处于生殖活性的雌蚊，无论是未产蚊还是经产蚊，饱血之后都会停留在栖息场所消化其所吸血液，与此同时，卵巢也随胃血消化而发育。胃血消化的过程，从未吸血、饱血、胃血开始消化到完全消化，通常根据腹部外观，分为1～7期［谢氏（Sella）分期］；从滤泡开始发育至卵子完全发育成熟，分为Ⅰ～Ⅴ期。正常情况下，这两期相辅并进。当胃血消化完了，卵子也发育成熟。于是雌蚊飞离栖息场所，寻找适当的水体产卵。雌蚊产卵后又寻找宿主吸血，有节律地重复这个过程，直至死亡。

2. 寿命

雌蚊的自然寿命长短是决定其能否成为疾病媒介及媒介能量的因素之一，也是研究种群动态的重要项目之一。成蚊寿命可用日龄和生理龄期两种方式表示。

（1）日龄：日龄是指雌、雄蚊从羽化至死亡实际存活的天数。在实验室养殖的蚊虫，可通过直接观察了解；但自然界中，蚊的寿命不易测定。Schelin 和 Gratz（1972）指出，蚊胸悬骨的生长线数目可代表它的日龄。潘实清等（1983）对中华按蚊的观察也证明蚊胸悬骨的生长线数目与日龄相符，但在第 11 天后，二者就不完全相符。影响蚊寿命的因素很多，其中与温度和湿度的关系最大。在适宜的温度和较高的湿度环境中，蚊可活得较久，温度和湿度过高、过低都易死亡。一般来讲，雄蚊通常可活 1～3 个星期；雌蚊在夏天一般能活 1 个月左右，而越冬的雌蚊能活数月之久。蚊的寿命与流行病学有关，凡对病原敏感度高且寿命较长的蚊种，传播疾病的作用也大。

（2）生理龄期：生理龄期是指雌蚊进行生殖营养周期的次数，即产卵次数。蚊虫的日龄是绝对数，生理龄期是相对数。辨别雌蚊是经产蚊还是未产蚊，最简单而实用的方法是观察卵巢支气管的分布情况：卵巢支气管末端卷曲呈球形小结节者为未产蚊；

支气管末端卷曲无球状小结节，却弛如须根状者为经产蚊；关于生理龄期的测定，都采取由 Poloverdova 首先提出，并由 Detinova 观察卵小管产卵收缩后形成的膨大部来计算。雌蚊每排出一次卵，就在卵巢小管上留下一个膨大部，所以根据卵巢小管上膨大部的数目，即可判断雌蚊的生理龄期，产卵次数越多，传播疾病的机会就越多，故生理龄期的判断在流行病学上具有重要意义。但最近对应用这种方法确定产卵次数也有不同看法。

3. 群舞与交配

雌虫必须与雄虫交配才能进行繁殖。虽然有些雌蚊不经交配也可产卵，但产出的卵不能孵化。各种蚊虫的交配往往有它不同的习性及对环境条件的特殊要求。下述蚊虫群舞（swarming）即被认为是与交配有关的特殊行为。

群舞是指雄蚊在一个有限空间形成定型的飞舞。它常被视为有些蚊类交配的前奏及吸引异性的行为。但据近年来的观察，群舞与交配是否有直接关系，尚难断论。

雌虫的交配活动因种类不同而有差异。例如，埃及伊蚊的交配活动由雄蚊受雌蚊飞翔发声所吸引而开始，也因性别而不同。但有些蚊种，如素装脉毛蚊、蟹守蟹蚊、棕色恶蚊、绿翅煞蚊等，雄蚊交配并非受雌蚊发声吸引。棕色恶蚊雄蚊飞行在孳生场所的水面，攫握尚未完全从蛹皮中脱出的雌蚊，并把腹部伸入蛹皮而进行交配。

成蚊羽化后不久即可进行交配，如埃及伊蚊在羽化后 15～24 h 即开始交配。有些个体甚至在尾器尚未扭转之前已做无效的交配尝试。交配也受日龄影响，过老的雌蚊往往有性活动衰退的现象。

雌蚊吸血与交配的关系也因蚊种而不同，有些蚊种在吸血前拒绝交配，但多数蚊种如埃及伊蚊、中华按蚊、环纹按蚊、淡色库蚊、三带喙库蚊等，多在吸血前交配。实际上，在自然界捕获的刺叮雌蚊很少是未受精的。

4. 食性

蚊通过吸血传播疾病，故对蚊嗜血习性的调查，能察知其与疾病的关系。绝大多数蚊类的食性因性别而不同，即雄蚊不吸血，以植物的液汁、花蜜为生。雌蚊除吸食植物的液汁、花蜜外，还刺叮以吸食动物的血液。

1）吸血习性

绝大多数种类的雌蚊虽然能完全依赖植物源物质来维持正常生存，但都需要刺吸血液。雌蚊的这种双重食性与卵巢发育有关。除自育种外，雌蚊只有吸血后，它们的卵巢才能发育。雌蚊吸取的植物液汁大部分进入嗉囊，而吸取的血液大部分或全部进入胃内。因此血餐对蚊卵巢的发育也具有双重作用：供给发育中的卵母细胞所需的养分；雌蚊饱血时，胃部（包括腹部体壁）膨胀，其上的神经末梢受到刺激，激发脑部神经细胞分泌激素，并通过一系列的连锁反应，最后促使卵巢发育。

2）宿主的选择性

各种蚊虫对血源都有不同程度的选择性。吸血蚊类并非都侵袭人体，多数刺吸动物，包括兽类、鸟类以至爬虫和两栖类的血液。这种对宿主的偏好性，亦即通常所谓的“嗜血习性”这在流行病学上具有重要意义，是决定一个蚊种能否成为疾病自然媒介的条件之一。

（1）嗜吸人血，如大劣按蚊、海南岛微小按蚊、巴拉巴按蚊、淡色库蚊、致倦库蚊、白纹伊蚊等。

（2）人和动物血兼吸或偏嗜动物血，如中华按蚊、我国大陆地区的微小按蚊、杰普尔按蚊、刺扰伊蚊、三带喙库蚊、骚扰阿蚊等，还有一些野生蚊种，如刺蛰伊蚊、黄色伊蚊、冯氏伊蚊、凶小库蚊及领蚊等，目前尚不知它们正常情况下吸取何种宿主的血液，但人类一旦进入它们的活动场所，它们也能凶猛地刺吸人血。

（3）嗜吸动物血：大多数蚊虫正常情况下专吸动物血液，如我国蚊类中簇角蚊亚属的多数蚊种、库蚊、直角蚊、局限蚊等。

以上各种蚊虫对宿主的偏好性可有较大的差别：一方面，专吸一种宿主血液的蚊种极为少见，如上述淡色库蚊也刺吸家畜如猪、犬等的血液；另一方面，宿主的选择性也是相对的，受正常血源供应的影响。如果环境因素、血源改变或种群密度大大超过通常情况时，一些嗜吸动物血液的蚊种也可上升为一个地域某种疾病的重要媒介。例如，在我国广泛分布的中华按蚊，从各地对该蚊虫的食性调查结果看，证明它是嗜吸家畜血，特别是牛、猪血，同时也兼吸人血。在种群数量突然增加或家畜锐减时，对人的叮刺频率可以大大提高，即使仅有少量的疟疾患者或带虫者，也可能在一定范围内引起疟疾的暴发流行。这种事例在我国的黄河、淮河、海河流域以及江汉平原一带并不少见。在我国海南岛某地，平时嗜吸家畜血液的杰普尔按蚊，曾因当地牛群外地放牧而转向人群，对人的刺叮率显著增加，继而出现子孢子感染率骤增的现象，造成当地疟疾的暴发流行。因食性变异、地理变异等，在一个地域是重要的传疟媒介，而在另一地域变为次要媒介的例子也不少见，例如，海南岛的微小按蚊以吸人血为主，是当地的主要传疟媒介，而我国大陆地区微小按蚊则兼吸人畜血液，其分布越往北，吸人血比例越低，故传疟能力也就越小。

雌蚊的吸血量根据吸血前后体重的比较来测定，多数在3.5～5mg，因种类而异。

3）刺叮周环

雌蚊一般在羽化后1天左右开始吸血，吸血所需时间视蚊种和动物宿主而异。例如，中华按蚊吸人血约需3min，吸牛血则需4～5min；三带喙库蚊吸人血需2～3min，吸牛血需2～3min或7min以上。雌蚊根据正常刺叮时间，通常分为白昼吸血和夜晚吸血两类。在白昼吸血的主要有领蚊、伊蚊和少数曼蚊等；在夜晚吸血的主要有按蚊、绝大多数库蚊，以及部分伊蚊、曼蚊、脉毛蚊等。有些疾病，如淋巴丝虫病，其幼虫微丝蚴在外周血液中出现时具有一定的规律，因此在该病的传播中，雌蚊的刺叮吸血时间具有重要意义，即与微丝蚴在周围血液中出现时间相当；夜现周期型丝虫病多以夜晚吸血的蚊种为媒介，而亚周期型的丝虫病则包含白昼吸血的伊蚊等。雌蚊的刺叮行为，不论在夜晚或在白昼吸血，都具有明显的昼夜节律，表现为不同的刺叮周环。

夜晚吸血的蚊类刺叮周环基本上可分为黄昏型和夜间型两类。前者以中华按蚊的刺叮活动为代表，它们的正常活动近日末开始，日出后终止。而在黄昏和黎明有两个刺叮高峰，刺叮高峰分别出现在日末后和日出前的 0.5 h，但黎明高峰常常受到限制。夜间型蚊类包括大劣按蚊、嗜人按蚊等，它们的刺叮高峰出现在午夜前后，或通夜不规则，无明显活动高峰。对于黄昏型刺叮的蚊类，傍晚防蚊尤为重要。

蚊的吸血活动除蚊体本身所具有的习性外，还受宿主气味、体温，以及外界光照、温度、湿度等因素的影响。光照影响蚊的吸血活动。大多数蚊在夜间吸血，但也能在白天的暗处刺吸血液，如按蚊、库蚊等；有的蚊在白天吸血，如白纹伊蚊、埃及伊蚊等。温度影响蚊的吸血，如埃及伊蚊，在早上 10：00 约有 15%的蚊吸血，下午 5：00 约有 90%的蚊吸血。有的地区夜间很冷，蚊的活动迟钝，因此只有在白天寻求血食。总之，蚊是在其活动时间，尤其是在其适宜的活动时间吸血更为频繁。蚊的吸血习性，与疾病的传播和形成疾病的流行有着密切的关系。传播人体疾病的蚊一定是吸人血的蚊种，因蚊可兼吸人及动物的血，故能将动物体内的病原传播于人，如蚊可将动物体内的流行性乙型脑炎病毒传播给人。因此，蚊的吸血习性的调查，是流行病学研究的重要资料。

5. 栖息习性

蚊虫吸血以后需寻找比较阴暗、潮湿和空气流通不大的环境栖息，以便进行胃血的消化和卵巢的发育。各种蚊虫的栖息习性不同，大致可以分为 4 类。

（1）内吸内栖型：如嗜人按蚊、微小按蚊、致倦库蚊、淡色库蚊等属于这一类型。它们夜晚侵入室内，包括住屋或（和）畜（禽）舍吸血之后，正常情况下大部分栖息于室内，消化它们的胃血并发育其卵巢，等到卵巢发育成熟后再飞离到户外产卵。对于这类蚊虫，在密度监测时可以采用白昼在室内定时捕捉的方法。在抗疟工作中，对于这类媒介按蚊的防制，采用杀虫剂室内滞留喷洒效果较好。

（2）内吸外栖型：我国有些地区的中华按蚊、大劣按蚊等属于这一类型。它们在夜晚侵入室内吸血后，随即或仅作短时间停留后，大部分或几乎全部飞离房舍而在野外栖息。对于这类媒介按蚊的防制不宜采用杀虫剂室内滞留喷洒。

（3）外吸内栖型：这是比较特殊的类型，也比较少见，典型代表是我国海南岛的迷走按蚊。雌蚊夜晚多在农村户外牛体上刺叮吸血，黎明前大量飞入室内栖息。

（4）外吸外栖型：很多野生蚊种，包括能凶猛地刺吸人血的凶小库蚊等。它们多在户外吸血，很少侵入室内。

然而，上述习性也是相对的，所谓内栖的蚊虫也可有少部分外栖。这种栖息习性除了取决于蚊虫自身生物学特性外，也受外界因素，如房屋结构、周围环境及居民露宿习惯等的影响。再者，在连续几年或多年使用杀虫剂室内滞留喷洒之后，内栖性种群也可经杀虫剂的选择而发展成外栖性的种群，我国海南岛有些地区的微小按蚊就出现了这一现象。

6. 种群生态

在一年之中，特别在温带和寒带地区，蚊虫的发生和活动不仅有一定时期，而且这段时期因蚊种和地区不同而不同。例如，在我国，南方的多数蚊虫发生早而活动终止晚，历时较长；北方的蚊虫则发生晚而活动终止早，历时较短。在蚊虫发生和活动期间，一地一种蚊虫的种群数量也处于不断变化之中，这种变化情况称为种群动态（population dynamics）（动力学）。

种群是指在一定时间内，占据一定空间的同一蚊种个体的集合，它具有时域性和地域性的特点，如佛山市的致倦库蚊种群；在一个生境中某种蚊虫的整个群体也可称为一个种群，如竹林白蚊伊蚊种群；有时还指一蚊种中具有特殊性能的群体，如抗双对氯苯基三氯乙烷（DDT）致倦库蚊种群等。种群数量通常以密度来表示，因此下文谈及种群数量的变化，实际是指种群密度的变化。

蚊虫种群生态学是在群体水平上研究某种蚊种群与其外界有机和无机环境因素相互作用中的空间分布与数量变化规律的科学。在蚊种群生态学研究中，种群动态是核心问题，它以创制和分析种群生命表（life table）、求其内禀增长能力（innate capacity for increase，r_m）等各项种群参数来揭示和掌握在各种环境情况下种群数量繁衍的动力学机制，以便达到及时、合理、有效地防制蚊虫，控制和消灭所传播的蚊媒病。

7. 季节分布

季节变化是温度、湿度、雨量和光周期的综合变化，它影响并制约着蚊种的季节消长，其中温度的影响最重要。蚊虫的季节分布，或称季节消长，是自然种群数量明显的动态之一。一般来说，纬度越低，蚊虫活动和繁殖时间越长。例如，在热带和亚热带地区，即在我国海南岛，以及广东、广西、福建等的大部分地区或南部地区，蚊虫的季节分布与干季和雨季，亦即孳生场所的存在及其数量密切相关。在温带，蚊虫的活动、生长和繁殖等更受冬季低温的限制而出现越冬现象。因而我国大部分地区蚊类的季节分布既与孳生习性密切相关，也受冬季气候的影响。

蚊虫季节分布状态与孳生习性密切相关。例如，生长在缓流中的微小按蚊，它们成蚊的季节高峰出现在雨季之前或之后，这是因为在雨季中，缓流受雨水冲刷而不利于幼虫生存。又如，主要生长在稻田的中华按蚊，成蚊每年出现两个季节高峰，这与稻田积水相关。

蚊虫的季节消长与其传播疾病密切相关。蚊媒病随高媒蚊种的出现而逐渐出现，病媒蚊种高峰时，往往是蚊媒疾病鼎盛期。因此，掌握蚊虫的季节消长情况，对所传播的蚊媒病防制有重要意义。

8. 休眠与滞育

休眠（dormancy）是指蚊虫因环境因素的季节性变化而发生的周期性停止活动。在休眠发生以前，蚊虫在生理上已产生一系列的变化，如体内脂肪和碳水化合物的积聚、水分含量减少、呼吸缓慢、行为改变等。一旦气温回升或把休眠蚊虫转至温暖处所，即改善环境条件，经过一段时间的恢复期，便又能正常活动。如果把这些蚊虫饲养在适宜的温度、湿度环境里，并给予充足的食物，它们可终年进行繁殖。我国许多地区中华按蚊的越冬（hibernation）就属于这一类型。越冬雌蚊栖息在空房、山洞、草丛等中，但在风和日暖的天气，也会侵入牛舍吸血。蚊种不同，休眠期也不同。休眠可发生于成蚊期（如中华按蚊、淡色库蚊）、幼虫期（如帕氏按蚊）或卵期（如嗜人按蚊）。不同发育阶段的休眠，其意义并不相同。幼虫和卵期的休眠表现为生长发育的停止，而成蚊期休眠则表现为生殖营养失调。伊蚊、阿蚊和某些按蚊以卵越冬；某些伊蚊、按蚊和直脚蚊以幼虫越冬。分布于温带至北极圈的各属蚊种，几乎都以成蚊越冬。按蚊属以成蚊越冬最常见。

在夏季持续高温或干旱季节，有些蚊种以孕卵的成蚊休眠，如西非旱季中的冈比亚按蚊，夏季休眠又称为夏蛰或夏眠（aestivation）。

滞育（diapause）是指某些蚊虫种群的一种内在有节奏的生理休止状态，即外界条件引起蚊虫体内激素变化而导致的生长发育或繁殖、吸血等活动的暂时性中止。它比休眠更为深入，滞育蚊虫并不因外界条件，如温度的改变而立即恢复正常状态，而需要另一种刺激把它们“激醒”。例如，*Anopheles plumbeus* 的幼虫在相同温度和营养条件下，全年中任何季节里都有发生滞育的可能，但以冬季多见。该蚊在 5 月或 6 月产的卵，其完成整个生活史仅需 22～29 天，而 9 月产的卵则需 135～271 天。成蚊滞育主要表现为不吸血，卵巢发育停止，脂肪体增大。其机制比较复杂，目前尚无统一看法，但显然受外界环境因素（如光照、温度等）、内分泌调节及种的遗传性等综合作用的影响。

典型的滞育可分为三个阶段。

（1）滞育前期。蚊虫进入越冬之前，大量摄取食物，体内脂肪含量逐渐增加，到停止摄食准备越冬时，体内脂肪已达到全年的最高储量，同时体内水分也逐渐减少。蚊虫与其他昆虫一样，体内的水分可分为两种，即游离水和结合水。游离水是指从食物和空气中直接获得的水，这种水一般还未参与体内生物化学代谢过程，易结冰。结合水是指已参与体内的生物化学反应过程，物理性质发生改变，在–32℃不会结冰。所以蚊虫在停止摄食准备越冬时，一方面停止从外界获取水分；另一方面则从消化道和气孔尽量排出游离水，增加结合水，以提高本身的抗寒能力。从行为上来看，此时的蚊虫向温暖的地方迁飞，选择保暖、保湿的微生境躲藏起来，以度过寒冷的冬天。

（2）滞育期。蚊虫进入本期时，发育停顿，活动停止，新陈代谢显著受到抑制。这是蚊虫对有规律性重复的、不利于其生命活动环境的一种保护反应。这一阶段除了大量积聚脂肪之外，呼吸也急剧下降。滞育越深化，呼吸代谢越低，氧耗量也越低。有研究表明此期雌蚊的特点是：生殖系统滞育，脂肪大量积累，腹部由于大量脂肪体的充塞而非常膨大。积累的脂肪小叶主要在腹部，部分在胸部，少量在头部。通过解剖蚊虫，对脂肪体脂肪蓄积程度进行了分级：第一级，完全没有脂肪小滴；第二级，脂肪体的发育在夏季标准范围内，即在表面及受精囊周围有一些单个的脂肪细胞，尚未形成小叶；第三级，脂肪小叶增大或中等大小（半脂肪化雌蚊）；第四级，腹部因有肥大的脂肪体小叶而膨出（全脂肪化雌蚊）。其中，后两级被认为是真正的脂肪化。

（3）滞育后期。这个时期因环境温度已上升到蚊虫发育限阈以上，如果有适当的温度以恢复机体的水分平衡，蚊虫就从滞育状态中苏醒和恢复生命活动。此时体内的脂肪体已消耗殆尽，脂肪体抗生殖营养的作用也随之消失，生殖功能恢复，开始吸血，吸饱一次血后，就能使卵泡发育和产卵。

四、蚊的主要种类

目前世界范围内已知蚊类共 40 属 3200 余种；我国共 18 属 390 余种和亚种。蚊科共分为 3 亚科，即按蚊亚科（Anophelinae）、库蚊亚科（Culicinae）和巨蚊亚科（Toxorhynchitinae）。

（一）按蚊亚科

按蚊亚科的主要特征是：成蚊小盾片呈三叶状或圆弧状，腹部腹板和背板通常无鳞或大部分无鳞。蛹呼吸角短，漏斗部张开，裂隙伸达基部；尾鳍通常具前后排列的 2 鳍毛。幼虫无呼吸管，至少部分腹节背面的 1 号毛呈掌状。卵通常为船形，除个别种类，如萨氏按蚊（*An. sacharovi*）外，卵的两侧有浮囊。

本亚科包括 3 属，即按蚊属（*Anopheles*）、比蚊属（*Bironella*）和夏蚊属（*Chagasia*）。只有按蚊属有医学重要性。

按蚊属除上述亚科特征外，雌、雄成蚊的触须与喙接近等长，雄蚊触须的末端 2 节通常膨大外翘；小盾片圆弧状，缘毛均匀分布；栖息时大部分蚊虫的躯体呈一直线，与栖息面成 45°夹角。蛹腹毛 2-Ⅲ～Ⅶ不呈粗刺状。幼虫中胸无掌状毛；至少部分腹节有掌状毛，但不呈球状；静止时平浮于水面，虫体与水面平行。卵单个地浮在水面。

按蚊属广布全世界，共分 6 个亚属，已知种类超过 400 种。我国的按蚊有 2 个亚属，即按蚊亚属和塞蚊亚属（*Cellia*），种类达 60 余种。有些种类是疟疾的重要媒介，如中华按蚊（*An. sinensis*）、嗜人按蚊（*An. anthropophagus*）、微小按蚊（*An. minimus*）、大劣按蚊（*An. dirus*）等。

1. 中华按蚊

中华按蚊是灰褐色或棕褐色中型蚊虫。触须粗壮，末节有端白环和基白环，节 3-4 和 2-3 的关节处各有一窄白环（图 1-7A）。翅前缘有 2 个白斑，尖端白斑大；翅纵脉 5.2 通常有缘缨白斑；翅前缘脉基段 1/3 有分散淡色鳞（图 1-7B）。后足 1-4 跗节有窄端白环（图 1-7C）；前足和中足基节外侧有白鳞簇。腹节Ⅱ～Ⅶ侧膜有“T”形暗斑（新鲜标本易见）。

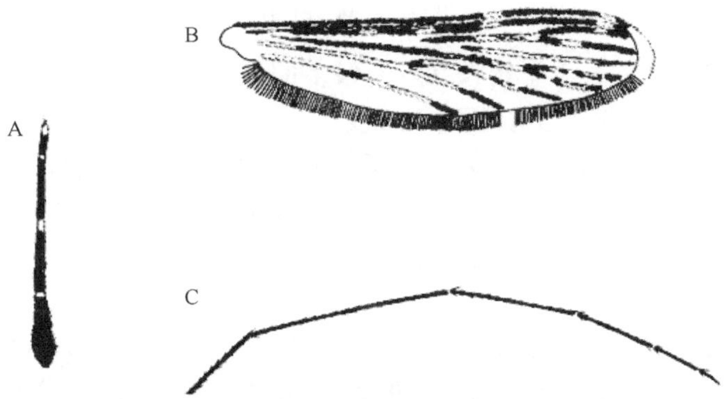

图 1-7　中华按蚊形态特征（引自陆宝麟和吴厚永，2003）

A. 触须　B. 翅　C. 跗节

幼虫头毛 2-C 简单，两毛靠近；3-C 呈树枝状，有较多的分支。前胸内肩毛（1-P）一般简单。

卵两端圆钝，两侧浮器明显凸出，从侧面看甲板稍凹。卵甲板较宽，约占卵宽的45%。

中华按蚊幼虫多孳生于阳光充足、水质较清、水温较暖、面积较大的静水中，如稻田、秧田、苇塘、莲塘、灌溉沟等。最适宜生长的水温为28℃左右。成蚊偏嗜畜血，兼吸人血；吸血活动属黄昏型；为半家栖蚊种，一般在夜间侵入人房或畜舍内吸血后，黎明前飞离。

中华按蚊是我国大部分平原地区特别是水稻种植区疟疾和马来丝虫病的主要传播媒介。

中华按蚊分布全国（青海、西藏除外），是我国常见蚊种。

2. 嗜人按蚊

嗜人按蚊是中华按蚊的亲缘种，成蚊与中华按蚊相似。触须细；有4个白环，末端的2个白环宽，常相互连接；靠近基部的第4白环窄（图1-8A）。翅前缘有2个白斑，尖端白斑小；翅纵脉5.2通常无缘缨白斑；翅前缘脉基段1/3一致暗色（图1-8B）。后足1-4跗节有窄端白环（图1-8C）；前足和中足基节外侧无淡鳞簇。腹节Ⅱ～Ⅶ侧膜无“T”形暗斑。

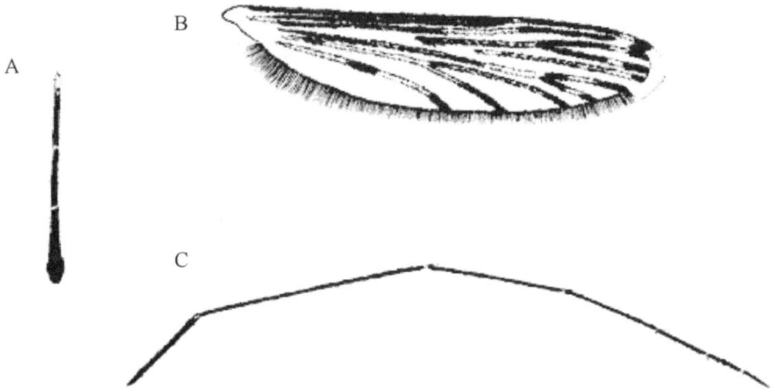

图1-8　嗜人按蚊形态特征（引自陆宝麟和吴厚永，2003）
A. 触须　B. 翅　C. 跗节

幼虫头毛2-C单支；3-C呈树枝状，有较多的分支；8-C分5～11支。胸毛1-P单支或在末端分2～3枝。腹毛5-Ⅲ分6～10支。

卵两端较尖，从侧面看甲板稍凹。甲板较窄，约为卵宽的10%。

幼虫孳生于多草、有遮阴、水质清凉、面积较大的积水中，如稻田、苇塘、溪沟、渗出水浅潭等。成蚊主吸人血；吸血活动的高峰一般在午夜前后；为内栖蚊种，吸血后多数留栖室内。

嗜人按蚊是我国34°N以南最主要的疟疾媒介，也是马来丝虫病的主要传播媒介。

嗜人按蚊分布于34°N以南、100°E以东的山区和丘陵地带，包括河南、长江流域及其以南的14省份。

3. 微小按蚊

微小按蚊是棕褐色小型蚊虫。雌蚊触须有3个白环，末端2个白环约等宽，所夹黑环约为端白环的 1/2 宽，另外一个白环较窄（图 1-9A）。喙一致暗色或腹面有一淡色斑。翅前缘有 4 个白斑；除纵脉 6 外，各纵脉末端都有白斑（图 1-9B）。各足跗节一致暗色（图 1-9C）。中胸盾片无白鳞。

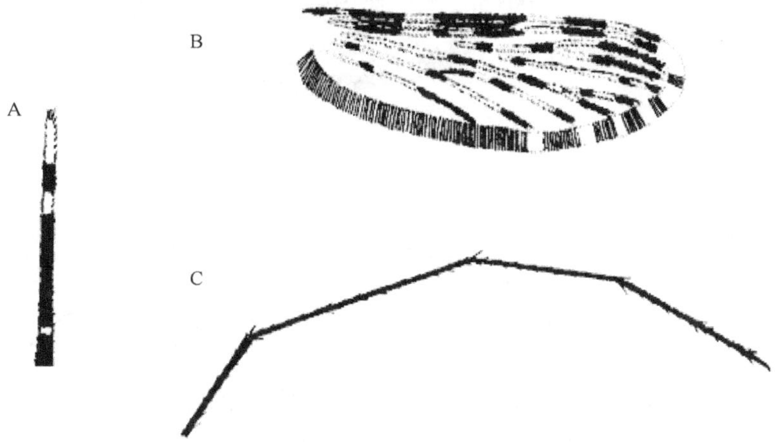

图 1-9　微小按蚊形态特征（引自陆宝麟和吴厚永，2003）
A. 触须　B. 翅　C. 跗节

幼虫头毛 2-C、3-C 均为简单的单支；腹节Ⅲ～Ⅶ的前背片大，包围后背片；0 号毛位于前背片后侧。

微小按蚊幼虫多孳生于清洁的缓流，如山溪、灌溉沟、梯田等。成虫的嗜血性及栖性因地区而不同：海南岛的微小按蚊嗜吸人血，多栖息在人的住房；纬度越高，吸人血的微小按蚊越少，吸牛血的微小按蚊越多。长江流域的微小按蚊偏嗜牛血，多栖息于牛舍。

微小按蚊是我国南方山区、丘陵地区疟疾的主要传播媒介。

我国的微小按蚊分布于 33°N 以南的山地和丘陵地区。

4. 大劣按蚊

大劣按蚊是灰褐色中型蚊虫。雌蚊触须有 4 个白环，顶端白环最宽（图 1-10A）。翅前缘有 6 个白斑，纵脉 6 有 6 个黑斑（图 1-10B）。各足股节、胫节和跗节均有白点，后足胫节和跗节 1 关节处有一明显的宽白环（图 1-10C）。

幼虫头毛 2-C 和 4-C 毛基间距较小，4-C 通常伸达或接近 3-C 毛基水平，胸毛 1-P 具发达基瘤，3-P 位于 2-P 基瘤上。

大劣按蚊幼虫孳生于有浓荫遮蔽的森林、石穴或溪床积水中。成虫是典型的野栖蚊种，常分布于山麓丛林、灌木丛及竹林等处；嗜吸人血；午夜前后是其吸血的高峰期。

大劣按蚊是我国海南山林和山麓地区疟疾传播的主要媒介，分布于我国海南山区。

（二）库蚊亚科

库蚊亚科的主要特征是：成蚊喙细直、微弯或末端膨大，但不向后弯曲呈钩状；雌蚊触须多数很短，雄蚊触须多数与喙等长或略超过喙长；小盾片三叶状，缘毛分布在凸叶上；腹节背板和腹板密覆鳞片。幼虫有呼吸管，腹节Ⅷ有栉，腹毛不呈掌状。卵呈纺锤形、长卵形、椭圆形等，无浮囊。

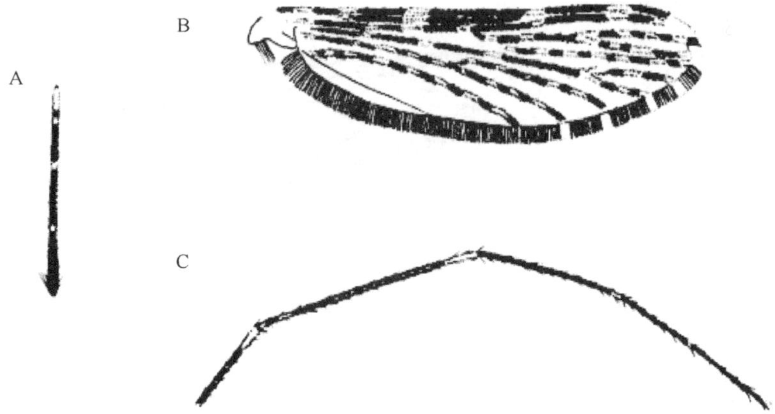

图 1-10　大劣按蚊形态特征（引自陆宝麟和吴厚永，2003）
A. 触须　B. 翅　C. 跗节

库蚊亚科已知包含 34 属近 2000 种。我国已知共 16 属 300 余种和亚种。本亚科比较重要的是伊蚊属（*Aedes*）、库蚊属（*Culex*）、阿蚊属（*Armigeres*）、曼蚊属（*Mansonia*）等。

1. 伊蚊属

伊蚊属的主要特征是：成蚊喙细直，不侧扁，末端不膨大；中胸后背片无鳞片或棕毛；有气门后鬃，无气门鬃；通常翅纵脉 6 末端在翅缘终止处明显超过纵脉 5 的分叉点，翅鳞窄，偶有宽鳞，但鳞形对称。幼虫头部有完整的下颚缝；触角末端不分节；呼吸管具梳，有一对呼吸管毛 1-S。卵单产，椭圆形，卵壳有刻纹。

伊蚊属遍布全世界，已知包含 40 余个亚属 1000 余种。我国已知有 16 个亚属，共约 120 种和亚种。其中，登革热媒介埃及伊蚊（*Ae. aegypti*）和白纹伊蚊（*Ae. albopictus*）是我国主要的媒介蚊虫。

（1）埃及伊蚊：深黑色或暗黑色的小型或中型蚊虫。足有白环。中胸盾片两肩侧有一对长柄镰刀式白斑，两白斑之间有一对金黄色纵条（图 1-11）。

幼虫触角光滑无刺；头毛 5-7C 均为单支；栉齿单行，各齿基部有发达的侧齿；体无星状毛。

埃及伊蚊的幼虫孳生于室内外缸罐、花盆、罐头盒、椰子壳、废旧轮胎等容器积水。成蚊为典型的家蚊，雌蚊常在孳生场所附近吸血。

埃及伊蚊是城市型黄热病、登革热、登革出血热等疾病的主要媒介。

埃及伊蚊分布于我国的台湾、广东、广西等沿海地区及岛屿。

（2）白纹伊蚊：深黑色或暗黑色的小型或中型蚊虫。足有白环。中胸盾片有中央银白色纵条，自盾片前缘向后达盾片的 2/3 处，但盾角前区和盾角区无白线或白斑（图 1-12）。中胸盾片侧缘翅基前有一簇平覆银白色宽鳞。

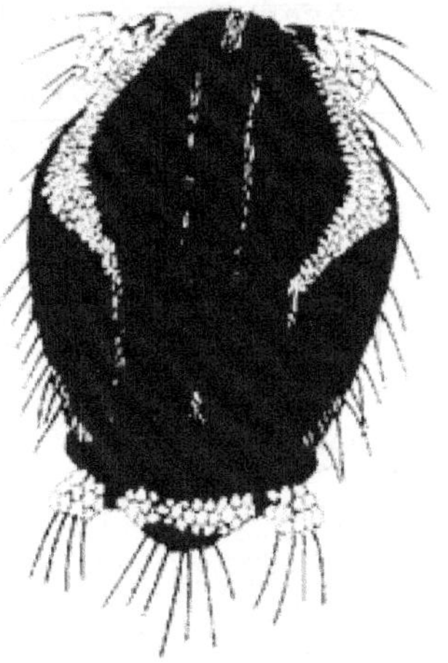

图 1-11　埃及伊蚊形态特征
（引自陆宝麟和吴厚永，2003）

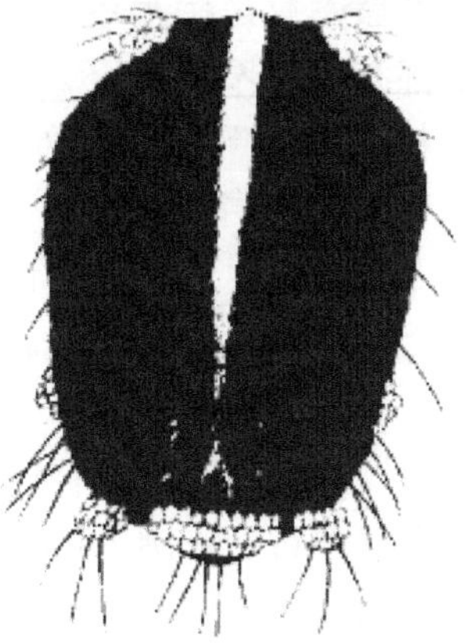

图 1-12　白纹伊蚊形态特征
（引自陆宝麟和吴厚永，2003）

白纹伊蚊幼虫与埃及伊蚊幼虫近似，但头毛 7-C 分 2～3 支；栉齿基部无侧齿，但有细缕。

白纹伊蚊的幼虫主要孳生在城乡、郊外、林场、竹林等的竹筒、树洞、石穴、废轮胎及缸罐等容器积水。成虫为半野生蚊种；喜吸哺乳动物的血液；刺叮活动在白昼和黄昏进行。

白纹伊蚊是东南亚及我国登革热的主要媒介。

白纹伊蚊分布于我国辽宁以南的广大地区。

2. 库蚊属

库蚊属的主要特征是：成蚊喙细直，无气门鬃和气门后鬃，足有发达的爪垫，通常翅纵脉 6 末端在翅缘终止处明显超过纵脉 5 的分叉点，翅鳞形对称。幼虫有完整的下颚缝；呼吸管除个别种类外有梳，呼吸管毛 1-S 为 3～7 对，通常成对排列。

库蚊属我国已知有 8 个亚属，约 60 余种和亚种。重要的媒介种类有淡色库蚊（*Cx. pipiens pallens*）、致倦库蚊（*Cx. quinquefasciatus*）、三带喙库蚊（*Cx. tritaeniorhynchus*）等。

（1）淡色库蚊、致倦库蚊是尖音库蚊复合组的两个亚种。该复合组成蚊的共同特征是：喙无白环。足跗节无白环，末端有发达的爪垫。腹部背板有基白带，基白带下缘略平齐并与侧板相连；致倦库蚊基白带下缘呈弧形，与侧板分开。两者可靠的区别在于雄蚊尾器形态。

淡色库蚊幼虫的呼吸管较长（指数 5～6），从基部向末端逐渐细削。致倦库蚊的呼吸管较短（指数 3～4），中部略膨大，但区分时应注意个体变异。

两个亚种的生态习性相近。幼虫孳生于污水坑、污水沟、清水粪坑、洼地积水等处。成虫为常见的家栖蚊种；嗜吸人血，兼吸畜血和禽血；刺叮活动节律属黄昏型。

两个亚种均为我国班氏丝虫病的传播媒介。

在我国，淡色库蚊分布于 33°N 以北地区；致倦库蚊分布于 33°N 以南、秦岭以东地区。

（2）三带喙库蚊是棕褐色小型蚊虫。喙中段有一较宽的白环。触须尖端为白色。各足跗节基部有一细窄的白环。腹节背板基部均有中间稍向下突出的淡黄色狭带。幼虫头毛 1-C 粗刺状，黑色。前胸毛 4-P 通常分 2 支。腹毛 7- Ⅰ 分 2 支。栉齿末端圆而有缝。

三带喙库蚊幼虫主要孳生于稻田、莲塘、沼泽等处，类似于中华按蚊。成虫是常见的吸血蚊种，嗜吸畜血，兼吸人血；一般在日落后 1 h 有一个刺叮高峰；黄昏时有群舞习性。

三带喙库蚊是东亚各国流行性乙型脑炎的主要传播媒介。

三带喙库蚊分布于我国各地（新疆、西藏除外）。

3. 阿蚊属

阿蚊属的主要特征是：头顶平覆宽鳞，喙侧扁而略下垂，触角梗节、中胸盾片、中胸侧板及各足基节覆盖宽鳞。

本属我国已知共 14 种，分布于 37°N 以南地区。常见种类有骚扰阿蚊（*Ar. Obturbans*）等。

骚扰阿蚊是褐色或暗褐色的中型或大型蚊虫。头顶平覆宽鳞。喙侧扁而略下垂。触角梗节、中胸盾片、中胸侧板及各足基节覆盖宽鳞。唇基无白鳞。有气门后鬃。骚扰阿蚊是我国南方农村常见的吸血蚊种。

4. 曼蚊属

曼蚊属的主要特征是：中胸盾片覆盖棕黄色细鳞，可有不同的斑纹，但无银白色或蓝色中央纵条。无气门鬃，有气门后鬃。全部或大部分翅鳞宽，鳞形不对称。

本属我国已知共 3 种，其中常型曼蚊（*Ma. uniformis*）较常见。

常型曼蚊是棕褐色中型蚊虫。中胸盾片大部分覆盖棕黄色细鳞，两侧从前端到翅基各有一灰绿色纵条。全部或大部分翅鳞宽，鳞形不对称。各足跗节 1-3 有黄白色斑。常型曼蚊分布较广，我国除黑龙江、吉林、辽宁、内蒙古、宁夏、青海、新疆和西藏外，其余省份均有记载。

（三）巨蚊亚科

本亚科仅包括巨蚊属（*Toxorhynchites*）1 属。成蚊喙基半部粗硬而前半部细削，向后弯曲呈钩状；翅后缘在纵脉 5.2 末端有一浅凹口。幼虫体形较大；口刷 10 根左右，末端呈钩状的毛条；腹节无栉；呼吸管无梳。

我国已知共 8 种，分布于东洋界，此外吉林也有发现。

华丽巨蚊（*Toxorhynchites splendens*）是我国巨蚊的代表。它是有金属光泽的大型蚊虫，触觉梗节覆盖白鳞，中胸盾片两侧无黄色或黄绿色纵条，腹节Ⅵ～Ⅷ两侧有明显的突生毛簇。

五、蚊类与疾病的关系

蚊类对人的危害包括直接危害和间接危害，即吸血骚扰和作为疾病媒介。

直接危害：蚊类通过叮刺吸血骚扰人类，被叮刺的皮肤局部可出现痒、疼、红、肿，常引起继发感染。蚊唾液中含有腺苷三磷酸双磷酸酶、葡萄糖苷酶、α淀粉酶、溶菌酶、抗凝剂、凝集素、组胺等物质，在叮刺时注入人体以稀释血液和防止血液凝固，有利于其吸血，但这些物质对人是过敏物质，能引起过敏。

间接危害：蚊类最严重的危害是传播多种重要的传染病，在世界卫生组织（WHO）提出的十大热带病中，其中疟疾、淋巴丝虫病和登革热就是由蚊虫传播的。这些疾病对人类健康危害极大，甚至能夺去人们的生命。

（一）蚊虫与疟疾的关系

人体疟疾病原有 4 种：间日疟原虫（*Plasmodium vivax*）、恶性疟原虫（*Plasmodium falciparum*）、三日疟原虫（*Plasmodium malariae*）和卵形疟原虫（*Plasmodium ovale*）。我国最常见的是间日疟和恶性疟。蚊虫是疟疾的传播媒介。

疟疾是全世界，尤其是热带和亚热带国家流行最广的疾病。WHO 报告，全球疟疾每年的发病人数达 3 亿～5 亿，估计死亡人数超过 100 万，其中大部分是儿童，非洲每天有 3000 名 5 岁以下的儿童死于疟疾（2002 年）。所以疟疾仍然是一个重要的世界公共卫生问题。

疟疾也是我国五大寄生虫疾病之一。20 世纪 40 年代我国每年有 3000 万以上疟疾患者，病死率约为 1%；50 年代普查显示，全国有疟疾流行的县（市）计 1829 个，占当时县（市）总数的 70%～80%；经过多年的防治，到 1996～1998 年全国疟疾发病降至 3 万余例；但近年来，随着疟原虫对药物产生耐药性和蚊虫对杀虫剂产生抗药性，疫情出现回升，2002 年全国估计实际发病人数为 38.7 万，云南与海南两省仍然是我国疟疾流行最严重的地区，两省报告的疟疾病例数约占全国总病例数的 50%，国家卫生部报告 2003 年上半年疟疾发病数排在十大传染病的第 9 位，病死率排在第 10 位。

此外，在我国江苏、河南、安徽、湖北及贵州省曾出现过不同程度的疟疾局部暴发流行。因此，我国的疟疾防治和监测工作仍面临较大的挑战。

1. 蚊虫与疟原虫的关系

疟原虫的发育繁殖必须经过两个宿主，即脊椎动物和蚊。人疟原虫，人为中间宿主，疟原虫在人体内的肝细胞和红细胞内行裂体增殖；按蚊为终末宿主，疟原虫在蚊体内行配子生殖和孢子生殖。

1）红外期发育

当涎腺中带有成熟子孢子的雌性按蚊刺叮吸血时，子孢子随唾液进入人体，约 30min 后随血流侵入肝细胞内进行无性裂体增殖，形成红细胞外期裂殖体。成熟的红细胞外期裂殖体内含数以万计的裂殖子。裂殖子胀破肝细胞后释出，一部分裂殖子被巨噬细胞吞噬，其余部分侵入红细胞，开始红内期的发育。间日疟原虫完成红外期发育约需 8 天，恶性疟原虫约需 6 天，三日疟原虫为 11～12 天，卵形疟原虫为 9 天。

2）红内期发育

侵入红细胞的裂殖子在红细胞内即行红内期裂体增殖，先是环状体，经大滋养体、未成熟裂殖体，最后形成含一定数量的成熟裂殖体。红细胞破裂后，裂殖子释出，其中一部分被巨噬细胞吞噬，其余部分又侵入其他正常红细胞，重复红内期裂体增殖过程。完成一代红内期裂体增殖，间日疟原虫约需 48 h，恶性疟原虫需 36～48 h，三日疟原虫约需 72 h，卵形疟原虫约需 48 h。经过几代红内期裂体增殖，部分裂殖子侵入红细胞后不再进行裂体增殖而是发育成雌、雄配子体，这是有性生殖的开始，当媒介按蚊刺叮吸血时，配子体即进入蚊体内开始发育。

3）蚊体内的发育

雌性按蚊吸了疟疾患者的血液，红细胞内疟原虫其他各期均被消化，只有雌、雄配子体在蚊胃内继续发育。在蚊虫吸血后数分钟至十几分钟，雄配子体的胞质在其周围伸出 6～8 根细丝，同时核也分裂为 6～8 块，分裂后的核各进入一根细丝内，最后脱离母细胞，形成能游动的雄配子。雌配子体的核也经染色体减数分裂，发育为一个圆形的雌配子。雄配子凭借活动，遇到雌配子便进入雌配子内，结合成合子。在吸血后 12～24h 合子发育成动合子。动合子以其锥形的前端将胃壁上皮细胞的微绒毛推向一旁，上皮细胞和动合子接触处变得模糊不清，动合子随即进入上皮细胞，通过细胞内移行到胃壁外面，在胃壁上皮细胞与弹性纤维膜之间形成一个卵囊。卵囊外面有一层厚约 1.0μm 的电子致密的被膜。随着卵囊的发育，其中的核一再分裂，形成多个成孢子细胞，成孢子细胞的核再分裂，形成许多子孢子，大约在蚊吸血后 10 天，卵囊成熟，内含数以千计的子孢子可以从卵囊壁的微孔逸出，也可因卵囊破裂子孢子逸出，经血淋巴集中于按蚊的涎腺，发育为成熟的子孢子。当受染蚊再吸血时，子孢子可随唾液进入人体，又开始了在体内的发育。在最适条件下，疟原虫在按蚊体内发育成熟所需时间：间日疟原虫为 9～10 天，恶性疟原虫为 10～12 天，三日疟原虫为 25～28 天，卵形疟原虫约为 16 天。

2. 蚊虫对疟原虫的易感性

人工感染试验证明，只要经过缜密试验，按蚊属的蚊虫几乎全部能接受人体疟原虫的感染，只是感染程度不同，全阴性者很少见。这说明按蚊属蚊虫对人体疟原虫有普遍的易感性。但实际上只有一部分按蚊种类能在自然界传播疟疾，实验室内人工感染试验的结果不能作为在自然情况下判断传疟病媒的依据。例如，我国的单环按蚊的人工感染率为 81.8%、中华按蚊为 16.5%，单环按蚊的易感性较中华按蚊高，但单环按蚊在自然情况下传播疟疾的意义不大，中华按蚊却是我国疟疾的重要病媒。又如，浅色按蚊、迷走按蚊、腹簇按蚊等，易感性都高，但在各地的解剖观察中未发现过孢子体的阳性感染。因此，可以说，凡自然界中重要的传疟蚊种，它们一定具有较高的易感性，但不能反过来说，易感性高，就一定在疟疾传播上有重要意义。同一种按蚊可以传播任何一种疟疾，但有时也有程度的不同。例如，被 *An. quadrimaculatus* 叮咬一次就可以传播恶性疟，但须叮咬好几次才能传播间日疟。同一种按蚊，在甲地是疟疾的重要传播媒介，但在乙地未必如此。例如，中华按蚊在我国平原地区是重要的传疟媒介，而在海南岛对疟疾的传播作用不大。

3. 媒介能量

对疟原虫敏感的蚊虫，在自然界并不一定都能成为传播疟疾的重要媒介，这与该蚊种群数量、寿命、吸血习性、季节消长等有密切关系。Garratt-Jones 根据 MacDonald 的疟疾传播数学流行病学理论，将媒介有关因子作为一个独立的定量指标，定名为媒介能量（vectorial capacity）。媒介能量（C）是由昆虫学有关因子（包括叮人率、每天存活率、人血指数、生殖营养周期等）组成的评价蚊媒传染潜力的指标，$C=ma \times a \times P^n/(-\ln P)$。其中，$ma$ 为按蚊叮人率；a 为叮人习性，即每天叮人概率；n 为疟原虫在按蚊体内孢子增殖的天数，P 为按蚊每天存活率。P 由经产蚊比例和第一个生殖营养周环所需天数计算，$P=M^{1/x}$，M 为经产蚊比例；x 为生殖营养周环天数。

我国地处温带和亚热带，西部地势较高，东部地势低，各地疟疾流行程度相差悬殊，根据多年来广泛普遍调查，全国可分为 4 个疟疾流行区域。

（1）32°N 以北地区为疟疾低度流行区，属于非稳定性疟区，主要媒介是中华按蚊，在东北和新疆有米塞按蚊和萨氏按蚊，但其传疟作用尚无明确报道。

（2）25°～32°N，本区域内疟疾传播广泛，为中度疟区及低疟区，传播媒介主要中华按蚊和嗜人按蚊，南部山区还有微小按蚊和日月潭按蚊可能起重要作用。

（3）25°N 以南地区是我国历史上疟疾流行最严重的地区，平原地区呈低度或中度流行，山区则为高疟区，主要传播媒介为微小按蚊，其次为日月潭按蚊。海南岛森林区则以大劣按蚊为重要媒介。在海南岛的兴隆、南丰、白沙、联昌等地曾发现溪流按蚊。

（4）非疟区，包括青藏高原、西部地区及内蒙古地区的荒漠和东北林区。新疆伊犁河流域和南疆少部分地区仅有少数间日疟发生。

（二）蚊类作为丝虫病的传播媒介

丝虫病是由节肢动物传播的一类线虫病，已知寄生于人的丝虫有 8 种，由不同种类的双翅目昆虫作为传播媒介，其中班氏丝虫（*Wuchereria bancrofti*）、马来丝虫（*Brugia malayi*）、帝汶丝虫（*Brugia timori*）3 种是由蚊虫为媒介的，引起淋巴丝虫病。

淋巴丝虫病广泛流行于热带和亚热带地区。WHO 报告，全球每年感染淋巴丝虫的人数约为 1.2 亿人。在中华人民共和国成立初期防治工作开展前全国约有 3000 万患者，受威胁人口达 3.3 亿人，涉及全国 14 个省、自治区、直辖市的 864 个县（未包括台湾省）；经过半个多世纪艰苦卓绝的奋斗，我国率先在全球 83 个丝虫病流行国家和地区中消除了丝虫病。

淋巴丝虫成虫主要寄生于人体大淋巴管及淋巴结中，雌雄交配以后，雌虫产微丝蚴。微丝蚴可停留于淋巴液中，但多随淋巴经胸导管入血循环。它们白天滞留于肺血管中，夜晚则出现于外周血液，微丝蚴这种在外周血液中夜多昼少的现象称为夜现周期性，班氏微丝蚴为晚上 10：00 至次晨 2：00，马来微丝蚴为晚上 8：00 至次晨 4：00。

在蚊体内的发育：当媒介蚊虫叮咬带有微丝蚴的患者时，微丝蚴随血液进入蚊胃，经 1～7 h，脱去鞘膜，穿过胃壁经血腔侵入胸肌开始发育，经两次蜕皮后，发育为感染期幼虫（丝状蚴）。丝状蚴离开胸肌，移入血腔，其中大多数到达下唇，当蚊再吸血时，丝状蚴自蚊下唇逸出，经吸血的伤口或正常皮肤钻入人体。在温度、湿度适宜条件下，班氏丝虫在易感蚊体内 10～14 天发育成熟，马来丝虫则需 6～6.5 天。

蚊虫对丝虫的易感性因蚊种、丝虫种类等的不同而不同。影响易感性的因素有蚊食窦甲和咽甲的破坏作用、蚊胃中血液凝集的快慢、蚊的体液免疫因素（黑化包被反应）等。此外，还与宿主血内微丝蚴密度、外界温度和湿度有关。

迄今，已知的淋巴丝虫媒介主要有按蚊属、库蚊属、伊蚊属和曼蚊属的蚊虫。我国丝虫的分布南至海南岛、北至山东、东自沿海各省（直辖市）、西至四川，大部分地区都有班氏丝虫和马来丝虫，只有山东仅有班氏丝虫。班氏丝虫流行区以平原为多，其主要媒介为致倦库蚊和淡色库蚊，次要媒介为中华按蚊。马来丝虫流行于水源丰富的山区或滨湖水网地区，其主要媒介为嗜人按蚊和中华按蚊；东乡伊蚊是我国东南沿海地区的传播媒介之一。

（三）蚊类作为病毒性疾病的传播媒介

虫媒病毒（*Arbovirus*）是通过吸血节肢动物叮咬敏感脊椎动物，使脊椎动物发病从而传播疾病的一类病毒。其特点是病毒在节肢动物体内繁殖，但是动物自身却不发病。虫媒病毒性疾病大多数是自然疫源性疾病，由节肢动物叮咬人、畜引起的疾病，因此虫媒病毒属于人兽共患病毒。虫媒病毒是近 10 年发展较快的一组病毒，1950 年全世界只发现 35 种虫媒病毒，到 1992 年，在国际虫媒病毒中心登记的虫媒病毒已经达到 535 种，其中 128 种证明对人兽致病，包括披膜病毒科（*Togaviridae*）、黄病毒科（*Flaviviridae*）、布尼安病毒科（*Bunyaviridae*）、呼吸道肠病毒科（*Reviridae*）、弹状病毒科（*Rhabdoviridae*）和冠状病毒科（*Coronavirdae*）等。在众多的节肢动物中，从蚊类分离到的病毒种类最多，达 265 种，占虫媒病毒总数的 50%。重要的人体蚊媒病毒病见表 1-2。蚊虫传播病毒多数是生物性传播，而且现已证实除横向传播（horizontal transmission）外，还有经卵传递式的垂直传播（vertical transmission）。目前在我国已证实有 4 种虫媒病毒存在与流行，它们是日本脑炎病毒（*Japanese encephalitis virus*，JEV）、森林脑炎或春夏季脑炎病毒（*Spring-summer encephalitis virus*，SSEV）、新疆出血热病毒（*Xinjiang hemorrhagic fever virus*，XHFV）和登革热病毒（*Dengue virus*，DFV）Ⅰ-Ⅳ血清型，其中日本脑炎与登革热是蚊媒传播的疾病。

表 1-2 蚊类传播的重要虫媒病毒

病毒	媒介	储存宿主	增殖宿主
披膜病毒科（*Togaviridae*）			
基肯孔雅病毒（*Chikungunya virus*）	伊蚊属蚊虫	猴，？啮齿动物	
东马脑炎病毒[*Alphavirus*（*Eastern equine encephalomyelitis virus*）]	脉毛蚊属蚊虫	鸟	马
奥尼病毒（*O'nyong-nyong virus*）	按蚊属蚊虫	人类	
罗斯河病毒（*Ross River virus*）	伊蚊属蚊虫	小袋鼠	
委内瑞拉马脑炎病毒（*Venezuelan equine encephalomyelitis virus*）	伊蚊属蚊虫、库蚊	啮齿动物	马
西马脑炎病毒（*Western equine encephalomyelitis virus*）	库蚊	鸟	马
黄病毒属（*Flavivirus*）			
登革热病毒Ⅰ-Ⅳ血清型（*Dengue type Ⅰ-Ⅳ virus*）	伊蚊属蚊虫	蚊虫	？猴
日本脑炎病毒（*Japanese encephalitis virus*）	库蚊属蚊虫、按蚊属蚊虫	鸟	猪、马
墨索谷脑炎病毒（*Murray Valley encephalitis virus*）	库蚊	鸟	
圣路易脑炎病毒（*St. Louis encephalitis virus*）	库蚊	蚊、鸟	
西尼罗病毒（*West Nile virus*）	库蚊	鸟、蝙蝠、啮齿动物	
黄热病毒（*Yellow fever virus*）	伊蚊	蚊虫	猴
本雅病毒科（*Bunyaviridae*）			
本雅病毒属（*Bunyavirus*）			
加利福尼亚脑炎病毒（*California encephalitis virus*）	蚊虫	伊蚊、兔	
奥罗普切病毒（*Oropouche virus*）	蚊虫	猴、树懒	
白蛉病毒属（*Phlebovirus*）			
裂谷热病毒（*Rift valley fever virus*）	蚊虫	？啮齿动物	牛、羊

注：？表示有相关数据，但仍需要确证。

（宋锋林　张晓龙）

第二章　蜱

蜱，又名壁虱或扁虱，属蛛形纲（Arachnida）蜱螨亚纲（Acari）寄螨目（Parasitiformes）蜱总科（Ixodoidea），蜱总科又分硬蜱科（Ixodidae）、软蜱科（Argasidae）和纳蜱科（Nuttalliellidae）。蜱（Acari：Ixodidae）是专性吸血的外寄生虫，宿主包括两栖类、鸟类、爬行类及哺乳类动物，也侵袭人，可携带和传播多种病原体，给人类健康、家畜养殖及野生动物带来极大危害（Sonenshine，1991）。目前，世界上统计共 899 种蜱，分属 3 科，分别是软蜱科（Argasidae）包含 5 属、硬蜱科（Ixodidae）包含 13 属和纳蜱科（Nuttalliellidae）包含 1 属（Barker and Murrell，2004），纳蜱科全世界仅发现 1 属 1 种，我国尚未发现。我国共分布有约 10 属 119 种蜱虫，包括 100 种硬蜱和 19 种软蜱（Chen et al.，2010），中国国境口岸已发现 7 种。蜱主要生活在山林、草原及野生动物洞穴中，寄生宿主为野生啮齿动物和家畜，有时也叮人吸血。

一、生活史

蜱的发育过程分卵、幼虫、若虫和成虫 4 个时期。成虫吸血后交配落地，爬行在草根、树根、畜舍等处，在表层缝隙中产卵。产卵后，雌蜱即干死，雄蜱一生可交配数次。卵呈球形或椭圆形，大小 0.5～1mm，色淡黄色至褐色，常聚集成团。在适宜条件下卵可在 2～4 周内孵出幼虫。幼虫形似若虫，但体小，有足 3 对，幼虫经 1～4 周蜕皮为若虫。硬蜱若虫只 1 期，软蜱若虫经过 1～6 期。若虫有足 4 对，无生殖孔，再到宿主身上吸血，落地后再经 1～4 周蜕皮而为成虫。硬蜱完成一代生活史所需时间为 2 个月至 3 年；多数软蜱需 6 个月至 2 年。硬蜱寿命自 1 个月到数十个月不等；软蜱的成虫由于多次吸血和多次产卵，一般可活 5 年至数十年。

蜱在生活史中（图 2-1）有更换宿主的现象，根据其更换宿主的次数可分为 4 种类型。①单宿主蜱：发育各期都在一个宿主体上，雌虫饱血后落地产卵，如微小牛蜱（*Boophilus microplus*）。②二宿主蜱：在一个宿主体上幼虫发育为若虫，而成虫在另一个宿主体上寄生，如残缘璃眼蜱（*Hyalomma detritum*）。③三宿主蜱：幼虫、若虫、成虫分别在 3 个宿主体上寄生，如全沟硬蜱、草原革蜱，90%以上的硬蜱（图 2-2）为三宿主蜱，蜱媒疾病的重要媒介大多是三宿主蜱。④多宿主蜱：幼虫、各龄若虫和成虫及雌蜱每次产卵前都需寻找宿主寄生吸血，每次饱血后离去。通常软蜱都属多宿主蜱。

二、生态习性

（1）孳生环境：蜱大多生活在野外人烟稀少的地方。

（2）吸血习性：蜱的幼虫、若虫及雌雄成虫均吸血。

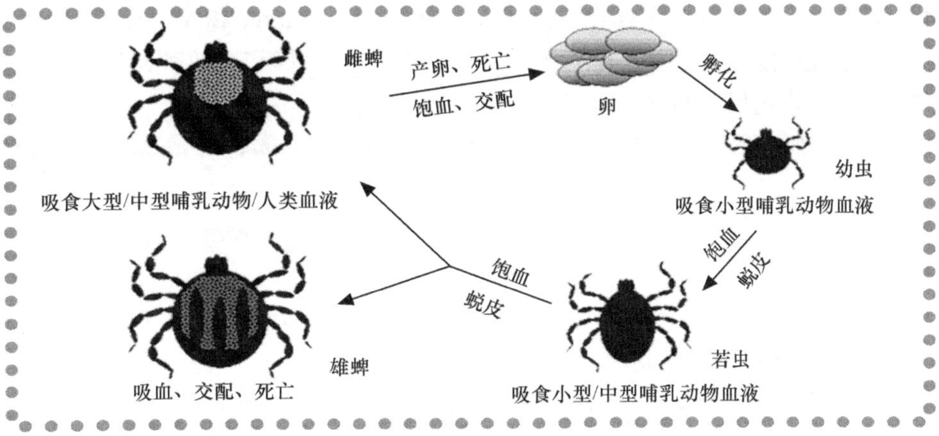

图 2-1　蜱生活史

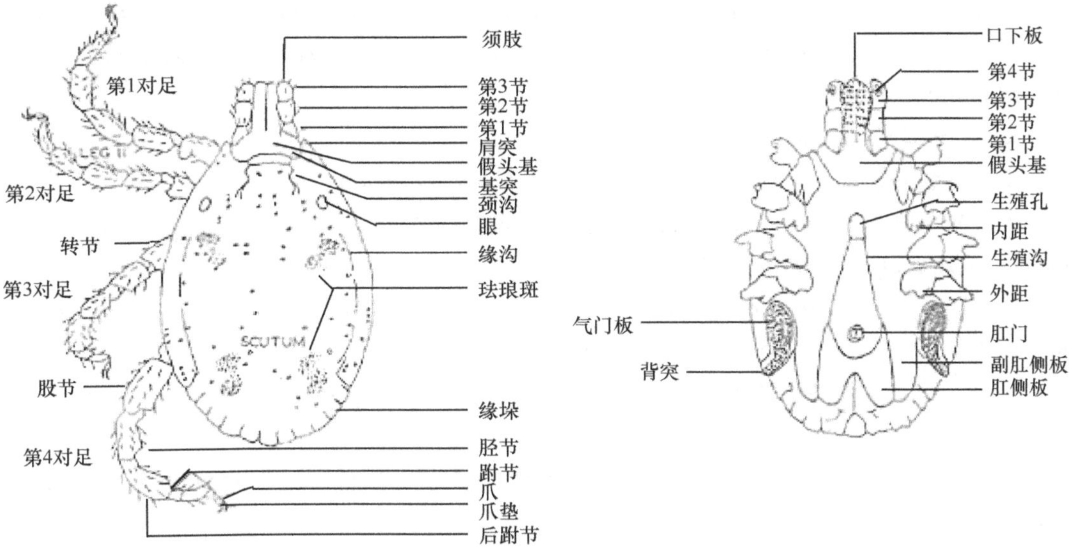

图 2-2　硬蜱的基本结构

（3）活动季节：蜱对日光、温热、干燥和过多雨量均甚敏感。硬蜱的高峰季节在 4～6 月，幼虫、若虫多见于 7～9 月。蜱对寒冷抗力很强，尤以卵、幼虫、若虫为甚，可在–40℃下耐受 35 天以上。蜱的卵、幼虫、若虫和成蜱皆可以休眠状态越冬。

（4）寿命：雄性硬蜱通常于交配后不久死去，雌性硬蜱完成产卵后不久也很快死亡，但越冬蜱可活存较长时间。软蜱寿命极长，某些种类可达 15～25 年之久。

三、蜱的种类

1. 世界蜱虫种类

蜱在高级阶元上为节肢动物门蛛形纲蜱螨亚纲寄螨目蜱总科。蜱是节肢动物中数量较少的类群，全世界仅 800 多种，随着蜱对人类健康、畜牧业发展及野生动物的危害日益严重，蜱种的准确、快速鉴定就成为控制蜱媒及蜱媒病原的关键（邓国藩，1978）。

但是蜱类群的命名及数目一直存在一定争议。2004 年，Barker 和 Murrell 综合了近年来世界蜱分类与名录修订的成果，综合发表了世界蜱类有效属和有效种，是目前公认的比较完善的名录，共包括 3 科 8 亚科 18 属 899 个有效种。

（1）锐缘蜱属（*Argas*）：57 种，代表物种 *A. abdussalami*、*A. acinus*、*A. reflexus*、*A. vansomereni*。

（2）败蜱属（*Carios*）：88 种，代表物种 *C. azteci*、*C. brodyi*、*C. chironectes*、*C. coniceps*、*C. dewae*。

（3）钝缘蜱属（*Ornithodoros*）：37 种，代表物种 *O. boliviensis*、*O. compactus*、*O. moubata*、*O. porcinus*、*O. steini*。

（4）残缘蜱属（*Otobius*）：3 种，*O. lagophilus*、*O. megnini*、*O. sparnus*。

（5）花蜱属（*Amblyomma*）：142 种，代表物种 *A. albopictum*、*A. aureolatum*、*A. cajennense*、*A. clypeolatum*、*A. fuscolineatum*。

（6）异扇蜱属（*Anomalohimalaya*）：3 种，*A. cricetuli*、*A. lamai*、*A. lotozkyi*。

（7）凹沟蜱属（*Bothriocroton*）：5 种，*B. auruginans*、*B. concolor*、*B. glebopalma*、*B. hydrosauri*、*B. undatum*。

（8）斑蜱属（*Cosmiomma*）：1 种，*C. hippopotamensis*。

（9）须角蜱属（*Cornupalpatum*）：1 种，*C. burmanicum*。

（10）革蜱属（*Dermacentor*）：36 种，代表物种 *D. atrosignatus*、*D. confractus*、*D. everestianus*、*D. marginatus*、*D. pomerantzevi*。

（11）血蜱属（*Haemaphysalis*）：166 种，代表物种 *H. flava*、*H. canestrinii*、*H. heinrichi*、*H. kashmirensis*、*H. leporispalustris*。

（12）璃眼蜱属（*Hyalomma*）：25 种，代表物种 *H. aegyptium*、*H. nitidum*、*H. rufipes*、*H. franchinii*。

（13）硬蜱属（*Ixodes*）：249 种，代表物种 *I. affinis*、*I. anatis*、*I. asanumai*、*I. soricis*、*I. ventalloi*。

（14）巨足蜱属（*Margaropus*）：3 种，*M. reidi*、*M. wileyi*、*M. winthemi*。

（15）诺蜱属（*Nosomma*）：1 种，*N. monstrosum*。

（16）扇革蜱属（*Rhipicentor*）：2 种，*R. bicornis*、*R. nuttalli*。

（17）扇头蜱属（*Rhipicephalus*）：79 种代表物种［包括原牛蜱属（*Boophilus*）的 5 种蜱］，代表物种 *R. bequaerti*、*R. complanatus*、*R. muhsamae*、*R. ramachandrai*。

（18）纳蜱属（*Nuttalliella*）：1 种，*N. namaqua*。

世界蜱类名录仍需进一步完善，名录中存在一些争议。例如，同物异名种、亚种的分类地位及某些新种未收录等问题，即可疑种、新种及遗失种问题。

2. 中国蜱虫种类

蜱在中国典籍中的记载最早见于公元 121 年后汉许慎的《说文解字》“螕啮牛虫也”。明代李时珍在《本草纲目》卷四十虫部“牛虱”中记载“螕亦作蜱”“螕，啮牛虱也”。古文中所说“螕”即是“蜱”。1950 年，我国科学家陆宝麟和吴维均首次整理了“中国蜱类名录”，报道了我国蜱类 8 属 39 种 7 亚种和 2 变种（陆宝麟和吴维均，1950）。随后，经过补充与修订，1953 年名录记载 8 属 41 种和亚种。1978 年，邓国藩和姜在阶在《中国经济昆虫志》第十五册《蜱螨目　蜱总科》中记述中国已知蜱类共计 2 科 10 属 79 种和亚种（邓国藩，1978）。到 1991 年，邓国藩和姜在阶出版的《中国经济昆虫志》第三十九册《蜱螨亚纲　硬蜱科》中记载中国的蜱类为 9 属 101 种和亚种。2010 年，陈泽等发表了最新的中国蜱类名录，共包含 2 科 10 属 117 种。

中国位于欧亚大陆东南部，西临太平洋，与 12 个国家接壤，拥有独特的、多样且复杂的地理环境。这是我国蜱类繁多的基础。我国蜱虫约占世界蜱虫种类的 13%（邓国藩，1991）。下面介绍中国蜱虫的具体种类。

（1）锐缘蜱属（*Argas*）：6 种，代表物种波斯锐缘蜱（*A.persicus*）、翘缘锐缘蜱（*A.refluxus*）、北京锐缘蜱（*A.beijingensis*）、日本锐缘蜱（*A.japonicus*）、拟日锐缘蜱（*A.assimilis*）。

（2）败蜱属（*Carios*）：4 种，卡佩纳败蜱（*C. capensis*）、蝙蝠败蜱（*C. pusillus*）、中华败蜱（*C. sinensis*）、短小败蜱（*C. vespertilionis*）。

（3）钝缘蜱属（*Ornithodoros*）：3 种，特突钝缘蜱（*O. tartakovskyi*）、左氏钝缘蜱（*O. tholozani*）、拉合尔钝缘蜱（*O. lahorensis*）。

（4）花蜱属（*Amblyomma*）：8 种，代表物种心形花蜱（*A. cordiferum*）、灰黄花蜱（*A. helvolum*）、巴顿花蜱（*A. pattoni*）、巨蜥花蜱（*A. varanense*）。

（5）异扇蜱属（*Anomalohimalaya*）：2 种，喇嘛异扇蜱（*A. lamai*）、洛氏异扇蜱（*A. lotozkyi*）。

（6）革蜱属（*Dermacentor*）：12 种，代表物种阿坝革蜱（*D. abaensis*）、边缘革蜱（*D. marginatus*）、草原革蜱（*D. nuttalli*）、网纹革蜱（*D. reticulatus*）、森林革蜱（*D. silvarum*）。

（7）血蜱属（*Haemaphysalis*）：44 种，代表物种褐黄血蜱（*H. flava*）、日本血蜱（*H. japonica*）、台湾血蜱（*H. formosensis*）、长角血蜱（*H. longicornis*）、刻点血蜱（*H. punctata*）。

（8）璃眼蜱属（*Hyalomma*）：6 种，代表物种小亚璃眼蜱（*H. anatolicum*）、亚洲璃眼蜱（*H. asiaticum*）、嗜驼璃眼蜱（*H. dromedarii*）、盾糙璃眼蜱（*H. scupense*）。

（9）硬蜱属（*Ixodes*）：24 种，代表物种草原硬蜱（*I. crenulatus*）、粒形硬蜱（*I. granulatus*）、日本硬蜱（*I. nipponensis*）、卵形硬蜱（*I. ovatus*）、中华硬蜱（*I. sinensis*）。

（10）扇头蜱属（*Rhipicephalus*）：8 种，代表物种微小扇头蜱（*R. microplus*）、短小扇头蜱（*R. pumilio*）、血红扇头蜱（*R. sanguineus*）、图兰扇头蜱（*R. turanicus*）。

3. 蜱种系发生关系与鉴定方法研究进展

加强分类学研究，发现和统计现有和潜在蜱种，是进行有效诊断及管控蜱与蜱传疫病所必需的。准确的蜱种鉴定可为蜱的防治与蜱传疫病研究提供科学基础。传统上，蜱的分类与物种界定主要依据形态学，借助体视镜观察成虫蜱的假头基、基突、须肢、盾板、侧沟、生殖孔、足基节、足转节、肛沟、气门板等形态学特征（邓国藩，1978）。同时，生活史也是用于区分鉴定蜱种的重要依据。专家对蜱形态学特征有很长的研究历史，积累了大量的资料，整理出了属种两级蜱检索表，对其形态细节的描述十分详细（邓国藩，1991）。

然而，蜱类的传统形态学、生物学鉴定遇到许多问题，如某些蜱样本的形态特征被破坏了、饱血蜱虫的形态特征不明显，以及处在不成熟发育阶段的蜱（卵、幼虫及若虫）等。其次，蜱类群数量接近900种，要求鉴定者具有丰富的经验与知识，全面掌握蜱种形态特征及区分方法需耗费大量的时间且十分困难。最后，形态学鉴定主观性强，有许多近似的蜱种、蜱媒复合体及亲缘种的鉴定需要寻找更精细的分类特征，而这些特征可能是非稳定遗传形状，不足以采信，有些时候即使专家也难以将它们准确区分；同一物种的不同地理种群存在一定差异，也可能被视为新种；生物学研究表明，某些蜱类生活史中寄主型可以发生改变，滞育现象普遍，个体差异很大（李知新等，2010）。上述问题会严重影响对蜱媒的准确种属鉴定（杨亚等，2014）。因此，研发蜱类新的物种检测鉴定方法势在必行。

20世纪90年代初开始，借助聚合酶链反应（PCR）技术，蜱种的分子生物学分类与鉴定技术发展迅速并得到广泛使用（杨亚等，2014）。核酸序列分析比较是分子生物学鉴定技术应用的基础，通过PCR扩增特定序列并测序，直接比较不同物种类群的同源核酸序列，就能准确获得基因差异信息，进行精确分类，构建分子系统进化树，推演种群亲缘关系。蜱媒研究中应用较多的基因序列有两类：线粒体基因组和核糖体DNA序列。

核糖体内转录隔离区（ITS）是核糖体RNA上的一个非编码区，没有密码子序列的束缚，其序列具有进化速度快、种间变异大、拷贝数量多等特点，且其两侧序列保守，本身序列长度适中，因此，ITS序列被应用于蜱种间分类研究中（马婷婷等，2011）。Chitimia等（2009）对硬蜱的ITS-1与ITS-2序列进行了种间及种内遗传距离分析，证实了ITS序列应用于蜱媒物种鉴定的潜力。Song等（2011）对429份澳大利亚硬蜱*Ixodes holocyclus*及*Ixodes comuatus*的长度为527～568bp的ITS-2序列进行了分析，并对两种硬蜱的种系发生关系及地理种系关系进行了推演。张艳艳等（2011）应用ITS-2序列对4种璃眼蜱进行同源比对与进化分析，证实了亚洲璃眼蜱、亚东璃眼蜱、盾糙璃眼蜱及残缘璃眼蜱同源性达到99%。

蜱媒线粒体基因组中含有2个核糖体的DNA，分别为12S rDNA及16S rDNA序列。另外还有3个细胞色素c氧化酶基因，分别是COⅠ、COⅡ及COⅢ的编码基因（杨亚等，2014）。16S rDNA是迄今为止应用于蜱媒种类鉴定及种系关系进化分析最广泛的序列。1994年Black和Piesman（1994）基于16S rDNA序列对软蜱、硬蜱种群进行了种系发生关系的综合分析，建立了最初的蜱媒属级进化树。随后，Capoale等（1995）利用16S rDNA序列对9种美国硬蜱进行了进化分析与物种鉴定，发现了篦子硬蜱（*Ixodes ricinus*）种内的种系遗传群组。1998年，Mangold等又基于16S rDNA序列对扇头蜱属种群与其他蜱类属的种系发生关系进行了进一步分析。

1999年，Murrell等应用12S rDNA序列对扇头蜱亚科的分类地位进行了验证，证实其在种系发生关系中属于并系类群（paraphyletic group）。同年，Norris等（1999）基于12S rDNA序列对51个硬蜱种群进行了遗传进化分析，并与之前基于16S rDNA及

18S rDNA 序列的进化树进行了比对分析。2001 年，Beati 等应用 12S rDNA 序列及形态学特征对扇头蜱属和牛蜱属的分类地位进行了验证。2007 年，Humair 等用 12S rDNA 序列对篦子硬蜱（*Ixodes ricinus*）与其他硬蜱的亲缘关系进行了鉴定。

COⅠ、COⅡ及 COⅢ序列已被证实具有种属特异性，其进化快、容易扩增、种内又比较保守。其中，COⅠ序列被认为是理想的物种区分鉴定序列，目前已经被广泛应用于昆虫及哺乳动物的物种鉴定（Cywinska et al.，2003）。2010 年，古小彬等应用 COⅠ序列对嗜群血蜱和长角血蜱亲缘关系进行了进化分析。2011 年，Song 等对 429 份澳大利亚硬蜱 *Ixodes holocyclus* 及 *Ixodes comuatus* 的长度为 650 bp 的 COⅠ序列进行了分析，并对两种硬蜱的种系发生关系及地理种系关系进行了推演。2013 年，吕继洲等应用 COⅠ序列对 3 种璃眼蜱和 2 种革蜱进行了物种鉴定与区分。同年 Lv 等依据上千条的蜱 18S rDNA、16S rDNA 及 COⅠ序列，建立了蜱种、属两级 DNA 条形码鉴定体系，可鉴定蜱的种类超过 200 种(Lv et al.,2014)。2014 年 Lv 等比较了 COⅠ、12S rDNA、16S rDNA 及 ITS-2 4 条序列用于蜱类鉴定的效果，最终筛选出 COⅠ作为蜱种级 DNA 条形码，同时 16S rDNA 可作为补充。

4. 蜱 DNA 属、种两级条形码鉴定系统

基于 18S rDNA 片段的属内遗传距离分布于 0～11.67%，属间遗传距离分布于 0～3.82%。属间平均遗传距离为 9.12%，是属内平均遗传距离 0.57%的 15 倍。接近 87%的属内遗传距离小于 1%，超过 90%的属间遗传距离分布在 3%～14%。上述结果证明了 18S rDNA 有作为蜱属级条形码的潜力。随后，基于上述 18S rDNA 序列，在其 K2P 遗传距离的基础上，以邻位相接模型建立了蜱的系统进化树。基于 18S rDNA 的蜱进化树中有硬蜱属、璃眼蜱属、扇头蜱属等 10 属均可以聚成单系，对整个蜱科在属级层面拥有良好的分辨率。

5. 常见及重要种类

1）全沟硬蜱（*Ixodes persulcatus*）

盾板褐色，须肢为细长圆筒状，颚基的耳状突呈钝齿状。肛沟在肛门之前呈倒“U”形，足Ⅰ基节具一细长内距。

全沟硬蜱是典型的森林蜱种，是针阔混交林优势种。成虫在 4～6 月活动，幼虫和若虫在 4～10 月出现。三宿主蜱，3 年完成一世代发育。以未吸血的幼虫、若虫和成虫越冬。成虫寄生于大型哺乳动物，经常侵袭人；幼虫和若虫寄生于小型哺乳动物及鸟类。分布于黑龙江、吉林、辽宁及内蒙古、甘肃、新疆、西藏等地，是我国森林脑炎、莱姆病、埃立克体病的主要媒介，并能传播 Q 热和北亚蜱传立克次体病（又称为西伯利亚蜱传斑疹伤寒）。

2）中华硬蜱（*Ixodes sinensis*）

盾板褐色，须肢为细长圆筒状，颚基的耳状突呈钝齿状。肛沟在肛门之前呈倒“U”形，足Ⅰ基节具一细长内距，同全沟硬蜱类似，但其耳状突较短，圆钝；足Ⅰ基节内距稍短，末端略超过基节 2 前缘。

国内曾从该蜱种中检测到莱姆病螺旋体，被疑为南方莱姆病媒介。分布于我国浙江、江苏、安徽、云南、贵州、湖北、湖南等地。

3）卵形硬蜱（*Ixodes ovatus*）

盾板圆形，足基节 1、2 后部有半透明附膜，肛沟在肛门之前呈倒“U”形。

成蜱春季活动，幼蜱、若蜱夏、秋季出现。属三宿主蜱，一年一世代，以成虫越冬。成虫寄生于大型哺乳动物，有时侵袭人；幼虫和若虫寄生于各种啮齿动物。在云南从该蜱种中分离到蜱媒脑炎病毒，台湾地区曾分离到莱姆病螺旋体。分布于广西、云南、贵州、青海、甘肃、台湾、陕西、西藏等地。

4）嗜群血蜱（*Haemaphysalis concinna*）

须肢第 2 节外缘几乎和第 3 节等长，基节 1 内距明显长于基节 2～4 内距。基节 2～4 内距长尖，明显超过该节后缘。

成蜱春季活动，幼蜱、若蜱夏、秋季出现。属三宿主蜱，一年一世代，以成虫越冬。成虫寄生于大型哺乳动物，有时侵袭人；幼虫和若虫寄生于各种啮齿动物。国内曾分离到莱姆病螺旋体、森林脑炎病毒和蜱媒斑点热立克次体，是重要的传播媒介。分布于黑龙江、吉林、辽宁、内蒙古、山西等地。

5）草原革蜱（*Dermacentor nuttalli*）

盾板有珐琅样斑，有眼和缘垛；须肢宽短，颚基矩形，足 I 转节的背距短而圆钝。

草原革蜱是典型的草原种类，多栖息于干旱的半荒漠草原地带。成蜱春季活动，幼蜱、若蜱夏、秋季出现。属三宿主蜱，一年一世代，以成虫越冬。成虫寄生于大型哺乳动物，有时侵袭人；幼虫和若虫寄生于各种啮齿动物。是北亚蜱传立克次体病、斑点热等的主要媒介，也可传播布氏杆菌病。分布于东北、华北、西北和西藏等地。

6）边缘革蜱（*Dermacentor marginatus*）

假头基基突短粗，末端钝；足 4 股节、胫节和后跗节腹面各有 3 个齿突，基节 4 外距粗短，长约等于基部宽。

边缘革蜱属三宿主蜱，一年一世代，以成虫越冬。成虫寄生于大型哺乳动物，有时侵袭人；幼虫和若虫寄生于各种啮齿动物。为森林脑炎的主要媒介，国内曾分离到森林脑炎病毒、蜱媒斑点热立克次体、似立克次体、土拉弗氏菌等，可传播森林脑炎、蜱媒斑点热立克次体、巴贝西原虫、土拉弗氏菌、Q 热立克次体等。分布于黑龙江、吉林、辽宁、内蒙古、山西、新疆等地。

7）森林革蜱（*Dermacentor silvarum*）

假头基基突发达，长约等于其基部宽，气门板背突末端达盾板边缘，后跗节腹面齿突不发达。

森林革蜱属三宿主蜱，一年一世代，以成虫越冬。成虫寄生于大型哺乳动物，有时侵袭人；幼虫和若虫寄生于各种啮齿动物。为森林脑炎的主要媒介，国内曾分离到森林脑炎病毒、蜱媒斑点热立克次体等，可传播森林脑炎、蜱媒斑点热立克次体、巴贝西原虫、土拉弗氏菌、Q 热立克次体等。分布于黑龙江、吉林、河北、辽宁、内蒙古、山西、新疆、贵州、山东、北京等地。

8）亚东璃眼蜱（*Hyalomma asiaticum kozlovi*）

盾板红褐色，有眼和缘垛，须肢为长圆筒状，第 2 节显著伸长；足淡黄色，各关节处有明显的淡色环；雄虫颈沟明显呈深沟状，气门板呈烟斗状。

栖息于荒漠或半荒漠地带。成虫出现在春、夏季。属三宿主蜱，一年大约发育一代，主要以成虫越冬。成虫主要寄生于骆驼和其他牲畜，也能侵袭人，幼虫和若虫寄生于小型野生动物。为新疆出血热传播媒介。分布于吉林和西北等地区。

9）乳突钝缘蜱（*Ornithodoros papillipes*）

体表颗粒状，肛后横沟与肛后中沟相交处几乎呈直角。

生活于荒漠和半荒漠地带。多宿主蜱。栖息于中小型兽类的洞穴或岩窟内。寄生在狐狸、野兔、野鼠、刺猬等中小型兽类，也常侵袭人。传播回归热和 Q 热。分布于新疆、山西。

四、蜱类与动物虫媒病的传播

蜱可传播病毒、细菌、立克次体、包柔氏体、原虫、支原体及衣原体等病原，是传播病原种类最多的媒介节肢动物（Bowman and Nuttall，2008）。截至目前，蜱传病原（tick-borne pathogens）被认为已经导致超过 10 万例人类病患，是仅次于蚊媒的世界第二大人类疾病的传播媒介，同时也是世界公认的最重要的家畜和野生动物虫媒病传播媒介。蜱在医学上及兽医上的重要性可通过三个方面来解释：首先，蜱可成为多种动物疫病和人畜共患病的传播载体，包括莱姆病、非洲猪瘟、巴贝斯虫病、Q 热、牛流行性流产症及回归热等，同时蜱的叮咬也可造成宿主的中风和过敏等症状（Parola and Raoult，2001）；其次，大部分的蜱都有一个两宿主或三宿主的生活周期，促进了其自身携带的蜱传疾病的扩散；最后，蜱和其携带的病原可被迁徙能力强的宿主（候鸟、非洲象等）通过长距离的移动带到一个新的栖息地，引起疫病在新栖息地的暴发。

（吕继洲　吴绍强）

第三章　螨

螨类隶属于节肢动物门（Arthropoda）蛛形纲（Arachnida）蜱螨亚纲（Acari）。螨类是在形态结构、生活习性及栖息场所等方面高度多样化的一类体型微小的动物，其分布广泛，繁殖快，而且能孤雌生殖，生活方式多样，对环境适应能力强，在各种环境中都可生存。世界上已知螨类有30 000多种，分别隶属于2目6亚目105总科380科，仅次于昆虫。螨类的食性复杂，有植食性和捕食性的农林螨类，寄生性和吸血性的医牧螨类，腐食性、粪食性及菌食性的环境螨类。近年来发现螨类与人的健康关系非常密切，如革螨类、恙螨类、疥螨类、蠕螨类、粉螨类、尘螨类、蒲螨类及绦虫中间宿主的甲螨类等直接或间接危害人类健康，如可叮人吸血、侵害皮肤，除引起“酒渣鼻”或蠕螨症、过敏症、尿路螨症、肺螨症、肠螨症和疥疮外，还会把皮肤表面的病毒（森林脑炎、新疆出血热和流行性出血热等病毒病）、细菌（兔热病等）、立克次体（恙虫病、北亚蜱媒斑疹伤寒、Q 热和立克次体痘等立克次体病）、螺旋体（莱姆病、蜱媒回归热等）和原虫等带入毛囊深处，引起炎症，导致皮肤早衰，对人类的身体健康造成严重的危害。据悉，当今成年人的螨虫感染率已达97%，概率如此之大，足以引起人们的关注。

螨类是蜱螨亚纲中除蜱类以外所有种类的统称，与医学有关的主要类群有革螨、恙螨、螨形螨、尘螨、粉螨和疥螨等。

一、螨类的形态特征

螨类的外形一般呈头胸腹合一的椭圆形或圆形的囊状体，通常背腹扁平，身体大小一般都在0.1～0.4mm，大多数种类小于2mm。虫体由卵圆形的躯体与其前方的颚体所组成，颚体中央下方有一个口下板，其背面有螯肢1对，为取食器官。颚体上生有螯肢和须肢，由口器和颚基组成，须肢1对位于螯肢两侧，一般由1～5个可动节构成，具有感觉和交配时保持螨体的作用。躯体是螨体的主要部分，分为生有4对足的前足体和后半体。大多数螨类的躯体为囊状，表皮有的较柔软（粉螨等），有的形成不同程度固化的背板（甲螨等），背面和腹面均生着各种形状的毛。躯体腹面上有分别与运动、呼吸、交配、分泌和感觉功能等有关的4对步足、气门、外生殖器、肛门、感觉器官（如眼、格氏器、哈氏器和琴形器等）等外部结构。

二、螨类的生活史

螨类的生活史为不完全变态，既有多次产卵的螨虫，也有1次产多卵的螨虫。螨虫一生一般要经过卵（egg）→前幼螨（prelarva）→幼螨（larva）→第1若螨（protonymph）→第2若螨（deutonymph）→第3若螨（tritonymph）→成螨（adult）7个阶段，各阶段的身体形状不同，大小随发育而增大。有的在若螨期中有一个休眠时期，称为休眠体。幼螨体小，有 3 对足，若螨和成螨有 4 对足，若螨有的仅有 1 期，也有 2 期，分别称为前期若虫及后期若虫，也有 3 期若虫。螨虫雌雄异体，多数交配后产卵，也有营单性生殖。雌虫生殖时，或产卵，或产若虫，也有个体从母体产出时即能交配受精。螨类的生活史短，一代 1～4 周，发育适宜温度为 25～28℃。羽化后的成螨 3 天或 5 天后即可交尾产卵，产卵量并不多，每天 1 个，至多 3 个，连续产 1 个月，总产量在 200～300 粒，成螨可存活 60～100 天。螨虫因体小，除休眠体外，一般不耐干燥；分布广泛，繁殖快，而且能孤雌生殖，在各种环境中都可生存。

三、与医学有关的主要类群及其引起的疾病

螨类的生态类群与其食性密切相关。螨类的食性复杂，有植食性（hytophagous）、肉食性（predator）、菌食性（mycoephagous）、捕食性（saprophagous）、粪食性（coprophagous）和腐食性（necrophagous）等。螨虫广泛分布于世界各地的各种生态环境，按经济意义可以把螨类分为农林螨类、医牧螨类和环境螨类。根据分布微环境和生活习性，螨虫有几种生态类群。农林螨类包括生活于植物体上及动植物产品上的螨类，依照食性分为植食性和肉食性两类。医牧螨类是指能引起动物疾病的所有种类，有寄生人和饲养动物身体的螨类，也有生活于人和饲养动物居住场所的螨类，如疥螨、蠕形螨、尘螨、恙螨、革螨、蜂螨、痒螨、羽螨、肉螨及甲螨等。

1. 疥螨

疥螨是一种寄生于动物表皮的钻蛀性螨，可引起疥疮、蠕形螨性酒渣鼻、蠕形螨性外耳道瘙痒症、蠕形螨性睑缘炎等，染病主要在裸露部位，发病后常有液体流出，并产生大量角质物、结痂、脱毛等。革螨有千余种，分布广泛，在自然界中可以携带多种病原体。疥螨能引起疥疮。

2. 尘螨

尘螨可引起过敏性哮喘、过敏性皮炎和过敏性鼻炎等疾病。随着人们生活水平日益提高，空调器等温、湿度调节电器广泛使用，居住环境日趋封闭化，再加上皮毛、羽绒制品的普遍使用，过敏性变态反应的人群越来越多，这种尘螨引起的“富贵病”已成为现代生活的一个新问题。

3. 恙螨

恙螨未成熟期螨营寄生生活，是恙虫病、恙螨性皮炎、沙螨热、Q 热、斑疹伤寒和灌林斑疹热等疾病的传播媒介。恙螨有 3000 余种，属于纤恙螨属的 9 种恙螨已确定是媒介，尚有约 10 种恙螨已证实其自然携带病原体。恙螨叮咬人能够引起恙螨性皮炎，其携带恙虫立克次体传播恙虫病，也可传播流行性出血热、Q 热和斑疹热等。

4. 革螨

革螨寄生性种类在小哺乳动物和鸟类上数量大，能反复吸血，从而传播病原体。其

中柏氏禽刺螨、鸡皮刺螨等叮咬人能引起皮炎，格氏血厉螨、厩真厉螨、野田厉螨与传播出血热有关。

革螨（*Gamasid mites*）是节肢动物中生物多样性极为复杂的类群之一，在动物分类上隶属于蛛形纲蜱螨亚纲寄螨目中的中气门亚目革螨总科皮刺螨科（Dermanyssidae）、血革螨科（Haemogam- asidae）和厉螨科（Laelaptidae）的很多种类与医学和农业密切相关。革螨为世界性分布，全世界已知1000多种，我国记载的革螨已达到23科45属677种。革螨是从自由生活向寄生生活过渡的类群，营自生生活的革螨生活环境及生态习性比较复杂。寄生性革螨是革螨中一个特殊类群，主要寄生于哺乳动物（特别是鼠类）、鸟类、爬行动物的体表、巢穴甚至体内，与医学关系比较密切，属于医学革螨的范畴。医学革螨除了可以引起革螨性皮炎外，还是传播某些人兽共患病的重要媒介。与医学有关的种类大多属于皮刺螨总科的种类，皮刺螨总科中常见的科有皮刺螨科、血革螨科及巨刺螨科等。革螨除了直接寄生、叮咬的直接危害外，至少与8种病毒病、6种立克次体病、5种细菌病和3种螺旋体病的传播有关。曾有学者从柏氏禽刺螨中分离出莫氏立克次体，从而怀疑革螨可以作为地方性斑疹伤寒的潜在媒介，主要是柏氏禽刺螨及毒厉螨。此外，革螨还可能与热的传播有关，所怀疑的革螨有柏氏禽刺螨、鸡皮刺螨、血红异脂螨、格氏血厉螨和厩真厉螨等十余种。国外曾从格氏血厉螨等革螨体内分离出土拉伦菌。国外学者早在1960年就从革螨体内分离出钩体病的病原体。

四、螨传播疾病的特征

螨传播疾病具有以下特征：①传播人兽共患疾病；②经卵传播较普遍；③既是传播媒介，也多是病原体的储存宿主；④所传疾病通常呈散发性流行。螨类对人类的危害主要有直接寄生、叮刺或致病变态反应引起的蜱螨源性疾病，以及间接地作为媒介传播病原体而引起的蜱螨媒性疾病。螨类引起的人类疾病根据侵染特征可归纳为非特异性侵染和特异性侵染两大类。

1. 非特异性侵染

非特异性侵染主要是指螨类通过人的取食、呼吸或其他途径进入人体内的消化、呼吸、泌尿及其他部位，引起的各种疾病。主要包括以下3种：由粉螨科的粗脚粉螨、腐食酪螨、长食酪螨和跗线螨等螨类随被其污染的食物被人吞食后，寄生在肠腔或肠壁而引起的以胃肠症状为特征的消化系统疾病——肠螨症（intestinal acariasis）；由粉螨科的粗脚粉螨、腐食酪螨、长食酪螨和跗线螨等螨类经呼吸道进入人体呼吸系统而引起的疾病——肺螨症（pulmonary acariasis）；由粉尘螨、粗脚粉螨、赫氏蒲螨等螨类侵入人体泌尿系统而引起的疾病——尿路螨症（urinary acariasis）。另外，螨类还能进入脊髓、血液循环、输卵管及子宫，引起脊螨病、血螨病、输卵管及子宫充血螨病等。

2. 特异性侵染

特异性侵染是指由于螨类的尸体、代谢产物和排泄物等都有很强的抗原性，因此，尘螨、粉螨等还能够引起人类的变态反应性疾病。在粉螨中以尘螨为最常见的变应原，尘螨广泛存在于人们生活和工作的场所，其排泄物、代谢产物和螨体均具有很强的变应原性。目前所了解到的主要有 Der p1（屋尘螨 I 类抗原）、Der p2（屋尘螨Ⅱ类抗原）和 Der f1（粉尘螨 I 类抗原）三大类。

常见的变态反应性疾病有过敏性皮炎、过敏性鼻炎、过敏性哮喘皮炎、皮疹、革螨性皮炎、恙螨性皮炎、螨过敏性哮喘及流行性出血热等。一项 90 多万人的流行病学调查表明，有 97.68%的成年人检螨阳性，其中，蠕螨感染率在上海为 86%、北京为 52%。

五、革螨

革螨（*Gamasid mites*）又称虫穴蜱、腐食螨，属蛛形纲蜱螨亚纲寄螨目中气门亚目革螨股。其中，具有医学重要性的螨类多在皮刺螨总科内。全世界已知革螨 800 余种，我国已发现 7 科 37 属 232 种，中国国境口岸已发现 49 种。

（一）生活史

革螨的生活史分为卵、幼虫、第 1 若虫、第 2 若虫和成虫 5 期。革螨有卵生、卵胎生，也可直接产幼虫或第 1 若虫。具有完全的发育各期是自由型的特点，如巨螯螨科、寄螨科的种类。寄生型革螨则缩减胚胎后发育期数，即幼虫甚至第 1 若虫胚胎发育化。例如，格氏血厉螨极少产卵，且无生活力，产幼虫是它的主要生殖方式；毒厉螨直接产幼虫；茅舍血厉螨以产第 1 若虫为主，有时产幼虫，极少产卵。

革螨生活史中各期发育所需时间因种类不同而异，同种革螨发育所需时间也因温度、湿度和营养条件的不同而有差别。

（二）生态习性

1. 生活方式

革螨的生活方式有如下 4 种类型。①自由生活型：在自然界中自由生活。②体表寄生型：寄生于啮齿动物、鸟类或食虫类。③巢穴寄生型：寄生于小型哺乳动物或鸟类的巢穴中，有时在体表也可找到。④体内寄生型：寄生于某些脊椎动物的体内（如呼吸道、肺部等）。

体表寄生和巢穴寄生两型革螨可起到传播和保存某些自然疫源性疾病病原体的作用。

2. 食性

革螨按食性可分为掠食型、专性吸血型、兼性吸血型 3 型。

3. 寿命和耐饥力

巢穴型革螨的寿命和耐饥力均较长，它们可较长时间保存病原体。体表寄生型及自由生活型革螨的寿命较短、耐饥力较弱。

4. 季节消长

大多数革螨在动物宿主体上（体表寄生型）或宿主巢穴子里（巢穴寄生型）常年生

存。格代血厉螨等秋冬繁殖型的革螨，一般在 9 月以后逐渐增多，10～11 月可出现高峰。

（三）常见及重要种类

1. 耶氏厉螨（*Laelaps jettmari*）

雌虫：体长约 723μm，宽约 565μm。螯肢端节钳状，具齿，钳齿毛小、不明显。背板几乎完全覆盖躯体被面，长约为宽的 1.4 倍；S_8 细小，约为 M_{11} 长度的 1/5。胸板宽大于长，前缘中部微凹，后缘中部内凹，有刚毛 3 对，隙状器 2 对；生殖腹板在足基节Ⅳ处略膨大，具刚毛 4 对，第 1 对刚毛的间距明显宽于第 4 对刚毛的间距；肛板近圆三角形，肛侧毛略长于肛孔，肛后毛与肛板约等长；腹膜上刚毛约 10 对，近体后缘的较长；气门沟短，前缘约达基节Ⅱ中部。足基节Ⅰ～Ⅲ腹面各具短棘状刚毛 1 根，足Ⅰ股节背面具长刚毛 1 对，外侧毛为内侧毛长的 1.5 倍。

雄虫：体长约 587μm，宽约 395μm。全腹板具 9 对刚毛（肛毛除外）和 3 对隙状器，跗节Ⅱ～Ⅳ具粗短刺状刚毛：跗节Ⅱ3 根，跗节Ⅲ 2 根，跗节Ⅳ 5 根（端部 3 根，基部和中部各 1 根）。

耶氏厉螨为卵胎生，生活史为幼虫、第 1 若虫、第 2 若虫、成虫 4 期。繁殖高峰为秋冬单峰型，在东北地区一年中的数量高峰在 9 月，呈单峰型。宿主为黑线姬鼠、大林姬鼠、高山姬鼠、大耳姬鼠、黄胸鼠、小家鼠、锡金小家鼠、巢鼠、巢鼠片马亚种、褐家鼠、绒鼠、黑腹绒鼠、嗜谷绒鼠、沼泽田鼠、莫式田鼠、松田鼠、长尾仓鼠、大仓鼠、间颅鼠兔、喜马拉雅旱獭、鼩鼱。国内的研究证明，黑线姬鼠巢内的耶氏厉螨，自然携带流行性出血热（EHF）病毒。此外，还曾从该种螨分离出森林脑炎病毒和 Q 热立克次体。在我国，该螨分布于黑龙江、吉林、辽宁、内蒙古、宁夏、青海、河北、山西、江苏、安徽、湖北、海南、福建、台湾、广东、四川、云南、贵州。

2. 毒厉螨（*Laelaps echidninus*）

雌虫：体型较大，体长约 1243μm，宽 881μm，卵圆形，深棕色，骨化强。螯肢发达呈钳状，动趾具 2 齿，定趾具 1 齿，钳齿毛较细长，末端呈钩状。背板 1 块，几乎覆盖整个背面，长约 1163μm，宽 824μm，有针状长刚毛 39 对。胸板长略大于宽，刚毛 3 对，隙状器 2 对；后胸板滴水状，具刚毛 1 根；生殖腹板两侧在Ⅵ_1之后显著膨大，后缘呈弧形内凹，有刚毛 4 对，Ⅵ_1间距小于Ⅵ_4，Ⅵ_4位于生殖腹板的亚末端；肛板与生殖腹板之间的距离仅呈一狭沟，肛板前端宽圆，后端尖窄，肛侧毛位于肛门后端水平之后，其末端达到肛后毛基部，肛后毛明显较肛侧毛粗长；足后板小，滴水状；气门沟前端达足基节Ⅰ的后部。足基节Ⅰ～Ⅳ各具 1 根刺状刚毛，跗节Ⅱ～Ⅳ腹面刚毛均较粗长。雄虫：全腹板在足基Ⅳ后明显膨大，除肛侧毛和肛后毛外有 10 对刚毛。足跗节Ⅱ～Ⅳ均有棘状刚毛。

毒厉螨孳生于鼠巢内，尤其是窝草下浮土上，鼠体上以后背部多见。吸食血液、寄主伤口的渗出液或其他分泌液。为卵胎生，雌虫吸血后直接产幼虫，幼虫不摄食，第 1 若虫和第 2 若虫均需取食。由幼虫发育至成虫，在 25℃时，需 11～12 天。雌虫可进行孤雌生殖，其子代均为雄虫。宿主主要为啮齿动物，常见的有黄毛鼠、针毛鼠、褐家鼠、黄胸鼠、社鼠、青毛鼠、小泡巨鼠、小家鼠、黑线姬鼠等。曾从福建鼠体采到的毒厉螨中分离出恙虫病立克次体，从一组被该种螨叮咬的地鼠中分离出Q热立克次体，从该种螨分离出地方性斑疹伤寒的莫氏立克次体、立克次体痘病原体、伪结核杆菌和一株钩端螺旋体。国外从该种螨体内分离出阿根廷出血热病毒。国内毒厉螨广布于各地。

3. 格氏血厉螨（*Haemolaelaps glasgowi*）

雌虫：体长约644μm，宽463μm。螯肢发达，螯钳具齿，钳齿毛中部膨大，端部细长并弯曲成钩状，为该种的重要特征之一。背板一块，几乎覆盖整个背部，具刚毛38对，T_2缺如。胸板宽大于长，前缘略平直，后缘向内浅凹，有刚毛3对，第1对位于胸板前缘，隙状器2对；生殖腹板较短，舌状，有刚毛1对；肛板近似梨形，肛侧毛短于肛后毛；足后板每侧2块，大的一块近肾形；气门沟延伸至足基节Ⅰ中部。

雄虫：分大、小两型，小型体长约610μm，宽384μm。螯肢较小，导精趾末端1/3处向下弯曲。背板刚毛38对，M_{11}长度超过S_8的1.5倍。全腹板在足基节Ⅳ之后显著膨大，几乎覆盖末体腹面，具刚毛10对（肛毛除外）。大型雄虫体长640～740μm。全腹板狭长，在足基Ⅳ之后膨大，具刚毛9对（肛毛除外）。

格氏血厉螨以杂食为主，兼营吸血。可叮刺小白鼠和人体完整皮肤，摄食多种哺乳动物的血液、血干、内脏、新鲜或腐败组织，还可摄食人头皮屑、跳蚤粪等。该种螨为产雄孤雌生殖，当雌虫进行孤雌生殖时，产下的均为小型雄虫。宿主为黑线姬鼠、林姬鼠、黄胸鼠、青毛鼠、针毛鼠、褐家鼠、小泡巨鼠、达呼尔黄鼠等啮齿类，在鸟、蝙蝠及黄鼬体也曾发现。分布广、数量多、繁殖快，为黑线姬鼠巢穴的优势种群，一个鼠巢可采集1000～2000只。我国学者的研究证明，格氏血厉螨与野鼠型流行性出血热有关，该种螨季节消长与流行性出血热（EHF）发病曲线基本一致，可通过正常黑线姬鼠、小白鼠及人体完整皮肤叮刺，吸取血液和组织液，在鼠与鼠间传播EHF病毒主要起保存和扩大疫源地作用。曾从该种螨分离到森林脑炎病毒，并用该种螨做Q热立克次体动物传播试验获得成功。该种螨可叮咬人体引起皮炎。我国大部分省份均有分布。

4. 茅舍血厉螨（*Haemolaelaps casalis*）

雌虫：体长738μm，宽522μm。螯肢发达，动趾和定趾各具2小齿，钳齿毛叶片状，末端尖。背板具网纹，几乎覆盖整个背部，具39对主刚毛，在$D_{6\sim8}$间有2根副刚毛。胸板前缘不很清晰，略平直，后缘微内凹，有刚毛3对，其中第1对位于胸板前缘，隙状器2对；生殖腹板在足基节Ⅳ之后略膨大，近舌状，有刚毛1对；肛板近三角形，肛侧毛位于孔门中横线上；足后板每侧2块，其中长的一块长杆状，短的一块略弯曲；气门沟前端达足基节Ⅰ中部。

雄虫：体长535μm，宽375μm。螯肢导精趾具槽，较直。全腹板在基节Ⅳ之后明显膨大，板上除肛毛外有10对刚毛。

茅舍血厉螨以杂食为主，兼营吸血，喜食蜱、螨、蚊和蚋等的卵、幼虫、若虫；能吃动物废物，蚤、蜱的粪便；刺吸成鸟、雏鸟和幼鼠血液；可叮人吸血。雌虫以产前若虫为主，有时产幼虫，极少产卵；雌虫也可以行孤雌生殖，所产子代皆为雄虫。宿主广泛，可寄生黄毛鼠、针毛鼠、褐家鼠、小家鼠、黑尾鼠、黑线仓鼠等鼠类和家燕等鸟类，也可生活于鸡窝、草堆、稻谷、大麦、米糠、白糖等处。茅舍血厉螨叮咬人吸血，引起革螨性皮炎。国内广泛分布于各地。

5. 厩真厉螨（*Eulaelaps stabularis*）

雌虫：体长约904μm，宽约610μm。螯肢发达，动趾与定趾各具2齿，钳齿毛呈短刺状。背板覆盖整个背面，具细而浓密的刚毛约300根，中央的刚毛较其他部位稀疏。胸板前缘略平，后缘内凹，具刚毛3对，隙状器2对；生殖腹板在第1对刚毛之后有一缺刻，呈沟状，在基节Ⅳ之后显著膨大，最宽处约401μm，具刚毛约50根，后缘平直，几乎触及肛板前缘；肛板近三角形，宽约为长的2倍，肛后毛略长于刚侧毛；足后板大，略呈三角形；气门沟向前延伸至足基节Ⅰ后部。

雄虫：体长约836μm，宽约508μm。全腹板在足基节Ⅳ之后极度膨大，几乎覆盖腹面后半部，有刚毛20对。

宿主为褐家鼠、黄毛鼠、黄胸鼠、社鼠、小家鼠、黑线姬鼠、大林姬鼠、黑线仓鼠、长尾仓鼠、背纹仓鼠、大仓鼠、东方田鼠、棕背䶄、花鼠等啮齿动物。在仓库储藏物如大米、米糠中也有发现。国内研究证明，将人工感染EHF病毒的厩真厉螨，饲养8天后研磨悬液，接种2～3月龄小白鼠乳鼠，用间接免疫荧光试验（IFA）检测结果阳性，并接种细胞培养，分离出EHF病毒。厩真厉螨能自然携带森林脑炎病毒；曾从该种螨分离出淋巴细胞性脉络丛脑膜炎病毒，经传播试验获得成功；实验证明，该种螨可经吸血得立克次体，并可经叮刺传播给其他动物。分布很广泛，我国大多数省份均有分布。

六、恙螨

恙螨，又称恙虫、沙螨，属蛛形纲（Arachnida）蜱螨亚纲（Acari）真螨目（Acariforms）绒螨亚目（Trombidiformes）绒螨总科（Trombidioidea）的恙螨科（Trombiculidae）和列恙螨科（Leeuwenhoekiidae）。全世界已知有恙螨3000多种和亚种，我国已发现430余种和亚种，中国国境口岸已发现恙螨21种。恙螨绝大多数是从宿主体上采集到的幼虫，若虫和成虫发现不多，故至今分类仍以幼虫为主。

（一）生活史

恙螨的发育属不完全变态，分卵、幼虫、若虫、成虫4期。由于在每个活动期前必须经过一个静止的时期，故又可分为卵、次卵、幼虫、若蛹、若虫、成蛹和成虫7个时期。其中仅幼虫期营寄生生活，其余各期都生活在泥土中。

（二）生态习性

1. 孳生与栖息

主要分布于热带、亚热带的江河沿岸、溪边、海边，以及山地的杂草、灌木丛、村庄周围的草地、苗圃等处，也可见于村镇附近的农作物区、菜园、花园等地。

2. 活动与扩散

恙螨具有向上爬行的习性，寄生前期的幼虫还具有趋光性、趋热性和趋湿性。恙虫幼虫活动范围很小，主要依靠宿主的携带扩散，也可随暴雨、洪水等散布他乡。

3. 季节消长

幼虫在宿主身上出现的季节和数量，与各地区的温度、湿度和雨量有关。气温在20～30℃、相对湿度为80%以上时，适于其繁殖。

（三）常见及重要种类

1. 地里纤恙螨（*Leptotrombidium deliense*）

活体标本橘红色，饱食后淡红色，体长246～537μm，宽180～378μm。背板略呈长方形，宽大于长，感毛端部1/2有5～6对细长分支。背毛纤细具短小分支，腹毛20～22根。背板各部测量值（μm）：AW 62（55～70），PW 73（65～80），SB 31（26～36），ASB 27（24～31），PSB 13（11～16），SD 40（35～47），AP 28（24～33），AM 47（42～55），AL 40（33～46），PL 56（46～68），Sn 56（49～65）（福建实验室饲养1～4代子代标本）。

宿主广泛，达30余种，包括啮齿目、食虫目、家畜及一些鸟类等。主要宿主有黄毛鼠、黄胸鼠、社鼠、褐家鼠、黑线姬鼠等，多寄生在耳窝，在大腿内侧及生殖器周围也有寄生。国内的研究证实，在我国南方的恙虫病流行区能反复从地里纤恙螨中分离出恙虫病东方体，感染率很高，实验室研究证明可经卵、经变态期传递恙虫病东方体，并能传播给健康动物，且能咬人，通过叮咬把恙虫病东方体传染给人，是我国南方夏季型恙虫病的主要传播媒介。我国分布于广东、广西、海南、福建、浙江、江西、云南、贵州、四川、西藏等地。

2. 海岛纤恙螨（*Leptotrombidium insulare*）

活体标本橘红色。背板长宽之比为1∶1.6～1∶1.8，前后缘较平直，PW/AP=3.2，SB>AP，PL>AM>AL，感毛端部2/3有8对细长分支。背毛粗壮，分支浓密，fDS：2·10·2·8·10·6·4·2=40～44，腹毛41～47根。背板各部测量值（μm）：AW 64（62～68），PW 70（66～74），SB 30（28～32），ASB 27（24～30），PSB 14（13～17），SD 41（37～47），AP 22（21～26），AM 43（40～48），AL 35（33～43），PL 51（46～56），Sn 52（49～56）。

宿主为黄毛鼠、褐家鼠、小家鼠。已证实海岛纤恙螨在自然界能感染恙虫病东方体，实验证明其能经卵传递恙虫病东方体，具有较强的叮人传病能力。该种恙螨的发生季节与恙虫病流行季节相符，是浙江东矶列岛夏季型恙虫病的传播媒介。分布于浙江沿海的东矶列岛等岛屿。

3. 微红纤恙螨（*Leptotrombidium rubellum*）

活体标本深橘红色，体长246～688μm，宽176～636μm。背板后缘微向后突，中部略平直，PW/SD=1.73，AP>PS，ASB>2PSB，感毛端部1/2有11～14个细长分支，PL>AM>AL，fDS：2·8·6·6·4·2=28，腹毛20～22根。背板各部测量值（μm）：AW57（53～62），PW 69（64～75）SB 23（22～24），ASB28（26～29），PSB 12（11～13），SD 40

（37～42），AP31（29～33），AM 47（44～51），AL 43（40～46），PL 59（51～62），Sn 56（48～59）。

微红纤恙螨主要寄生于黄毛鼠的耳壳内。已证明微红纤恙螨可经卵传递恙虫病东方体，且能从不同代数的卵、幼虫、成虫体内分离出恙虫病东方体，证实了在各个变态期中均可保持有恙虫病东方体。实验证明可传4代，并可传播给健康动物，是福建沿海地区夏季型恙虫病的传播媒介。我国分布于福建长乐至厦门一带的部分海边及傍海江边的草地。

4. 小盾纤恙螨（*Leptotrombidium scutellare*）

活体未饱食标本橘红色，饱食后全身呈均匀的粉红色，体长238～377μm，宽137～238μm。背板长方形，前缘和侧缘微向内凹，后缘向后弧形突出，感毛端部1/3有7～8个细长分支，fDS：2·10·（10～12）……=45～56，第一列背毛排列整齐，腹毛31～40根。背板各部测量值（μm）：AW 68（60～74），PW 77（68～82），SB 28（24～34），ASB31（26～34），PSB 16（14～19），SD 47（40～53），AP 27（26～29）。AM52（48～56），AL 48（42～52），PL 57（51～65），Sn 70（60～75）。宿主为黄毛鼠、黑线姬鼠、斯氏家鼠、大足鼠、白腹鼠、大仓鼠、白腹巨鼠、青毛鼠、社鼠、针毛鼠、松鼠、棕背䶄、东北鼠兔、竹鼠等。寄生的主要部位在耳壳内、耳垂边缘，白腹鼠和青毛鼠的胸部有大量寄生。已证明小盾纤恙螨是江苏、山东、福建秋冬型恙虫病的传播媒介。1989～1990年陕西的研究证实，小盾纤恙螨可自然感染并能经卵传递和传播流行性出血热病毒，是流行性出血热的传播媒介之一。在我国分布很广泛，已知云南、广东、广西、福建、浙江、江西、江苏、安徽、上海、山东、河南、河北、内蒙古、陕西等地均有分布。

（梅　琳　林祥梅）

第四章　蠓

蠓，又称小咬，属昆虫纲（Insecta）双翅目（Diptera）蠓科（Ceratopogonidae），是一类体形微小的昆虫。蠓的种类繁多，全世界已知蠓类有5000多种，我国已发现1000余种，中国国境口岸已发现11种，其中绝大多数是非吸血蠓。吸血蠓广泛分布于世界各地，其危害不仅在于刺吸人畜等动物血液，而且是多种疾病的传播媒介。了解吸血蠓及其传播的疾病，对有效预防和控制吸血蠓及蠓媒病具有重要意义。

吸血蠓是医学昆虫的重要类群之一，在昆虫分类系统中属双翅目（Diptera）蠓科（Ceratopogonidae），即通常所称的小咬和墨墨蚊。世界已知吸血蠓共4属，即库蠓属（*Culicoides*）、蠛蠓属（*Lasiohelea*）、细蠓属（*Leptoconops*）和澳蠓属（*Austroconops*）。我国现知的吸血蠓仅包括前3属共413种，占世界已知吸血蠓种的28.38%。世界上第一篇关于吸血蠓的文献发表于1713年，该文献描述了库蠓的生活史和吸血习性。我国对吸血蠓的研究起步较晚，直到1951年张本华发表了首篇关于吸血蠓的论文才开始，而真正的兴起是在著名生物学家胡经甫教授发表《中国蠓科昆虫初步名表》一文后。

一、生活史

蠓的发育属完全变态，分为卵、幼虫、蛹及成虫4个时期。

1. 卵

产在水生植物上或潮湿泥土中。有些种类产在树荫下、草丛边的腐烂土壤、青苔中。卵为椭圆形，长0.4～0.7mm，初为灰白色，很快变为暗色。卵期在16～19℃时需2周左右孵出幼虫，在夏季2～3天即可孵出幼虫。

2. 幼虫

体细长呈蠕虫、毛虫或蛆状。老熟时长5～6mm，头褐色，其余部分浅橘红色。幼虫无呼吸管，进行体壁呼吸，生活在水中、泥土表层或腐烂植物肥堆内。可在水面上作蛇形游动，受惊动时沉入水底或钻入泥中。幼虫经3～5周化蛹，但有的种类幼虫期可长达数月。

3. 蛹

椭圆形，长2～5mm，褐色。胸部1对呼吸管，腹节上有横列的刺，末节上有2个尖突。蛹停留在潮湿泥土上或浮在水面3～7天变为成蠓。

4. 成虫

体型细长或短拙，全体分为头、胸、腹3部分。头部近半球形，略低下，复眼发达，触角由13～15节组成，口器刺吸式，胸部常较宽，背面稍隆，前胸不发达，后胸退化，中胸发达分成盾片、小盾片和后小盾片，具翅 1 对，后翅退化为平衡棒；足细长；腹部由 10 节组成，雄蠓后 3 节特化为外生殖器。三大吸血蠓雌性成虫形态见图 4-1。雌蠓吸血后 1～2 周产卵，一次产卵 15～50 粒。一生可产卵数次，从卵到成虫一般需 4～7 周，每年可完成一至数代。

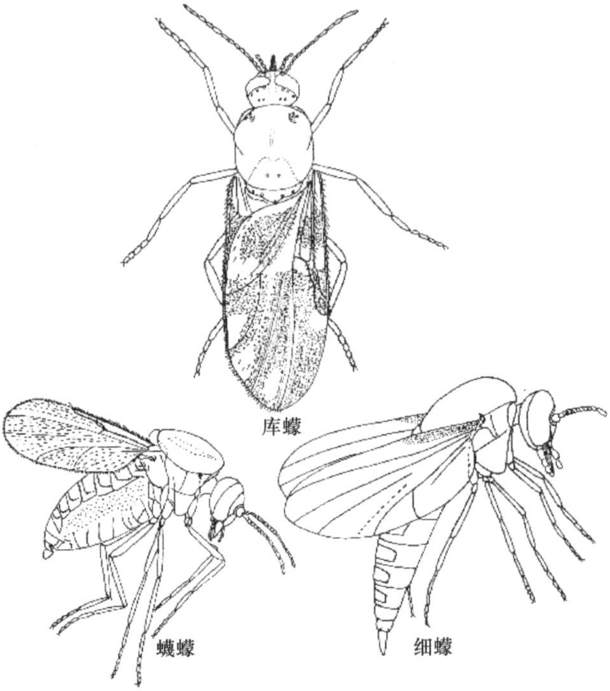

图 4-1　三大吸血蠓雌性成虫

二、生态习性

1. 活动规律

成蠓一般在日出前及日落后各 1h 左右为活动高峰，雌雄个体于此时群舞交配或吸血，但在阴天或密林中即使白天也可群出活动。当不活动时多隐蔽在具有一定温度、湿度条件的草丛、树林、山洞、兽穴中。

温度、风速、光线对蠓类活动有一定影响。蠓的最适温度为 13～25℃，30℃以上活动就受到抑制。在无风或风速低于 0.5m/s 时，成蠓比较活跃，风速超过 2m/s 时，即停止活动。蠓有一定趋光性，微弱光线对蠓有一定引诱力，而在完全黑暗或亮度超过 3000m 烛光时，一般甚少活动，故可用灯光在夜间诱杀某些成蠓，但拉蠓属则喜在白天烈日下飞出叮人。

蠓体细弱，飞翔力不强，一般飞翔距离多在 200～300m 半径的范围内，在少数情况下，可随风飞至较远的地方。

蠓的分布极广，尤以库蠓的种类和数量居多，分布也最广。我国南自海南岛，北至黑龙江北部皆有分布。

2. 吸血习性

仅雌蠓吸血，雄蠓以吸食植物液汁为营养。雌蠓对吸血对象一般无严格的选择，但当多种宿主存在时，仍有一定倾向性。一般，吸血蠓类的雌蠓必须在吸血后卵巢才能发育，但个别种类亦可不吸血即产卵。吸血蠓的吸血对象主要为温血动物，包括人、家畜、野生动物等，并在吸血后完成卵的发育。不同种类的吸血蠓对宿主存在选择性。台湾蠛蠓（*Lasiohelea taiwana*）、中华细蠓（*Leptoconops chinensis*）等嗜吸人血，荒川库蠓（*Culicoides arakawae*）、部分细蠓等嗜吸禽血。吸血蠓的吸血活动常受温度、湿度、光照、风速等外界自然因素的影响，且因不同蠓种而有差异。吸血节律也具有种和属间的特异性。细蠓和蠛蠓主要于白天吸血。这些蠓类一旦开始刺叮吸血，在无干扰的情况下，可持续吸血 3～5min，也可长达 10min 左右。库蠓通常在日出和日落时出现吸血高峰期，晚间高峰更明显。

3. 出现季节

蠓类的活动季节随种类和地区而不同。我国黑龙江北部地区的库蠓，成虫约在 5 月中旬出飞，高峰在 6 月、7 月，8 月以后开始下降；而福建地区的台湾蠛蠓，则在每年 4 月、5 月出现，7 月、8 月是高峰，9 月、10 月以后逐渐减少。每年蠓类数量的多少，与该年份降雨量多少有关。一般干旱时蠓类数量明显减少。

4. 孳生场所

吸血蠓的孳生地极其广泛，按生境不同将孳生习性分为水生、陆生和半水生三种类型。库蠓幼虫主要孳生于各种水体湿泥，细蠓幼虫主要孳生于湿润土壤或海岸沙土、黏土的表层中。吸血蠓的季节发生和消长取决于蠓种和气候。在热带地区成虫全年都可出现，而温带、寒带和高纬度地区的蠓种则常有明显的季节性。

5. 寿命及越冬

成蠓寿命约 1 个月，雌蠓产卵后不久即死去，雄蠓寿命更短，交配后 1～2 天便很快死亡。在寒区，库蠓主要以幼虫越冬。

三、常见及重要种类

1. 台湾蠛蠓（*Lasiohelea taiwana*）

本种蠛蠓为黑褐色或棕色，翅面大毛密布，雌虫口甲齿发达，为梳齿型，有齿 15 枚，触须第 3 节有感觉器窝，位于近端部 1/3 处。雄虫尾器的阳茎中叶向两侧弯曲呈钩状。

白天活动，嗜吸人血，尤以午后刺叮骚扰更甚。我国分布于四川、贵州、云南、台湾、福建、广东、广西、浙江、江苏、江西、湖北、湖南、山东、甘肃等地。曾从其体分离出日本型脑炎病毒。

2. 低飞蠛蠓（*La. humilavolita*）

体型稍大，口甲齿为疏齿型，但齿较大，约有 9 枚齿；触须第 3 节无感觉器窝。雌虫殖下板前方有蝠状角质增厚。雄虫阳茎中叶呈宽叶状。分布于四川、贵州、云南、福建、广东、广西、浙江、江西、湖北等地。

3. 环斑库蠓（*Culicoides circumscriptus*）

大型蠓种，翅面多大型圆明斑，径中横脉处有1环状圆明斑。触须第3节有深的感觉器窝。

兼吸人畜和禽血，幼虫孳生于盐碱性处。广布种，我国各省份均有记录。

4. 原野库蠓（*C. homotomus*）

大型库蠓，翅面多斑而斑形不规则，第2径室全暗，不被明斑所覆。雌虫受精囊长卵形，其上有刻点。触须第3节有感觉器窝。

兼吸人畜血，骚扰性较大。广布种，国内除西藏外，各省份均有记录。曾有受其叮咬而全身过敏反应的病例记录。

5. 尖喙库蠓（*C. oxystoma*）

小型库蠓，翅面明、暗斑相间，在第2径室端部径端明斑后缘有2个圆形明斑。

嗜吸家畜（牛、马）血，也刺叮人。国内除西藏及西北地区外，各省份均有采集记录。

6. 荒川库蠓（*C. arakawae*）

中型库蠓，翅面多圆形明斑，在径端明斑后缘至中4室后缘有4个明斑排列成梯形。触须第3节有大的感觉器窝；雌虫1个受精囊，大而呈收口的袋状。

雌蠓嗜吸禽血，是鸡的住白血虫媒介。分布于北京、辽宁、吉林、黑龙江、陕西、山东、上海、江苏、浙江、安徽、台湾、福建、江西、湖北、湖南、广东、广西、四川、云南、贵州等地。

7. 日本库蠓（*C. nipponensis*）

中型库蠓，翅面多明斑，第2径室端半部在明斑中；中2脉两侧有相对应的2对明斑。触须第3节无感觉器窝，雌虫有2个受精囊。

日本库蠓兼吸人畜血液，尤多见于猪、牛。分布于辽宁、吉林、上海、山东、江苏、浙江、安徽、台湾、福建、江西、湖北、河南、湖南、广东、广西、四川、西藏、云南、贵州。

四、中国蠓科昆虫（双翅目）区系分布概况

我国各省份已知蠓类及其区系分布概况，鄂豫交界地带是东洋界和古北界蠓类种群的交汇带。吸血蠓类中，细蠓多见于西北荒漠地区，蠛蠓是南方湿润地区的优势种群。库蠓种类繁杂，南、北方各有不同优势种群，北方蠓类群落构成的种群较简单，而优势种突出。南方蠓类群落构成的种群复杂，优势种不很突出。

我国蠓科昆虫资源极为丰富，占世界已知蠓类的19.05%，共有4亚科39属，从现有

已知种、属数量的分布概况可看出，我国各省份蠓科昆虫群落构成是由北向南渐趋复杂，拥有蠓种在80种以上的省份为10个，若以其蠓种数多少为序，则排列为四川、云南、西藏、海南、台湾、新疆、福建、黑龙江、广东和广西，其中有7个位于南方，在我国东洋界内；8个位于东部季风区内；有7个在亚热带和热带。西藏虽地处高原，但所获标本皆是1987～1990年在喜马拉雅山南麓的聂拉木和察隅两地区所采，按我国生态动物地理分区，这两地分别为高地草原草甸和热带森林、林灌草地，也属于东洋界的喜马拉雅区。

我国在世界动物地理区系中兼跨古北与东洋两大界，物种很为丰富。从理论上讲，动物分布区系是在其系统发生历程中，经历地壳变迁演化所形成的。我国辽宁抚顺早在500余万年前已存在长爪始蠓（*Eopalpomyia unca*）和始新华蠓（*Sinopogonites oecenicus*）。在三大吸血蠓属中，蠛蠓属是较年轻的类群，最早的化石标本发现于波兰，距今约3000万年，但现知仅1种吸蛙血的迅捷蠛蠓（*Lasiohelea velox*）分布于欧洲，其余140余种蠛蠓散布于世界其他各地，尤其多见于东南亚地区和我国。我国有66种之多，居世界之首。

我国蠓类大体显示出南北、东西蠓类群落概貌，表现为种类由北向南、由西向东渐增，与1985～1989年吸血蠓类调查结果进行多样性指数、均匀度指数和优势集中指数的测定，对群落结构及其相关性所作分析结果一致，该测定的多样性指数及均匀度指数变化总的趋势表现为南方地区高于北方，而优势种集中指数显示优势种是由南向北渐趋集中。这些说明，蠓类在北方优势种突出，在南方则种类繁多。

动物分布区的演化既有地学方面的因素，也有生态学方面适应的过程，才能形成分布现状。我国兼跨动物地理的东洋、古北两界，但在我国东部两界接壤处缺少显著阻隔标志，两界动物物种交错，因而对这段的分界线各有所见。我国学者就我国昆虫生态地理作系统论述时，曾提出东洋界与古北界在我国境内的分界是“大体上西起喜马拉雅山，经青康藏大高原的东南缘，穿过秦岭山地转向东南经九岭山、天目山而达浙闽山地，东部约位于28°N附近”。有学者认为我国大陆动物区系分属于南、北两大界，两大界之间没有形成明显的分野。但根据大多数代表性动物分布，学者认为区分两大界的界线，大致与有常绿乔木和落叶阔叶林带的北界一致，相当于秦岭淮河一线，是许多分布于热带、亚热带种类分布的北限。湖北武当山区-河南信阳鸡公山，相当于划分的秦岭-武当山地和伏牛-大别山地相邻接地带，也是昆虫地理区划东洋与古北两界分界线中段，也可称之为交错地带。豫鄂两省的蠓类属种多数采自此区，若将此两地现知属种相加则共有15属82种，其中既有典型的古北区蠓种，如灰黑库蠓（*Culicoides pulicaris*）和刺螯库蠓（*C. punctatus*）；也有典型的东洋界的蠓种出现，如至今仅见于斯里兰卡的辛蠓属（*Sinhalohelea*），我国也仅见于此地带，且有2种，一种发现于鸡公山，另一种发现于武当山，显示出这一地区的特点。

我国现知吸血蠓类共有3属413种，分布于全国各省份。其中细蠓属有3个亚属：刺蠓亚属（*Styloconops*）为热带滨海地区的蠓类，全世界共有8种，其中7种分布于巴布亚新几内亚、澳大利亚、印度和坦桑尼亚，1种分布于我国海南三亚（亚龙湾）。全蠓亚属（*Holoconops*）和细蠓亚属（*Leptoconops*）虽说我国南北皆有，但全蠓亚属30种多数分布于我国古北界内，甚至在海拔3500m以上的阿尔金山上也有高山荒漠的特有种群［阿尔金山细蠓（*L. altuneshanensis*）和经甫细蠓（*L. chenfui*）］。细蠓亚属我国已知有9种，多见于南方，其中5种是海岛和滨海地区的蠓种。湖北武当山仍然是这两个亚属的交汇区，这里既有广布四川、湖北等地区的郧县细蠓（*L. yunhsienensis*），又有长尾细蠓（*L. longicauda*）和原蠓亚属（*Proleptoconops*）的白浪细蠓（*L.beilangensis*）。从数量而言，西北地区的细蠓不仅蠓种多，而且密度也高。

蠛蠓属在我国有 66 种，大多数都分布于南方，是南方各省份常见的吸血蠓类，限居于古北界的蠛蠓有 5 种。台湾蠛蠓广布于我国 14 省份，南抵海南和台湾（19.2°～23.7°N），北及山东曲阜和甘肃康县（33.4°～33.5°N）。低飞蠛蠓（*La. humilavolita*）的模式产地是贵州省贵阳市，其分布范围北自甘肃康县和庆阳，南抵台湾和海南。蠛蠓的分布状况明显不同于细蠓，广布于南方地区，不仅数量大，而且蠓种也多。

库蠓属广布于世界各地，也是蠓科中最大的吸血蠓属。我国是拥有库蠓最多的国家。其中有典型的古北界蠓种如雪翅库蠓（*Culicoides chiopterus*）和兴安库蠓（*C. sinanoensis*），只见于东北三省和西藏高原；不显库蠓（*C. obsoletus*），虽是古北区广布蠓种，但也见于东洋界内，如其在我国既是东北林区优势蠓种，同时也出现于广西和四川；异域库蠓（*C. peregrinus*），虽是广布于两界的蠓种，但在我国尚只见于东部季风区；尖喙库蠓（*C. oxystoma*）除新疆、甘肃、青海尚无记录外，北自黑龙江，南抵台湾、海南，西抵西藏察隅、聂拉木皆有；原野库蠓（*C. homotomus*）遍布我国各省份，是我国分布最广的蠓种。

1978～1989年在我国吉林（珲春）、浙江（舟山）、云南（蒙自）、广西（凭祥）、江苏（无锡）、辽宁（大连）、山东（威海）、广东（珠海）、西藏（察隅）、新疆（阿克苏）、福建（武夷山）、内蒙古（二连浩特、满洲里）和安徽（滁县）等15省份选择样地进行调查，对此结果进行了地理生态位和地理分布群落聚类分析，其结果可将各调查点按吸血蠓群落分布区分为两大类：察隅、蒙自、无锡、舟山、滁县、珠海、凭祥和武夷山等为一个类群；珲春、珍宝岛、满洲里、大连、威海、二连浩特、河西走廊和阿克苏等为另一个类群。这两大类群正好分别位于动物地理区划中的东洋界和古北界，从一个侧面佐证了我国蠓类区系的分布规律。

综上所述，我国蠓科昆虫的分布特点是：鄂豫交界地带是东洋界和古北界蠓类种群的交汇带；吸血蠓类中，细蠓多见于西北荒漠地区，蠛蠓是南方湿润地区的优势种群。库蠓种类繁杂，南北方各有不同优势种群。总之，北方蠓类群落构成的种群较简单，而优势种突出；南方蠓类群落构成的种群复杂，优势种不很突出。

五、蠓与动物虫媒病的传播

已知有 18 种寄生虫是以蠓为媒介的，如蟠尾丝虫、肝囊原虫等均是以多种库蠓为媒介。某些库蠓是流行于非洲和拉丁美洲的常见丝虫病、流行于非洲的链尾丝虫病，以及流行于拉丁美洲和西印度群岛的奥氏丝虫病的传播媒介。蠓还能传播鸡痘、马癣、牛流行热、非洲马瘟、牛出血热、禽类疟虫病、丝虫病、马脑炎、蓝舌病、卡他性绵羊热、土拉伦斯病等。

（王慧煜　韩雪清）

第五章　鼠

一、鼠类与害鼠

鼠类是哺乳动物中种类最多、分布最广、数量最大的一类动物群的总称。它通常指分属于啮齿目（Rodentia）和兔形目（Lagomorpha）的啮齿类，有时也将食虫目（Insectivora）的小型哺乳动物涵盖在内。其主要特点是身体呈锥形；无犬齿，门齿与前臼齿或臼齿间有间隙，门齿发达，无齿根，终生生长，常见啮物以磨短；行动迅速；以植物为主食，也有的为杂食性；种类繁多。鼠类除了少数种类外，一般体型较小，具有繁殖快、适应力强的特点，能在多种环境中生存，善于利用洞穴作为它们的隐蔽场所，以躲避天敌，保护幼仔，储存食料，适应不良的气候条件，它们是现存哺乳动物中生存能力最强的类群。目前，全世界鼠类有 35 科 389 属 2700 多种，占世界已知哺乳动物种类数的 42%，而其中的 2/3 属于鼠科（Muridae）。

鼠类在生态系统中扮演着重要的角色，是生态系统中不可缺少的组成部分。只有当鼠类干扰了人类的正常生产和生活秩序或对生态环境造成破坏，直接或间接造成的经济损失超过一定限度时，才能称其为害鼠。此外，对人类健康危害更大的则是那些携带病原体的鼠类，它们是许多自然疫源性疾病（如鼠疫、肾综合征出血热、钩端螺旋体病等）的储存宿主，能将病毒、细菌、立克次体、原虫和蠕虫等病原体传播给人类和家畜，所造成的损失更是无法估量。这些鼠类之所以能够成为鼠传疾病病原体的储存宿主，主要取决于其生态与生理学特征，如宿主分布特点、种群优势、数量相对稳定，以及对病原体的高感受性、低敏感性，带病毒率相对稳定，并能通过多种途径排出病原体等因素；此外，其种群数量、带病毒率的季节和年度波动要与人间疫情流行强度基本吻合。

二、鼠与动物虫媒病的传播

鼠类是很多疾病的储存宿主或媒介，鼠传疾病的传播途径主要分为直接传播和间接传播。直接传播途径是通过鼠咬伤（罕见）或其他伤口直接接触鼠的粪便、尿、鼻腔或口腔分泌物，食入被鼠粪便、尿等污染的食物、水，以及吸入鼠粪便、尿等污染物所形成的气溶胶而传播；间接途径是通过鼠体表寄生虫蜱、蚤、螨等媒介的叮咬而将病原体传播给人。

目前全世界 90%的鼠种能携带 200 多种病原体，已知鼠类传给人类的疾病有 57 种，其中病毒性疾病 31 种，主要包括汉坦病毒性疾病（如汉坦病毒性肺综合征是一种致命性疾病，其死亡率可高达 40%）、鼠传出血热（如南美洲沙粒病毒性出血热、拉沙热）和森林脑炎等；细菌性疾病 14 种；立克次体病 5 种；寄生虫病 7 种。

三、防控措施

1. 处置突发疫情，快速灭鼠和灭蚤

对于突发的鼠传疾病，必须迅速采取措施，使用化学药剂进行控制。例如，发生鼠间鼠疫疫情时，以疫点为中心 1.5km 范围进行“拉网式”灭鼠，并在高密度区及辖区交界重点地段灭鼠。对于人间鼠疫疫区内的灭鼠工作，必须在灭鼠的基础上或与灭蚤同时进行，根据不同地区、不同鼠类选用高效灭鼠药物，采用不同的方法进行灭鼠，且疫区内及外环境 1～2km 内，无论家鼠或野鼠都要达到无鼠、无洞的标准，并将收集的死鼠进行焚烧处理。

2. 加强个人防护，防止感染

基本防护包括尽可能减少接触鼠类排泄物，避免产生气溶胶，穿着适宜的防护服或装备，在处置鼠类前进行合适的麻醉，对污染的场所、设备及服装进行仔细消毒。对捕获的鼠类，尤其是在疫源地捕获的鼠，从境外交通工具、集装箱、货物或行李中捕获的鼠，以及发现不明原因死亡的鼠类，在进行采样、杀虫、检验等处理时，应加强个人防护，穿一次性外科手术服和鞋套，并戴两副乳胶手套和有眼罩的半面罩（有高效空气过滤装置）或有动力的空气净化呼吸器。

3. 加强日常监测，制订防治方案

在对鼠害控制环节中，很重要的一项工作就是进行鼠情监测。一方面，了解和掌握鼠类的危害程度、鼠密度、主要危害的鼠种及其分布等情况；另一方面，应注意查明鼠类的体表寄生虫（如蚤、蜱和螨类等）的种类，以便选择最适宜的方法和药剂进行处理，并制订相关环境管理规划，以限制其潜在传播。此外，对鼠传疾病的疫源地进行长期监测，及早发现疾病在鼠间流行的情况，以便及时采取措施，快速应对处理，降低鼠密度，有效控制传播媒介，减少鼠与鼠、鼠与人的直接或间接的接触，阻断传染病的传播。

4. 推进生态治理，保持长期效果

控制鼠类的关键是要看残存鼠的繁殖力，这是鼠类控制成功与否的关键所在。单纯依靠药物和器械灭鼠，只能暂时降低害鼠的种群数量，在一定程度上减轻危害，不能达到长期有效抑制种群数量的目的，其根本原因就是适合于鼠类生存的生态条件仍然存在，甚至变得更好了。由于鼠类繁殖速率快，灭鼠后鼠类数量很快即可恢复，且化学灭鼠剂常污染环境，或引起天敌、非靶动物的中毒，对生物多样性和生态平衡造成影响。因此，除突发疫情或鼠害严重时需要快速处置外，应提倡生态控制鼠类，即通过优化环境，破坏和改造适宜鼠类栖息的生境，改变鼠类食物资源的分布和质量，干扰鼠类社群环境，保护鼠类的天敌等措施，减少鼠类取食效益，增加被捕食的风险，从而有效地抑制害鼠的数量。

（刘佳佳　马忠仁　李　茜）

第六章　蚤

蚤，属于昆虫纲（Insecta）蚤目（Siphonaptera）。蚤主要营寄生生活，是哺乳动物和鸟类的体外寄生虫。全世界已知蚤类约2500种或亚种，我国已发现近650种或亚种，中国国境口岸已发现70种。

一、生活史

蚤类属于全变态昆虫，其生活史分为卵、幼虫、蛹（茧）和成虫4个时期。

1. 卵

卵通常为卵圆形，白色，个别种类呈浅黑色，如蠕形蚤属和长喙蚤属的种类。蚤卵大部分产于其宿主的窝巢和宿主经常活动的地方。卵期通常数日，视温度而定。

2. 幼虫

幼虫呈蛆形，无眼无足，灰白色或灰黄色。幼虫期一般2～3周，分3龄。幼虫仅以生活环境中的有机物碎屑和成虫的未消化或半消化的血便为食，即可发育。

3. 蛹

晚期3龄幼虫身体变白色，由唾液腺吐丝结茧，茧外沾着尘土碎屑等物质，具有伪装保护作用。幼虫身体对折藏于茧内，称为前蛹。前蛹约2天化蛹。蛹已经具有成虫的雏形，可以区分头、胸、腹、3对足和雌雄性，其体色逐渐由白色变黄色直至棕色。蛹期通常1～2周，视温度而定。湿度对于蛹的发育和羽化也是一个重要的因素，如果环境干燥，会因体内含水量不足，身体缩小而影响脱皮，导致死亡。一般蛹期的相对湿度在82%以上为宜。茧内的蛹要羽化为成虫需要一个刺激，如动物的扰动、空气的振动或温度的升高，才破茧而出，否则可长期静伏于茧内。

与一般昆虫不同的是，雌蚤的羽化明显快于雄蚤。缓慢细蚤雌蚤比雄蚤早羽化2～2.5天、不等单蚤早羽化1～1.5天、猫栉首蚤指名亚种早羽化3～4天、印鼠客蚤早羽化3～5天，其原因之一可能与雄性生殖腺和精子束的发育需要较长的时间有关。

4. 成虫

通常成虫出茧后，不久就能吸血、交配、产卵。在正常营养条件下，印鼠客蚤、人蚤的每只雌蚤，每天可产卵1～4次，每次产卵2～13粒，一生可产卵300～400粒；猫栉首蚤指名亚种一生可产卵约1000粒；营半固定和固定寄生的蚤类产卵数更多。

二、生态习性

1. 繁殖与出现季节

大多数蚤类皆在温暖季节繁殖活动，一般最适温度为 18～27℃，相对湿度为 70%以上；35～38℃高温和 10℃以下低温均能抑制发育。但不同蚤种对温度、湿度的要求不同。

2. 孳生及活动场所

蚤类主要孳生于阴暗潮湿、有动物宿主居留的地方。

3. 生活方式

各种蚤对宿主的依赖和寄生程度不同，通常有如下 4 种类型：毛蚤型、巢蚤型、半固定型、固定型。毛蚤型吸血活动频繁，更换宿主较多，在传播蚤媒传染病上极为重要；而巢蚤型居于穴内，条件稳定，耐饥饿，存活时间长，在保存和延续蚤媒传染病病原体上具有较大的作用。

4. 吸血习性

雌、雄成蚤都吸血，并有边吸血边排泄的习性。雌蚤若不吸血，则不能产卵。

5. 活动与扩散

蚤类善跳，但本身活动范围较小，主要依靠动物宿主的活动而带至他处或通过动物间的接触而交换宿主。人类的经济活动、交通运输亦可将蚤散布到远处。

6. 寿命及越冬

影响蚤类寿命的因素主要是温度、湿度、食料、血源充足与否等。在适宜条件下，成蚤一般可活数日至一年，雌蚤的寿命较雄蚤更长。蚤的越冬形式因种类和地区不同而异，有的以蛹越冬，有的是以成蚤越冬。

三、常见及重要种类

1. 印鼠客蚤（*Xenopsylla cheopis*）

身体短圆形，几丁质化较浅，头、胸和腹节上无栉。下唇须较长，可达前足基节末端；眼较大，色深，眼鬃位于眼前方，后头鬃包括后头缘鬃 3 列，分别为 1 根、1 根、5（6）根。前足和中足第 5 跗节上有 3 根亚端蹠鬃，后足第 5 跗节上有 2 根亚端蹠鬃。雄性抱器第 1 突起（p1）短宽，略呈三角形，具鬃 8（9）根；第 2 突起（p2）狭长，呈细指形。雌性第 7 腹板后缘略成弧形，受精囊呈“C”形，尾部基段稍大于头部的宽度。

在我国，印鼠客蚤的宿主有近 20 种，但主要为啮齿目和食虫目动物，主要宿主为家栖或半家栖的黄胸鼠、褐家鼠和黑家鼠等，次要和偶然宿主有达乌尔黄鼠、黑线仓鼠、黑线姬鼠、高山姬鼠、田小鼠、小家鼠、家鼠云南亚种、针毛鼠、黄毛鼠、社鼠、大足鼠、大臭鼩、臭鼩、大绒鼠、赤腹松鼠、树鼩、家猫、家兔、家狗和黄鼬等。印鼠客蚤吸血频率较高、栖息鼠体所占比例较大的一般认为是毛蚤型。印鼠客蚤是世界广布种。据 Jordan 和 Rothschild 推测，其原产地可能是中东尼罗河流域，随着人类经济和交通的发展，印鼠客蚤同其宿主一道广布。印鼠客蚤是世界公认的家鼠鼠疫和人间腺鼠疫的最重要的传播媒介，也是鼠型斑疹伤寒的主要传播媒介。此外，它还是缩小膜壳绦虫和微小膜壳绦虫的中间宿主，并且发现它还可感染旋毛虫。我国除新疆、西藏和宁夏尚未发现外，其余各省份均有发现和记载。

2. 人蚤（*Pulex irritans*）

头、胸、腹皆无栉，眼大而圆，色深，眼鬃列，2 根鬃，眼鬃位于眼下方。下唇须 4 节，约达前足基节的 3/4。后头鬃 1 列，仅 1 根粗鬃。中胸侧板狭窄，无垂直棒形的侧板杆，后胸侧拱发达，侧杆短粗。后胸后侧片上有鬃 12～14 根，呈 2 列。后足基节内侧具小刺鬃 6～20 根，呈不规则排列；后足第 2 跗节的端长鬃，可达第 5 跗节的 1/2～4/5 处。仅 1 根发达的臀前鬃。雄性抱器突起具 3 个（p1、p2、p3），p1 较宽大，边缘密生细鬃，呈半环形，盖于 p2 和 p3 之外，p2 和 p3 相并呈钳形。第 9 腹板前后臂约等长，呈“V”形。雌性第 7 腹板后缘具 1 深凹，凹陷内侧具有明显的骨化，受精囊头部较大而圆，色较深，尾部呈腊肠状。

人蚤属巢蚤型跳蚤，主要孳生于人的住房和动物栖息场所。人蚤是广宿主型跳蚤，据 Hopkins 和 Rothschid 报道，除人外，人蚤寄生鸟、兽 15 目 77 属 130 种或亚种。据不完全统计，我国其宿主也有 36 种之多，其中主要宿主为人、狗、猪、狼、狐、猞猁、獾、鼬、旱獭、猫、兔等。人蚤是鼠疫的重要传播媒介，曾经多次从鼠疫流行地区的人蚤体内分离出鼠疫杆菌，其可以感染和传播鼠疫早由法国学者证明，并且 Bahmanyar 等明确提出腺鼠疫的传播可以通过人（鼠疫患者）—人蚤—人（健康人）传染的可能性。人蚤为世界广布种，在我国各省份均有分布。

3. 猫栉首蚤指名亚种（*Ctenocephalides felis felis*）

额缘倾斜，为长头型。额前缘内增厚呈棒状，较长。眼发达，大而色深，眼鬃位于眼前方，眼鬃列由 2 根鬃组成。后头鬃包括后头缘鬃 3 列，分别为 1 根、1 根、5（6）根。下唇须 5 节，末端达前足基节的 3/5～4/5 处。具有颊栉和前胸栉，颊栉一般 8 根栉刺，第 1 刺略短于第 2 刺，约达第 2 刺的 4/5。前胸栉刺 16～17 根。雄性第 9 背板前内突略呈方形，柄突细长，其末端一般不明显膨大。抱器 p1 较宽长，具侧鬃 5～9 根。分布范围超出该突的中线以下。可动突较小，呈三角形，仅位于 p1 的基腹缘下方。第 9 腹板前臂较长，后臂端腹缘略膨大。雌性第 7 腹板后缘略凹，受精囊头部较短，从背缘到后缘较圆，而腹缘较直，尾部长于头部。

猫栉首蚤指名亚种的主要宿主为食肉动物，如家猫、家犬、野猫、狐狸、貉等；次要或偶然宿主为啮齿动物，如黄胸鼠、家兔、野兔等。其原为古北界的蚤，后随着其宿主的活动渐成为世界广布种。从猫栉首蚤指名亚种体内曾分离出鼠疫杆菌，由于其传播鼠疫的能力较低，不是鼠疫的重要媒介，但可能是鼠型斑疹伤寒的重要媒介（Farhang–Agad et al.，1984）。该蚤也是犬复孔绦虫的中间宿主。对人畜及宠物的叮刺吸血，骚扰大，可引起严重的皮炎。在我国迄今除青海、西藏尚未发现外，其余各省份均有报道。

4. 方形黄鼠蚤（*Citellophilus tesquorum*）

额突小，额鬃列一般1根鬃。眼鬃列位于眼前方，眼鬃列3根鬃。下唇须可达到或超出前足基节末端，无颊栉，具前胸栉，前胸栉刺18～22根。雄性臀前鬃3根，仅中位者发达。第8背板宽大，内侧上部有棘丛区。可动突略呈三角形，后缘处大多数亚种有2根短刺鬃。而七河亚种下位的1根短刺鬃通常由普通鬃取代。第8腹板末端具有穗状的膜附器。雌性具有2根发达的臀前鬃，第7腹板后缘凸出，其上有或无凹陷。受精囊头部呈卵圆形，尾部略呈纺锤形，并略长于头部。

该种广布于古北界，已知分为7个亚种。在我国阿尔泰亚种分布于新疆的阿尔泰山和塔尔巴哈台山南坡，宿主主要为长尾黄鼠和赤颊黄鼠；七河亚种主要分布于新疆的天山中部和北部地区，宿主主要为长尾黄鼠；蒙古亚种分布于青海、甘肃、宁夏、陕西、内蒙古、山西及河北等地，宿主主要为阿拉善黄鼠和赤颊黄鼠；松江亚种分布于内蒙古、河北、辽宁、吉林和黑龙江等地，宿主主要为达乌尔黄鼠。方形黄鼠蚤是黄鼠的特有寄生蚤，除黄鼠外还寄生于沙鼠、跳鼠、仓鼠、旱獭、鼢鼠、鼠兔、草原兔尾鼠和褐家鼠、小家鼠等啮齿动物。方形黄鼠蚤的季节消长，根据蒙古亚种和松江亚种的资料1年有两个高峰，4月为次高峰，9月为最高峰。方形黄鼠蚤是黄鼠鼠疫流行的最主要媒介。阿尔泰亚种是新疆天山森林草原带黄鼠鼠疫疫源地的主要传播媒介；七河亚种是新疆长尾黄鼠鼠疫疫源地的主要传播媒介；蒙古亚种是我国北方广大草原、荒漠地区，包括河北北部、内蒙古中西部及陕西、宁夏、甘肃等地区黄鼠鼠疫疫源地的主要传播媒介；松江亚种是我国东北三省及内蒙古东部广大黄鼠鼠疫疫源地的主要传播媒介。由于方形黄鼠蚤也能寄生于家鼠体上和叮人吸血，所以在家鼠和人间鼠疫的发生上也有不可忽视的作用。

5. 谢氏山蚤（*Oropsylla silantiewi*）

额突明显。眼较小，眼中央缺少色素，眼鬃位于眼前方。后头鬃包括后头缘鬃2列，分别为1根、5根。下唇须长，其第5节一整节超出前足基节末端。无颊栉，具前胸栉，前胸栉刺18～24根，前胸栉刺的长度小于前胸背板的长度。臀前鬃雄性1根，雌性3根。雄性不动突较宽短，端部圆，与可动突端部近等高；可动突后缘略呈圆形。阳茎钩突端部呈细指状。雌性第7腹板后缘呈截断状，其中部有凹，受精囊头部呈卵圆形，略短于尾部，尾部末端有发达的骨化乳突。

谢氏山蚤是旱獭的特有寄生蚤，在我国其主要宿主为灰旱獭、喜马拉雅旱獭、长尾旱獭、草原旱獭、草原旱獭等，有时也可在其他啮齿动物、食肉动物和鸟类中检出，也能叮人吸血。该蚤属于毛蚤型。谢氏山蚤分布于蒙古、阿富汗和中国，也分布于美国阿拉斯加和加拿大北部。在我国新疆、青海、甘肃和西藏曾经多次从该蚤体内分离出鼠疫杆菌，被认为是我国青藏高原喜马拉雅旱獭、帕米尔高原长尾旱獭和天山山地灰旱獭鼠疫疫源地的重要传播媒介和保菌宿主。我国分布于新疆、青海、甘肃、西藏、四川和内蒙古等地。

6. 缓慢细蚤（*Leptopsylla segnis*）

额缘前突，额亚缘鬃列具 2 根短刺鬃。眼退化，眼鬃列 2 根鬃。后头鬃包括后头缘鬃，4 列。下唇须较短，末端约达前足基节的 3/5 处。颊栉由 4 根刺组成，横位，末端钝圆，自上而下第 2 根刺最长。前胸背板具 1 列鬃，前胸栉刺 20～24 根。后足胫节后缘鬃排列呈梳状。臀前鬃雄性 3 根，雌性 4 根，从腹至背，大小相间。雄性第 8 腹板不退化。抱器体连同可动突略呈椭圆形，不动突与可动突同高。可动突略呈肾形，其后缘有 6 根鬃，第 2 根较长。第 9 腹板后臂基段较窄而末端部较宽。阳茎钩突大而突出，后段略呈三角形。雌性第 7 腹板后缘上段斜直，下段圆凸。受精囊头部的后端约宽于前端。

缓慢细蚤的主要宿主为小家鼠、黄胸鼠和褐家鼠，也出现于黄毛鼠、田小鼠、针毛鼠、黑家鼠、大足鼠、黑线姬鼠、小林姬鼠、四川短尾鼩、臭鼩和家犬等身上。缓慢细蚤为毛蚤型。缓慢细蚤在云南亚热带地区占家栖鼠和部分田野鼠类鼠体蚤总数的 71.96%，热带地区占 23.94%。在云南黄胸鼠鼠疫中该蚤鼠疫菌的自然感染率为 8.42%，为自然感染蚤的第 2 位，并且在福建、广东和云南曾多次从该蚤体内分离出鼠疫杆菌。然而据吴明寿和何晋侯等的实验研究表明，该蚤对黄胸鼠的媒介效能为 0，疫蚤集群叮咬黄胸鼠的传疫率为 0；对小白鼠具有 0.028 的媒介效能，形成菌栓潜能为 0.037，但仅为印鼠客蚤的 1/32～1/25 和 1/20，且该蚤又不嗜吸人血，因此认为该蚤不是家鼠鼠疫的主要传播媒介。缓慢细蚤为世界广布种，在我国除新疆尚未发现外，各省份均有分布，但多见于东南沿海，以及华中、华南、西南和东北地区。

7. 二齿新蚤（*Neopsylla bidentatiformis*）

额突较明显，位于额缘中部，额鬃 5～7 根。眼退化，眼鬃列 3（4）根鬃。后头鬃包括后头缘鬃，3 列，前 2 列均为 4～8 根。下唇须末端大约达到前足基节的 3/4。颊栉由 2 根在基部交叉的栉刺组成。前胸背板具 2 列鬃，前胸栉刺 17～20 根。后足基节内侧前下方处具成丛的小鬃，不呈刺形。臀前鬃 3 根。雄性第 8 背板前缘呈齿状前突。第 8 腹板略呈三角形，后角钝圆，前缘有指状前突。不动突前叶较小、后叶宽大，可动突略呈圆锥形。第 9 腹板前臂后端角呈指状后突，后臂端部膨大，在后腹缘处的刺鬃可分为 2 组，近基部的 1 组短刺鬃 4～6 根，近端部的 1 组较长刺鬃 8（9）根。阳茎钩突较宽大，后端角略呈钩状。雌性第 7 背板主鬃列在气门下无鬃，第 7 腹板后缘背叶呈指状后凸。受精囊头部略呈筒形，尾部较细，稍长于头部。

二齿新蚤的宿主范围很广，包括寄生于野栖、半野栖和家栖的啮齿动物，如黑线仓鼠、大仓鼠、长尾仓鼠、灰仓鼠、达乌尔黄鼠、长爪沙鼠、狭颅田鼠、东方田鼠、东北鼢鼠、草原鼢鼠、草原旱獭、喜马拉雅旱獭、黄兔尾鼠、五趾跳鼠、三趾跳鼠、小毛蹠鼠、褐家鼠、小家鼠等，也可在兔形目的达乌尔鼠兔、红耳鼠兔，以及食肉类的艾鼬体上采集到。二齿新蚤基本上属于巢蚤型。由于二齿新蚤分布广、宿主多，也能叮人吸血，并且在吉林、内蒙古和青海等地曾经多次从其体内分离出鼠疫杆菌，因此对其应予以重视。二齿新蚤分布于古北界的东北亚界、西伯利亚亚界和中亚亚界。在国外分布于俄罗斯（西伯利亚）、蒙古和朝鲜。在我国分布于黑龙江、吉林、辽宁、内蒙古、河北、陕西、山西、甘肃、四川和山东等地。在上述广大地区的林区、森林草原、草原、荒漠草原、丘陵、高原，以及农垦区和城市周围的各种生境几乎都有分布。

四、蚤与动物虫媒病的传播

蚤主要通过生物性方式传播疾病。最重要的是鼠疫，其次是鼠型斑疹伤寒（地方性斑疹伤寒）；还能传播犬复孔绦虫、缩小膜壳绦虫和微小膜壳绦虫病。

（李　茜　刘佳佳）

第七章　蝇

蝇，属昆虫纲（Insecta）双翅目（Diptera）环裂亚目（Cyclorrhapha）。蝇种类众多，仅家蝇科（Muscidae）、丽蝇科（Caliphoridae）和麻蝇科（Sarcophagidae），全世界已知约 8000 种，我国已发现 1424 种。中国国境口岸已发现 173 种。有医学重要性的常见种类多属家蝇科、丽蝇科、麻蝇科和花蝇科（Anthonmyiidae）。

一、生活史

蝇类属于全变态昆虫，在一生的发育中包括卵、幼虫、蛹、成蝇 4 个时期。

1. 卵

成蝇交配后 5～6 天，开始产卵，产于发酵而腐烂的有机质、植物质等上面，几十至几百个成一堆。也有少数蝇类是胎生的。卵为乳白色，多为长桶圆形，卵发育时期的长短，因温度不同而异。

2. 幼虫

幼虫即蛆，乳白色，头尖尾大，无足无眼。蝇蛆非常活跃，善钻小孔，但活动范围被其成蝇产卵场所限制。以腐烂的有机物为食，蝇蛆直接呼吸空气，如气门被堵塞，即窒息而死。

蛆发育经 3 龄而化蛹，在温度为 30℃时，家蝇的第 1 龄幼虫生长发育大约要 20h。第一次蜕皮后第 2 龄幼虫生长发育约需 24h，第二次蜕皮后的第 3 龄幼虫生长发育约需 3 天，随后不再脱皮而成蛹。总之，在适宜的温度中，幼虫的发育期平均为 3 天左右，但在寒冷的情况下，家蝇的发育期可延长到 2～3 周。

3. 蛹

成熟的 3 龄幼虫即停止取食，改变趋向，离开高温、高湿的场所爬到邻近干松的土层中，或者就在孳生物中静止化蛹，一般为孳生地周围 50cm 左右、5～10cm 的深处。在不适合的条件下，会超出前述范围。

蛹的发育期取决于外界因素，但是蛹期差不多都长于幼虫的发育期。在有利条件下，家蝇蛹的发育最快要 3 天，否则，蛹期可以延长到数周。另外，饥饿和多雨的气候条件，能促使家蝇幼虫提前化蛹，只是羽化出来的成虫较正常的小。化蛹时，虫体缩小，皮色发深而成蛹壳，蛹外无茧。

高温、高湿可使蛹死亡。据试验，家蝇由 41℃开始，温度每增加 1℃，蛹的死亡率几乎增加 1 倍，到 43℃时，蛹全部死亡。同样，环境的湿度越高，蛹的死亡率越高。蛹比蝇类的其他任何发育阶段都能更好的忍受寒冷，这是蝇类在长期的进化生存斗争中形成的习性之一。因此，许多蝇类以蛹期越冬。

4. 成蝇

成虫在蛹壳内发育完成后，利用头部前端可伸缩的额囊将蛹壳前端顶出一环形裂缝而羽化。新羽化的成蝇借助于额囊的伸缩活动及脚的挖掘动作从土层下钻出地面，经过1～2h，翅膀硬后才能起飞。

成蝇的寿命一般在 40 天左右。雄虫比雌虫短，但是我们已经知道，不少蝇类可以以成虫越冬。越冬的成蝇寿命可达 4 个月左右。

二、生态习性

蝇类属完全变态昆虫。

1. 孳生场所

蝇类的孳生场所因种而异，一般可分为 4 种类型。

（1）粪便类：包括人、畜、禽粪等。此类孳生地的蝇种较多，常见有家蝇、大头金蝇、黑尾麻蝇、厩腐蝇、丽蝇等。

（2）垃圾类：包括动植物残体、生活垃圾污物等，主要孳生丝光绿蝇、家蝇等。

（3）动物质类：包括动物尸体、禽兽骨、皮毛、鱼虾及蛋品等，是丽蝇、绿蝇的孳生场所。

（4）植物质类：包括腐烂的蔬菜、瓜果、饲料、糟渣、腌菜及酱渍品等，主要孳生麻蝇、厕蝇、家蝇等。

2. 食性

蝇类的食性复杂多样，一般分为嗜动物质和嗜植物质两类。例如，丽蝇、绿蝇、麻蝇等主要嗜食腥臭腐败的动物尸体、脏器等，家蝇、市蝇、厩腐蝇多为杂食性，而大头金蝇、麻蝇则主要喜食新鲜人粪。由于蝇类往返于人畜粪与食物之间，因此常把病原体带到食物上。同时蝇类取食有呕吐和边吃边排泄的习性，故可使蝇类肠腔内的病原体通过呕吐和排泄污染食物。

3. 活动

受温度和光线的影响，各蝇种的活动不同。蝇有趋光性，喜欢向亮处飞行，阴天或黑暗情况下即不甚活动，晴天和光亮则比较活跃。丽蝇、麻蝇主要在室外栖息活动，室内少见。

4. 飞翔力

苍蝇最远能飞翔 6km，但一般多在 1～2km。有时为寻觅食源及孳生场所，可飞向较远的地方，或借风力、车船、飞机等带至其他地区。

5. 季节消长

蝇类的孳生活动季节随蝇种、气候和地区条件而异，一般以温暖季节为盛。北方寒区蝇的繁殖季节较短（7～9 月），温带地区较长（5～11 月）。气温过高或降雨量过多，对蝇类孳生繁殖也不利。

6. 越冬

大部分蝇类是以蛹越冬，但不同蝇种、不同地区越冬的形式亦不同。例如，家蝇在全国各地大都是以蛹越冬，但在温暖地区也有少数以成蝇越冬；厕蝇在南方以幼虫越冬；厩腐蝇在南方以成蝇越冬；而丽蝇、麻蝇，各地皆以蛹越冬。成蝇越冬多在温暖、避风的地方。

三、常见及重要种类

1. 家蝇（*Musca domestica*）

体长 7mm，灰褐色；复眼无毛，雄眼离生；中胸盾片黑色纵条 4；前胸侧板中央凹隔处有纤毛（在家蝇属我国已知种中是仅有的）；第 1 腹板有纤毛；下侧片在后气门前下方有毛；腋瓣上肋前后刚毛簇均无。

幼虫食性非常杂，几乎在各类型蝇类滋生物中均能滋生，城市中主要滋生于生活垃圾。成蝇喜进入室内活动觅食，与人的关系最为密切，是我国最重要的住区蝇类，全国性分布。

2. 市蝇（*Musca sorbens*）

体长 5～6mm，淡灰褐色；复眼无毛，雄眼接近，额较狭（与家蝇比较）；中胸盾片仅有 2 条黑色纵条；前胸侧板中央凹隔处无纤毛；第 1 腹板无纤毛；下侧片在后气门前下方有纤毛，且较家蝇为发达。

幼虫滋生习性较复杂，地表人、畜粪块和垃圾均可滋生。与家蝇相比较，它更趋向于室外活动，在户外的垃圾堆，特别是甘蔗渣堆上可见到它们聚集取食。它们在我国的分布也相当广泛，除黑龙江哈尔滨以北地区外，其余各省份均有记载。

3. 大头金蝇（*Chrysomya megacephala*）

体长 8～11mm，金属青绿色，有很薄的淡色粉被；雄眼合生，额如线（间额消失），复眼上 2/3 为大型小眼面，下 1/3 为小型小眼面；颜、触角、侧额、颜堤、颊均杏黄色，毛也为黄色；腋瓣带棕色，上、下腋瓣交接处色白，下腋瓣上面有毛；下径脉上面后侧有毛；翅基下大结节上有刚毛（如毛栗子状）。

为喜室外性的真住区蝇种，幼虫主要是粪食性兼尸食性；幼虫大量滋生于稀人粪，腐败动物质粪和垃圾中的幼虫较之人粪中的幼虫要少得多，成蝇粪食，也在腐败物和水果上取食，常饱食粪便后停息在附近植株上。主要分布于东洋界，也渗入古北界边缘和澳洲区，在我国分布比较广泛。种群数量和活动季节在南北方相差很大，越往南，种群数量大，全年活动季节长；越往北，种群数量小，活动季节短。

4. 丝光绿蝇（*Lucilia sericata*）

体长可达10mm，金属绿色；后中鬃3对；腋瓣上肋前后刚毛簇均有，前胸侧板中央凹隔处有黑色纤毛，后胸腹板有纤毛；前缘基鳞黄色，亚前缘片仅具绒毛；下腋瓣上面无黑色纤毛；额宽，雄性侧额宽约为间额宽的1/2；雌性侧额宽约为间额宽的1/2。幼虫是典型的尸食性，可滋生于各型腐败动物质中，在垃圾中滋生的也常常见到其幼虫尸附着在动物性物质上；在人、畜粪和腐败植物质中虽也有分布，但为数较少；该种幼虫也能寄生于人畜创口，引起蝇蛆病。成蝇为典型的喜室外性居住区蝇类，且容易被鱼腥、腐肉、葱蒜味所吸引而侵入室内，也是农贸市场、肉制品厂等处的常见种，所以与人关系密切。它几乎是世界分布，我国各地均有分布，北方数量多。

5. 铜绿蝇（*Lucilia cuprina*）

体长可达8mm，金属橄榄绿色至青铜色；后中鬃3对；腋瓣上肋前后刚毛簇均有，前雄侧板中央凹隔处有黑色纤毛，后胸腹板无纤毛；前缘基鳞黄色，亚前缘片仅具绒毛，下腋瓣上面无黑色纤毛；额宽，雄性侧额宽等于间额宽，雌性侧额宽约为间额宽的2/3。

它的习性大致与丝光绿蝇相似，幼虫也可寄生于人、畜创口，引起蝇蛆病。在我国东南方数量较多，最北可分布至辽宁南部，西部高原和西北地区未曾发现。

6. 亮绿蝇（*Lucilia illustris*）

体长可达9mm，体色青绿色，有金属光泽；后中鬃2对；腋瓣上肋前后刚毛簇均有，前胸侧板中央凹陷处有黑色纤毛；前缘基鳞黑色，亚前缘骨片除纤毛外还有黑色刚毛，下腋瓣上面无黑色纤毛；雄性额狭，间额存在；雄性第9背板小，黑色；腹部各背板无明显的暗色后缘带。

该种属半住区性种类，侵入室内的个体很少，但在绿化地带和农贸市场很常见。它在我国的分布也很广泛，种群数量以东北、华北为多，华南地区尚未见报道。

7. 夏厕蝇（*Fannia canicularis*）

体长5～7mm，灰黄色，外形比家蝇瘦小；触角芒裸；翅第3纵脉与第4纵脉平行；第6纵脉短，腋脉弯向它的前方；腹部黄灰色，第1+2、3、4节背板有侧“T”形暗斑，雌性略暗。后足胫节前腹鬃2根。

幼虫滋生于禽畜粪、人粪尿和腐败植物质中，成蝇喜欢侵入室内，按地区和季节不同，它可以占到侵入室内蝇总数的2%～25%，所以它与人的关系比较密切。在我国的分布广泛，特别在西北、华北、东北地区种群数量很大。

8. 元厕蝇（*Fannia prisca*）

体长5～7mm，体色较灰，形态很像夏厕蝇；触角芒裸；翅节第3纵脉与第4纵脉平行；第6纵脉短，腋脉弯向它的前方；腹部灰色，有暗色正中纵条，雌性纵条不显；后足胫节前腹鬃2根。

幼虫滋生于动物尸体或粪便中，腐败植物、垃圾等。它虽能侵入室内，但更趋向室外活动。在我国广泛分布，尤以东部和南方各省份种群数量为多，几乎代替了夏厕蝇的位置。

9. 厩腐蝇（*Muscina stabulans*）

体长 8mm，体色灰褐，比家蝇稍大而粗壮；触角芒羽状，触须橙色；口器舐吸式而翅的第 4 纵脉呈弧形弯曲；第 3 纵脉上、下面均无刚毛；雄性额宽等于触角第 3 节宽的 2 倍，间额宽为侧额宽的 2 倍；小盾片末端红黄色，胫节黄色或黄棕色，股节部分黄色。

幼虫滋生于腐败植物质和人禽粪便，属居住区蝇种，能侵入室内，但它更喜聚集于室外的树干和垃圾堆周围。在我国分布普遍，但种群数量以东北、华北、西北为多。

10. 厩螫蝇（*Stomoxys calcitrans*）

体长 6～7mm，灰褐色；雄额较宽，约为头宽的 1/4，额正中有淡棕色粉被纵条，间额宽约为侧额宽的 3 倍；口器刺吸式，下颚须圆柱状，比喙短，约为中喙长的 1/3；触角芒仅上侧有纤毛；中鬃 0+1；背中鬃 1+7（仅小盾片前 1～2 根稍长，余均短小）；翅第 3 纵脉翅下面的小刚毛列仅见于基部；第 4 纵脉呈弧形弯曲。

幼虫滋生于畜粪、垃圾、腐败植物质；成蝇刺吸家畜血液，偶可侵袭人，可机械性携带 3 种传播疾病，为畜牧业害虫，全国性分布。

11. 巨尾阿丽蝇（*Aldrichina grahami*）

体长可达 12mm，金属青蓝色，覆薄的淡色粉被；雄性额宽约为头宽的 1/7；颊色黑，颊毛黑色；后中鬃 3 对，中胸盾沟前中央有 3 条明显的黑色纵纹，中央 1 条近菱形；前缘基鳞黑褐色；腋瓣上肋前后刚毛簇无；下腋瓣上面有黑色纤毛；雄性尾器特别巨大。

该种为喜室外性的居住区蝇种，幼虫滋生于人粪和腐败动物质；成蝇常出没于厕所、垃圾堆、人畜粪便、动物尸体及有蚜虫或开花的植物上；成蝇虽不大入室内，但也喜欢接触人类食物，所以与人关系密切。在我国，除新疆外，各省份均有分布，以东部和年降雨量超过 500mm 的地区种群数量大。

12. 棕尾别麻蝇（*Boettcherisca peregrina*）

体长可达 13mm，体色灰褐；胸背有 3 条暗色纵条，腹部背面有黑白相间的棋盘状斑纹；雄性额宽约为头宽的 1/6，颊部后方 1/3～1/2 长度内为白色毛；前胸侧板中央凹陷处有不特别密的黑色纤毛，该处纤毛有时一些个体仅 1～2 根；后背中鬃有 5～6 个鬃位，仅前后 2 根发达，尾器棕褐色。

该种为喜室外性的居住区蝇种，滋生于人粪中，幼虫主要为粪食性，是坑厕中的常见滋生种类。在我国，除新疆外，各省份均有分布。在麻蝇中，它的种群数量无论是南方还是华北都比较高。

13. 黑尾黑麻蝇（*Helicophagella melanura*）

身长最大的可达 14mm，体色灰褐，一般较深，胸背有 3 条暗色纵条，腹部背面有黑白相间的棋盘状斑纹；雄性额宽约为头宽的 1/5；前胸侧板中央凹陷处无纤毛；后背中鬃 3 对，等距排列，都发达；雄性第 5 腹板有刷状鬃毛斑；第 7、8 合腹节后缘鬃发达，尾器发达。雌性第 6 背板比较发达，突出在第 5 背板后方，侧面可以见到。

该种亦为喜室外性的居住区蝇种，主要滋生在人、畜的粪中，腐败动物和腐败植物中也可以滋生。该种可以侵入室内，是麻蝇科中比较重要的种类，分布于全北界，可进入东洋界的北部。在我国全境都有，而以西北、华北、东北地区虫口数量最大。

四、蝇类与动物虫媒病的传播

蝇类携带、传递的病原体很多，能传播痢疾、伤寒、霍乱、脊髓灰质炎、结核、沙眼、肝炎、寄生虫病等多种疾病。

（王慧煜　曹晓梅）

第八章　蜚　　蠊

蜚蠊，俗称蟑螂，属昆虫纲（Insecta）蜚蠊目（Blattaria）。全世界已知蟑螂近 5000 种，我国已发现有 250 余种，中国国境口岸已发现 11 种。蟑螂以野栖种类为主，家栖种类虽然不多，但种群数量很大，而且分布很广，与人类关系密切，是室内重要的病媒昆虫。

一、生活史

蟑螂属不完全变态昆虫，生活周期有卵、若虫、成虫 3 期。蟑螂一般在羽化后数天内交配，雄虫一生能多次交配，雌虫仅受配 1～2 次。交配后约 10 天卵成熟，产于几丁质鞘内（称为卵鞘或卵荚）。一只雌虫一生能产卵鞘几个至几十个。每个卵鞘内含卵 10～40 个。多数蟑螂卵鞘在雌虫腹部末端挟持短暂时间（1～2 天）即产下，常黏附于隐蔽场所的物件上，但德国小蠊的卵鞘在雌虫腹末直至孵化。卵鞘能越冬，并有抗御药物的能力，给防治带来困难。

二、生态习性

1. 食性

蟑螂是杂食性昆虫，能吃多种有机物，如各种食品、动物饲料、垃圾、粪便、痰液、血液、动物尸体等。它对味香含糖和发酵的食物尤为喜食。蟑螂有很强的耐饥性，但没有水时则存活时间大大缩短；当饥饿时，有同类相残现象。此外，蟑螂有边吃边排泄的习性。

2. 栖性

凡阴暗、潮湿、温暖和有食可取的场所均适于蟑螂孳生繁殖，如厨房、餐厅、食品仓库、动物室、饲料室、下水道沟槽、垃圾污物堆等，所有室内蟑螂都喜欢栖缝隙、躲角落。

3. 活动

蟑螂虽有翅，但飞翔力极差，爬行敏捷。室内种蟑螂都属夜行性昆虫。一般 18：00 开始活动，21：00～23：00 最为活跃，以后活动逐渐减少，至翌晨 5：00 后又隐匿起来。蟑螂的活动与气温关系密切，温度在 15℃以上开始出现，24～32℃最为活跃，4℃时完全不能活动，–5℃时 30min 即被冻死。

4. 季节消长

蟑螂出现的季节因地区而异，温带地区 3 月下旬开始出现，7～9 月为高峰季节，12

月以后即蛰伏或被冻死。冬季有取暖设备的室内，蟑螂可照常活动。在严寒季节，蟑螂的成虫和若虫大部分被冻死，主要以卵鞘越冬。

三、常见及重要种类

1. 德国小蠊（*Blattella germanica*）

体小仅 1.3cm，是室内蟑螂中体型最小的一种，翅发达，雌虫达腹端，雄虫超过腹端，体色棕黄，前胸背板上有 2 条平行黑褐色纵条，为该种主要特征。

分布非常广泛，是世界性危害种类，在我国各地均有分布。由于它在冬季室外不能越冬，所以在我国北方有取暖设施的居民家中常见，且几乎成为各地宾馆、饭店、医院、食品加工厂等特殊行业中，飞机、火车、轮船等交通运输工具，以及商务办公楼等场所的优势种。但在上海等城市，德国小蠊有向居民家中扩散的趋势。

2. 黑胸大蠊（*Periplaneta fuliginosa*）

体大，约 3 cm，全身无花纹，纯黑褐色（老红木色），有油状光泽。翅发达，雌、雄均超出腹端。

黑胸大蠊食性广泛，喜食香甜物品，如面包、饼干等。黑胸大蠊分布广泛，新疆、吉林、辽宁、陕西、江苏、浙江、江西、湖南、湖北、福建、台湾、广东、广西、四川、云南、贵州等地均有分布。它是江苏、浙江、上海地区的优势种。由于该种在常温下能越冬，因此它是居民家中、一般单位（如机关、学校、商店等）的主要种类，常见于居民厨房的碗橱、盛放食品杂物的柜橱、桌子抽屉角落、炉灶边缝隙、水斗下，以及其周围的开裂墙缝、杂物堆、闲置少动物品的存放处、书柜，甚至在居室衣柜、被厨、缝纫机处被发现，它还有外栖习性，栖息在庭院、住宅周围的场所、垃圾堆、杂物堆放处及空房等处，以植物、腐败物质为生。在夏季室内闷热时外栖习性显得更为明显。黑胸大蠊能飞，盛夏的晚上有趋光飞翔入室的现象。

3. 美洲大蠊（*P. americana*）

体长约 3.5cm，是室内最大的种类，体色红褐，前胸背板有 1 个大的黑褐色蝶形大斑，斑的中线向后延伸成“小尾”，为该种主要特征，中线前方有“T”形黄色条纹，后缘呈淡黄色，色斑较宽，翅发达。

美洲大蠊喜湿热环境。在我国南方分布极广，在其他地区主要在酿造厂、豆制品加工厂、澡堂、饭馆、食品加工厂、医院等常见。美洲大蠊喜栖于潮湿油污的地方，喜食腐败有机物和含油食物，有时可见整群在垃圾堆、粪便和积聚油脂的水沟觅食，有外栖习性。需强调，美洲大蠊有在下水系统栖息分布和扩散的特点。在防治工作中必须考虑这一特点，否则导致防治不彻底性。其分布广泛，北京、上海、辽宁、江苏、浙江、福建、安徽、江西、湖北、广东、广西、云南、贵州、四川、天津、河北、吉林、湖南、河南、新疆、台湾均有分布，它是广东、广西、海南及福建等南方诸省的优势种。

4. 澳洲大蠊（*P. australasiae*）

体长 2.8cm，比美洲大蠊略小，与黑胸大蠊相近。体色红褐，前胸背板与美洲大蠊相似，也有淡黄色边缘，中部也有蝶形大斑，与美洲大蠊不同的是蝶形斑无中线后缘延伸的“小尾”，前缘也无“T”形黄色条纹，此外其前翅前缘基部有一金黄色条纹。上述几点为该种主要的鉴别特征。

它比美洲大蠊更需要温暖的环境，因此分布受到一定限制，主要分布于热带和亚热带，在我国主要分布于福建、广东、广西、四川等省份。近食物水源的阴暗角落、缝隙、杂物堆、厨房等处为其主要活动和栖息场所，经常与美洲大蠊、褐斑大蠊混居。喜食含淀粉的食品，也喜咬食植物。

四、蟑螂与动物虫媒病的传播

蟑螂可携带 40～50 种对脊椎动物致病的细菌，如痢疾杆菌、大肠杆菌、鼠疫杆菌等，可引起食物中毒，传播肝炎、脊髓灰质炎、肺炎、结核等致病细菌。它又是多种寄生虫的中间宿主，可携带蛔虫、十二指肠钩口线虫、牛肉绦虫、蛲虫、鞭虫等多种蠕虫卵，也携带有多种原虫，其中有 4 种对人或动物有致病性，如痢疾、阿米马、肠贾第虫等。蟑螂传播的传染病有霍乱、鼠疫、炭疽、麻风、结核、伤寒等十几种。

（王慧煜　袁文峰）

参 考 文 献

陈华中, 解奕瑞, 阮冰. 2011. 新型布尼亚病毒感染的流行病学及诊治进展. 中华危重症医学杂志, 4(6): 400-403.

邓国藩. 1978. 中国经济昆虫志. 第十五册. 蜱螨目. 蜱总科. 北京: 科学出版社

邓国藩. 1991. 中国经济昆虫志. 第三十九册. 蜱螨亚纲: 硬蜱科. 北京: 科学出版社

古小彬, 余增莹, 杨光友, 等. 2010. 嗜群血蜱和长角血蜱 ITS-2、CO Ⅰ和 CO Ⅱ基因序列变异与亲缘关系分析. 畜牧兽医学报, 41(6): 746-754.

郭雨微. 2013. 蜱传病中 Q 热和北亚热检测方法建立及东北内蒙地区疫病调查. 长春: 吉林农业大学硕士学位论文

瞿逢伊, 曹敏, 刘荣兴. 2010. 我国库蠓属带纹亚属一新种(双翅目：蠓科). 中国寄生虫学与寄生虫病杂志, 28(5): 321-324.

李静, 宝福凯, 柳爱华, 等. 2014. 莱姆病致病机理研究进展. 生命科学研究, 18(2): 173-178.

李知新, 刘光远, 田占成, 等. 2010. 不同饲喂方式和温度对长角血蜱甘肃株生物学特性的影响. 动物医学进展, 31(5): 26-31.

刘国平, 任清明, 王旭. 2011. 中国库蠓属华蠓亚属及二新种. 中国媒介生物学及控制杂志, 22(3): 257-259.

刘然, 张桂林, 刘晓明, 等. 2016. 我国新疆首次检出西伯利亚型蜱传脑炎病毒. 病毒学报, (1): 26-31.

龙振昼, 王学忠. 2007. 吸血蠓类的生态学及传媒作用. 中国媒介生物学及控制杂志, 18(6): 524-526.

陆宝麟, 吴厚永. 2003. 中国重要医学昆虫分类与鉴别. 郑州: 河南科学技术出版社

陆宝麟, 吴维均. 1950. 中国蜱类名录. 昆虫学报, 1(2): 195-222.

马婷婷, 陈光, 刘春香. 2011. ITS 序列的特点及其在昆虫学研究中的应用. 应用昆虫学报, 48(3): 710-715.

潘实清, 何桂铭, 李树桃. 1983. 用中华按蚊胸悬骨内突生长线测定日龄. 昆虫学报, 26: 188-192.

王勇, 张美文, 李波. 2003. 鼠类防治实用技术手册. 北京: 金盾出版社, 9-17.

王卓, 王茸, 周德壮, 等. 2015. 东北林区啮齿动物中蜱媒立克次体检测及复合感染研究. 中国媒介生物学及控制杂志, 26(5): 467-470.

杨亚, 刘进辉, 伏健, 等. 2014. 硬蜱常用分子分类技术研究进展. 动物医学进展, (11): 98-100.

虞以新. 2006. 中国蠓科昆虫. 北京: 军事医学科学出版社.

张艳艳, 刘继荣, 薄新文, 等. 2012. 四种璃眼蜱 *ITS2* 基因的序列分析. 寄生虫与医学昆虫学报, 19(4): 241-247.

Barker S C, Murrell A. 2004. Systematics and evolution of ticks with a list of valid genus and species names. Parasitology, 129 Suppl(S1): S15-36.

Beati L, Keirans J E. 2001. Analysis of the systematic relationships among ticks of the genera *Rhipicephalus* and *Boophilus* (Acari: Ixodidae) based on mitochondrial 12S ribosomal DNA gene sequences and morphological characters. Journal of Parasitology, 87(1): 32-48.

Black WC, Piesman J. 1994. Phylogeny of hard- and soft-tick taxa (Acari: Ixodida) based on mitochondrial 16S rDNA sequences. Proceedings of the National Academy of Sciences of the United States of America, 91(21): 10034-10038.

Blouin E F, Kocan A A, Glenn B L, et al. 2016. Transmission of *Cytauxzoon felis* Kier, 1979 from Bobcats, *Felis rufus* (Schreber), to Domestic Cats by *Dermacentor variabilis* (Say). Journal of Wildlife Diseases, 20(3): 241-242.

Bowman A, Nuttall P, 2008. Ticks: Biology, Disease and Control. Cambridge: Cambridge University Press. 344–376.

Caporale D A, Rich S M, Spielman A, et al. 1995. Discriminating between ixodes, ticks by means of mitochondrial DNA sequences. Molecular Phylogenetics & Evolution, 4(4): 361-365.

Chen Z, Yang X, Bu F, et al. 2010. Ticks (Acari: Ixodoidea: Argasidae, Ixodidae) of China. Experimental and Applied Acarology, 51(4): 1–12.

Chitimia L, Lin R Q, Cosoroaba I, et al. 2009. Molecular characterization of hard and soft ticks from Romania by sequences of the internal transcribed spacers of ribosomal DNA. Parasitology Research, 105(5): 907-911.

Corrigan RM, Arnold M. 2004. Ratsand Mice: Handbook of Pestcontrol. 9thEd, New York: GIE Media Inc, 11-26.

Cywinska A, Ball S L, Dewaard J R. 2003. Biological identifications through DNA barcodes. Proceedings Biological Sciences, 270(1512): 313-321.

Dantas-Torres F, Chomel BB, Otranto D. 2012. Ticks and tick-borne diseases: a one health perspective. Trends in Parasitology, 28(10): 437-446.

Davis S, Calvet E, Leirs H. 2005. Fluctuating rodent population sand risk to humans from rodent-bornezoonoses . Vector-borne Dis, 5(4): 305-314.

Ding F, Zhang W, Wang L, Hu W, et al. 2013. Epidemiologic features of severe fever with thrombocytopenia syndrome in China, 2011–2012. Clinical Infectious Diseases, 56(11): 1682-1683.

Dumler JS, Choi KS, Garcia-Garcia, et al. 2005. Human granulocytic anaplasmosis and *Anaplasma phagocytophilum*. Emerging Infectious Diseases, 11(12): 1828-1834.

Dworkin MS, Schwan TG, Anderson DE, et al. 2008. Tick-borne relapsing fever. Infectious Disease Clinics of North America, 22(3): 449-468.

Gao X, Nasci R, Liang G. 2010. The neglected arboviral infections in mainland China. PloS Neglected Tropical Diseases, 4(4): e624.

Golovljova I, Vasilenko V, Mittženkov V, et al. 2007. Characterization of hemorrhagic fever with renal syndrome caused byhantaviruses, Estonia. Emerg Infect Dis, 13(11): 1773-1776.

González L M, Castro E, Lobo C A, et al. 2015. First report of *Babesia divergens* infection in an HIV patient. International Journal of Infectious Diseases Official Publication of the International Society for Infectious Diseases, 33I: 202-204.

Hajdušek O, Síma R, Ayllón N, et al. 2013. Interaction of the tick immune system with transmitted pathogens. Frontiers in Cellular & Infection Microbiology, 3(3): 207-208.

Humair P F, Douet V, Cadenas F M, et al. 2007. Molecular identification of bloodmeal source in *Ixodes ricinus* ticks using 12S rDNA as a genetic marker. Journal of Medical Entomology, 44(5): 869-880.

Iglesias I, Muñoz M J, Montes F, et al. 2015. Reproductive ratio for the local spread of African swine fever in wild boars in the Russian federation. Transboundary & Emerging Diseases, 63(6): e237.

Jin H, Wei F, Liu Q, et al. 2012. Epidemiology and control of human granulocytic anaplasmosis: a systematic review. Vector-Borne and Zoonotic Diseases, 12(4): 269-274.

Jonsson CB, Figueiredo LTM, Vapalahti O, et al. 2010. A globalperspective on hantavirus ecology, epidemiology, and disease. Clin Microbiol Reviews, 23(2): 412-441.

Keim P, Johansson A, Wagner DM. 2007. Molecular epidemiology, evolution andecology of Francisella. Annals of the New York Academy of Sciences, 1105: 30-66.

Kocan K. 2001. Anaplasmosis. In: The Encyclopedia of Arthropod-transmitted Infections of Man and Domesticated Animals. Service N. W. Ed. CABI Publishing, New York. 28-33.

Lv J, Wu S, Zhang Y, et al. 2014. Development of a DNA barcoding system for the Ixodida (Acari: Ixodida). Mitochondrial DNA, 25(2): 142-149.

Lv J. 2014. Assessment of four DNA fragments (COI, 16S rDNA, ITS2, 12S rDNA) for species identification of the Ixodida (Acari: Ixodida). Parasites &Vectors, 7(1): 1-11.

Mangold A J, Bargues M D, Mas-Coma S. 1998. Mitochondrial 16S rDNA sequences and phylogenetic relationships of species of Rhipicephalus and other tick genera among Metastriata (Acari: Ixodidae).

Parasitology Research, 84(6): 478-484.

Muhanguzi D, Picozzi K, Hatendorf J, et al. 2014. Prevalence and spatial distribution of *Theileria parva* in cattle under crop-livestock farming systems in Tororo District, Eastern Uganda. Parasites & Vectors, 7: 91.

Murrell A, Campbell N J, Barker S C. 1999. Mitochondrial 12S rDNA indicates that the Rhipicephalinae (Acari: Ixodida) is paraphyletic. Molecular Phylogenetics & Evolution, 12(1): 83-86.

Norris D E, Klompen J S H, Black W C. 1999. Comparison of the mitochondrial 12S and 16S ribosomal DNA genes in resolving phylogenetic relationships among hard ticks (Acari: Ixodidae). Annals of the Entomological Society of America, 92(1): 117-129.

Parola P, Paddock CD, Raoult D. 2005. Tick-borne rickettsioses around the world: emerging diseases challenging old concepts. Clin Microbiol Rev, 18, 719-756.

Parola P, Raoult D. 2001. Ticks and tickborne bacterial disease in humans: an emerging infection threat. Clin Infect Dis, 32, 897-928.

Piesman J, Humair PF. 2011. The spirochetes and vector ticks of *Lyme borreliosis* in nature. *Lyme borreliosis* in Europe and North America: Epidemiology and Clinical Practice. 37-51.

Rizzi T E, Reichard M V, Cohn L A, et al. 2015. Prevalence of *Cytauxzoon felis*, infection in healthy cats from enzootic areas in Arkansas, Missouri, and Oklahoma. Parasites & Vectors, 8(1): 1-6.

Sánchezvizcaíno J M, Mur L, Gomezvillamandos J C, et al. 2015. An update on the epidemiology and pathology of African swine fever. Journal of Comparative Pathology, 152(1): 9-21.

Sonenshine DE, 1991. Biology of Ticks, Vol. 1. New York: Oxford University Press. 10-25.

Song S, Shao R, Atwell R, et al. 2011. Phylogenetic and phylogeographic relationships in *Ixodes holocyclus* and *Ixodes cornuatus* (Acari: Ixodidae) inferred from COX1 and ITS2 sequences. International Journal for Parasitology, 41(8): 871-880.

Stafford KC . 2004. Tick management handbook. New Haven: Conneticut Agricultural Experiment Station, 15-21.

Stanek G, Wormser GP, Gray J, et al. 2012. *Lyme borreliosis*. The Lancet, 379(9814): 461-473.

Sumrandee C, Baimai V, Trinachartvanit W, et al. 2015. *Hepatozoon* and *Theileria* species detected in ticks collected from mammals and snakes in Thailand. Ticks and Tick-borne Diseases, 6(3): 309-315.

Takahashi T, Maeda K, Suzuki T, et al. 2014. The first identification and retrospective study of severe fever with thrombocytopenia syndrome in Japan. Journal of Infectious Diseases, 209(6): 816-827.

Tian ZC, Liu GY, Yin H, et al. 2013. Discrimination between bovine *Babesia* and *Theileria* species in China based on the ribosomal protein S8 (*RPS8*) gene. Veterinary Parasitology, 197(1): 354-359.

Vannier E, Krause PJ. 2012. Human babesiosis. New England Journal of Medicine, 366(25): 2397-2407.

WHO. 2004. Human plaguein 2002 and 2003 . Wkly Epidemiol Rec, 79(33): 301-306.

WHO. 2006. International meeting on preventing and controlling plague: the old calamity still has a future . Wkly Epidemiol Rec, 81(28): 278-284.

Ye XD, Zheng SG, Sun Y, et al. 2008. Progress in tick-borne spotted fever. Chinese Journal of Zoonoses, 24(4): 368-371.

Yu XJ, Liang MF, Zhang SY, et al. 2011. Fever with thrombocytopenia associated with a novel Bunya virus in China. New England Journal of Medicine, 364: 1523-1532.

Zhang YZ, Lin XD, Shi NF, et al. 2010. Hantaviruses in small mammals and humans in the coastal region of Zhejiang Province, China. J Med Virol, 82(6): 987-995.

第二篇　动物病媒病的主要种类与流行

第九章　病毒性动物病媒病

第一节　非 洲 马 瘟

非洲马瘟（African horse sickness，AHS）是由非洲马瘟病毒（*African horse sickness virus*，AHSV）感染引起的单蹄兽的急性或亚急性传染病，通过节肢动物（如库蠓）传播。该病主要以呼吸系统和循环系统病变及功能障碍为特征，主要临床表现为呼吸困难、发热、皮下结缔组织与肺水肿及内脏出血为特征。马对此病的易感性最高，病死率高达95%。世界动物卫生组织（OIE）将其列为法定报告动物疫病，我国将该病列为Ⅰ类传染病。该病发生有明显的季节性和地域性，多见于温热潮湿季节，常呈地方流行或暴发流行，传播迅速。

一、病原学

非洲马瘟病毒在病毒分类上属呼肠孤病毒科（*Reoviridae*）环状病毒属（*Orbivirus*），病毒颗粒无囊膜，直径 65～80nm，负染病毒粒子直径约为 50nm，在超薄切片中约为71nm，其内芯的直径为 36nm，由 32 个壳粒组成，有时见到有细胞性囊膜的病毒粒子，形态结构与蓝舌病病毒相似。AHSV 的基因组包含 10 个大小不等的双链 RNA 片段。内衣壳由 5 个蛋白质（VP1、VP3、VP4、VP6 和 VP7）构成，外衣壳由 VP2 和 VP5 构成，在感染的细胞中还鉴定出 3 个非结构蛋白。该病毒目前已确定血清型有 9 个，各血清型之间的毒力强弱有所不同，且具有交叉免疫作用，如 5 型与 8 型、6 型与 9 型。AHSV1～8 只分布在撒哈拉以南地区，而 AHSV9 分布广泛，是非洲之外流行的血清型。病毒可在 Vero、MS、BHK21 等细胞中培养。

AHSV 在 37℃下可存活 37 天，而 50℃ 3h、60℃ 15min 可被灭活。在 pH 为 6～10 时稳定，在 pH 为 3.0 时迅速死亡。能被乙醚及 0.4% β-丙烯内酯灭活，能被 0.1%福尔马林 48h，以及石炭酸和碘伏灭活。

二、流行病学

1. 传染源

传染源为病马、带毒马及其血液、内脏、精液、尿、分泌物和脱落组织。马的病毒血症期一般持续 4～8 天，长的可达 18 天；斑马、驴病毒血症期可持续 28 天以上。

2. 易感动物

在自然条件下，单蹄动物和犬易感。马尤其幼龄马易感性最高，骡、驴依次降低。

大象、野驴、骆驼、犬因接触感染的血及马肉也偶可感染。马感染后的死亡率为 70%～95%，骡和驴则依次降低，骡的死亡率为 50%、驴的死亡率为 10%。以病死马肉饲喂的犬不一定出现临床症状，但能引起病毒血症并产生抗体。绵羊也有自然病例，牛不易感。该病不感染人。

3. 传播途径

该病不能由病马直接传染给健康的马，主要通过媒介昆虫（库蠓）吸血传播。已被证实的主要媒介是 *Culicoides imicola*，该种广泛分布在非洲和亚洲地区。另外，目前实验室研究显示 *Culicoides bolitinos*、*Culicoides sonorensis* 也可成为 AHS 的传播媒介，*Culicoides insignis* 为可疑的传播媒介。

三、流行与分布

该病流行于撒哈拉沙漠以南和以东的非洲大陆，并传播到南部非洲，有时也传播到北部非洲，以地方性和季节性流行为主要形式。该病的发生和流行与库蠓等吸血昆虫的繁殖季节和地理分布密切相关。有明显的季节性，流行于温暖潮湿的夏季、秋季；多发于沼泽地等地势低洼的农牧场，并且感染多发生在夜间，因为这些吸血昆虫是夜间出来活动采食的。霜冻时，病和昆虫消失。气象学分析认为，感染昆虫随风流动也许是导致该病在西班牙、印度和中东暴发的原因，其随风传播的距离在 40～700km。

最早文献记载 AHS 发生的报道是在 17 世纪的非洲中东部、中部和南部地区，那次 AHS 的暴发，导致 40%的马群都受到感染，1 万匹马死亡，仅纳米比亚就死亡 1000 匹。这些数据显示，该病横跨毛里塔尼亚到索马里的广大地区，并从这些地区向撒哈拉沙漠以南及向东和向北传播。1959 年，由于游牧部落大范围的迁移，AHSV9 血清型传到伊朗海湾地区。1959～1961 年，该病向东传播到阿富汗、巴基斯坦和印度，向西传播到伊拉克、叙利亚、黎巴嫩、土耳其、塞浦路斯和约旦。该次流行造成大约 30 万匹马死亡，在最严重的伊朗-伊拉克边界地区，河里出现大量腐烂的马匹尸体，造成严重的公共卫生问题。该次非洲马瘟的暴发在采取了综合防控措施后，如大面积的疫苗免疫和屠宰患病动物，于 1962 年停止流行。1965 年，由于游牧部落从马里和尼日利亚穿过撒哈拉沙漠向北非迁移，AHSV9 血清型再次在摩洛哥南部暴发，并向东蔓延到阿尔及利亚和突尼斯；经过一个冬天的停歇后，1966 年又在北非暴发，并在西班牙经直布罗陀海峡进入欧洲。当年 10 月，西班牙加的斯省的马匹被感染，在采取扑杀和疫苗免疫措施的几周内，AHS 在西班牙被消灭。此后 20 年内，该病在北非和欧洲没有再流行和暴发。直到 1987 年，由于从纳米比亚进口了 10 匹斑马，该病在西班牙再次发生，并于 1989 年传播到葡萄牙和摩洛哥。该次暴发的血清型是 AHSV4，这也是首次在非洲以外的地区发生 AHSV9 外的其他血清型的流行。在采取免疫和扑杀措施 3 年后，于 1990 年该次流行才停止。目前，该病基本蔓延到整个非洲大陆，根据非洲联盟-非洲国家间动物资源局（AU-IBAR）的统计数据显示，该病暴发次数最多的国家是南非，447 次；其次是埃塞俄比亚，167 次。2009～2011 年暴发次数统计显示，该病 2009 年在非洲 7 个国家暴发 15 次，2010 年 5 个国家暴发 305 次，2011 年 6 个国家暴发 627 次。在非洲大陆以外地区发生过该病的国家和地区主要有阿富汗、巴基斯坦、印度、伊拉克、叙利亚、黎巴嫩、土耳其、塞浦路斯、约旦、摩洛哥、沙特阿拉伯、也门、西班牙、葡萄牙及佛得角群岛等，但大都是零星发生，并且一般持续时间不会超过 3 年。我国无该病发生。

第二节　非 洲 猪 瘟

非洲猪瘟（African swine fever，ASF）是猪的一种急性、接触性、出血性传染病，以高热、皮肤发绀、内脏器官严重出血和高死亡率为特征。根据病毒的毒力、滴度，宿主和暴露途径，ASF 的症状可以表现为急性的 100%致死率、延迟 4～7 天后出血感染症状、小部分的无症状带毒状态。世界动物卫生组织（OIE）将其列为法定报告动物疫病，在我国将其列为一类动物疫病。

一、病原学

ASF 的病原为非洲猪瘟病毒（*African swine fever virus*，ASFV），在病毒分类上属非洲猪瘟病毒科（*Asfarviridae*）非洲猪瘟病毒属（*Asfivirus*）的成员，ASFV 是该科唯一的成员。ASFV 为胞质内复制的双链 DNA 病毒，病毒颗粒具囊膜，直径 175～215nm，核衣壳呈二十面体对称。ASFV 基因组大小为 170～192kb，中间 125kb 的区域保守，末端异变。这些异变区编码 5 种多基因家族，决定病毒基因组的可变性。ASFV 基因组共编码 150～200 种蛋白质，目前已确定了 28 种结构蛋白和 100 多种具有感染性的蛋白质。根据病毒 p72 蛋白序列，ASFV 可分为 22 种不同的基因型，一般认为只有 1 个血清型。

ASFV 对外界环境的抵抗力较强，可在感染的血液、粪便、血清、悬浮液和组织中长时间保持活性，室温下在腐烂的血液中可存活 15 周，在粪便中存活 11 天，在冻肉中存活 1000 天。

二、流行病学

1. 传染源

发病猪和带毒猪是 ASFV 的主要传染源。病猪排出的唾液、鼻腔分泌物、尿液、粪便及生殖道分泌物中往往含有高滴度的病毒，可通过直接接触健康动物传播病毒；被病毒污染的饲料、泔水、圈舍、运输工具和器具等也可将病毒传给健康猪；病毒在猪肉制品中可存活 140 天以上，所以猪肉制品是 ASF 的另一重要传染源。

2. 易感动物

ASFV 的自然宿主是非洲的野猪，不同品种及猪龄的野猪和家猪对该病毒普遍易感，另外该病毒也可感染钝缘蜱属不同种类的软蜱，在蜱虫体内病毒可以存活 5 年。

非感染区的家猪与野猪对 ASFV 普遍易感，欧洲的野猪比家猪对 ASFV 的抵抗力更强。而非洲野猪，如疣猪（warthogs）（疣猪属）、薮猪（*Potamochoerus porcus* 和 *P. larvatus*）、巨林猪（*Hylochoerus meinertzhageni*）感染 ASFV 后常没有症状，成为 ASFV 的储存宿主。

3. 传播途径

ASFV 主要通过猪之间的直接和间接接触或采食 ASFV 污染的食物经口传播。短距离可经空气传播，但其传播距离小于 2m。此外，吸血节肢动物可通过叮咬将病毒传给易感动物，但目前确定的 ASFV 的传播媒介只有钝缘蜱属（*Ornithodoros*）的蜱种。

根据野外储存宿主和媒介蜱虫，以及它们与家猪的关系，ASF 的流行有 5 种传播模型。第一种是最原始的传播模型，发生在非洲东部和南部国家，野猪同软蜱感染的疣猪组织接触而感染。第二种传播模型发生在西非国家，以及高加索和俄罗斯地区，因当地缺乏兽医机构和农民补偿机制，从而导致将发病的病猪藏起来，然后家猪之间相互接触，或者和病死猪、猪肉制品接触而发病。第三种传播模型发生在伊比利亚半岛（1960～1995 年），家猪和野猪通过相互之间直接接触或者误食被感染的肉而感染上 ASF。家猪在野外放养的过程中，软蜱（*Ornithodoros erraticus*）通过叮咬造成 ASF 传播。另外在流行区，ASFV 可在蜱虫体内存活 5 年以上，即使 ASF 已消除 1 年后，仍会有该病暴发的病例。第四种传播模型发生在中非，ASF 主要在家猪种群内传播，猪圈中的软蜱充当了传播媒介的作用，该传播模型如果没有野猪作为储存宿主，软蜱在传播和流行过程中起不到重要作用，可以促进对该病的清除。第五种传播模型发生在俄罗斯和外高加索地区，该流行循环主要感染家猪和野猪，蜱虫并没有参与其中，大部分病例（79.8%）为家猪感染和带毒病例。另外，20.2%的病例为野猪通过种群内相互接触或者通过接触感染的家猪而发病。

三、流行与分布

1921 年 ASF 首次在肯尼亚被报道，很快扩散到非洲其他国家，并一直在非洲流行。直到 1957 年，由于从安哥拉转运感染的猪产品，将该病引入葡萄牙，这次暴发很快被控制。1960 年，该病再次进入葡萄牙，并于 20 世纪七八十年代逐步蔓延到整个伊比利亚半岛，进入西班牙。由于 ASFV 的传播媒介游走钝缘蜱（*Ornithodoros erraticus*）在葡萄牙和西班牙的存在，使得葡萄牙和西班牙成了该病的疫源地，并且在该地区一直持续存在了 30 多年（1960～1995 年）。毒株也逐步进入其他欧洲国家，如法国、比利时、荷兰、意大利等，而且被传入美洲国家。1971 年，在古巴检测到 ASF，并以屠宰 45 万头猪的代价有效地消灭了该病。1978 年，该病首次传到多米尼加共和国，并跨越边界，进入海地和巴西。在这些国家，ASF 逐步被控制，但在意大利撒丁岛，自 1978 年以来一直持续发生。因此，一般认为 ASF 是撒哈拉以南非洲和撒丁岛的自然疫源性疾病。然而随后，ASF 在非洲大陆也逐步蔓延，并进入西非国家和一些岛屿。同时，有人认为由于猪养殖数量的增加、对隐性感染猪缺乏监测、全球化进程的加速及经济危机等因素，从 1994 年开始，促使该病逐步进入高加索、东欧及波罗的海的众多国家和地区，如格鲁吉亚、亚美尼亚、阿塞拜疆、白俄罗斯、保加利亚、捷克、匈牙利、摩尔多瓦、波兰、罗马尼亚、俄罗斯、斯洛伐克、乌克兰、爱沙尼亚、拉脱维亚和立陶宛等。2007年，可能由于使用从东非或马达加斯加进口被ASFV污染的猪产品，ASF经波蒂港传入格鲁吉亚，并很快传入周边的亚美尼亚、车臣、阿塞拜疆和俄罗斯；同时开始向北和西部扩散，并于2012年和2013年分别在乌克兰和白俄罗斯暴发；2014年蔓延到欧盟边界地区，立陶宛、波兰、爱沙尼亚和拉脱维亚相继暴发，而且在立陶宛和波兰反复发生。据世界动物卫生组织（OIE）公布的数据，截至2015年10月，由于ASF感染死亡或扑杀的家猪超过75万头，1300头欧盟野猪感染。2018年8月3日我国首次发生非洲猪瘟疫情，随后非洲猪瘟在国内大面积快速传播，截止2019年4月22日全国除了港澳台外已经全部发现非洲猪瘟疫情，共发生129起，屠宰生猪超过102万头，直接经济损失数十亿元。在20世纪七八十年代，ASF传播至全世界，欧洲很多国家（如荷兰、意大利、法国、比利时等）及美洲一些国家（主要是多米尼加共和国和巴西）出现了该病的流行。20世纪90年代和21世纪初，该病的流行和分布发生了改变，在非流行区进行传播，主要有西非一些国家，如科特迪瓦（1996年）、尼日利亚（1997年）、多哥（1997年）、加纳（1999年）、布基纳法索（2003年）、乍得（2010年）等，也在一些岛内传播，如马达加斯加岛（1998年）、毛里求斯（2007年）。另外，在2007年该病通过格鲁吉亚再次进入了欧洲大陆。

ASF在全世界传播流行是多种因素综合影响的结果。第一个影响因素是ASFV在最近15年内持续存在于非洲大陆，病例也持续在增加，不但发生在流行区国家，还进一步传播到非流行区国家，直接造成世界流行的猪瘟病毒量增加，同时感染的动物和猪肉制品也在增加。第二个影响因素是全球化，人员、动物、产品短时间、长距离的全球范围内流动，增加了ASFV传入非流行区的风险。第三个影响因素是经济危机迫使农民改变饲养方式，通过泔水和垃圾饲养家猪，而ASFV对外界环境抵抗力很强，容易增加家猪感染的风险。综上，ASFV在环境和肉类中的耐活性、无症状带毒动物、缺乏疫苗，使得ASF在全球流行。

第三节　蓝　舌　病

蓝舌病（bluetongue）是由蓝舌病病毒（*Bluetongue virus*，BTV）引起的一种主要感染反刍动物的虫媒病。该病以发热，以及口、颊和胃肠道黏膜卡他性炎症及鼻炎为主要特征，病羊乳房和蹄部也常出现病变，且常因蹄真皮层遭受侵害而发生跛行。由于发病绵羊持续高热后，口腔出现溃疡损伤，口腔黏膜及舌头发绀，因此在1905年被定名为蓝舌病。

一、病原学

BTV属于呼肠孤病毒科（*Reoviridae*）环状病毒属（*Orbivirus*），具有24种血清型，病毒基因组由10个双链RNA片段组成，可编码4种非结构蛋白（NS1、NS2、NS3/NS3A和NS4）和7种结构蛋白（VP1～VP7）。蓝舌病毒血清型1、2、3、4、6和10具有较高的致病性和流行性。病毒粒子呈二十面体对称，无囊膜，具有微绒毛状外层，直径为70～80nm。BTV 的核酸由 10 个双股 RNA 节段组成，分别编码 7 种结构蛋白（VP1～VP7）和 4 种非结构蛋白（NS1、NS2、NS3/NS3A 和 NS4）。病毒基因组和 VP1、VP4、VP6 三种酶活性结构蛋白被包裹在核心衣壳内部，另外 5 种非结构蛋白 NS1、NS2、NS3、NS3A、NS4 在被病毒感染的细胞中合成。因遗传漂移和遗传漂变，该病毒具有很高的遗传多样性，因此同一种血清型也具有很高的可变性。BTV 血清型众多，到目前为止，全世界共分离到 27 个血清型的 BTV。我国自 1979 年在云南首次分离到 BTV 以来，到现在国内共分离到 BTV-1、BTV-2、BTV-3、BTV-4、BTV-12、BTV-15、BTV-16 7 个血清型的 BTV。BTV 各型间交叉免疫性差，故只有制成多价疫苗才能获得可靠的保护作用。

BTV 在蛋白质存在的情况下具有较强的抵抗力，室温下该病毒在血清内保存放置 25 年仍具有感染性。BTV 也可长期存在于腐败或抗凝血的血液中，该病毒在 20℃、4℃和 7℃时稳定，–20℃时不稳定。

二、流行病学

1. 传染源

受感染发病的动物（主要为感染的绵羊）和感染后成为带毒的动物（主要是牛）为蓝舌病的传染源。

2. 易感动物

绵羊、山羊、牛、鹿、麋等对 BTV 易感。其中，绵羊易感不分年龄、品种，1 岁左右的绵羊易感性最强。牛和山羊易感性较低，鹿属于病毒感染野生动物中易感性最强的，一般感染后可直接造成鹿死亡。

3. 传播途径

蓝舌病是非接触性传染病，不能通过动物的直接接触来传播，需要借助昆虫来传播。其主要的传播媒介为库蠓属（*Culicoides*）的蠓类，在东半球，残肢库蠓（*Culicoides imicola*）是 BTV 的主要媒介，北欧及中欧地区为不显库蠓（*C. obsoletus*）和灰黑库蠓（*C. pulicaris*），北美地区为杂翅库蠓（*C. sonorensis*）和标翅库蠓（*C. insignis*），中美洲及南美洲为标翅库蠓（*C. insignis*）和小库蠓（*C. pusillus*），澳大利亚为短跗库蠓（*C. brevitarsis*）、黄库蠓（*C. fulvus*）和田库蠓（*C. wadai*）和琉球库蠓（*C. actoni*）。蓝舌病多呈地方性流行，有明显的季节性，其发生、流行与库蠓等昆虫的分布、活动季节和生活习性关系密切，即晚夏与早秋多发。蓝舌病主要通过节肢动物（库蠓）叮咬吸血在动物之间传播，病毒在库蠓唾液腺中增殖，8h 内病毒浓度急剧升高，在 6～8 天病毒浓度可达到高峰，升高至 10 000 倍，库蠓终生具有感染性。不同地区传播蓝舌病的库蠓种类不一样，在非洲和中东主要是 *C. imicola*、*C. obsoletus* 和 *C. schulitzei*，在澳大利亚主要是 *C. wadai*、*C. fulvus*、*C. acton* 和 *C. brevitarsis*，在美国、加拿大主要是 *C. variipennis* 和 *C. insignis*，在欧洲为 *C. imicola*。国内有学者调查发现琉球库蠓和原野库蠓是 BTV

的主要传播媒介。除了库蠓外，也有报道沼蚊、羊蜱蝇、螫蝇、虻、牛虱、羊虱和蜱等机械传播该病的。该病病毒也可通过胎盘感染胎儿，在病毒血症期公畜和母畜交配通过精液感染传播给母畜和胎儿。动物间直接接触不引起该病的传播。

三、流行与分布

蓝舌病主要分布在40°N和35°S之间，为全球大部分热带地区，并散发于亚热带、温带地区。已报道发生或发现过蓝舌病的国家和血清型有：地中海（2001年、2006年）BTV1，北非（2000年）BTV2，希腊（1999年、2000年）BTV4，土耳其（1998年）BTV9，土耳其（1999年）BTV16，欧洲（1998～2006年）BTV1、BTV2、BTV4、BTV9、BTV16，（2006～2008年）BTV8。

蓝舌病最早记录见于18世纪南非的绵羊发病病例。1876年牛羊疾病委员会报告，由于自殖民地引进美利奴羊，引起一种在夏季发生、与口蹄疫症状很相似的以发热、口蹄疼痛为特征的疾病，这是关于蓝舌病的最早记载。1905年Spreull首次将其描述为蓝舌病，并提出吸血昆虫是蓝舌病的携带者。1906年，Sir Arnold Theile首次提出该病是由于病毒感染引起的，并开始广泛使用在羊体连续传代致弱的毒株制备疫苗免疫动物。1940年以前，该病仅局限于撒哈拉以南的非洲大陆少数几个国家，1943年发病地区首次扩展到非洲大陆以外。1944年，du Toit研究确认库蠓是蓝舌病的传播媒介。在1952～1953年，美国加利福尼亚州和得克萨斯州报道发生蓝舌病前的60年中，一般认为该病只在非洲、中东（以色列）和地中海的一些岛屿（如塞浦路斯）流行。1956～1957年，蓝舌病在欧洲的伊比利亚半岛发生了较大规模的流行，此后不久，在亚洲、中东及南欧地区也陆续发现了蓝舌病。1977年，在澳大利亚的库蠓体内首次分离到BTV。20世纪初，西班牙、葡萄牙、希腊及塞浦路斯蓝舌病的疫情并不多，但是从1998年以来，欧洲南部及地中海地区的一些国家，甚至之前没有出现过蓝舌病的国家都发现并报道了蓝舌病的存在。进入21世纪，蓝舌病在世界各地频繁发生，2004年，克罗地亚和葡萄牙报道有蓝舌病暴发；2006年蓝舌病首次出现在比利时、荷兰、德国、法国4个国家，并且出现新的特点，即通常情况下蓝舌病对羊的危害最大，病牛的症状相对较轻，但此次发病病牛的症状却非常严重，除高热和舌头变蓝外，鼻黏膜和口腔黏膜严重充血，这是非常少见的，这一疫情的发生引起了各国的广泛关注；2006～2007年，该病在保加利亚、波兰、意大利、瑞典、瑞士、摩洛哥及越南暴发；到2008年，捷克、法国、英国、德国先后暴发蓝舌病疫情，法国和德国共有1033只羊和628头牛被感染，其中有341只羊和34头牛死亡；同年，意大利、丹麦也发生了蓝舌病疫情。到目前为止，从除了南极洲外的各大洲都分离到蓝舌病病毒，基本与其传播媒介库蠓的地理分布相一致，即主要分布于35°S～50°N之间的广大地区，有疫情报道的国家有50多个。

现已分离到的BTV的血清型共有24个，近来发现的吐根堡河谷病毒（Toggenburg virus）可能为其第25个血清型。对于不同血清型的分布，自1998年后，血清型1、2、4、6、8、9、11和16蔓延到欧洲。2006年血清型8首先在北欧发现，并且现已几乎传遍从地中海到50°N的斯堪的纳维亚的广大地区。除了血清型8外，1998年后进入地中海地区的其他血清型几乎都来源于与该地区相邻的非洲和亚洲。与之相类似，在北美，血清型 10、11、13 和 17 长期发生流行。除了血清型 3 在 30 年前首次在佛罗里达州发现外，其他自 1998 年在美国东南部地区出现的 10 个血清型（1、3、5、6、9、12、14、19、22 和 24）被认为是从加勒比海地区传入的。而另外一些新的血清型近来发现已进入以色列和澳大利亚等国家，通过长期的调查分析确认，这些血清型在该地区已形成稳定的感染循环。血清型 2、4、6、10、16 历史上在以色列就有，但血清型 8、15、24 是近年来传入该国的。在澳大利亚，血清型 1、3、9、15、16、20、21 和 23 早就存在，而血清型 1 和 21 是近些年才传入澳大利亚的，血清型 2 和 7 于 2007～2008 年在澳大利亚北领地出现。其他国家和地区蓝舌病血清型的流行状况，现缺乏详细的调查数据。

我国于 1979 年 5 月在云南师宗首次发现蓝舌病流行，之后在湖北（1983 年）、安徽（1985 年）、四川（1989 年）、山西（1991 年）相继暴发该病；同时广东、广西、内蒙古、河北、江苏、天津、新疆、甘肃、辽宁、吉林等地均有蓝舌病血清学阳性畜群检出。1994～1997 年，在我国 29 个省份蓝舌病血清学调查的基础上，通过对云南、山西、四川、湖北、内蒙古、新疆、西藏 7 个省份采集的 4 种反刍动物（山羊、绵羊、黄牛、水牛）7158 份血清样品的检测分析，鉴定出了 1、2、3、4、12、15、16 等 7 个血清型，其中 1 型和 16 型在自然感染发病动物体内分离获得，是主要的致病血清型。1999 年，在甘肃、青海部分牧区发现牛蓝舌病的感染率在 10%左右；2001 年，对广西羊蓝舌病进行血清学监测，阳性率达 31.7%；2002 年，在云南楚雄的血清学检测发现牛的感染率达 15%。

第四节　牛 流 行 热

牛流行热（bovine ephemeral fever，BEF），又名三日热，是由牛流行热病毒（*Bovine ephemeral fever virus*，BEFV）引起牛的一种急性、热性传染病。临床以突然高热、呼吸促迫、泡沫样流涎、流泪、流鼻涕、后躯僵硬、跛行等为特征。大部分病牛经 2～3 天即恢复正常，故又称三日热或暂时热。该病病势迅猛，但多为良性经过。该病能引起牛大群发病，乳牛的产乳量明显降低。

一、病原学

BEFV 又名牛暂时热病毒，属于弹状病毒科（*Rhabdoviridae*）暂时热病毒属（*Ephemerovirus*）的成员。病毒粒子呈子弹状或圆锥形，成熟病毒粒子长 100～430nm、宽 45～100nm，有囊膜，囊膜厚 10～12nm，表面具有纤细的突起，该突起由糖蛋白 G 组成。核衣壳由 RNA、N 蛋白、L 蛋白及 M1 蛋白组成，外部包围着由 M2 蛋白组成的脂类膜，具有感染性。BEFV 基因组为单股负链 RNA，42S 不分节，长度为 14.9kb，基因组中已有 11 组被确定，具有 10 个可读框，编码 5 种结构蛋白和其他未知功能的蛋白质，其中 G 蛋白是主要的免疫原性蛋白，其表面存在 4 个抗原位点，G1 抗原位点为 BEFV 所特有，且其在 BEFV 中很保守。

BEFV 血清型只有一种。该病毒对热敏感，56℃ 10min、37℃ 18h 即可灭活，pH2.5 以下或 pH8.0 以上数十分钟内使病毒灭活，对乙醚和氯仿等敏感。–20℃以下低温保存可长期保持毒力。

二、流行病学

1. 传染源

病牛是 BEF 的传染来源。

2. 易感动物

牛是该病毒的唯一敏感动物，主要侵害牛、黄牛、乳牛、水牛、牦牛等。不同品种的牛易感性差异较大，其中以 3～5 岁壮年牛、乳牛、黄牛易感性最大，水牛和犊牛发病较少。发病率一般在 50%以上，但病死率一般小于 5%。有研究报道，在非洲针对野生有蹄动物（非洲水牛、大羚羊、小羚羊、牛羚、驴羚、大象、疣猪、河马）的 BEFV 中性抗体调查显示，非洲野生动物中的 BEFV 中性抗体检出率为 60%以上，推测野生动物为该病的自然储存宿主。

3. 传播途径

BEF 通过媒介昆虫传播，呈周期性流行，具有明显的季节性，多发生于雨量多和气候炎热的 6～9 月。目前比较明确的媒介包括蚊（mosquitoe）和库蠓（*Culicoides* spp.），其中，蚊是主要传播媒介。该病为非接触感染，由节肢动物传播。其发生比较迅猛，在传播扩散方式上不受山川和河流的影响，呈跳跃式蔓延。该病在流行上有一定周期性，3～5 年大流行一次。在澳大利亚和非洲，该病的流行方式是从北向南散布的，但在北半球其传播方式可能是相反的。在热带和亚热带地区，雨季给蚊、蠓提供了有利的生存繁殖环境，使其大量繁殖，这对 BEFV 大规模的流行有一定影响。我国幅员辽阔，南北纬度差异较大，东西走向又存在不同地域之差，因而该病在不同地区流行的时间也不完全一样。BEF 经静脉注射也可引起感染，直接接触感染动物和污染物不引起该病的传播。

三、流行与分布

1867 年在东非报道了一种类似于 BEF 的疫病，这是最早关于 BEF 的记载。BEF 分布于非洲、亚洲和大洋洲许多国家和地区，通常流行于 38°N 和 36°S 之间的地区，并向南和北呈波浪式扩散。养牛业的快速发展又促使该病向更广泛的地区蔓延。虽然 BEFV 只有一个血清型，但根据 G 基因胞外域序列比对分析，可将其分为 3 个谱系：东亚谱系、澳大利亚谱系和中东谱系。由于测定序列样本数量有限，未测定非洲、亚洲中部和南部、东南亚 BEFV 分离株的 G 基因序列，因此是否还有其他谱系的存在，尚不得而知。对于该病有详细流行特征描述的记载，首先出现在撒哈拉以南非洲地区。最早的报道是该病 1906 年发生在津巴布韦西北部，到 1907 年，经津巴布韦中部向南传到南非纳塔尔、德兰士瓦省和东开普省的伊丽莎白港，此后在南非呈间歇性流行发生。目前的报道显示，该病已几乎遍布整个非洲大陆，如苏丹、肯尼亚、乌干达、尼日利亚、索马里、乍得、毛里塔尼亚、几内亚、中非共和国、埃塞俄比亚、卢旺达、布隆迪、刚果民主共和国、赞比亚、马拉维、安哥拉、博茨瓦纳、莱索托、斯威士兰、马达加斯加和坦桑尼亚等国家都有关于 BEF 发生的报道。在南亚和东南亚，该病广泛分布于自印度次大陆和斯里兰卡向东和北延伸，直到印度尼西亚群岛和菲律宾的广大地域。1919 年，BEF 首次在该地区的巴基斯坦牛群和印度尼西亚西爪哇的奶牛群中暴发，到目前为止，报道发生 BEF 或有 BEFV 抗体的国家和地区还有爪哇岛、巴厘岛、苏门答腊岛、帝汶岛、加里曼丹岛、苏拉威西岛、菲律宾、泰国、马来西亚和西巴布亚。中亚地区很少有关于 BEF 的文献报道，在塔吉克斯坦和乌兹别克斯坦有零星暴发 BEF 的报道，而且在 1980 年从采自土库曼斯坦骆驼体的库蠓体内分离到了 2 株 BEFV。另外，1993 年蒙古国也报道分离到 1 株 BEFV；2002 年塔吉克斯坦报道 1 次 BEF 的暴发疫情。在中东，埃及、以色列、土耳其、沙特阿拉伯、伊朗、科威特、也门、伊拉克和叙利亚都有 BEF 发生的数据资料记载。2011 年收集的血清学数据显示，约旦也有 BEFV 抗体阳性动物。埃及对 BEF 流行的详细报道出现在 1909 年，该次流行首先出现在阿斯旺，通过尼罗河谷蔓延到开罗和海岸地区。1931 年在以色列首次报道 BEF 的发生，直到 1990 年，该病在以色列一直为间歇性发生，1990 年后暴发的频率逐渐升高。1985 年，在土耳其安纳托利亚中部、南部和东南部地区首次报道发生 BEF，到 2012 年共暴发过 4 次，而且在土耳其西部检测到 BEFV 的抗体，这也是首次在欧洲报道 BEF。此外，BEF 在东亚的日本和朝鲜半岛也呈周期性发生。日本有关 BEF 的记载最早出现在 1889 年，当初称之为牛流感，当该病被重新命名为 BEF 后，于 1906～1908 年、1929 年和 1949～1950 年，也有关于 BEF 的流行报道，并于 20 世纪五六十年代频繁发生，但未出现大规模的暴发，近年来只出现过零星的暴发，而且仅限于最南面的冲绳。在韩国，2009～2012 年，在除了仁川和釜山以外的所有省份都检测到了 BEFV 血清阳性的动物，2011 年大邱省的阳性率最高，为 35.7%。1936 年该病在澳大利亚北领地达尔文南 450km 的地区暴发，由于该地偏远，推测在此次暴发前 60 年，澳洲大陆北部开始大规模养殖牛后，BEFV 在该地区很可能就存在，只是没有检测到。在 20 世纪 70 年代前，该病从澳洲大陆北部热带地区逐渐波及西澳大利亚州、昆士兰和新南威尔斯州，并在维多利亚州北部偶有发生，此后逐渐由北向南，每年春秋季各地都有发生。

我国 BEF 呈地方性流行，于 1934 年首次报道于江苏。1955 年后，除了新疆、青海、黑龙江、天津和河北外，其他省份都报道了 BEF 的流行发生。广东几乎每年都有 BEF 的暴发，而且在南部区域每两年就有一次大流行，通常在 6～7 月发生，并持续到 11 月。大约每 4 年，大流行就会波浪式向北蔓延至安徽和河南。1991 年在吉林 44°N 的地域暴发了 BEF，这也是在北半球纬度最高地域发生该病的记录。2011～2014 年开展的黄牛、水牛和牦牛 BEF 血清流行病学调查显示，被调查的我国 28 个省份中，26 个有 BEFV 中和抗体，其中就包括黑龙江和新疆。虽然该病在我国的流行区域广、感染率高，但病死率一般不会超过 2%。

第五节　克里米亚刚果出血热

克里米亚刚果出血热（Crimean-Congo haemorrhagic fever）是由克里米亚刚果出血热病毒（*Crimean-Congo haemorrhagic fever virus*，CCHFV）感染引起的一种蜱传性的人畜共患病，该病以发热、头痛、出血、低血压休克等为临床特征。该病因在克里米亚和刚果相继发现而得名，在国内首先发现于新疆巴楚，故我国又称其为新疆出血热。该病的发病具有明显的季节性与地域性，每年 4～5 月在我国西北地区的牧场时常有该病的发生。据统计，该病平均致死率在 30%左右，属于全球范围内严格监测控制的烈性传染病。

一、病原学

CCHFV 属于布尼亚病毒科（*Bunyaviridae*）内罗病毒属（*Nairovirus*）的成员，病毒颗粒呈球形，直径 100～110nm，外层是病毒的包膜，厚度为 5～7nm，膜上有直径为 10nm、长度为 15nm 的柱状纤突，有 147～168 个纤突。CCHFV 为单股负链 RNA 病毒，基因组分为 S、M 和 L 三个片段，分别编码核蛋白（nucleoprotein）、糖蛋白（glycoprotein）及 RNA 聚合酶（RdRp）。基因组末端 11 个碱基是保守的，除第 9 位核苷酸外均互补，在随后的 20 个左右碱基显示片段特异性互补，形成螺丝状或锅柄状结构。CCHFV 以出芽形式进到高尔基体装配成空泡，一般情况下，一个空泡有一个病毒，装配成熟的病毒与空泡一起转移到细胞表面，通过膜融合的方式或细胞裂解释放子代病毒。有报道，S、M、L 基因核苷酸序列具有遗传差异，其中 S 基因序列间的差异与病毒分离的地理差异有关。CCHFV 与内罗毕病毒属的其他成员间有血清学交叉反应。

二、流行病学

1. 传染源

脊椎动物，包括家畜（牛、绵羊、山羊、马、猪等）和野生动物（狒狒、长颈鹿、犀牛、羚羊、瞪羚、大捻角羚、斑马、角马等），除了是蜱虫的寄主外，还是 CCHFV 的储存宿主，其感染后症状轻微或者为亚临床状态时，对该病的传播起到重要的作用。除了脊椎动物外，鸟类同样既是蜱虫的寄主，也是 CCHFV 的储存宿主，因鸟类的飞行迁徙，随行的感染蜱虫随之播散，对该病在世界范围传播具有重要的作用。另外，蜱虫本身除了是传播媒介外，还是 CCHFV 的储存宿主，蜱虫的卵、幼虫、若虫、成虫均可以是 CCHFV 的宿主，意味着 CCHFV 对蜱虫可以形成垂直传播。

2. 易感动物

CCHF 的易感动物包括野生动物、家畜、鸟类，目前已知作为 CCHFV 宿主的野生动物至少有 20 属，家畜是该病的重要宿主。动物感染后只产生抗体，一般症状不明显。急性期症状轻微而短暂，另有动物表现为亚临床状态。

3. 传播途径

CCHF 是通过吸血节肢动物硬蜱叮咬带有 CCHFV 宿主或者通过蜱虫垂直传播后叮咬易感的动物和人，然后造成动物和人感染 CCHFV 的。目前已在多种软蜱、硬蜱和蠓（*Culicoides* spp.）中分离到 CCHFV，其主要的传播媒介与储藏宿主为蜱。CCHFV 在蜱中经卵、幼虫及两性传播，说明蜱不仅是 CCHFV 在自然界周期循环和传播的媒介，更是 CCHFV 在自然界的“天然仓库”。CCHF 在不同地区的发生和流行与当地蜱虫（璃眼蜱属）的分布和季节密切相关。中亚地区 CCHF 与当地的小亚璃眼蜱有关，欧洲部分国家 CCHF 与当地边缘璃眼蜱有关，南非 CCHF 与当地麻点璃眼蜱有关，我国新疆 CCHF 与新疆亚东璃眼蜱有关。在欧洲克里米亚、阿斯特拉罕、保加利亚，边缘璃眼蜱出现的时间为 2～8 月，5 月是高峰，而 CCHF 流行季节为 5～10 月，高峰为 6～7 月。新疆亚东璃眼蜱出现在 3～10 月，而新疆 CCHF 流行时间是 3～6 月，10 月下旬偶尔先出现病例，发病高峰在 4 月至 5 月下旬。另外，密切接触有病毒血症的动物或患者的脏器、血液和各种带血的排泄物，如鼻血、呕吐物、血尿、血便等，通过破损的皮肤也可引起 CCHFV 感染。其他途径（经口、经胃）是否能造成 CCHFV 传播目前尚未明确。

三、流行与分布

有历史证据表明，1100 年前一位塔吉克斯坦内科医生曾对一位出血热患者的描述是对 CCHF 的最早记载。1944 年夏天，在克里米亚半岛的军队中，200 多人发生一种急性、热性，并伴有出血和休克的疾病，死亡率高达 10%。当时 Chumakov 和他的研究团队认为该病是由蜱传病毒引起的，但未分离到病毒，而将该病初步命名为“克里米亚出血热”（Crimean hemorrhagic fever）。直到 1956 年，Casals 在比属刚果（现在的刚果民主共和国）才分离到病原，并于 1969 年将其命名为“刚果病毒”（*Congo virus*）。1970 年，Casals 等统一将该病的病原命名为“克里米亚出血热-刚果病毒”（*CHF-Congo virus*），并最终简化为 CCHFV。到目前为止，研究发现该病广泛分布于克里米亚的大部分地区、中国西部、南亚到中东、保加利亚、巴尔干半岛到非洲的大部分地区，在非洲、亚洲、东欧和中东地区呈地方性、季节性流行，并在非洲的刚果民主共和国、乌干达、毛里塔尼亚、尼日利亚、南非、塞内加尔、苏丹，亚洲的中国、哈萨克斯坦、塔吉克斯坦、乌兹别克斯坦、阿富汗、巴基斯坦、印度，欧洲的俄罗斯、保加利亚、科索沃、土耳其、希腊、西班牙，以及中东的伊拉克、伊朗、科威特、沙特阿拉伯、阿曼和阿拉伯联合酋长国等超过 30 个国家分离到该病毒。该病的分布与其传播媒介硬蜱，尤其是璃眼蜱属的蜱的分布一致。在欧洲，2002～2008 年，俄罗斯发生了超过 1000 次的 CCHF 确诊病例，其中死亡率达 3.2%。在 1953～2008 年，保加利亚共诊断 CCHF 病例 1500 例，人感染主要发生在该国东部，春夏季多发。在巴尔干半岛诸国，该病呈地方性流行。20 世纪 50 年代，CCHF 在科索沃暴发，疫区家畜和人的抗体阳性率高达 10%～20%。1986 年，在阿尔巴尼亚首次发现 CCHF，此后零星病例和暴发常有发生。1975 年，在希腊山羊体采集的囊形扇头蜱体内首次分离到 CCHFV 毒株 AP92，尽管在当地人群中检测到 CCHFV 的抗体，但在此后30多年内并未发生由AP92所引起的疫情。直到2008年，在邻近保加利亚的边界地区，发生了一例由于蜱叮咬而引起的人CCHF病例，而且该毒株与其他巴尔干半岛国家分离的毒株具有较高的同源性。在保加利亚北部，除了2004年在匈牙利发生一例人的CCHF病例外，其他国家未见报道。但在匈牙利和罗马尼亚的家畜体发现有边缘璃眼蜱，而且在羊体检测到CCHFV抗体，因此认为匈牙利和罗马尼亚存在CCHFV。2012年，在西班牙的璃眼蜱体内检测到CCHFV的核酸，而且与非洲株的核酸序列具有很高的同源性。亚洲国家中，1965年，CCHF首先在我国西部地区发生，此后在巴基斯坦也分离到CCHFV，从那时开始，在这些地区不断有该病暴发和零星的病例报道。2011年，在印度暴发CCHF，并在家畜和小亚璃眼蜱体内发现CCHFV的感染。70年代，伊朗首次报道CCHFV，并在人、牛和羊体检测到抗体，从蜱体内分离到病毒，但直到1999年才在该国首次报道人的病例。在与其相邻的伊拉克，于2012年也报道有CCHF病例的发生。在阿拉伯半岛，1979年，在迪拜医院报道暴发CCHF，阿拉伯联合酋长国、阿曼也相继于20世纪90年代报道CCHF在该国的流行。2002年，土耳其在黑海东部地区首次报道了确诊的CCHF感染的病例。自2009年起，该国诊断出5000个CCHF感染患者，平均死亡率高达5%。大部分病例发生在土耳其中东部的安纳托利亚高原地区，而且该地区家畜CCHFV抗体阳性率高达80%，并从20%的璃眼蜱体内分离到CCHFV。如前所述，1967年，CCHF首次在非洲发生，并用乳鼠脑部接种传代的方法从一个男孩血样中分离到CCHFV。此后在乌干达和尼日利亚的璃眼蜱、患者血样，以及牛、羊血清中分离到CCHFV。非洲CCHF的病例主要来自南非，1981年南非首次报道CCHF病例，1985年在农民和与牛、羊接触的人群中发生了多起CCHF病例。此后，在苏丹、肯尼亚、毛里塔尼亚和塞内加尔也相继报道了CCHF的流行和发生。

CCHF发现于克里米亚和刚果，其主要疫区在非洲、中东、欧洲、亚洲。2000年，巴基斯坦、伊朗、塞内加尔、阿尔巴尼亚、科索沃、保加利亚、肯尼亚、毛里塔尼亚暴发了CCHF。血清学调查显示该病在匈牙利、法国、葡萄牙、希腊、贝宁、印度曾经流行。CCHF在非疫区暴发流行与气候、人口增长、迁徙、生态改变、家畜的贸易等因素有关。

我国CCHF主要分布在新疆，1965年首次在新疆巴楚地区发现，在新疆以外的地区，如青海、四川、内蒙古、云南、东北等地人群和动物中也发现有抗体阳性血清。迄今该病已在新疆南部地区发生数起局部暴发流行和散在流行，巴楚县周围及附近，每年都有不同程度的流行。

我国的CCHF疫区在新疆巴楚县，该地区与巴基斯坦、土耳其等国家接壤，近于沙漠地区，适合亚东璃眼蜱的孳生。另外，该地区主要的经济产业是畜牧业，该地区人群的生活习俗、生态环境都有利于CCHF在该地区暴发流行。虽然只有新疆有CCHF病例和病毒分离的报告，但血清抗体调查显示，在我国其他省份和地区，如新疆北疆地区、青海、内蒙古、四川、云南、海南和安徽等地的家畜或人血清抗体阳性，预示我国这些地区也有可能造成该病的流行。

该病的流行一般以散发为主，但因该病病毒宿主广泛，可以长期保持该病毒，还因为媒介蜱虫分布广泛、密度大，也可通过垂直传播，对该病的暴发和流行起到很重要的作用。随着全球贸易的扩大，动物流动将进一步加大该病全球流行的风险。

第六节 登 革 热

登革热（dengue）是登革病毒（*Dengue virus*，DENV）经蚊媒传播引起的一种急性虫媒传染病。典型的登革热临床表现为起病急骤，高热，头痛，肌肉、骨关节剧烈酸痛，部分患者出现皮疹、出血倾向、淋巴结肿大、白细胞计数减少、血小板减少等。该病传播迅速，发病率高，是目前世界上分布最广、发病人数最多、危害最大的重要虫媒病毒病之一，是东南亚地区儿童死亡的主要原因之一。

一、病原学

DENV 属于黄病毒科（*Flaviviridae*）黄病毒属（*Flavivirus*）的成员，为有包膜的单股正链 RNA 病毒，由 11 000 个核苷酸组成。其基因组编码一个多肽链后，在宿主的信号肽酶及病毒编码的蛋白酶作用下，裂解成 3 种结构蛋白（衣壳蛋白 C、膜蛋白及其前体 M/prM、包膜蛋白 E）和 7 种非结构蛋白（NS1、NS2A、NS2B、NS3、NS4A、NS4B 和 NS5）。结构蛋白是成熟病毒粒子的组成部分，非结构蛋白可对病毒基因组的转录和复制进行调节，在病毒的复制周期中发挥重要的作用。DENV 分为 4 种血清型：DENV-1、DENV-2、DENV-3 和 DENV-4。感染其中一种血清型病毒可获得该病毒的终生免疫，但对此后感染的其他 3 种血清型病毒只有部分和短暂的交叉免疫。

二、流行病学

1. 传染源

感染的人或灵长类动物是该病的传染源。人在发病后 2～6 天血液中带有 DENV；灵长类动物感染后 1～7 天具有毒血症，为隐形感染，具有维持该病毒在自然界循环的作用。

2. 易感动物

人和灵长类动物是自然宿主，灵长类动物包括黑猩猩、猕猴、长臂猿、恒河猴、狒狒等。东南亚森林中的猴感染 DENV 后多不发病，但可以成为传染源。

3. 传播途径

登革热是一种主要经媒介传播的疾病，目前研究显示其传播媒介主要是伊蚊（*Aedes* spp.），能传播 DENV 的伊蚊有 13 种，在我国主要有埃及伊蚊（*Ae. aegypti*）和白纹伊蚊（*Ae. albopictus*）。登革热主要分布在热带和亚热带地区，中南美洲及东南亚地区是登革热流行的主要地区。世界卫生组织（WHO）估计每年约有 1 亿人被感染，并且有 50 万登革出血热的患者需要住院进行治疗，其中大部分为儿童。20 世纪 70 年代，仅有 9 个登革热流行较重的国家，而目前登革热流行国家已经超过 100 个，分布在非洲、美洲、东地中海地区、东南亚和西太平洋地区等，美洲、东南亚和西太平洋区是发生最严重的地区。2008 年，美洲、东南亚和西太平洋区的登革热病例超过 120 万例，2010 年超过 230 万例，2013 年仅美洲就有 235 万例，其中有 37 687 例为重症。

该病通过蚊虫叮咬进行传播，主要媒介是白纹伊蚊和埃及伊蚊，其中严重登革热流行分布与埃及伊蚊分布一致。虽然白纹伊蚊传播登革热的媒介效能不如埃及伊蚊，但近十几年来，白纹伊蚊在全球范围内的扩张及白纹伊蚊密度的持续上升，为登革热在全球的流行带来新的风险。雌性蚊虫叮咬吸血，病毒在体内增殖 4～10 天后，该蚊虫可终生携带病原。另外也有报道 DENV 通过蚊卵隔代垂直传播。

三、流行与分布

由于登革热的临床症状与其他发热型疾病的症状相似，所以对其最早的历史记载并不十分清楚。最早于 1779 年在埃及和爪哇岛发生过登革热样疾病的流行病，但是这也可能是由于基孔肯雅病毒所引起的。19 世纪和 20 世纪早期，在美洲、南欧、北非、中东、亚洲、澳大利亚，以及印度洋、太平洋中南海域和加勒比海群岛都报道发生过登革热或登革热样疫病，这些疾病普遍都是非致死发热性疾病，而且伴有皮疹和肌肉疼痛或关节疼痛。致死性登革热分别于 1897 年和 1928 年流行于澳大利亚和希腊，总计超过 1000 人死亡。1922 年，出血性（包括胃肠出血）的登革热在美国得克萨斯州和路易斯安那州发生。然而，在 20 世纪前半叶，登革热一般被描述为自限性和非致死发热性疾病，而且伴有出血（出血点、鼻出血、牙龈出血和月经过多），很少引起死亡。1944～1956 年，共分离到 4 个登革热病毒血清型（DEN-1、DEN-2、DEN-3 和 DEN-4）。第二次世界大战后，由于人员流动和城市化的快速发展，生态环境遭到严重破坏，致使登革热的媒介埃及伊蚊和 DENV 大范围扩散。在亚洲，柬埔寨、菲律宾、泰国和越南等国家成了登革热的高发疫区，1954～2004 年，先后在菲律宾、泰国、柬埔寨、马来西亚、新加坡、越南、印度、巴基斯坦、孟加拉国、不丹、尼泊尔都出现严重且致命的出血性登革热（DHF）。由于 30°N 以北的地区没有登革热的报道，所以一般认为 30°N 以北为登革热发生的低风险区。2012 年年底，WHO 的报道登革热高风险的国家和地区有孟加拉国、不丹、文莱、柬埔寨、中国香港、印度、印度尼西亚、老挝、中国澳门、马来西亚、缅甸、尼泊尔、巴基斯坦、菲律宾、新加坡、斯里兰卡、中国台湾、泰国和越南。不难看出，除了朝鲜外，其他 WHO 东南亚区的国家都成为登革热的高发疫区，并在 2010 年报道有 355 525 例病例，死亡人数达到 1982 人。过去认为日本是登革热的低发国家，但据日本国家病例调查系统的报道，2010 年日本发生了 200 例登革热病例，发病人数是 2006 年的 4 倍，而且这些患者都是来自疫区。另外，日本有登革热的传播媒介白纹伊蚊，因此日本存在暴发登革热的风险。1873 年，澳大利亚首次报道了来自毛里求斯的 8 例输入型登革热病例，澳大利亚本土登革热的暴发首次出现在昆士兰州的汤斯维尔（1879 年）和罗克汉普顿（1885 年）。19 世纪和 20 世纪早期，在澳大利亚发生了多次登革热疫情，1898 年在新南威尔斯州北部发生，1925～1926 年又在该州南部的纽卡斯尔发生。1905 年，澳大利亚东部（布里斯班）也报道了登革热；1909～1910 年，西部地区也报道发生了登革热。此后随着对登革热预防知识的不断普及，澳大利亚登革热唯一的传播媒介埃及伊蚊的数量不断减少，因此登革热在澳大利亚发生的次数也逐渐降低。1981～1982 年，登革热在昆士兰北部地区再次发生，流行的血清型为 DENV-3 和 DENV-1，波及的区域包括凯恩斯、星期四岛和汤斯维尔。该次流行后，DENV-1 和 DENV-2 感染的病例也在 1990～1993 年出现。随着国际化进程的加速，澳大利亚输入型登革热发生的频率也不断上升，到 2012 年 1～2 月，平均每月发生 144 例登革热病例。1999～2012 年的统计数据显示，大部分输入型病例都来自印度尼西亚。历史上，非洲是登革热的疫源地，在 19 世纪早期，报道发生登革热的非洲国家有埃及、布基纳法索、塞内加尔、南非和桑给巴尔。1960～2010 年，报道暴发登革热的国家达 15 个，而且大部分位于东非，感染人数达到 300 000 人的大流行发生在佛得角（2009 年）、科摩罗（1992～1993 年）、吉布提（1992～1993 年）、留尼旺岛（1977～1978 年）和塞舌尔（1977～1979 年）。北非的阿尔及利亚、利比亚、摩洛哥、突尼斯和西撒哈拉 5 国由于没有发现登革热的传播媒介，所以认为它们是登革热的低风险区。20 世纪 60 年代，在尼日利亚首次分离到非洲 DENV。4 个登革热血清型都在非洲分离到，DENV-2 是主要的流行血清型。相对于世界其他地区，欧洲是登革热的安全区。唯一一次较大的疫情暴发是由 DENV-1 血清型引起的，于 2012 年 10 月到 2013 年 3 月发生在葡萄牙马德拉群岛，导致超过 2100 人被感染。2010 年，法国和克罗地亚也报道了登革热病例，此外在英国、法国、德国和瑞典也报道了登革热输入型病例。登革热在北美属于新发传染病，关岛、波多黎各、萨摩亚和美属维京群岛是 DENV 的疫源地，1915 年在波多黎各首次报道登革热的暴发，并于 1963～1964 年大规模暴发时分离到病毒。此后开始在加勒比海和中南美洲发生暴发，自此，加勒比海、墨西哥和中美洲等地区都成了登革热的流行区。在美国本土，虽然早期都是输入型登革热病例，但后来在夏威夷、美属维京群岛、得克萨斯-墨西哥边界地区和佛罗里达州西部地区出现登革热的暴发。很多南美洲国家都有 DENV 感染的报道，如阿根廷、巴巴多斯、巴西、哥伦比亚、多米尼加、萨尔瓦多、圭亚那、秘鲁、波多黎各和委内瑞拉等国家和地区都是登革热主要的流行区。到 2014 年为止，几乎所有的南美洲和拉丁美洲国家都有登革热发生和流行的报道。

自 1978 年以来，我国每 4～7 年就会有登革热的暴发和流行，东南沿海地区每年均有病例报道，近年来广东、福建、浙江、云南、台湾等地区也分别发生暴发流行。在我国，DENV 的 4 种血清型均曾流行过。1995 年以来，DENV-1 是广东登革热流行的主要优势毒株，但也出现了 DENV-2、DENV-3 及 DENV-4 感染的病例。我国登革热的输入病例主要来自东南亚、南亚。由于旅游业和经济的快速发展，登革热具有典型的输入性、突发性，在发生时常表现为区域范围较大、疫情较严重的暴发流行等特点。

第七节　东方马型脑炎

东方马型脑炎（eastern equine encephalitis）是由东方马型脑炎病毒（*Eastern equine encephalitis virus*，EEEV）引起的人畜共患病毒性疾病，主要侵犯马和人。因该病 1933 年流行于美国东部一些农场的马群，同年由 Ten Broeck 和 Merrill 从病马中分离出病毒，故名东方马型脑炎。临床上以高热及中枢神经系统症状为主。人偶然感染，但病死率可高达 50%。

一、病原学

EEEV 属于披膜病毒科甲病毒属，单股正链 RNA 病毒，大小约 11.7kb，基因组可编码 4 种非结构蛋白（NSP1～NSP4）、5 种结构蛋白（衣壳蛋白 C、膜蛋白 E1、膜蛋白 E2、膜蛋白 E3 和 6K），可分为 1 个 NA-EEEV 亚型和 3 个 SA-EEEV 亚型。该病毒在电子显微镜下呈具囊膜球形颗粒，直径为 60～80nm，中等耐热，对酸敏感，在–70℃可长期保存。

二、流行病学

1. 传染源

受感染的鸟类、家畜、家禽和各种野生动物是该病毒的储存宿主，其中鸟类是东方马脑炎的重要传染源，其迁徙是该病毒春季引入造成季节性流行的重要方式。蝙蝠、两栖类及爬行动物可能是 EEEV 越冬的宿主，但目前越冬机制尚不清楚。感染后的人是该病的终末宿主，不成为该病的传染源。

2. 易感动物

马属动物是 EEEV 最易感动物，一般该病先从马属动物发病后被发现，然后人才发病，人也是该病的易感者。另外，EEEV 还可感染灵长类、禽类、鸟类、啮齿类、爬行动物和两栖动物，其中，鸟类对该病的传播起到存储宿主的作用，一般不发病，但体内可检测到抗体。

3. 传播途径

该病是经蚊媒传播的虫媒传染病，其中黑尾赛蚊（*Culiseta melanura*）是鸟类东方马脑炎的主要传播媒介。鸟类与其他动物之间，骚扰伊蚊、带喙伊蚊和黑尾脉毛蚊是主要的传播媒介，带喙库蚊、刺扰伊蚊、米氏按蚊、曼蚊、埃及伊蚊、三列伊蚊、带脚库蚊、斑翅按蚊和四斑按蚊是次要传播媒介。

三、流行与分布

该病最早在 1933 年美国东部沿海地区马群中发现流行并从马脑中分离到 EEEV，1938 年首次在人脑中分离出 EEEV，目前该病流行主要集中在美洲地区，疫源地分布在美国东海岸地区和内陆部分地区，如墨西哥湾、加拿大南部、巴拿马、古巴、巴西、阿根廷、特立尼达、多巴哥、圭亚那、哥伦比亚、秘鲁、多米尼加和牙买加等，另外东南亚的菲律宾、泰国，东欧的捷克、波兰及苏联等国家和地区有从动物中分离到 EEEV 的记录。我国在贵州、新疆、宁夏等地区的人群和畜群中分离到抗体，并有该病病例。

第八节　马传染性贫血病

马传染性贫血病（equine infectious anaemia）又称沼泽热、马传贫，是由马传染性贫血病毒（*Equine infectious anaemia virus*，EIAV）感染所引起的一种虫媒传播的马属动物的传染病。临床特征是病毒持续感染、免疫病理反应及临床反复发作，主要表现为发热、贫血、出血、水肿、黄疸、心脏衰竭和消瘦等症状，在发热期症状明显，间歇期症状减轻或暂时消失。该病呈地方性流行或散发，没有严格的季节性，但以吸血昆虫活动的夏秋季节及森林、沼泽地带多发。新疫区多呈急性经过，在老疫区主要呈慢性或隐性感染。营养不良、圈舍潮湿、卫生条件差、过度劳累及患有寄生虫病，都可以促使该病的发生。

一、病原学

EIAV 属于逆转录病毒科（*Retroviridae*）慢病毒属（*Lentivirus*）的成员，病毒粒子在电子显微镜下观察呈球形，直径为 90～120nm，病毒粒子有囊膜，囊膜厚约 9nm，外有小的表面纤突，由 gP90 和 gP45 两个糖蛋白组成。病毒囊膜下面包裹一个 40～60nm 的锥形核心，病毒核心包括由 2 条相同的单链 RNA 组成的 RNA 基因组、逆转录酶和 4 个病毒特异性核心蛋白（P9、P11、P15 和 P26）。EIAV 为正链 RNA 病毒，病毒基因组由两条相同的线状 RNA 组成，两条链通过氢键形成二聚体。病毒 RNA 编码 3 个主要结构基因 *gag*、*pol* 和 *env*，其中 *gag* 和 *pol* 部分重叠，此外还有几个小可读框（ORF S1、ORF S2、ORF S3）。

二、流行病学

1. 传染源

EIAV 为 RNA 病毒，该病毒只在马属动物白细胞，以及驴胎骨髓、肺、脾、皮肤等细胞培养时才可复制。用马属动物以外的其他动物人工感染和细胞培养均未获成功，但据报道，美国用狗、猫细胞培养该病毒获得成功，病马和带毒马是该病的主要传染源。

2. 易感动物

在马属动物中以马最易感，驴、骡次之。任何年龄、任何品种的马属动物均可感染发病，以吸血昆虫活动频繁的夏季多发。

3. 传播途径

EIAV 的传播媒介为昆虫或未经消毒的针头，主要通过吸血昆虫（虻类、蚊类、刺蝇及蠓类等）叮咬而传染，也可经消化道、呼吸道、交配、胎盘传染，马蝇为该病毒的携带者。隐性感染马因长期不表现临床症状，是更危险的传染源，寄生在病马肠道内的圆形线虫也携带病毒。

三、流行与分布

1843 年 Lignee 首先在法国发现了 EIA，1851 年 Delafond 对该病的临床病理学进行了描述，这是对 EIA 的初步认识。1882 年前，在加拿大就有关于该病的描述，但直到 1903 年，Torrance 才将其命名为“沼地热”（swamp fever）。1904 年法国学者 Vallee 和 Carre 证明 EIA 由滤过性的病原感染所引起，感染马以持续感染、反复发热和贫血为特征，首次将其命名为马传染性贫血病（EIA）。1976 年，EIAV 被划分入逆转录病毒属，1982 年归入慢病毒属。该病于 1843 年在法国大规模流行，第一次世界大战和第二次世界大战期间曾广泛传播，现几乎遍及全世界热带、亚热带和温带地区，美洲、欧洲、亚洲和大洋洲都有该病发生的报道，对养马业造成巨大经济损失。现有报道显示，除了非洲南部地区，EIAV 在世界范围内很多国家和地区呈地方性分布和流行。在美洲，该病在北美洲、南美洲和拉丁美洲都有发生的报道，如加拿大、美国、巴西、阿根廷等，EIA 在美国的大部分州都曾发生，尤其是在湾岸地区。但在开始实施控制措施后，在 1972～2010 年，发病率从 4%下降到 0.003%。在亚洲，印度、日本、中国、蒙古国、泰国、乌兹别克斯坦、菲律宾和马来西亚等国都有该病发生的报道。印度从 1987 年首例 EIA 报道到 1999 年，通过执行严格的 EIA 控制措施，阳性率从 1987 年的 4%下降到 0%，但到 2010～2012 年，又出现了该病血清阳性的报道。在欧洲，该病流行普遍，2007～2014 年，比利时、波斯尼亚、克罗地亚、法国、德国、希腊、匈牙利、爱尔兰、意大利、拉脱维亚、罗马尼亚、塞尔维亚、斯洛文尼亚和英国都报道过 EIA 的暴发。该病在我国的流行，最早可追溯到 20 世纪 30 年代。1954 年和 1958 年两次从苏联进口马匹，导致该病在我国大范围流行，马匹大量死亡。1965 年农业部制定了我国第一个马传贫防治试行规程，在国内全面开展马传贫防治工作。20 世纪七八十年代，中国农业科学院哈尔滨兽医研究所成功研制了马传贫弱毒疫苗及配套的特异性诊断方法，经过 10 年的免疫和检疫扑杀，该病在我国的流行得到了明显控制。目前，全国 22 个养马省份中，已有 19 个省份先后达到农业部颁布的马传贫消灭标准，9 个马传贫原非疫区仍然保持无马传贫疫情。

一般来说，马传贫多流行于贫瘠、阴沟、低温地段，但在高地、沼泽地的牧场也发生。大批吸血昆虫活动时流行，雨季多于干季。五六月发生，仲夏到达高峰，秋季下降，冬季还可见到慢性病例。大量马匹集中的地方，如种马场、牧场可引起暴发。马传贫，一旦发生很难消灭，曾给世界养马业造成重大损失，至今仍是全世界重点检疫的对象，被我国列为二类动物疫病加以控制消灭，目前，在我国已呈消灭状态。

第九节　禽　　痘

禽痘（fowl pox）又称为白喉，是由禽痘病毒（*Fowl pox virus*，FPV）引起的一种接触性传染病，以体表无毛处皮肤痘疹，或在上呼吸道、口腔和食管部黏膜形成纤维素性坏死性假膜为特征。早期发现的禽痘包括所有鸟类的痘病毒感染，目前一般指商品家禽（如鸡、火鸡）的痘病。该病的潜伏期一般为4～10天，以金丝雀为最快，仅4天。根据临床症状，禽痘分为黏膜型、皮肤型、混合型三种。黏膜型又称白喉型，常在冬季发生，可能与寒冷气候有关。其肉眼可见症状有眶下窦发炎肿胀，继而眼睑发炎红肿，泪液增加，并迅速化脓，流出淡黄色脓液。脓液积于眼中，形成干酪样结块，使上下眼睑粘连，导致失明。且常表现单侧性眼睑炎，偶有双侧，也是一侧重一侧轻。用器具或手帮助使嘴张开，可见口腔和咽喉有黄白色膜块状痘痂。其他症状还见有羽毛蓬松，采食减少，畏寒打堆，鼻液增加，发少细微“吱吱”声等。皮肤型常在春季发生，主要症状是出疹结痂于身体无羽毛的皮肤，如冠、髯、啄、眼睑和胫等部位。最初表现为形成细小灰白色痘疹，体积迅速增大，颜色变成灰黄色或灰色，形成痘痂。痘痂形成后，3～4周可脱落，留下滑疤痕。禽类如果痘痂结于眼睑，会因眼压迫失明找不到食物而饿死。混合型常见于夏秋两季，具有皮肤型和白喉型的某些特征症状。一般禽痘三种类型的发病率均不高，特别是皮肤型，常在10%～30%，但白喉型和混合型有时发病控制不力，也会导致全群暴发；病程为3～4周，混合型稍长；死亡率较低，特别是皮肤型，一般在百分之几，甚至百分之零点几。但白喉型和混合型的死亡率有时则可高达50%左右，特别是混合型的病程较长，死亡率较高。

一、病原学

FPV属于痘病毒科（*Poxviridae*）脊椎动物痘病毒亚科（*Chorodopoxvirinae*）禽痘病毒属（*Avipoxvirus*）成员。FPV各属成员形态一致，在感染的真皮上皮和胚绒毛尿囊膜外胚层细胞中，病毒粒子呈砖形或卵圆形，大小为250nm×354nm，其基因组为双股线状DNA，大小为288～300kb，是动物病毒中最大、最复杂的病毒。病毒可在感染细胞的胞质中形成包涵体（Bollinger 氏体），包涵体内有无数更小的颗粒，称为原质小体，每个原质小体都具有致病性。FPV的代表种为鸡痘病毒，其基因组包含1个中央编码区，在两个末端有2个相同的、长9.5kb的反向末端重复（ITR）区，据推测包含260个基因，氨基酸长度为60～1949aa，其中101个可读框（ORF）。目前，还没有对禽痘病毒属的其他成员完整的核苷酸序列进行测定，但通过RFLP比较和部分基因组片段的核苷酸序列比较，发现遗传特性不同的痘病毒毒株可感染家禽、宠物禽和野生禽类。该病毒对外界环境因素的抵抗力强。对干燥有强大的抵抗力是FPV的一个特征。上皮细胞屑中的病毒，经干燥和阳光照射数周仍保持活力；在60℃温度下需3h才能杀死病毒；–15℃病毒可存活3年；而用1%氢氧化钠、1%乙酸或0.1%氯化汞（升汞）可在5min内杀灭病毒，在腐败环境中病毒迅速死亡。

二、流行病学

1. 传染源

自然和实验宿主已有报道在20科60多种野生及笼养鸟类中都有自然感染。

2. 易感动物

家禽中鸡的易感性最高，火鸡、鸭子、鹅也可感染；鸟类中金丝雀、麻雀、鸽、鹦鹉等也常发痘病，但病毒类型不同，一般无交叉感染。鸡和火鸡的死亡率一般较低，病情严重时死亡率可能较高；鸽和鹦鹉的发病率及死亡率与鸡相似；金丝雀发生痘病时，死亡率可达 80%～100%。该病一年四季均可发，以秋冬季节流行最为严重，在秋季和初冬，一般以皮肤型痘疹为主，冬季则以黏膜型痘疹为主。

3. 传播途径

该病以皮肤或黏膜伤口的机械性传播为主，库蚊、伊蚊、按蚊，以及鸡皮刺螨、蜱、虱等吸血昆虫也在该病的传播过程中起重要作用，其中病毒在蚊子体内可存活 10～30 天。另外，鸡舍拥挤、通风不良、阴暗潮湿，以及相互间的争斗、啄毛等都可加剧该病的发生和流行。已报道有 200 多种鸟类可感染该病，因此该病的分布范围十分广泛，呈世界性分布。

三、流行与分布

对于禽痘的报道最早见于 1899 年，禽痘病毒的感染导致厄瓜多尔加拉帕戈斯群岛鸟类数量严重减少。现已报道 FPV 可以感染 23 目中的 230 种野生和家养鸟类，由于鸟类的迁徙，该病分布范围十分广泛，呈世界性分布。但到目前为止，对于其流行病学和具体的分布范围尚没有较为系统的调查报告。

第十节　肾综合征出血热

肾综合征出血热（haemorrhagic fever with renal syndrome，HFRS）是危害人类健康的重要传染病，是由汉坦病毒（*Hantavirus*，HV）引起的以发热、出血、充血、低血压休克及肾脏损害为主要临床表现的一种自然疫源性的人畜共患病。该病以鼠类为主要传染源，可通过多种途径传播，也可经蜱螨传播。在我国和日本也称为流行性出血热（epidemic hemorrhagic fever，EHF），朝鲜和韩国称为朝鲜出血热（Korean hemorrhagic fever，KHF），苏联称为远东出血热或出血性肾炎（hemorrhagic nephrosonephritis，HN），欧洲一些国家称为流行性肾病（nephropathia epidemic，NE）。1982 年世界卫生组织将其统一命名为肾综合征出血热。该病呈季节性和周期性流行。在我国，HFRS 分为姬鼠型、家鼠型和混合型三种。姬鼠型 HFRS 秋冬季高发，即从 10 月到翌年 1 月，有的地区在 6～7 月也有一个小的发病高峰；家鼠型 HFRS 发病高峰一般在 3～5 月；混合型 HFRS 冬春季节均可发病。HFRS 的流行周期主要取决于宿主动物种群数量变化、带毒情况、易感人群的免疫状况及接触病原的机会。我国的肾综合征出血热平均每 10 年出现一次全国性的流行，同时各地又有自己的流行规律。

一、病原学

汉坦病毒属于布尼亚病毒科（*Bunyaviridae*）汉坦病毒属（*Hantavirus*）中的旧世界汉坦病毒（Hantavirus in Old World）。汉坦病毒具有多形性，多数呈圆形或卵圆形，直径为 80～120nm，表面由双层脂质膜包裹，膜表面有 G1 和 G2 糖蛋白突起。汉坦病毒基因组为单股负链 RNA，大小约 12kb，由 L、M、S 三个片段组成，分别编码 RNA 聚合酶、包膜糖蛋白（Gn 和 Gc）及核衣壳蛋白（NP）。依据其抗原性和基因结构的差别，可将汉坦病毒分为 20 多个血清型和 30 多个基因型，每种血清型都有其主要的宿主动物。不同型别 HV 的 S 和 M 型基因差异明显，给汉坦病毒多价苗的研发带来一定困难。不同鼠类携带不同血清型，临床表现轻重程度也不一致。其中，Ⅰ型汉滩病毒（*Hantaanvirus*，HTNV）、Ⅱ型汉城病毒（*Seoul virus*，SEOV）、Ⅲ型普马拉病毒（*Puumalavirus*，PUUV）和Ⅳ型希望山病毒（*Prospect Hill virus*，PHV）是经世界卫生组织认定的。其他还包括多布拉伐-贝尔格莱德病毒（*Dobrava-Belgrade virus*，DOBV）、泰国病毒（*Thai virus*，TV）、索托帕拉雅病毒（*Thottapalayam virus*，TPMV）、辛诺柏病毒（*Sin nombre virus*，SNV）、纽约病毒（*New York virus*，NYV）、长沼病毒（*Bayou virus*，BAYV）、黑渠港病毒（*Black creek canal virus*，BCCNK）、安第斯病毒（*Andes virus*，ANV）和图拉病毒（*Tula virus*，TULV）等。其中Ⅰ型汉滩病毒、Ⅱ型汉城病毒、Ⅲ型普马拉病毒和多布拉伐-贝尔格莱德病毒能引起人类肾综合征出血热。在我国流行的主要是Ⅰ型汉滩病毒和Ⅱ型汉城病毒，近年来在我国还发现了Ⅲ型普马拉病毒。而辛诺柏病毒等主要引起以呼吸道窘迫和呼吸衰竭为主要表现的汉坦病毒肺综合征（Hanta virus pulmonary syndrome，HPS）。由于病毒型别不同，引起人类疾病的临床症状轻重有所不同，其中Ⅰ型较重、Ⅱ型次之、Ⅲ型多为轻型，多布拉伐-贝尔格莱德病毒类似Ⅰ型。

汉坦病毒对乙醚、氯仿、去氧胆酸盐敏感，不耐热和不耐酸，高于 37℃及 pH5.0 以下易被灭活，56℃、30min 或 100℃、1min 可被灭活，对紫外线、乙醇和碘酒等消毒剂敏感。

二、流行病学

1. 传染源

啮齿动物是该病的自然宿主和传染源，其中鼠科的姬鼠属、家鼠属，田鼠亚科的鼠平属、白足鼠属对 HFRS 具有重要的流行病学意义。在我国，该病的主要传染源为黑线姬鼠、褐家鼠、黄胸鼠等，其中黑线姬鼠和褐家鼠分别是姬鼠型和家鼠型 HFRS 的主要传染源。由于肾综合征出血热患者早期的血液和尿液中携带病毒，虽然有接触后发病的个别病例报告，但人不是主要传染源。

2. 易感动物

该病为自然疫源性疾病，可感染约 200 种或亚种动物，啮齿动物是该病的自然宿主，在我国以黑线姬鼠（*Apodemus agrarius*）、褐家鼠（*Mus norvegicus*）为主要宿主动物和传染源。林区则以大林姬鼠（*Apodemus sylvaticus*）为主。此外，家畜、家禽、猫、犬、家兔、野猪，以及实验用乳鼠、金黄仓鼠等均可感染 HV。人不分年龄、性别，对 HV 普遍易感，16～60 岁发病人数占发病总人数的 90%，男女发病比例为 2.14∶1。

3. 传播途径

该病可通过呼吸道、消化道、伤口接触、蜱螨及垂直方式传播。国内有报道，从实验室采集的气溶胶中分离出 HV，并证明实验动物间可经气溶胶传播；带毒动物的血、尿、粪便可经伤口接触传染工作人员，人食用被污染的食物和水也可感染 HV；有日本学者将黑线姬鼠体表寄生的革螨制成悬液，注射人体后，出现典型的 HFRS 症状，故提出革螨是该病的传播媒介之一；有研究报道，可从患有 HFRS 孕妇流产的死婴的肝、肾、肺中分离到 HV，从人工感染的怀孕小鼠的胎儿脏器中也可分离出 HV，并检测到其特异性抗体。

三、流行与分布

HFRS 广泛分布于五大洲的 80 多个国家和地区，多发生于亚洲、欧洲、美洲，主要流行于中国和韩国，其次为欧洲的俄罗斯和芬兰等国家。对于 HFRS 的报道可最早追溯到 12 世纪的中国，但直到 1931 年，在我国东北地区才首次出现关于该病临床记载方面的报道。1951～1954 年，朝鲜半岛 3200 位多国联合部队军人被感染，该病才首次引起西方国家的注意。1976 年，在韩国汉江首次分离并命名该病毒。亚太地区为该病主要的流行区。到目前为止，在我国，有 30 个省份都报道过 HFRS 病例，其中东北为该病在我国的高发区。在过去十年，发病人数达 112 177 人，死亡 1116 人。2014～2015 年全国报道的病例超过 10 000 例，死亡率为 0.6%～0.68%。最新的数据显示，我国发病人数占世界同时期该病感染人数的 40%～50%。俄罗斯亚洲区也是该病主要的流行区，1934 年，首次在哈巴罗夫斯克市发生该病；1978～1995 年，俄罗斯共发生 3145 例 HFRS，死亡率为 1.7%。韩国该病每年发生 300～500 例，平均死亡率为 1%。日本过去 25 年没有发生该病的报道，但在啮齿类动物体内检测到 HFRS 的抗体。此外，南亚和东南亚的越南、新加坡、泰国、印度、斯里兰卡也有该病病例的报道。欧洲每年有超过 3000 例 HFRS 病例的报道，涉及的国家和地区有俄罗斯、芬兰、瑞典、瑞士、波兰、拉脱维亚、法国、德国和巴尔干半岛，此外，在希腊、匈牙利、意大利、立陶宛和西班牙人群中也检测到 HFRS 的抗体。美洲报道发生 HFRS 的国家主要有美国、巴拿马、阿根廷、智利、巴西等。2006 年前，非洲没有该病的报道，后来首先在几内亚林区发现该病的存在，此后在南非、科特迪瓦、刚果也检测到 HFRS 的抗体。中东地区 HFRS 的报道较少，1966 年伊朗首次报道 HFRS 的病例，埃及、以色列和阿富汗也有 HFRS 血清阳性的报道。

我国疫情最重，除青海和新疆外，均有病例报告。目前我国的流行趋势是老疫区病例逐渐减少，新疫区则不断增加。该病发病率有一定周期性波动，以姬鼠为主要传染源的疫区，一般相隔数年有一次较大流行，以家鼠、黄鼠为传染源的疫区周期性尚不明确。

第十一节 日本脑炎

日本脑炎（Japanese encephalitis）又称为日本乙型脑炎（Japanese type B encephalitis）

或流行性乙型脑炎（epidemic encephalitis B），是由日本脑炎病毒（*Japanese encephalitis virus*，JEV）引起的自然疫源性人畜共患病。动物感染后，临床多数呈现兴奋或沉郁为主的神经症状，尤以马表现最为典型。妊娠母猪出现流产，公猪发生睾丸炎。人被蚊虫叮咬后大多呈阴性感染，少数发展为脑炎，发病者以儿童为主，临床表现以高热、意识障碍、惊厥、昏迷、呼吸衰竭为特征，30%的患者愈后有不同程度的后遗症，死亡率约为 10%。该病经蚊传播，常流行于夏、秋季，主要分布于亚洲。在热带地区，该病全年可发。亚热带和温带地区发病有严格的季节性，主要集中在 7～9 月，而在冬春季节几乎不发病，主要由于蚊虫繁殖、病毒在蚊体内的复制及蚊虫吸血活动受到气温、降雨量等自然条件的影响。

一、病原学

日本脑炎病毒属于黄病毒科（*Flaviviridae*）黄病毒属（*Flavivirus*）成员。病毒颗粒呈球形，有囊膜，直径约 40nm，其基因组为单股正链 RNA，长度约为 11kb，编码 3 个结构蛋白［核衣壳蛋白 I、膜蛋白（prM/M）、囊膜糖蛋白（E）］和 7 个非结构蛋白（NS1、NS2A、NS2B、NS3、NS4A、NS4B 和 NS5）。1982 年 Takegami 将其分为 JaGAr 型、Nakayama 型和 Mie 三个血清型。根据该病毒的 *C/PrM* 基因，亚洲地区的 JEV 分离株可分为Ⅰ、Ⅱ、Ⅲ和Ⅳ 4 个基因型；根据 *E* 基因，又可将 JEV 分为Ⅰ、Ⅱ、Ⅲ、Ⅳ和Ⅴ共 5 个基因型。

日本脑炎病毒易被常用消毒剂所杀灭，不耐热，100℃、2min 或 56℃、30min 即可灭活，对低温和干燥抵抗力较强，用冰冻干燥法在 4℃冰箱中可保存数年。日本脑炎病毒为嗜神经病毒，在细胞质内繁殖，能在乳鼠脑组织内传代，也能在鸡胚、猴肾细胞和 HeLa 细胞中生长繁殖。在蚊体内繁殖的适宜温度为 25～30℃。

日本脑炎病毒的抗原性稳定，较少变异。人与动物感染日本脑炎病毒后，可产生补体结合抗体、中和抗体及血凝抑制抗体，对这些特异性抗体的检测有助于临床诊断和流行病学调查。

二、流行病学

1. 传染源

该病为自然疫源性传染病，多种动物和人感染后可成为传染源。猪对 JEV 自然感染率高，由于猪种群更新速度快，因而自然界总保持着大量易感猪，构成猪—蚊—猪传播循环。在流行期间，猪的感染率为 100%，马的感染率为 90%以上，其他动物如驴、犬、鸭、鹅等也可能成为传染源。人对 JEV 普遍易感，通常 10 岁以下的儿童多发，尤以 3～6 岁发病率最高。野生动物和鸟类是自然疫源地的储存宿主，同时鸟类也是 JEV 有效的病毒血症扩增宿主。

2. 易感宿主

人对日本脑炎病毒普遍易感，感染后多数呈隐性感染，显性与隐性感染之比为 1：

（300～2000）。感染后可获得较持久的免疫力。病例主要集中在10岁以下儿童，以2～6岁组发病率最高，大多数成人因隐性感染而获得免疫力，婴儿可从母体获得抗体而具有保护作用。近年来由于儿童和青少年广泛接种疫苗，成人和老年的发病率则相对增加。

3. 传播途径

日本脑炎主要通过蚊叮咬而传播。库蚊、伊蚊和按蚊的某些种都能传播该病，而三带喙库蚊是主要传播媒介。三带喙库蚊在我国分布广泛，是最重要的蚊种之一，对人畜危害大。近年来，我国北方及云南先后从三带喙库蚊中分离到数十株日本脑炎病毒，是带病毒率最高的蚊种。在家禽的圈里，这种蚊最多，当它们叮咬感染日本脑炎病毒的动物尤其是猪后，病毒进入蚊体内迅速繁殖，然后移行至唾液腺，并在唾液中保持较高浓度，经叮咬将病毒传给人和动物。由于蚊可携带病毒越冬，并且可经卵传代，所以蚊不仅为传播媒介，也是长期储存宿主。此外，被感染的候鸟、蠛蠓、蝙蝠也是日本脑炎病毒的越冬宿主。

三、流行与分布

该病最早于1871年在日本发生，1924年的大流行中6000人被感染，死亡率高达60%，此后于1935年分离到病毒，并定名为日本脑炎和JEV。此后在日本一直呈季节性发生，到20世纪60年代，每2～3年在日本、韩国和中国台湾就暴发一次。随后向亚洲东南蔓延，几次大流行主要为1965年越南北部、1969～1970年泰国清迈、1973年西孟加拉邦、1978年尼泊尔低地、1985～1986年斯里兰卡的流行。在印度，大的暴发一直存在，直到近年来免疫防治计划实施后才得以控制。该病流行范围广，北自日本北海道、俄罗斯远东地区，南至印度尼西亚、爪哇，东至马里亚纳群岛，西至印度、斯里兰卡等地的亚洲大部分地区的27个国家和地区（孟加拉国、不丹、中国、日本、韩国、朝鲜、尼泊尔、越南、印度、泰国、巴基斯坦、俄罗斯、澳大利亚、缅甸、文莱、柬埔寨、印度尼西亚、老挝、马来西亚、巴布亚新几内亚、菲律宾、新加坡、斯里兰卡、东帝汶、关岛、塞班）都有该病的流行和报道。分离到JEV的国家和地区有中国、日本、韩国、西伯利亚沿海地区、菲律宾、越南、柬埔寨、印度尼西亚、老挝、马来西亚、巴布亚新几内亚、泰国、澳大利亚北部的托雷斯海峡群岛、孟加拉国、不丹、印度、缅甸、尼泊尔、斯里兰卡和巴基斯坦。20世纪40年代，我国首次报道日本脑炎，并于1951年开始实行强制性的日本脑炎疫情报告系统，并于70年代开始实行疫苗免疫，1960～1979年，发病率控制在每10万人中发生10～15病例。到目前为止，几乎所有的省份都有关于JEV的报道。

目前，东南亚和西太平洋地区是日本脑炎的主要流行区，我国除东北地区，以及青海、新疆、西藏外，均有该病流行，发病率农村高于城市。随着疫苗的广泛接种，我国的日本脑炎发病率已逐年下降。某些国家如日本等的日本脑炎流行正在被消灭，但近年来也出现了一些新的流行区，并引起了暴发流行。日本脑炎在热带地区全年均可发生，在亚热带和温带地区有严格的季节性，80%～90%的病例集中在7月、8月、9月，这主要与蚊繁殖、气温和降雨量等因素有关。该病集中发病少，呈高度散发性，家庭成员很少有多人同时发病者。

第十二节　羊 跳 跃 病

跳跃病（louping ill）又称苏格兰脑炎，是由跳跃病病毒（*Louping ill virus*，LIV）引起羊传染性脑脊髓炎的一种人畜共患病。主要侵害绵羊，而山羊较少发病。羊感染后出现共济失调，表现为特异的跳跃步样，故得名。因其多发于苏格兰境内，又被称为苏格兰脑炎。其临床特征是发热、运动失调、震颤和麻痹等。人感染后多数表现隐性感染，有症状者仅表现流感样症状。该病呈周期性暴发，一般 5 月开始，6 月达到高峰，仲夏时节下降，到秋初再次流行。高危人群为实验室工作人员、兽医、牧羊人、屠宰场人员等，男性多于女性，年龄在 30～40 岁。

一、病原学

跳跃病病毒属于黄病毒科（*Flaviviridae*）黄病毒属（*Flavivirus*）蜱传脑炎亚组成员。病毒颗粒呈球形，直径为 40～50nm，有囊膜，其基因组为单股正链 RNA，可编码核衣壳蛋白 I、膜蛋白（prM/M）、囊膜糖蛋白（E）3 种结构蛋白和 7 个非结构蛋白（NS1、NS2A、NS2B、NS3、NS4A、NS4B 和 NS5）。跳跃病病毒在抗原上与欧洲蜱传脑炎病毒极为相似，也与其他黄病毒有一定的抗原交叉反应性。研究跳跃病毒编码囊膜糖蛋白基因的克隆和序列分析，并与相关的蝉媒病毒进行比较，发现跳跃病毒与 Negishi 病毒最近，与单克隆抗体分析的结果相一致。目前跳跃病病毒主要存在威尔士、苏格兰、以色列 3 个地理种群。病毒主要存在于病畜的中枢神经系统，有时也出现在淋巴结、脾脏、肝脏，发病时也见于血液中。

病毒对乙醚、氯仿等脂溶剂和酸敏感。对热抵抗力不强，58℃、10min 内，60℃、2～5min，80.9℃、30s 内即可使其灭活。4℃保存，活力不超过 2 周，但在甘油中可存活 4～6 个月。

二、流行病学

1. 传染源

猪、牛、马是该病的主要传染源，在自然界中，赤兔和松鸡等也可传播跳跃病病毒。动物感染后都可出现病毒血症，山羊可随乳汁排毒。

2. 易感动物

该病易感动物范围广泛，绵羊、猪、牛、马、犬、猴、鹿、木鼠、田鼠、乳鼠、野兔均可感染，其中乳鼠最为敏感。各种品种的绵羊均易感，自然情况下，只有绵羊才会出现高滴度病毒血症，同时红色松鸡和鹧鸪感染跳跃病病毒后也会出现高滴度病毒血症，所以它们可能作为跳跃病病毒的扩增宿主，对该病的传播起着重要作用。

3. 传播途径

自然界中，篦子硬蜱（*Ixodes ricinus*）是LIV的主要传播媒介和储存宿主，具尾扇头蜱（*Rhipicephalus appendiculatus*）、全沟硬蜱（*Ixodes persulcatus*）、血蜱（*Haemaphysalis*）也可传播该病。跳跃病病毒在蜱体内可经期传播。人感染该病主要通过感染LIV的蜱叮咬，也可经呼吸道和皮肤的损伤感染。

三、流行与分布

该病主要分布于苏格兰、英格兰北部、爱尔兰、法国和俄罗斯等，我国目前尚无对该病的报道。早在18世纪，已有关于该病在苏格兰羊群中发生的报道。直到1931年，才确定该病为病毒引起，但在这一时期该病的报道仅限于英国和苏格兰高地。1991年，出现关于该病感染人的报道，使得人们才开始注意到该病的存在。据目前报道的数据显示，跳跃病主要分布于不列颠群岛，如苏格兰、坎布里亚、威尔士、德文郡及爱尔兰。此外，在法国、保加利亚、土耳其、西班牙、丹麦和挪威也有过对该病的报道。

第十三节　多发性黏液瘤病

多发性黏液瘤病（myxomatosis）又称为兔黏液瘤病或兔传染性黏液瘤病，是由多发性黏液瘤病毒（*Myxoma virus*，MXV）引起的主要感染各种野兔和家兔的一种高度接触性、高度致死性的传染病。临床上主要以全身皮下，特别是颜面部和天然孔周围皮下发生黏液瘤性肿胀为主要特征。该病被世界卫生组织和我国定为进境动物的B类或二类疫病。该病呈季节性发生，夏、秋季节由于蚊虫大量繁殖，每年的8～10月是该病的高发期。冬季蚤、蜱则为该病的主要传播媒介。近年来，由于兔的集约化养殖，接触传染十分普遍，一年四季均可发病。

一、病原学

多发性黏液瘤病毒属于痘病毒科（*Poxviridae*）兔痘病毒属（*Leporipoxvirus*）成员。病毒粒子呈砖形，大小为280nm×230nm×75nm，有囊膜，负染时表面呈串珠状，由线状或管状不规则排列的物质和含有致密电子的中心体组成。黏液瘤病毒基因组为双股线状DNA，长度约163kb。目前只有一个血清型，但不同分离株毒力及抗原性差异很大，强毒株致死率高于90%，而弱毒株致死率则低于30%。研究发现，毒力及致病性与病毒核酸大小有关，强毒株如Larsanne株基因组为163kb，并有大约10kb的末端重复序列ITR，而弱毒株缺失一些基因片段。在已知毒株中，以来自巴西、阿根廷、乌拉圭的南美毒株和美国加利福尼亚毒株最具代表性。

黏液瘤病毒的理化特性和其他痘病毒相似，病毒颗粒的中心体对蛋白酶的消化有抵抗力。病毒对干燥有较强的抵抗力，在干燥的黏液瘤结节中可保持毒力3周，8～10℃潮温环境中的黏液瘤结节可保持毒力3个月以上。病毒在26～30℃时能存活10天，50℃、

30min 被灭活，在普通冰箱（2～4℃）中，以磷酸甘油作为保护剂，能长期保存。病毒对石炭酸、硼酸、升汞和高锰酸钾有较强的抵抗力，但 0.5%～2.2%的甲醛 1h 内能杀灭病毒。黏液瘤病毒对乙醚敏感，这一点与其他痘病毒不同。

二、流行病学

1. 传染源

该病只侵害兔科动物，病兔及隐性感染兔为多发性黏液瘤病的主要传染源，其他动物不易感。

2. 易感动物

家兔和欧洲野兔（*Oryctolagus cuniculus*）最为易感，高山野兔、巴西白尾灰兔、丛林白尾灰兔及佛罗里达白尾灰兔也可感染，而北美野兔、部分棉尾兔及田兔对该病有一定的抵抗力。各种年龄的兔均易感，但相比成年兔，1 月龄以上的幼兔对该病更具抵抗力。

3. 传播途径

黏液瘤病毒可通过与病毒或带毒兔的直接接触传播，也可通过被污染的饮水、用具、饲料等间接传播，但接触传播不是主要的传播方式。自然界中主要经蚊、蚤、蝇、蜱、螨等昆虫进行传播，有时也可由秃鹰和乌鸦等鸟类传播。实验证明，黏液瘤病毒在兔蚤体内可存活 105 天，在蚊子体内能越冬，但不能在媒介体内繁殖。在美国、澳大利亚和欧洲大陆，蚊子是主要的传播媒介；在英国，主要传播媒介是兔蚤，蚊子只起次要作用，因此，英国的兔黏液瘤病毒没有明显的季节性，因为兔蚤的生存受季节性影响较弱。另外，兔的寄生虫也能传播该病。

三、流行与分布

多发性黏液瘤病最初于 1896 年在乌拉圭的蒙得维的亚发现，随后不久传到巴西、阿根廷、哥伦比亚和巴拿马等国家；1930 年经墨西哥传到美国；1950 年被引入澳大利亚；1952 年传入欧洲，在 18 个月内传遍法国、比利时、德国和荷兰等国，并越过英吉利海峡传到英伦三岛，同时在斯堪的纳维亚和北非国家也发生流行。1971～1978 年对英格兰和威尔士三个地区野兔群感染黏液瘤病毒的调查显示：每年秋季是发病高峰，随后在 2～4 月病例再次增多。公兔比母兔、成年兔比幼兔更易感染。到目前为止，已有至少 56 个国家和地区发生过该病。我国尚未见该病的报道，但近几年的试验研究证明，中国兔对该病毒的发病率和死亡率为 100%。随着国外种兔的进口，该病传入我国的危险加大，必须加强进口检疫。

第十四节　鄂木斯克出血热

鄂木斯克出血热（Omsk haemorrhagic fever，OHF）又称为春秋热（spring-autumn

fever），是由鄂木斯克出血热病毒（*Omsk haemorrhagic fever virus*，OHFV）引起的一种蜱传性的人畜共患自然易源性疾病。患者以双峰高热、头痛、口腔黏膜损伤及明显的出血性综合征为临床特征。该病病死率低，报道仅为 0.5%～3%，主要分布于东欧和俄罗斯的鄂木斯克地区。鄂木斯克出血热呈季节性发生，与传播媒介的活动紧密相关，一般高发期在每年的 4～6 月和 9～11 月。该病多散发，以男性青壮年为主，患者几乎都有自然疫源接触史。

一、病原学

鄂木斯克出血热病毒属于黄病毒科（*Flaviviridae*）黄病毒属（*Flavivirus*）蜱传脑炎亚组成员。病毒颗粒呈球形，直径约 40nm，有脂质囊膜，囊膜内为核衣壳蛋白，为 20 面体结构。鄂木斯克出血热病毒基因组为单股正链 RNA，大小约为 11kb，5′端有帽子结构，3′端无 Poly（A）尾巴，可编码核衣壳蛋白（C）、膜蛋白（prM/M）、囊膜糖蛋白（E）3 种结构蛋白和 7 个非结构蛋白（NS1、NS2A、NS2B、NS3、NS4A、NS4B 和 NS5）。

鄂木斯克出血热病毒在 50%甘油磷酸缓冲溶液（pH7.2）中可存活几个月，而在冻干的情况下可存活几年。低温有利于感染材料中病毒的存活。在–14～–10℃条件下，于死亡动物未固定的脏器中，病毒可存活 3 个月（观察期）。在未经处理的自然界的湖水中，夏天可存活 2 周，冬天存活 3.5 个月。在浸泡有动物和植物组织或浮游动物和植物的水中可增加病毒存活的时间。在游离的体外蛋白中 37℃、3～4 天可灭活。高压灭菌器消毒 30min 可灭活任何材料包括死亡的实验动物尸体 OHFV。另外，鄂木斯克出血热病毒对 70%乙醇、1%次氯酸钠、2%戊二醛均敏感，对 3%～5%来苏水和紫外线敏感，对干燥敏感。

二、流行病学

1. 传染源

携带 OHFV 病毒的牛、羊等家畜和啮齿动物为主要传染源。

2. 易感动物

牛、羊、欧洲水鼠、麝鼠，以及实验用小鼠、豚鼠、田鼠、猫、猴均可感染鄂木斯克出血热病毒，其中麝鼠的感染导致了 1945～1947 年该病的大流行。人不分年龄性别均易感，尤其从事麝鼠相关工作的人员感染鄂木斯克出血热病毒的概率更高。

3. 传播途径

网纹革蜱（*Dermacentor reticulatus*）、边缘革蜱（*D. marginatus*）等蜱种可自然感染鄂木斯克出血热病毒，并成为传播媒介，终生携带病毒，保持感染性，通过叮咬而感染啮齿类动物。革螨、蚤、巨蚊等也可能参与该病的传播。鄂木斯克出血热病毒可通过被携带病毒动物排泄物污染的水和食物传播，也可通过接触、空气气溶胶等途径传播。

三、流行与分布

鄂木斯克出血热最早报道于 1941～1944 年，鄂木斯克北部湖泊森林草原地区出现了一些特征为急性发热，伴有口、鼻、子宫大量出血和皮肤出血疹及白细胞减少的散在或小暴发的病例，当时被诊断为土拉伦菌病伤寒型、斑疹伤寒等。1947～1949 年，由苏联医学科学院等单位组成联合调查队，在 M. P. Chumakov 等领导下，再次进行系统研究。1947 年从一名出血热病患者身上最终分离出鄂木斯克出血热病毒，确认了该病在疾病分类上的独立地位，1948 年命名为鄂木斯克出血热。同时发现该病的感染与接触麝鼠有直接的关系，随后确定其传播媒介为网纹革蜱。1946 年至今，该病主要发生于西伯利亚西部的鄂木斯克、库尔干、新西伯利亚和秋明地区。

鄂木斯克出血热流行相对局限，分布于俄罗斯的诺沃西比尔斯克和鄂木斯克两个人口稀少的省边界的西伯利亚地区。季节性发生在与传染媒介活动相符的各个区域，多发生在每年的 4～10 月或 11～12 月。

第十五节　白　蛉　热

白蛉热（sandfly fever）是由白蛉热病毒（*Phleboviruses*）引起的，经白蛉媒介传播的急性病毒性疾病。临床上以发热、头痛、肌痛、结膜充血及白细胞减少为特征。

一、病原学

白蛉热病毒为单股负链 RNA 病毒，病毒呈球形，直径为 90～100nm，外有包膜，内含 3 个环形片段 L、M、S，分别长 6500～8500nt、3200～4300nt、1700～1900nt，片段之间通过氢链连接，基因组全长为 11 400～14 700nt，末端序列出现碱基互补现象。

白蛉热病毒在血清学上包括 51 个血清型，引起白蛉热的主要病毒血清型有 3 种：SFS、SFN、TOS。白蛉热病毒能在 Vero 细胞中培养、复制，并产生细胞病变。

二、流行病学

1. 传染源

患者和鼠类是该病的传染源。猴及鼠类等野生小哺乳动物为自然宿主，患者也携带病毒通过白蛉叮咬传播。白蛉虽寿命短（仅 3 周），但可能经卵传代。

2. 易感宿主

人群普遍易感，在流行区多见于儿童，成人普遍有较高的免疫力。

3. 传播途径

该病的主要传播媒介为白蛉，经卵传播可能是病毒长期存在的一种特殊方式。

三、流行与分布

该病主要在潮湿的东半球流行，特别是地中海国家、中东国家和印度的一部分地区。有季节性，这与白蛉繁殖有关。流行季节是夏季，每年的6～10月多见，高峰在8月。

第十六节　内罗毕绵羊病

内罗毕绵羊病（Nairobi sheep disease，NSD）是由内罗毕绵羊病病毒（*Nairobi sheep disease virus*，NSDV）引起的一种蜱传性的人兽共患病毒病。该病主要感染绵羊，山羊很少发病，牛及其他家畜没有易感性。羊感染的主要临床特点为高热、精神沉郁、食欲废绝，继而出现出血性胃肠炎。人感染后主要表现轻度流感样症状。该病主要由蜱传播，目前主要在东非各国呈地方性流行。

一、病原学

内罗毕绵羊病病毒属于布尼亚病毒科（*Bunyaviridae*）内罗病毒属（*Nairovirus*）、内罗毕绵羊血清群。电子显微镜下观察内罗毕绵羊病病毒感染的BHK-21细胞，在细胞质空泡中可观察到圆形和长形病毒颗粒，圆形颗粒直径约70nm，长形颗粒为60nm×500nm。内罗毕绵羊病病毒基因组为单股负链RNA，由S、M、L三个片段组成，分别编码核衣壳蛋白（NP）、包膜糖蛋白（Gn和Gc）及RNA依赖的RNA聚合酶，与其他布尼亚病毒科成员相比，NSDV的L片段明显偏大（>12kb），编码的单一蛋白质超过450kDa。

二、流行病学

1. 传染源

患病绵羊、山羊是其主要的传染来源。

2. 易感动物

在家畜及实验动物中只有绵羊和山羊易感，牛及其他动物不感染。非洲田鼠是NSDV的储存宿主。研究表明，非疫区的NSD散发病例通常在大量雨水和媒介蜱出现之后，而NSD的暴发主要与城市附近的家畜贸易相关。通常疫区的绵羊和山羊具有免疫力，而非疫区的易感动物很容易感染NSDV。

3. 传播途径

内罗毕绵羊病病毒由蜱传播，具尾扇头蜱（*Rhipicephalus appendiculatus*）是其主要传播媒介，各个发育阶段都可传播，成年蜱可带毒2年以上。有报道称，附加扇头蜱（*Rhipicephalus pulchellus*）和彩饰钝眼蜱（*Amblyomma variegatum*）也是内罗毕绵羊病病毒的传播媒介。幼虫、若虫和成虫通过叮咬出现病毒血症的羊，将病毒转移至下一个生活期，再通过叮咬敏感羊来传播内罗毕绵羊病病毒。病毒可在成年蜱及其幼虫和稚虫中存活数月，并经卵传给下一代。

在自然情况下，与感染的动物接触不会导致该病的传播。进行动物试验时，易感动物通过接触有传染性的血液、血清或组织悬浮液可引起内罗毕绵羊病，羊通过口服途径给予大剂量带毒血液或者血清也能导致感染。此外，某些野生反刍动物与啮齿类动物可能会起到病毒宿主的作用。在索马里，试验证实尾扇头蜱经卵传播内罗毕绵羊病病毒。非洲田鼠（*Arvicathus abysinicus nubilans*）是该病毒的储存宿主。

三、流行与分布

该病于1910年在肯尼亚内罗毕首次被发现，1917年确定该病是由内罗毕绵羊病病毒感染引起，1931年发现该病的传播媒介为具尾扇头蜱（*Rhipicephalus appendiculatus*）。此后的调查发现，除了肯尼亚外，该病还流行于博茨瓦纳、莫桑比克、乌干达、坦桑尼亚、埃塞俄比亚和索马里。在刚果共和国发现了一种与该病相似的疾病，称为Kisenyi绵羊病。1994年首次报道人可感染NSDV。该病以前被认为主要在非洲流行，但有研究表明亚洲也有该病的传播。有报道指出，在印度发现的甘贾母病毒（*Ganjam virus*）是内罗毕绵羊病病毒在亚洲流行的一个变异株。甘贾母病毒是1954年从在印度绵羊身上寄生的血蜱（*Haemaphysalis intermedia*）体内分离到的，2年以后发现人感染甘贾母病毒，对印度3个邦的血清学调查表明，人感染的现象广泛存在，直接从事甘贾母病毒的研究人员还有轻微的热性病表现。1996年在斯里兰卡的血蜱体内则直接发现了内罗毕绵羊病病毒。有人认为，该病毒的传播可能和牛瘟相类似，是由于家畜迁移将内罗毕绵羊病病毒从印度带入非洲。

流行病学调查显示，内罗毕绵羊病呈地方性稳定状态。发病率的高低与疫区主要传播媒介的数量有关。疫区内绵羊和山羊通常具有免疫力，而进入病区的易感动物则易发病。有研究显示，内罗毕绵羊病的暴发主要与城市附近的家畜贸易有关，而非病区的散发病例则通常发生在大量雨水和蜱虫媒介出现之后。该病往往是从没有病地区的动物移动到地方性流行地区而感染发病，如果限制动物移动可避免该病发生。传媒蜱的传播将导致疫病区的进一步扩大。

第十七节　辛德毕斯病毒病

辛德毕斯病毒病（Sindbis）是由蚊媒传播的辛德毕斯病毒（*Sindbis virus*）引起的人畜（牛、羊等动物）共患的病毒病。该病多发于蚊虫密度高的夏季，人感染后主要表现发热、皮疹、多发性关节炎、倦怠、淋巴结肿大等临床症状；动物感染后出现病毒血症及发热、皮疹等症状，鼠感染后可引起致死性脑炎。

一、病原学

辛德毕斯病毒是披膜病毒科（*Togaviridae*）甲病毒属（*Alphavirus*）的病毒。该病毒为单股正链RNA病毒，复制形式为胞质内复制，不产生DNA中间体。病毒基因组被衣壳蛋白所包裹，形成网状的核衣壳结构。成熟的病毒为小球形，直径 40～48nm，被脂质双层囊膜包裹，并有 80 个病毒糖蛋白纤突突出于囊膜之外。结构蛋白由核衣壳蛋白、三个糖蛋白（E1、E2 和 E3）及一个多肽组成，非结构蛋白由 Nsp1、Nsp2、Nsp3 和 Nsp4 四个组成。

二、流行病学

1. 传染源

感染的鸟类是该病主要的传染源。

2. 易感动物

自然环境下，在鸟类中感染较多，而嗜鸟蚊类则成为主要的传播者。该病毒流行广，宿主动物种类多。在许多脊椎动物细胞和无脊椎动物细胞中均能快速复制，获得较高的病毒滴度。该病主要在各种鸟类之间传播，绵羊、山羊、牛、猪、犬等动物也有感染的报道。

3. 传播途径

该病毒主要通过蚊虫叮咬传播，库蚊和伊蚊是该病的主要媒介。

三、流行与分布

1952 年，在埃及开罗附近的辛德毕斯区流行一种伴有皮疹和关节炎的发热性疾病，并从蚊虫体内分离到一种新的病毒，血清学检测分析发现该病毒为这种疾病的病原，故命名为辛德毕斯病毒。1961 年和 1963 年，分别从乌干达患者血样和南非患者皮肤活检组织中分离到该病毒。此后该病在南非暴发，并在西非、埃塞俄比亚、乌干达、津巴布韦、喀麦隆、莫桑比克、中非共和国等国家相继出现流行。在欧亚大陆，1963～1964 年，在以色列儿童和鸟体内检测到该病毒抗体。1965 年，首次在意大利和芬兰北部地区健康成年人体内及伏尔加三角洲地区的鸟体内检测到辛德毕斯病毒抗体。该病在芬兰、瑞典和俄罗斯分别被称为波德斯塔病（Pogostadisease）、奥克尔布病（Ockelbo disease）和奥克尔布热（Karelian fever）。20 世纪六七十年代进行的血清学调查结果显示，该病毒在以色列、希腊、意大利北部地区、土耳其、罗马尼亚、西西里岛和南斯拉夫等欧洲国家和地区都存在。1967 年和 1974 年，分别在瑞典和芬兰出现人感染辛德毕斯病毒的病例，此后，在北欧每年都有辛德毕斯病毒病病例的发生。在芬兰，1974～2002 年该病一直流行，其中 1995 年出现一次大流行，1310 人被感染；此后于 2009 年出现小流行；2012 年感染人数达到高峰，200 人被感染。2013 年在瑞典北部地区又暴发了辛德毕斯病毒病。在欧洲其他国家和地区的蚊虫、动物及人体内也检测到辛德毕斯病毒或抗体，如德国（2009 年、2010 年）、捷克（2002 年、2006 年）和英国（2001 年、2002 年、2004 年）。另外，亚洲的印度、马来西亚、菲律宾、沙特阿拉伯等国家也相继分离到该病毒。自 2014 年起，在北欧、非洲、中国和澳大利亚出现人感染辛德毕斯病毒的病例。我国一些地区该病呈小范围流行，1990 年于新疆伊犁地区的按蚊中首次分离到该病毒。近年来发现人群中感染该病毒的地区逐渐增多，如新疆、宁夏、福建和安徽等地人群辛德毕斯病毒抗体阳性率高，1998 年在福建闽西北林区发现辛德毕斯病毒感染者。

第十八节 兔出血症

兔出血症（rabbit hemorrhagic disease，RHD），俗称“兔瘟”，是一种主要引起兔出血性败血症和肝坏死的急性、烈性、高度致死性传染性疾病。该病对成年兔具有高发病率和致死率，而对 2 月龄以下的兔感染不引起死亡。该病潜伏期短，一般为 2～3 天，发病后 48h 内死亡，成年兔感染后有 100%的发病率和超过 90%的死亡率。该病首次暴发于我国江苏省，随后在韩国、意大利、德国、法国、西班牙等地暴发并传播至美洲等地区，给世界养兔业带来了巨大的经济损失。

一、病原学

兔出血症病毒（*Rabbit hemorrhagic disease virus*，RHDV）是引起兔出血症的病原体，属于杯状病毒科（*Caliciviridae*）兔病毒属（*Lagovirus*），该属的病毒还包括欧洲褐色兔综合征病毒（*European brown hare syndrome virus*）和兔杯状病毒（*Rabbit calicivirus*）。1991 年首次获得完整兔出血症病毒的全基因组序列，兔出血症病毒表面无囊膜、呈二十面体对称，病毒粒子直径为 27～35nm，属于单股正链 RNA 病毒。

二、流行病学

1. 传染源

病兔和带毒兔（康复的家兔和隐性感染兔）为该病的传染源。病兔的血液和肝脏内含有高浓度的病毒。

2. 易感动物

兔出血症病毒只感染家兔和野兔。不同性别及各种品种的兔均易感，长毛兔比肉用兔更易感，2 月龄以上的成年兔最易感，而哺乳兔则极少发病死亡。

3. 传播途径

该病的主要传播途径为消化道，滴鼻、口服，以及皮下、肌肉、静脉注射等途径人工接种均易感染成功。病兔通过泪液、鼻液、粪尿、皮肤和生殖道分泌物向体外排毒。健康兔可通过和病兔直接接触或间接接触上述分泌物或排泄物而感染。兔出血症病毒能在冷冻的兔肉或脏器组织内长期存活，因此能够通过国际贸易而长距离传播。此外，购进带毒的繁殖母兔及从疫区购入病兔毛皮等均可能引起该病的传播。

三、流行与分布

兔出血症 1984 年首次发现于中国江苏省并迅速蔓延至全国。之后韩国因为从中国进口家兔皮毛也暴发该病，然后迅速传遍欧洲、非洲、美洲等各个国家。目前兔出血症病毒呈世界范围性流行，发病率和死亡率极高，给世界养兔业造成巨大危害。

第十九节 裂 谷 热

裂谷热（Rift Valley fever，RVF）又名立夫特山谷热，是由裂谷热病毒（*Rift Valley fever virus*，RVFV）引起的一种以节肢动物作为媒介传播的急性、发热性病毒传染病，也是一种人畜共患病。主要感染绵羊、山羊、牛、骆驼、羚羊等反刍动物，马、猴、田鼠、野生啮齿类动物也对该病毒敏感，也能传染人。动物感染后以坏死性肝炎和出血为特征，新生幼畜死亡率较高，成年孕畜大批流产；人感染后会表现发热、头痛、疲劳、关节和肌肉疼痛，有时也会出现恶心、呕吐，部分患者表现结膜炎及畏光的现象；严重者可能会导致出血、休克、脑炎或肝炎，甚至是死亡。该病在夏秋季节高发，由于气候炎热多雨，蚊虫活动频繁，为裂谷热病毒的传播提供有利条件。蚊子吸食带毒动物的血液后感染，可经卵将裂谷热病毒垂直传给子代蚊虫。另外，气候变化对该病的传播也有一定影响。目前该病主要在非洲大陆和阿拉伯半岛流行。

一、病原学

裂谷热病毒属于布尼亚病毒科（*Bunyaviridae*）白蛉热病毒属（*Phlebovirus*）成员。病毒粒子呈球形，直径 90～110nm，有囊膜，表面有长 6～7.5nm 的糖蛋白纤突，其基因组为单股负链 RNA，长度为 11.4～14.7kb，分为 L、M、S 三个片段。其中，S 片段为双义 RNA，具备双向编码能力，编码病毒核心蛋白和非结构蛋白；M 片段编码 2 个糖基包膜的多肽（G1 和 G2）和非结构蛋白；L 片段被认为编码病毒聚合酶。目前只有一种血清型。

二、流行病学

1. 传染源

小绵羊、小山羊和小牛是该病的主要传染源。急性患者的血液和咽喉部有病毒存在，因此患者和其他动物宿主也可成为该病的传染源。感染动物的血液、体液、内脏和器官都具有传染性。

2. 易感动物

该病毒具有很广的脊椎动物寄生谱。反刍动物如绵羊、山羊、牛、水牛和骆驼是其主要感染者，绵羊发病最严重，其次是山羊。其他易感动物包括羚羊、马、猴、田鼠和野生啮齿类动物等。不同年龄的动物易感程度和病情不同。羔羊感染裂谷热病毒的死亡率可达90%，成年羊的死亡率低于10%，怀孕母羊感染后几乎100%流产，流产可作为疫病流行的征兆。绵羊是裂谷热病毒的扩增宿主和二级传染源。非洲猴和家养的食肉动物可表现短时间的病毒血症。

人可由蚊虫叮咬或接触已感染的动物血液、分泌物和排泄物及组织器官等（如照顾、宰杀受染动物和摄入生奶等）而感染，也可通过被动接种（如皮肤破损或被污染的伤口）或吸入气溶胶感染。最容易患该病的人群包括：①露宿在该病流行的地区者；②流行地区的牧民、屠宰工作人员和兽医及其他与被感染动物接触者；③在流行病地区旅游的游客。

3. 传播途径

裂谷热病毒的主要传播媒介是蚊，该病毒在脊椎动物和蚊之间循环，许多种类的蚊可传播该病毒，而且还是其主要储存宿主。裂谷热的传播媒介很广泛，至20世纪80年代末，已发现至少有26种蚊可能是裂谷热病毒的媒介，包括环跄伊蚊、波耳伊蚊、埃及伊蚊、三列伊蚊、环泡伊蚊、非洲伊蚊、窄翅伊蚊、具齿伊蚊、叮马伊蚊、黄圈伊蚊、尖音库蚊、纹腿库蚊、尼弗库蚊、松巴库蚊、五条浆足蚊、金腹鳞足蚊、非洲曼蚊、科斯按蚊等，其中最主要的是伊蚊、库蚊和按蚊。不同地区的优势蚊种有所差异，泰氏库蚊（*Culex theileri*）、尖音库蚊（*C. pipiens*）、叮马伊蚊（*Aedes caballus*）、曼氏伊蚊（*A. mcintoshi*）、金腹浆足蚊（*Eratmopedites chrysogaster*）等均是主要媒介。另外，厩螫蝇（*Stomoxys calcitrans*）及库蠓（*Culioides*）也可经实验感染分离到该病毒。蚊可以从感染动物身上吸血获得病毒，能经卵传播（病毒从感染的母体通过卵传给后代），新一代蚊可以从卵中获得感染，这也是该病容易扩散传播的一大昆虫学特征。具有感染性的卵以休眠状态在干涸的池塘表面泥土中保持几年，如果出现适合其生长的环境条件，如大量的降雨、发生洪水或修建大坝，虫卵孵化为成虫，成虫在吸血时将病毒传给动物，这是自然界长久保存病毒的原因。被感染动物的远距离移动，以及由于风向促进媒介昆虫的移动会造成该病远距离的传播。由于飞机携带感染昆虫或人的移动导致疫病传播的潜在危险值得注意。

此外，也可由蚊虫叮咬或接触感染动物的血液、体液或器官而将病毒传播给人；人也可通过直接接触含有病毒的血液、体液、精液、内脏器官，或饮用带毒动物乳制品而感染裂谷热病毒；试验证明裂谷热病毒还可经气溶胶及垂直传播的方式感染人或动物。迄今尚无文献证明裂谷热病毒可在人与人之间传播。

三、流行与分布

1912年最先报道肯尼亚裂谷（Rift Valley）地区的绵羊中有该病的存在和流行，但直至1930年在肯尼亚广泛流行时才分离到病毒，故称为裂谷热。1948年在乌干达确认该病的传播媒介为伊蚊，随后在南非、纳米比亚、津巴布韦、尼日利亚、马拉维、莫桑比克、乍得、喀麦隆、苏丹、埃及、毛里塔尼亚、坦桑尼亚、塞内加尔、加蓬、布基纳法索和赞比亚也发生该病，几乎蔓延到整个非洲大陆。特别是1950～1951年裂谷热在南非的暴发，导致 2 万人感染，10 万只羊病死。1977 年前，裂谷热仅在非洲东部和南部动物中流行，流行的发生与大雨后繁殖的伊蚊种群陡增相关。1977 年首次在埃及流行，有 20 万人感染，据报道有 598 人死亡，许多家畜（牛、羊、骆驼和山羊）都被感染，大量动物死亡。1979 年首次在非洲大陆以外的马达加斯加检测到裂谷热病毒，并于 1990 年后在马达加斯加、也门、沙特阿拉伯出现裂谷热的流行。1993 年，该病再次在埃及流行，人和绵羊、山羊、牛、水牛都受到了感染。1998 年，肯尼亚、坦桑尼亚、毛里塔尼亚和津巴布韦 4 个国家曾有裂谷热的报道。2000 年 9 月，阿拉伯半岛（也门和沙特阿拉伯）被证实暴发该病，也门 321 人发病，32 人死亡；沙特阿拉伯有 160 人发病，33 人死亡。这是在非洲大陆以外地区首次报道暴发裂谷热。裂谷热在阿拉伯半岛的流行，也有可能威胁到亚洲和欧洲其他国家与地区。2006～2007 年肯尼亚共报告了 684 例裂谷热，包括 155 例死亡；索马里共报告了 114 例裂谷热，包括 51 例死亡。2007 年坦桑尼亚共报告了 264 例裂谷热，包括 109 例死亡。2008 年马达加斯加共报告了 418 例裂谷热疑似病例，其中包括 17 例死亡病例。2007～2008 年苏丹通报病例共计 698 起，包括 222 例死亡。2010 年南非报告有 186 人确诊为裂谷热，其中 18 人死亡。2012 年毛里塔尼亚暴发裂谷热疫情，在 6 个地区发生了 36 例病例，包括 18 例死亡。2016 年尼日尔暴发裂谷热疫情，估计有 200 万头牛和小型反刍动物受到感染，在 Boni-Bangou 地区有多起牲畜流产和死亡的报告；人裂谷热报告有 266 例疑似感染病例，包括 32 例死亡。近来在科摩罗岛和马约特岛也检测到裂谷热病毒的抗体。到目前为止，该病已在超过 30 个国家和地区出现流行。

第二十节 圣路易斯脑炎

圣路易斯脑炎（St. Louis encephalitis，SLE）是圣路易斯脑炎病毒（*St. Louis encephalitis virus*，SLEV）引起的一种蚊媒传播的急性人畜共患病。动物大多为隐性感染，人发病率仅为 0.1%～1%。大多数病毒感染者并不表现出临床症状，一旦出现症状就很危险，病死率可达 30%。其临床症状与其他病毒性脑炎相似，以发热、头痛和中枢神经系统症状为主要症状，一般持续数天后即可完全恢复，通常病程经过良好，少数患者病后留有不同程度后遗症。在美国报道，已知病原的 80%病毒性脑炎均是圣路易斯脑炎病毒所致。该病呈地方流行性，在美国的温带地区，该病主要在夏末和秋初流行。而在南部，全年都有流行。在南美洲一些国家也有该病发生，加拿大和墨西哥西部曾发生过暴发流行。

一、病原学

圣路易斯脑炎病毒属于黄病毒科（*Flaviviridae*）黄病毒属（*Flavivirus*）日本脑炎病毒群成员。病毒颗粒为球形，直径为 37～50nm，表面有凸起的囊膜。基因组长度为 11kb 的单股正链 RNA。编码 2 个结构蛋白（膜蛋白 M 和囊膜蛋白 E）和 7 个非结构蛋白（NS1、NS2A、NS2B、NS3、NS4A、NS4B、NS5）。其基因组有广泛的变异性，RNase T1 核苷酸指纹研究结果显示，美国有3种独特的基因型，基因Ⅰ型与黑须库蚊相关，基因Ⅱ型与尖音库蚊和致倦库蚊有关，基因Ⅲ型与环纹库蚊有关。该病毒与日本脑炎病毒核苷酸的同源性最高，约为65%，与该属其他病毒如黄热病毒、登革病毒的同源性小于40%。

二、流行病学

1. 传染源

传染源主要为野鸟和家禽。圣路易斯脑炎病毒的储存宿主为野生脊椎动物，主要为野生鸟类。在北美洲，从多种鸟类及浣熊、负鼠、蝙蝠等分离到圣路易斯脑炎病毒。在美洲热带地区，从鸟类、啮齿类、非人灵长类和三趾树猴中分离到圣路易斯脑炎病毒。鸟类和蚊之间病毒传播达到足够高的水平时，人和其他哺乳动物（如马、犬）可被感染，但不会成为病毒血症宿主。

圣路易斯脑炎病毒通常在脊椎动物宿主（野生鸟类）间传播。主要的传播循环涉及雀形目和鸽形目的鸟类，前者是主要的病毒血症宿主。在流行早期，该病毒首先在宿主体内扩增，随后蚊叮咬带毒鸟类，使受感染的蚊数量迅速增加，反过来又使受感染鸟的数量增加。这种感染循环尤其见于雏鸟，可能是由于雏鸟对蚊的防护能力较差，且活动范围受限于巢内更易被叮咬。此外，雏鸟的免疫力较低，通常会比成年鸟维持较长时间高滴度的病毒血症。

2. 易感动物

在美洲，已从马、多种鸟、浣熊、蝙蝠、啮齿类及非灵长类动物体内分离到SLEV，人和其他哺乳动物如马和犬也可被感染。城市中的鸽子和麻雀在该病毒繁殖中起重要作用。该病毒在鸟体内繁殖，但是不发病，所以鸟类是其保存宿主。

3. 传播途径

圣路易斯脑炎病毒的主要传播媒介为库蚊，该病毒可在尖音库蚊、致倦库蚊（*Cx. quinquefasciatus*）和其他蚊种中垂直传播，还可以经库蚊交尾传播。研究发现不同的地区主要媒介蚊种也不同，从安大略湖南部至中西部，整个美国北半部以尖音库蚊（*Cx. pipiens*）为主要媒介种；从中西部至墨西哥、西近加利福尼亚以致倦库蚊（*Cx. quinquefasciatus*）为主；佛罗里达州南部温（亚）热带地区以黑须库蚊（*Cx. nigripalpus*）为主；加利福尼亚、科罗拉多等美国西部各州则以环附库蚊（*Cx. tarsalis*）为主。另外，某些地区可能有多个蚊种参与传播圣路易斯脑炎病毒。

鸟类是病毒的天然宿主，病毒可通过嗜血蚊虫叮咬在鸟类和其他动物之间循环。鸟类（主要是野雀形目）是主要的中间宿主，起到人群流行前的病毒扩散作用，根据血清学调查表明在首例病例发生前2～8周，野鸟或前哨鸡的圣路易斯脑炎病毒抗体已开始转阳和增长。研究发现，持续感染的蚊子或它们的卵、鸟类、蝙蝠、爬虫类，以及其他脊椎动物都是潜在的宿主。另外，圣路易斯脑炎病毒通过候鸟从温带地区带入北部的可能性也不能排除。在春季和初夏，由于媒介蚊的重新出现和繁殖，圣路易斯脑炎病毒在蚊虫和鸟类间也开始扩增和传播循环，病毒扩增达到一定高度时就仅会引起人和哺乳动物感染。

此外，气溶胶传播也是该病的一个重要传播途径，多见于实验室意外感染。

三、流行与分布

该病首次发现于 1932 年，在美国伊利诺伊州（Illinois）的巴厘发生该病的暴发流行。1933 年在密苏里州的圣路易斯市和堪萨斯市也出现了脑炎的流行，约发生 300 例脑炎患者，并从死者脑组织中分离到病毒，圣路易斯脑炎之名由此而来。圣路易斯脑炎流行于整个美洲大陆，加拿大、美国、墨西哥，以及中美洲、南美洲和加勒比海均有分离到圣路易斯脑炎病毒的报道，美国各州都有该病存在。1933 年以来，仅在美国和加拿大南部就至少发生了 40 次圣路易斯脑炎流行。在美国西部（密西西比河以西）主要为地方性疾病，偶尔发生暴发性流行。在美国东部则定期发生暴发流行，主要流行地区有密西西比、俄亥俄盆地、得克萨斯州东部、佛罗里达、堪萨斯、科罗拉多、加利福尼亚等州。1975 年发生了一次大流行，主要分布在伊利诺伊、印第安纳、肯塔基、密西西比、俄亥俄、田纳西等州。1976 年在佛罗里达州中部发生较大流行。圣路易斯脑炎虽然也发现于中美洲和南美洲，但在这些地区圣路易斯脑炎病例比较少。在南美洲一些国家主要为地方性散发流行，在多米尼加、墨西哥发生过流行，血清学和病毒学试验证实在巴拿马、秘鲁、特立尼达、圭亚那、苏里南、巴西等国均有该病存在。

圣路易斯脑炎流行与气温及降雨量有关，主要发生于夏季，一般从每年 7 月开始流行，8～9 月为高峰季节。在芝加哥，该病流行时最早的病例出现于 6 月末，流行高峰在 8 月中旬。在温带地区，如佛罗里达州，该病流行的时间稍晚一些。圣路易斯脑炎可呈地方性散发，也可呈现流行性。散发时美国年病例数少于 50，流行时流行地区的发病率达 1～800/10 万人口。相比之下散发更常见，每年都报道有零星散发的病例，每 10 年左右发生一次流行。

第二十一节　森 林 脑 炎

森林脑炎（forest encephalitis）又称为蜱传脑炎（tick-borne encephalitis）或苏联春夏脑炎（Russian spring-summer encephalitis），是由森林脑炎病毒（*Forest encephalitis virus*，FEV）引起的、以中枢神经系统病变为特征的、急性自然疫源性传染病。森林脑炎的主要传播媒介是蜱，人感染该病毒后，潜伏期为 10～15 天，严重病例可短至 4 天，最长不超过 1 个月，大部分属于无症状感染，典型临床症状为高热、意识障碍、脑膜刺激特征及瘫痪等，常有后遗症，病死率较高。我国于 1952 年分离并鉴定了森林脑炎病毒，主要分布于东北长白山和小兴安岭林区，在云南和新疆森林地区也有分布。该病的发生与蜱的季节性消长呈正相关，具有严格的季节性，主要发生在春夏季。流行常见于林区，具有一定的地域性。森林脑炎分布范围相当广泛，横跨欧亚大陆的广阔地域，东起北太平洋岸及附近岛屿，西至大西洋岸，向北延伸至斯堪的纳维亚及濒临北冰洋的北极圈，南接巴尔干及中亚南部地区。

一、病原学

森林脑炎病毒属于黄病毒科（*Flaviviridae*）黄病毒属（*Flavivirus*）。病毒颗粒呈球形颗粒，直径为 40～70nm，有囊膜，囊膜表面可见棘突，膜内有 25～35nm 的高电子密度的核衣壳。沉淀系数为 42S，在 CsCl 中的密度为 1.24g/cm^3。病毒基因组为单股正链 RNA 病毒，约 11kb，含有单一可读框，编码一个前体蛋白，经蛋白酶裂解加工成 3 个结构蛋白（衣壳蛋白 C、前膜蛋白 prM 和囊膜蛋白 E）和 7 个非结构蛋白（NS1、NS2A、NS2B、NS3、NS4A、NS4B、NS5）。根据临床症状、传播媒介、流行病学和抗原性将其分为远东型森林脑炎病毒（far eastern encephalitis subtype）和中欧型森林脑炎病毒（central european encephalitis subtype）。远东型森林脑炎病毒主要分布于俄罗斯中亚及我国的东北地区，传播媒介主要为全沟硬蜱，经羊、猴脑内试验发现远东型森林脑炎病毒比中欧型森林脑炎病毒的致病性强，导致的临床症状更为严重，脑神经症状明显，病死率达 20%。中欧型森林脑炎病毒主要分布于欧洲的大多数国家，其传播媒介主要为篦子硬蜱，导致的临床症状轻，25%～50%的患者主要表现为脑膜炎，发热呈双峰热，致死率低，一般死亡率为 1%～5%，预后较远东型森林脑炎好，只有较少的病例出现后遗症。

二、流行病学

1. 传染源

野生啮齿类动物及鸟类是主要的传染源，林区的幼畜及幼兽也可成为传染源。森林脑炎病毒在蜱-野生脊椎动物宿主间自然循环，其储存宿主是小型脊椎动物及啮齿动物，它们也均是蜱的寄生宿主，而蜱也是森林脑炎病毒最重要的储存宿主。幼蜱通过吸血从宿主（小型野生哺乳动物及鸟类）体内获得森林脑炎病毒，并通过卵在蜱间垂直传播，当人类接触到带毒蜱并被叮咬时会感染此病毒。研究发现，检测到病毒血症并分离到病毒的动物有狼、猪、鹿、各种鼠类动物、蒙古旱獭、北鼠兔、蒙古鼠兔、野兔和大马蹄蝠。能感染森林脑炎病毒并产生抗体的动物还有灰颈鼠兔、山羊、恒河猴、火鸡、秃鸡、柳莺、三指鸡、芦花斑鸡、绿头鸦和棕果蝠等。我国东北、西北森林脑炎疫源地林区以花鼠、大林姬鼠、棕背鼠为主要储存宿主，此外，曾从灰鹊、鸽、黑冠山雀及大马蹄蝠中分离到该病毒。

鸟类是蜱最活跃的宿主，带病毒率很高。已从许多鸟类中分离到该病毒。其中，交啄鸟、金翅雀感染森林脑炎病毒后，可出现明显的临床症状。

2. 易感动物

对森林脑炎病毒高度易感的动物是小白鼠，无论从脑内、腹腔、皮下还是从鼻腔接种均可发生病毒血症和脑炎。经口腔感染小白鼠后，能从粪便和奶中分离出病毒。脊椎动物，如食蟹猴、恒河猴、猕猴和羊经脑接种森林脑炎病毒，其发病经过为急性，后遗症同人患该病的后遗症一样，重者可引起死亡。脑内感染乳大白鼠可致死，雏鸡感染森林脑炎病毒后出现肢体瘫痪。此外，小狼、刺猬、金黄地鼠、田鼠、家鼠、旅鼠、黄雀、红雀、金翅雀和麻雀对森林脑炎病毒易感，家兔及豚鼠则对森林脑炎病毒不敏感。

3. 传播途径

该病以蜱类为主要传播媒介，人或易感动物被带毒的蜱叮咬时，蜱在吸血过程中，伴随其唾液将病毒注入人体而引起感染。研究发现，已知自然感染森林脑炎病毒的蜱种有全沟硬蜱、篦子硬蜱、草原硬蜱等 19 种，具有感染与传播森林脑炎病毒能力的蜱种有全沟硬蜱、篦子硬蜱、嗜鸟硬蜱等 20 种，具有经卵传播森林脑炎病毒的蜱种有全沟硬蜱、篦子硬蜱、六角硬蜱等 10 种，仅具有感染能力的蜱种有囊形扇头蜱、图兰扇头蜱、安氏革蜱、牡巴它钝缘蜱等。研究结果还表明，远东亚型的主要媒介蜱种为全沟硬蜱，其次为森林革蜱、嗜群血蜱及日本血蜱；欧洲亚型的主要媒介为篦子硬蜱，其次是边缘革蜱、网纹革蜱、刻点血蜱、缺角血蜱、嗜群血蜱和六角硬蜱等。另外，从其他媒介如螨和蚊中也分离到森林脑炎病毒，但其传播作用还不清楚。此外，该病还可以经消化道和呼吸道造成感染并传播，如欧洲常见饮用含病毒的生山羊奶造成感染，患者多呈双峰热型，而实验室感染常由感染性气溶胶引起。

三、流行与分布

早在 1937 年，苏联远东地区就报道了该病的发生，1936 年首次用小白鼠从森林脑炎的患者病料中分离到森林脑炎病毒。1937 年从当地主要蜱种全沟硬蜱体内分离到同一种病毒，提出并证实蜱为森林脑炎传播媒介。1938 年证实了森林中的啮齿类动物为该病储存宿主。后来基于遗传进化分析结果，将分离自不同地区的病毒分为欧洲亚型、远东亚型和西伯利亚亚型 3 个亚型，这些亚型在欧洲、西伯利亚、俄罗斯远东地区、中国北方及日本等地呈疫源地分布。欧洲亚型主要分布在欧洲乌拉尔山脉西部及西伯利亚地区，西伯利亚亚型分布于西伯利亚、波罗的海和芬兰北部地区，远东亚型主要分布在亚洲远东地区、日本和西伯利亚中部及东部地区。在欧洲和亚洲，每年有 10 000～15 000 例森林脑炎病例的报道。27 个欧洲国家都为森林脑炎的疫源地，斯洛文尼亚、爱沙尼亚、拉脱维亚、立陶宛、捷克、德国、瑞士、波兰、瑞典、匈牙利、芬兰、挪威、俄罗斯、奥地利、斯洛伐克、法国、罗马尼亚和意大利等国报道有该病病例发生。亚洲国家中，蒙古、哈萨克斯坦、吉尔吉斯斯坦、日本、韩国都是森林脑炎的疫源地。我国于 1943 年就有该病病例报道，1952 年王逸民等从我国东北林区的脑炎患者及蜱中分离到森林脑炎病毒。我国主要有 8 个森林脑炎的疫源地，3 个在东北地区（大兴安岭、小兴安岭及内蒙古、黑龙江、吉林和辽宁境内的长白山疫源地）、2 个在西北地区（新疆境内的天山和阿尔泰山疫源地）、3 个在西南地区（西藏境内的林芝和米林疫源地、四川境内的黑水疫源地和云南境内横断山脉区域的高黎贡山疫源地）。亚洲的印度、土耳其也有该病发生的报道。

森林脑炎的发生还有严格的季节性，一般于 4 月中下旬开始出现病例，5 月患者人数显著增加，到 5 月下旬至 6 月上旬达到高峰，约占发病数的 80%，而在 8 月以后流行即终止。该病发生的这种季节性主要与传播媒介蜱的季节性生长呈正相关，成年蜱一般在 3 月末或 4 月初出现，到 4 月下旬蜱的数量急剧上升，在 5 月中旬达最高峰，以后逐渐下降，到 8 月便很少见。

第二十二节　鹿流行性出血热

鹿流行性出血热（epizootichemorrhagic disease，EHD）是由鹿流行性出血热病毒（*Epizootichemorrhagic disease virus*，EHDV）感染所引起的鹿、牛、羊等多种反刍动物的一种虫媒病毒病。感染动物表现体温升高、厌食、休克、黏膜和浆膜面广泛出血等临床症状。鹿流行性出血热是我国规定的进境动物检疫二类疫病，流行分布情况与其媒介库蠓的活动情况呈正相关，主要分布在 40°N 和 45°S 之间。

一、病原学

鹿流行性出血热病毒是呼肠孤病毒科（*Reoviridae*）环状病毒属（*Orbivirus*）的成员。病毒颗粒呈圆形或六角形，直径 62nm 左右。衣壳由 42 个壳粒组成，壳粒的直径为 10.5～11.5nm。超薄切片中病毒粒子的直径为 59nm，有一电子密度较高的核芯和一个比较透明的外层（衣壳）。病毒粒子有时围绕有一层来源于细胞的外膜，或称假囊膜。与其他环状病毒一样，EHDV 的基因组为 10 个双股 RNA 链，分别编码 7 个结构蛋白（VP1～VP7）和 3 个非结构蛋白（NS1、NS2、NS3）。在形态结构上，鹿流行性出血热病毒与蓝舌病毒（*Bluetongue virus*，BTV）极其相似。目前将 EHDV 划分为 11 个血清型，包括 EHDV-1～EHDV-11 型，EHDV-11 为茨城病毒。在血清学反应中，EHDV 与蓝舌病和环状病毒属其他成员有一定交叉，称之为群间特异性反应。

二、流行病学

1. 传染源

感染的鹿、羚羊等反刍动物。

2. 易感动物

鹿流行性出血热病毒主要感染鹿，潜伏期为 6～8 天，鹿的易感性有差异，但是美国的白尾鹿很易感。

3. 传播途径

鹿流行性出血热是典型的虫媒病。鹿流行性出血热病毒在库蠓体内繁殖，并存在于其唾液中，当叮咬时，又将病毒传给反刍动物并在其体内繁殖，如此反复循环。现已证明杂斑库蠓（*Culicoides variipennis*）可以生物学带毒，并传播该病。鹿流行性出血热病毒随库蠓广泛分布于热带和温带。库蠓与鹿流行性出血热病毒的相互作用、叮咬反刍动物的部位、分类学、生态学、季节性和控制等方面均与传播 BTV 的传播媒介相类似。然而，传播鹿流行性出血热病毒的库蠓的种类、数量、传播能力、在库蠓体内扩增所需的温度及库蠓获得感染力的天数等，可能与传播 BTV 的库蠓有所不同。

三、流行与分布

该病最早于 1955 年在美国新泽西州发现，并导致 700 头白尾鹿死亡。随后于 1962 年在加拿大亚伯达发生，引起 440 头白尾鹿、18 头北美黑尾鹿和 13 头叉角羚死亡。1976 年再次在美国内布拉斯加州、怀俄明州、堪萨斯州、达科他州和新泽西州暴发，成千上万的白尾鹿和羚羊在这次疫情中死亡。此后，在亚洲、非洲和大洋洲相继报道该病的发生，而且在南美洲也发现血清学阳性的动物，同时在巴西短角鹿中也发生了该病。2000 年以前，地中海地区鹿流行性出血热相关的报道很少，但 2001 年以色列的牛出现临床症状，当时还没有相关鹿流行性出血热病毒血清型的信息。2004 年摩洛哥暴发了由 EHDV-6 引起的疫情，且 2 年以后再次暴发。同年 EHDV-6 也在阿尔及利亚和突尼斯暴发流行，1 年后，在土耳其暴发。EHDV-7 是导致地中海其他地区鹿流行性出血热暴发流行的主要血清型。2006～2007 年，阿尔及利亚、摩洛哥、突尼斯、以色列、土耳其和约旦暴发的鹿流行性出血热主要以 EHDV-6 和 EHDV-7 为主。该病的分布与其传播媒介库蠓的分布基本一致，主要分布在 49°N～35°S。到目前为止，报道有鹿流行性出血热流行的地区主要有加勒比海群岛、北美洲、中美洲、南美洲、非洲的北部地区、中亚、东亚、东南亚、澳大利亚、印度洋群岛（如毛里求斯和留尼汪岛）和中东。我国新疆、宁夏、广西等地也检测到该病。

在流行地区，鹿流行性出血热似乎以 2～3 年为一个暴发周期。一旦发病后，周期可长达 8～10 年。目前对于该病毒暴发流行的原因尚不清楚，可能与动物自身免疫、传播媒介数量、气候变化等有关。

第二十三节 委内瑞拉马脑炎

委内瑞拉马脑炎（Venezuelan equine encephalitis，VEE）是一种蚊媒自然疫源性人畜共患传染病，临床主要表现为发热、头痛等。该病于 1935 年在哥伦比亚马群中发生流行，翌年蔓延至委内瑞拉，1938 年在委内瑞拉病马脑组织中分离得到病毒并命名为委内瑞拉马脑炎病毒（*Venezuelan equine encephalitis virus*，VEEV），是美洲被识别的第三种引起脑炎的甲病毒。该病潜伏期常为 3～5 天，对马的危害极大，可引起大量马匹死亡，患病马通常表现发热及神经系统症状。人感染后大多表现流感样症状，但也有出现神经症状，特别是儿童，具有较高的死亡率。该病的病原复合群也是一种潜在的、可以用于战争和恐怖活动的生物武器。该病主要流行于美洲，发生无严格的季节性，多见于春夏季节。该病的流行具有周期性，每隔 7～10 年大暴发一次。

一、病原学

委内瑞拉马脑炎病毒属于披膜病毒科（*Togaviridae*）甲病毒属（*Alphavirus*），最初认为是单一的病毒，然而通过中和试验和血凝抑制试验发现各分离病毒株间存在一定的血清学差异，且病毒株间也存在比较明显的毒力差异，因此统称为委内瑞拉马脑炎病毒复合群。目前委内瑞拉马脑炎病毒复合群至少有 13 个病毒成员，组成 6 个不同的血清学亚型（Ⅰ、Ⅱ、Ⅲ、Ⅳ、Ⅴ、Ⅵ 6 个亚型），分别为 VEE（Ⅰ亚型）、Everglades（EVE，Ⅱ亚型）、Mucambo（MUC，Ⅲ亚型）、Pixuna（PIX，Ⅳ亚型）、CAB（Ⅴ亚型）和 AG80-663（Ⅵ亚型），其中 VEE Ⅰ亚型病毒又可分为ⅠAB（代表株为 Trin. D）、ⅠC（代表株为 P676）、ⅠD（代表株为 3880）、ⅠE（代表株为 PA62-MenaI）和ⅠF（代表株为 78V3531），MUCⅢ亚型又可分为ⅢA（代表株为 Mucambo）、ⅢB（代表株为 Tonate）和ⅢC（代表株为 71D1252）。在对病毒核酸序列分析的基础上，有人得到了委内瑞拉马脑炎病毒复合群中各病毒的进化关系，提出了重新分类的建议：将ⅠAB、ⅠC、ⅠD 和ⅠE 划归 EVE 型（Ⅱ亚型），将ⅠF 划归 AG80-663 型（Ⅵ型）。通常引起人和马发病流行的主要是ⅠA 亚型、ⅠB 亚型和ⅠC 亚型，引起人类散发和易感动物地方流行的是Ⅱ亚型。

委内瑞拉马脑炎病毒粒子呈球形，在细胞培养物、实验动物组织和蚊体器官中的形态特征基本一致，表面具有明显的微细突起。负染电镜观察时，直径为 60～70nm，有一个直径为 30～35nm 的核衣壳，呈二十面体立体对称结构，包裹有囊膜，研究发现囊膜及其突起中含有宿主细胞成分。在细胞外的病毒粒子较少成堆分布，但细胞空泡中会集聚大量病毒粒子，当细胞裂解后空泡仍能保持其原有结构时，则可在细胞外观察到这种病毒粒子大量堆集的分布形式。病毒基因组为 11 444nt 的单股正链 RNA，从 5′端到 3′端基因的排列方式为 4 种非结构蛋白（NSP1～4）、衣壳蛋白（C）和包膜蛋白（E3、E2、6K、E1）。该病毒复合体有 6 个亚型（Ⅰ～Ⅵ），只有ⅠAB 和ⅠC 在流行病学上有重要意义。亚型Ⅱ～Ⅵ一般只引起地方性动物病。

二、流行病学

1. 传染源

携带委内瑞拉马脑炎病毒的马、蝙蝠、鸟类及啮齿动物是主要的传染源。啮齿类动物是委内瑞拉马脑炎病毒地方株的储存宿主和扩大宿主，马是委内瑞拉马脑炎病毒流行株的扩大宿主，一般病马是媒介蚊的主要病毒来源，其病毒血症的病毒滴度可达到并超过蚊的感染阈。人、猴感染后形成病毒血症时，血中病毒量可达蚊的感染阈，从而在委内瑞拉马脑炎病毒传播中起到辅助作用。

2. 易感动物及宿主

马属动物是自然条件下对委内瑞拉马脑炎病毒最敏感的动物，除马、驴、骡外，还曾从许多野生脊椎动物和鸟类分离出委内瑞拉马脑炎病毒。通过人工实验感染发现，豚鼠、小鼠和家兔对委内瑞拉马脑炎病毒特别敏感，此外鸽、猴、大鼠对委内瑞拉马脑炎病毒也有易感性，猪、狗、猫和小反刍动物对委内瑞拉马脑炎病毒也有一定易感性，但感染后大多不出现症状或仅轻度发热，病毒血症的效价也不高。

不同年龄、性别的人对委内瑞拉马脑炎病毒均易感，常见的高危人群有马、骡、驴等的饲养员、兽医、屠宰人员及实验室工作人员，但是否发病则与感染者年龄有关。一般 15 岁以下青少年更易发生急性感染，伴有单核巨噬细胞系统感染和脑炎，青年人通常仅出现流感症状，50 岁以上患者易发生脑炎，但大多数可恢复。临床脑炎病例通常少于 5%，病死率少于 1%，死亡病例主要是儿童，病死率可达 10%～20%。

3. 传播途径

委内瑞拉马脑炎的传播媒介是蚊，主要是库蚊、伊蚊、按蚊、鳞蚊和曼蚊 5 属的蚊，在疫病流行区，主要从库蚊中获得蚊分离株。一般蚊吸食含病毒的血液后，病毒在其肠细胞中增殖，2～4 天后进入体腔和血淋巴，从而侵入各组织器官（如卵巢、肌肉、唾液腺等）。该病毒在蚊体内增殖并不影响蚊的生活能力，感染蚊终生带毒且具有感染性。病毒在感染蚊体内的潜伏期随着蚊种和环境气温不同而不同，一般气温高时潜伏期短，26～27℃时在伊蚊、曼蚊的潜伏期为 8～12 天，感染鳞蚊后的潜伏期可能稍短些。

三、流行与分布

1936 年首次在马属动物体内分离到委内瑞拉马脑炎病毒。1961～1971 年，委内瑞拉马脑炎曾在美国等 11 个国家的马匹中发生暴发性大流行，死亡马匹达 10 万～15 万匹，马群中流行时常伴有人的病例出现。1952 年首次确认委内瑞拉马脑炎病毒也是人脑炎的病原体。1962～1963 年哥伦比亚有 3000 人发病，死亡 20 人，同期在委内瑞拉有 23 283 人发病，死亡 156 人。1969 年在厄瓜多尔暴发该病时，有 27 000 匹马死亡，有 3200 人发病，死亡 190 人。1995 年在哥伦比亚暴发该病时，引起 7500 人发病，其中 3000 人出现神经症状，300 人死亡。2010 年，巴拿马也发生委内瑞拉马脑炎流行，11 人被确认为委内瑞拉马脑炎感染。委内瑞拉马脑炎病毒复合群病毒作为一种地方性动物疫病病原，长期存在于美洲亚热带和热带地区，其发病流行仅限于美洲，除委内瑞拉和哥伦比亚外，有报道该病发生的国家还有特立尼达和多巴哥、巴拿马、厄瓜多尔、圭亚那、哥斯达黎加、尼加拉瓜、萨尔瓦多、洪都拉斯、墨西哥、巴西、阿根廷、秘鲁和美国。我国目前尚未发现该病的存在。

委内瑞拉马脑炎病毒在自然界的传播循环方式不同于东方马脑炎病毒和西方马脑炎病毒。虽然在疫区捕获的鸟类中可呈血清抗体阳性或可分离到病毒，但其感染率极低，很少发现鸟类发病或出现病毒血症，因此鸟在委内瑞拉马脑炎病毒的传播循环中不起明显作用。委内瑞拉脑炎病毒的传播循环可有蚊—马、蚊—人和蚊—啮齿类动物三种方式，这三种方式相互之间又有关联，人、猴等动物在相应的传播中起辅助作用，而动物间委内瑞拉马脑炎的流行是人群中流行的先兆。马群间直接接触感染传播，以及人在实验室经呼吸道感染传播委内瑞拉马脑炎病毒的方式，不是自然条件下委内瑞拉马脑炎的重要传播途径。热带地区，委内瑞拉马脑炎病毒在啮齿动物中传播，可使啮齿类动物产生较高滴度的病毒血症，但这些病毒株对马的致病力很低或无致病性，且与使马发生暴发流行的毒株在血清学上存在差异，与使人、马造成流行的委内瑞拉马脑炎病毒关系不密切。

第二十四节　水泡性口炎

水泡性口炎（vesicular stomatitis，VS）又称为口疮、伪口疮、牛及马的口腔溃疡病、伪口蹄疫等，是由弹状病毒科水泡病毒属的水泡性口炎病毒（*Vesicular stomatitis virus*，VSV）引起的人畜共患的重要动物疫病，牛、猪、马、羊和其他多种哺乳动物可感染。其特征为口腔黏膜、乳头皮肤出现水泡及糜烂，有些在蹄部也可发生疱疹，但很少发生死亡。感染人后出现类似流感和登革热的症状，有时可在手足处出现水泡。由于牛和猪的水泡性口炎临床症状与口蹄疫不能区别，其症状也不能与猪水泡病相区别。该病能使猪和乳牛的生产能力下降而造成严重的经济损失，并对国际贸易产生严重影响，世界动物卫生组织将其列为法定通报传染病，也是《中华人民共和国进出境动植物检疫法》规定的进境动物二类传染病。

一、病原学

水泡性口炎病毒属于弹状病毒科（*Rhabdoviridae*）水泡病毒属（*Vesiculovirus*）。病毒粒子呈子弹状或圆柱状，长度约为直径的 3 倍，为（150～180）nm×（50～70）nm。病毒粒子内部为密集盘旋的螺旋状结构的核衣壳或 RNP 核心，电子显微镜下观察，犹如缠绕于一个长形中空轴上的许多横行线条。其外径约 49nm、内径约 29nm，每个螺旋有 35 个亚单位。病毒粒子表面具有囊膜，囊膜上均匀密布短的纤突，纤突长约 10nm。囊膜紧密地包裹着 RNP 核心，囊膜上有糖蛋白突起。基因组为单股不分节段的负链 RNA，长度为 11kb。从 3′端到 5′端基因的排列方式为 *N*、*NS*、*M*、*G*、*L* 共 5 个不重叠的基因。*N* 基因有 1333 个核苷酸，编码病毒的核蛋白（N），3′端有 47bp 的先导序列；*NS* 基因有 822 个核苷酸，编码磷酸蛋白（P）；*M* 基因有 838 个核苷酸，编码基质蛋白（M）；*G* 基因有 1672 个核苷酸，编码病毒糖蛋白（G）；*L* 基因有 6380 个核苷酸，编码病毒 RNA 聚合酶（L），5′端有 59bp 的非翻译区。应用中和试验和补体结合试验，将该病毒分为印第安纳（Indiana，IN 型）和新泽西（New Jersey，NJ 型）两个血清型。新分离的毒株都属于这两个血清型中的一个型。根据抗原交叉反应性，发现印第安纳株可以分为 3 个亚型：印第安纳 1 型，为典型株，主要分离自牛的毒株，也有分离自猪和昆虫的毒株：印第安纳 2 型，包括可卡株和阿根廷株，是主要分离自牛、马及蚊体内的毒株：印第安纳 3 型，巴西株，最初分离自骡，但牛、马、人及白蛉也可感染。另外，有人将分离自巴西白蛉的 Mamba 和 Carajas 毒株分为第 4 个亚型。其中，N 蛋白、M 蛋白和 G 蛋白在两种血清型间有高度保守的氨基酸序列，而 P 蛋白在两株病毒间只有 30%的相似性。

二、流行病学

1. 传染源

VSV-NJ 型病毒的主要自然宿主在家畜中是马、牛和猪，绵羊似乎不易感染。在美国东南部，鹿和浣熊是野生动物中 VSV-NJ 型病毒抗体阳性率最高的。巴拿马的野生动物中，以蝙蝠、食肉类和一些啮齿类的抗体阳性率最高。在巴拿马将一些野生动物进行 VSV-NJ 型病毒试验接种，结果有 11 种啮齿动物、1 种兔、2 种有袋动物、2 种贫齿目动物中的 1 种、1 种蝙蝠、1 种食肉动物、2 种灵长目动物迅速产生抗体，而没有一种鸟类产生抗体。有些普通的实验室小动物对 VSV-NJ 型病毒易感，如雪貂、鸡胚、小鸡和鸡等。接种途径、剂量、病毒株、可能还有传代的历史，可以影响实验感染的结果。VSV-NJ 型病毒接种于豹蛙保持在 4℃时可存活达 6 周，但病毒不复制。昆虫也可实验感染，包括叮咬可将病毒传给乳鼠的埃及伊蚊和果蝇。在美国佐治亚州和科罗拉多州流行区，分别由野生的一种卢蛉（*Lutzomyia shannoni*）（卢蛉属是白蛉科的一属）和蚋分离到 VSV-NJ 型病毒。该病毒可在实验感染卢蛉和蚋的体内复制，并可通过叮刺和经卵传递，但卢蛉子代的感染率极低。

VSV-IN 型病毒曾引起牛和马的水泡性疾病的广泛流行，但不引起猪的疾病。在北美洲，该型病毒的主要野生动物宿主未能确定。在热带美洲，抗体阳性率最高的是树栖和半树栖的哺乳动物，特别是蛛猴、二趾树懒和豪猪，但它们实验感染 VSV-IN 型病毒时不产生或只产生很低的病毒血症。实验感染的马、牛、猪也不产生可检出的病毒血症。在巴拿马野生动物实验感染研究中，VSV-IN 型病毒引起与 VSV-NJ 型病毒一样的抗体反应，此外 8 种鸟类中有 5 种也产生了抗体。VSV-IN 型病毒也能感染实验室动物。在热带美洲曾反复从卢蛉，特别是从特拉卢蛉分离到病毒。从 10 月到翌年 3 月捕获的卢蛉中最常分离到病毒。

2. 易感动物

水泡性口炎病毒对很多种动物都很敏感，其易感性与宿主种系、年龄、感染途径有关，家畜中牛、马、猪最为常见，狗、骡偶见，山羊和绵羊易感性低；而野生动物有各种啮齿类动物、灵长类（绒猴、懒猴）、树栖和半树栖哺乳动物、鸟类、豪猪、蝙蝠、刺猬及有袋类动物等。

试验观察发现，家畜感染水泡性口炎病毒后，仅出现短时间低滴度或没有病毒血症，这时只有特别敏感的昆虫吸血后才被感染。将病毒接种豹蛙，病毒在体内虽不能增殖，但在 4℃环境中可存活 28 天。感染的地鼠被白蛉叮咬可将病毒传递给小白鼠，鼠耳蝠能产生高滴度的病毒血症，埃及伊蚊吸血后通过叮刺将病毒传给乳鼠，负鼠也可引起病毒血症，以致死亡。绒猴不但血液产生高滴度的病毒血症，而且能从咽喉标本分离到病毒，因而认为是研究水泡性口炎病毒理想的动物模型。在昆虫中，该病毒可在特拉卢蛉、埃及伊蚊、尖音库蚊致倦亚种、硕厉螨属、蚋、果蝇，以及植物弹状病毒的自然媒介玉米蜡蝉体内增殖，有的可以经虫卵传代。

3. 传播途径

在自然条件下，许多水泡性口炎病毒毒株可以感染多种野生和家养的哺乳动物（包括人）、某些鸟类和节肢动物。一般认为，哺乳动物是水泡性口炎病毒的终末宿主，而不是重要的储存宿主或扩增宿主。因为这些动物病毒血症时间短、水平低，在动物与动物间的直接传播罕见。

在自然界中，水泡性口炎病毒的保存机制尚未查明。用VSV-IN型病毒对蝙蝠进行实验感染，出现长时间的病毒血症，在22℃时病毒血症为10天，而在冬眠状态下为16天，用埃及伊蚊吸血再叮刺乳鼠使其发病获得成功，认为该病毒可能为机械传播。研究表明，将水泡性口炎病毒胸内接种埃及伊蚊后，病毒增殖很快，感染7天、15天两次测得的滴度均比注射量滴度高，且在第3天就有感染性。许多学者观察到水泡性口炎在动物中流行发生在一个暖湿天气之后，并在水道旁，推测水泡性口炎的流行与节肢动物和食虫蝙蝠及鸟之间有生态学联系。巴拿马血清学调查表明，某些种类的蝙蝠60%都有中和抗体，因而提出地方性水泡性口炎病区存在吸血的节肢动物—蝙蝠—节肢动物循环的可能性。

蚊、白蛉、库蠓、螨、蚋、蛇、果蝇可自然或实验感染水泡性口炎病毒，其中某些并能通过叮咬使实验动物感染，甚至经卵传递。鉴于动物地方性流行区许多水泡性口炎病毒分离物都是来源于节肢动物，因此认为，节肢动物，特别是白蛉可能是水泡性口炎病毒的储存宿主和媒介，在水泡性口炎病毒自然循环中起着重要作用。已由自然感染的白蛉分离到VSV-IN型病毒、VSV-NJ型病毒，6种水泡性口炎病毒还可由实验感染的白蛉经卵传递。水泡性口炎病毒由白蛉经卵传递是病毒—媒介种特异的。

通过卢蛉叮咬可将病毒由感染仓鼠实验传播给小鼠。病毒能在实验感染的特拉卢蛉体内复制，并可经卵传递，感染的后代可通过叮咬传播病毒。经卵传递并非100%，必须水平地获得病毒，否则感染率终将降至零。此种白蛉吸血量很少，其感染阈值高达10^4pfu/ml，远高于在野生脊椎动物病毒血症的水平。曾在流行区从蚋、蠓、库蚊分离到VSV-IN型病毒。埃及伊蚊经接种后也可传播。

一些研究者认为，白蛉飞翔能力低，不能远距离传播病毒，只在动物地方流行中起保持病毒的作用，而不是动物流行的传播媒介：蚋可被风由动物地方性流行区携带至远方，可能是水泡性口炎动物流行的传播媒介。VSV-NJ型病毒的流行沿河流迅速扩散，水泡性口炎病例往往发生在蚋偏爱的河边栖息地附近，这些都支持上述观点。

某些学者认为，水泡性口炎病毒可能是由具有双层囊膜的不感染脊椎动物的植物弹状病毒衍生而来的。这类植物病毒可能被节肢动物摄食（蚊虫吸食植物汁液或白蛉吸食花蜜），在其体内复制、成熟，成为能感染脊椎动物的单层囊膜病毒。脊椎动物采食含水泡性口炎病毒的节肢动物，致唇、口勃膜的小伤口被病毒污染而感染，或被带毒的节肢动物叮刺而感染。

哺乳动物也可能因食用已感染的植物感染，但至今没有确实的证据。埃及伊蚊的组织，如唾液腺、中肠、憩室、卵巢和Malpighi氏管等都能支持水泡性口炎病毒的生长，但只有唾液腺能够在感染后9天以上保持可测出量的病毒。

三、流行与分布

19世纪后期在南非的马和骡中发现水泡性口炎，但病因未被证实。美国国内战争时期记述了相当于水泡性口炎的马的水泡性疾病，1904年在东部和中西部各州的牛中记述了此病。此后不久，科罗拉多州和芝加哥的牧场中也发生了该病。法国人在1915年报道从美国来的马患有此病。1916年该病在牛和马中发生大流行，分布从美国犹他州、蒙大拿州经大平原和中西部向东直到弗吉尼亚州。1925年在从堪萨斯城抵达印第安纳州里士满的病牛的水泡中分离出一种病毒，这一株即是印第安纳水泡性口炎病毒的原型，第二年又在新泽西州的病牛中分离出血清学上有区别的病毒，这一株是新泽西水泡性口炎病毒。这两株病毒在墨西哥南部都曾有过报道。南美洲最早是1939年在阿根廷的马和牛中发现水泡性口炎的，此后在委内瑞拉的牛、猪和马及哥伦比亚的猪中发现该病。1995年美国西南部发生牛、马水泡性口炎，波及6个州的367个牧场，造成的损失高达5000万～1亿美元。1996年，拉丁美洲有11个国家报道发生水泡性口炎。2006年6月巴拿马有4个地区的水泡性口炎发病率突然升高，涉及的易感动物有19 733头/匹/只。目前，水泡性口炎每年仍在美洲一些国家流行。2004～2006年，在美国西南部的9个州暴发了751起水泡性口炎。新泽西型水泡性口炎病毒（VSV-NJ）引发的水泡性口炎，给美国的养殖业带来了巨大的经济损失。2012年美国再次发生了水泡性口炎疫情，6月6日，美国农业部动植物卫生检疫署向世界动物卫生组织通报，新墨西哥州3家农场发生水泡性口炎，4匹马感染。8月17日至9月17日，美国农业部动植物卫生检疫署共4次向世界动物卫生组织通报，新墨西哥州8家农场发现14匹马感染水泡性口炎病毒。自2012年5月以来，到2012年11月新墨西哥州已发生36次水泡性口炎疫情。通过对2012年分离到的水泡性口炎病毒进行分子生物学流行病学分析，该次分离到的水泡性口炎病毒并不是进化的新的水泡性口炎病毒，病毒的基因型和2000年在墨西哥中部的韦拉克鲁斯分离的水泡性口炎病毒基因型密切相关。亚洲的印度和伊朗也曾发生过。我国湖北宜昌和秭归于20世纪90年代初曾发生猪的水泡性口炎，但未定型；陕西凤县也有水泡性口炎的报道，呈点状散发或地方性流行。

水泡性口炎通常呈点状散发，一般不广泛流行，传染性不强，在南美洲某些地区呈动物地方性流行。发病率和病死率都很低，发病率一般为1.7%～7.6%，极少死亡。主要流行在美国东部、墨西哥、中美洲、巴拿马、委内瑞拉、哥伦比亚、厄瓜多尔和秘鲁等美洲亚热带和热带地区，大多沿着河流、森林流行。水泡性口炎的流行呈周期性，热带/亚热带地区每年或每2～3年发生一次动物地方性流行，并每隔5～10年蔓延到温带地区发生动物流行。流行地区严格地局限在其偏爱的生存环境。

水泡性口炎常呈季节性暴发，虽有明显的季节性，流行通常在寒冷季节到来时开始平息。但在不同的国家，流行高峰季节有所区别。美国北方各州一般在5～10月发生，尤其在9月发生较多，到气候变冷的秋季就停止。在美洲热带雨林，从10月到翌年3月是流行的高峰季节，此间野生动物发病率高，可能与白蛉等昆虫带毒率高相关。从哥伦比亚平均气温为28℃的热而潮湿的洼地到平均气温80℃、海拔2700m的高寒山区，水泡性口炎病毒在牛群的暴发流行季节为 7～12 月。

水泡性口炎病毒各型在自然界存在的环境不同，直接影响到它们的地理分布。印第安纳型和新泽西型病毒，主要分布在温带至热带的美洲，如美国、墨西哥、巴拿马、委内瑞拉、哥伦比亚、巴拉圭、巴西等西半球国家，现已扩展到欧洲，说明水泡性口炎病毒分布的广泛性，不仅美洲，亚洲和非洲也存在。水泡性口炎主要发生在西半球。玻利维亚和加拿大只有 NJ 型。法国和南非也曾有过报道。中国湖北宜昌和秭归于 20 世纪 90 年代初曾发生猪的水泡性口炎，但未定型。

第二十五节　西方马脑炎

西方马脑炎（Western equine encephalomyelitis，WEE）是由西方马脑炎病毒（*Western equine encephalomyelitis virus*，WEEV）引起的、经蚊虫传播的人兽共患急性病毒性传染病，以发热和中枢神经症状为主要临床特征，但较东方马脑炎轻，且病死率低。该病毒主要感染马，人对其也易感。马感染后表现发热，病毒血症出现后表现严重的脑炎症状，病死率一般在 20%～40%，有时可达 50%。人感染后初始表现流感症状，随后出现神经系统损伤，以散发性感染为主，成人患病后一般无后遗症，儿童常后遗智力低下、行为失常。该病的暴发季节是媒介蚊虫活动密集的夏秋季，夏秋季雨水较多有利于形成大的媒介蚊虫群体。

一、病原学

西方马脑炎病毒属于披膜病毒科甲病毒属，为单链正义 RNA 病毒。该病毒具有甲病毒属病毒的一般形态特征，病毒粒子呈球形，在电子显微镜下是一种边缘及内部结构模糊的圆形颗粒，有囊膜，直径约为 40nm。基因组分为两个不同的区段，5′端至 3′端基因依次为 NSP1～4、衣壳蛋白（C）、包膜糖蛋白（E3、E2、6K 和 E1）。该病毒存在不同的血清型和抗原变异株，在美国南部已分离到血清学上与北美毒株不同的西方马脑炎病毒毒株，而且美国西部毒株与东部毒株之间也存在着明显的抗原差异。

二、流行病学

1. 传染源

野生和家养的鸟、啮齿类动物及家畜都有不同程度的易感性，成为病毒增殖的传染源，其中野鸟是西方马脑炎病毒的主要储存宿主和传染源，而家雀（*Carpodacus mexicanus*）和家麻雀（*Passer domesticus*）则是 2 种最主要的宿主，它们能够使病毒在体内增殖。受感染鸟的病毒数量、临床反应及病理变化随其年龄和种类不同而异。体形较小的鸟比大体形的鸟更易感染，而且小体形的鸟感染后病毒血症严重。野鸟中的雏鸟比成年鸟更为重要，是监测西方马脑炎病毒活动最合适的动物，同时也是主要的病毒扩大宿主。

人感染病毒后第 1 天可能出现发热，1～5 天内出现病毒血症，但是病毒滴度不足以感染蚊虫，不能作为传染源，因此，一般认为人是西方马脑炎病毒的终末宿主。

2. 易感动物

马、野鸟、家禽、小鼠、地鼠、豚鼠、家兔、猴及人对该病易感，但是致病性不同，该病毒可引起马、雏鸡、小鼠、地鼠、豚鼠、家兔和猴死亡，人感染后在婴幼儿更常见重症病例，家禽感染后通常不发病。绵羊、犬、猫等对西方马脑炎病毒不敏感。

3. 传播途径

1941年首次从自然感染的环跗库蚊分离出西方马脑炎病毒，后经实验室和野外实验证明该蚊种是北美西部西方马脑炎疫源地内鸟—鸟、鸟—人及鸟—马之间病毒传播的重要媒介。环跗库蚊吸血后，病毒首先在其胃内增殖，然后扩散至全身其他器官和组织，以涎腺的病毒量最大，此时蚊虫体内的病毒量可比吸血时多10 000倍。在24℃、相对湿度75%的条件下，其外潜伏期为4天。感染蚊保持病毒可达数月之久。环跗库蚊主要分布在加拿大的西部、美国，南到墨西哥。在美国，通常分布在密西西比河的西部，东部很少发现。幼虫主要生活在灌溉的农田和草原等无遮蔽的地方。灌溉水区，尤其是废水区是其幼虫的主要孳生地。成蚊白天在包括动物洞穴、草棚和人工住所等封闭地方停落，一般在夜间活动，高峰期出现在日落后2h。雄蚊首先离开白天的栖息地，然后是雌蚊紧随其后，在日落前雌蚊先回到栖息地。一般雌蚊的飞行距离在15m之内，但是在风速6m/h情况下雌蚊两晚可以飞行13～16km，它们可以飞离栖息地40km。环跗库蚊一般叮咬户外人群，叮咬高峰在日落后0.5h，持续1h左右。鸟类是环跗库蚊的主要宿主，在春季它几乎只嗜吸鸟血，但在夏季，其增加了在哺乳动物上的吸血。这种血源选择的改变与西方马脑炎感染人类和哺乳动物的时间相一致。目前这种随季节改变吸血方式的原因还不是十分清楚，但蚊虫的密度、宿主的保护行为、宿主的数量等在其血源选择改变的原因中都起着重要的作用。

此外，经证实能够自然或实验室感染西方马脑炎病毒的还有其他库蚊（*Culex*）、按蚊（*Anopheles*）、伊蚊（*Aedes*）等7属20多种蚊虫。也有从虱、蜱、螨等分离出病毒的报道。在美国，西方马脑炎媒介除环跗库蚊外，重要的还有黑色伊蚊、背点伊蚊（*Ae.dorsalis*）、浅色伊蚊（*Ae.campestris*）等。白束伊蚊（*Aedes albifasciatus*）是西方马脑炎在阿根廷的主要传播媒介。

三、流行与分布

1908年在阿根廷报道了马的病毒性脑炎流行，1912年在美国中部平原也发生了该病并有约25 000匹马死亡。1930年首次从美国西部加利福尼亚州的一匹病马体内分离到一株病毒，虽然患病动物症状与东方马脑炎很相似，但其在免疫学上存在差异，用东方马脑炎病毒免疫的动物不能抵抗该病毒的攻击，故将该病毒命名为西方马脑炎病毒。1933年确认该病毒是由库蚊传播的，1938年从患脑炎病的儿童脑中分离到该病毒。1941年加拿大的马尼托巴、萨斯喀彻温及美国北部发生该病的第一次大流行，至少有2792例患者，发病率为22.9/10万～171.5/10万，病死率为8.1%～15.3%。1937～1975年在美洲多次有该病的流行，其中1938年在加拿大发病的马数量达52 500匹，死亡15 000匹以上。该病在人群中也有流行，1941年在加拿大中部和西部发病的人有1094例，1952年在美国加利福尼亚州发病的人有348例。最近流行的年份分别是1975年、1977年、1981年和1983年。该病在北美西部呈地方性流行，以不规则的间隔在马和人群中引起流行。近年来，该病在北美的发病率显著下降，最近一次报告是在1994年，而且自2008年后，在蚊体内也没有再检测到该病毒。2011年，在乌拉圭报道分离到一株致命的感染人的西方马脑炎病毒。该病毒主要分布于美国西部和中西部地区，如亚利桑那州、加利福尼亚州、科罗拉多州、明尼苏达州、蒙大拿州、内布拉斯加州、北达科他州、得克萨斯州和华盛顿等地。除美国以外，加拿大、墨西哥、圭亚那、巴西、乌拉圭、秘鲁、智利和阿根廷也有该病的报道。

除了美洲外，波兰和俄罗斯也曾报道从正常人血中测得西方马脑炎病毒抗体。我国1956年曾报道从疑似脑炎患者尸体脑组织中分离到2株病毒，经鉴定证明其抗原与西方马脑炎病毒相似。1957年从牛血清调查中检得西方马脑炎病毒中和抗体。1990年分别从新疆乌苏市的一组赫坎按蚊（*Anopheles hyrcanus*）和博乐市的全沟硬蜱（*Ixodes persulcatus*）中分离出西方马脑炎病毒，这是在欧亚大陆除俄罗斯外发现的第2例西方马脑炎病毒分离的报道。吕新军等在对我国人体血清进行调查时发现西方马脑炎病毒抗体阳性率为2.71%，而且血清流行病学调查发现我国青海、甘肃、河南、安徽、湖南及新疆的人群有西方马脑炎抗体，这些情况都表明西方马脑炎病毒在我国的存在。我国每年均有大量不明原因发热及脑炎病例的报道，提示西方马脑炎病毒可能是我国感染性疾病的新病原之一。

该病的流行有严格的季节性，主要发生于夏秋季，一般流行期为6～10月，7月为发病高峰期，11月中旬以后渐渐平息，流行暴发与蚊的密度呈明显相关性，在流行季节首先出现马发病，之后可见人群病例。患者主要为乡村居民及野外工作者，男性发病率高于女性，且患者中多以10岁以下儿童为主。该病毒呈蚊—鸟传播方式，蚊是病毒的传播媒介，鸟是病毒的储存宿主与扩大宿主，病毒主要存在于环跗库蚊—鸟生态圈内，该病毒在美国东部和大西洋沿岸地区可能存在于黑尾赛蚊—鸟生态圈。除蚊—鸟传播方式外，病毒可能还存在蚊—蚊传播方式，野外研究发现黑点伊蚊可水平传播西方马脑炎病毒，在背点伊蚊及相近种类的伊蚊中垂直传播，这可能是西方马脑炎病毒在北美温带地区维持传播的重要机制。西方马脑炎的流行受地理环境影响，流行不如东方马脑炎频繁。在美国东部，病毒与黑尾赛蚊的紧密关系及该蚊独特的嗜鸟血习性是该地区人和马群中没有西方马脑炎暴发的因素。

第二十六节　西 尼 罗 热

西尼罗热（West Nile fever，WNF）是由西尼罗病毒（*West Nile virus*，WNV）引起的，主要以人和动物发热及脑炎为症状的一种烈性人畜共患传染病。1937年首次从非洲乌干达西尼罗地区一位发热的成年妇女血液中分离到，故命名为西尼罗病毒。家畜感染该病毒后一般不表现临床症状，马对该病毒最为敏感，感染后可导致脑炎，病死率高达

40%，其他家畜仅产生病毒血症。人感染后出现浑身无力、头疼、发热、咽喉疼。偶尔有皮疹、淋巴结肿胀，严重者出现高热、昏迷、瘫痪等脑炎症状，甚至死亡。西尼罗病毒的传播媒介主要是嗜鸟血蚊虫和人、鸟血兼嗜蚊虫，现已从 49 种蚊虫中分离到该病毒。在北美洲，1999～2002 年，西尼罗病毒流行范围从开始沿着纽约州的东海岸多个地点向美国许多州急剧扩展。在加拿大，马和野鸟的感染数量每年都在增长。近年来西尼罗病毒感染在欧洲、中东、西亚和俄罗斯等地区和国家频频发生，造成了严重的经济损失。该病发生与蚊虫的活动密切相关，有明显的季节性，流行高峰一般在最热的季节。温带地区主要流行于夏末秋初；而在温暖潮湿的热带、亚热带地区，则常年发病。

一、病原学

西尼罗病毒属于黄病毒科（*Flaviviridae*）黄病毒属（*Flavivirus*）中在蚊体内能够增殖的亚群病毒，除了西尼罗病毒外，这个亚群的病毒还包括黄热病毒（*Yellow fever virus*）、登革病毒（*Dengue virus*）、日本脑炎病毒（*Japanese encephalitis virus*）、斯庞德温尼病毒（*Spondweni virus*）、圣路易斯脑炎病毒（*St. Louis encephalitis virus*）、乌干达病毒（*Ugamdas virus*）和韦塞尔斯布朗病病毒（*Wesselsbron virus*）等。西尼罗病毒与日本乙型脑炎病毒、摩莱河谷脑炎病毒（*Hurray valley encephalitis virus*）、圣路易斯脑炎病毒同属黄病毒属（*Flavivirus*）的日本脑炎病毒血清群在血清学反应上有交叉性。

西尼罗病毒粒子在电子显微镜下呈直径 40～60nm 的球形结构，有囊膜，且囊膜为单层结构，在囊膜上有一薄层突起，这些突起呈棒状结构。脂质双分子层包裹着一个直径在 30nm 左右的二十面体核衣壳。核衣壳由 1 条单链正链核糖核酸（+SSRNA）基因组与衣壳蛋白组成，基因组 RNA 长约 11 000 个碱基，编码 3 个结构蛋白（衣壳蛋白 C、前膜蛋白 prM 和囊膜蛋白 E）和 7 个非结构蛋白（NS1、NS2A、NS2B、NS3、NS4A、NS4B、NS5）。病毒膜蛋白包括囊膜蛋白 E 和膜蛋白 M。该病毒有 2 个不同的抗原群；非洲-中东群源于欧洲、非洲、俄罗斯和巴基斯坦，印度-远东群源于印度和远东地区。

二、流行病学

1. 传染源

带有西尼罗病毒的鸟类是该病的主要传染源和储存宿主。病毒在鸟体内高浓度存在多天并发生高水平病毒血症，继而感染大批叮咬带毒鸟类的蚊子。现已证实鸡、马、狗、猫、松鼠、猴等多种动物和人可以感染西尼罗病毒。西尼罗病毒主要由鸟类携带，经蚊传染给人。西尼罗病毒沿鸟—蚊—鸟的途径在自然界循环，已经在 359 种以上的南美蚊种和 225 种以上的鸟类中检测到了西尼罗病毒，南非单条库蚊（*Cx. univittatus*）和尖音库蚊骚扰亚种（*Cx. pipiens molestus*）是非洲和中东地区最主要的媒介。非洲分离到西尼罗病毒的蚊种很多，包括库蚊属（*Culex*）、伊蚊属（*Aedes*）、按蚊属（*Anopheles*）、小蚊属（*Mimomyia*）和曼蚊属（*Mansonia*）的蚊种。在亚洲热带地区三带喙库蚊（*Cx.*

tritaeniorhynchus）是重要媒介。近期在美国的暴发中，从尖音库蚊（*Cx. pipiens*）、刺扰伊蚊（*Aedes vexans*）和其他库蚊种检出病毒，尖音库蚊的一个亚种被认为是首要媒介。同期罗马尼亚和俄罗斯的暴发流行也是由尖音库蚊传播的。尖音库蚊是一种常见家蚊，活动范围为3.22～4.82km，通常成年雌蚊的寿命为2周至1个月，成年雄蚊的寿命为1周。

2. 易感动物

鸟类（主要是乌鸦）、动物和人等都是易感动物。在鸟类的29目中有24目共225种鸟类已检测到西尼罗病毒感染。通过病毒分离和抗体检测证明大部分哺乳动物都可感染西尼罗病毒。除了马科动物以外，其他哺乳动物感染后基本都不发病。哺乳动物的病毒血症不足以感染蚊。可感染的哺乳动物种类有奇蹄目、有鼻目、食肉目、灵长目、翼手目、偶蹄目、啮齿目、兔目和食虫目的动物。虽然尚无两栖类和爬行类动物感染西尼罗病毒发病的报道，但已从青蛙分离到了西尼罗病毒，另外在一种湿地蛇（草蛇）体内检测到了西尼罗病毒的血凝抑制抗体。可感染病毒的两栖类和爬行类动物有：两栖类的青蛙和蛤蟆，爬行类的有鳞爬虫目。

据报道，未接触过西尼罗病毒的人普遍易感，但感染西尼罗病毒以后不会都发病，约80%的人没有任何临床症状，免疫系统很快清除西尼罗病毒并建立持久的特异性免疫力；约20%的感染者会突发西尼罗热，病死率为0，约有1%的西尼罗病毒患者会发展成为以精神错乱等症状为表现的西尼罗性脑炎。

3. 传播途径

蚊（主要是库蚊）叮咬是该病传播的最主要途径。在气候温和地区，成年蚊自春天从水域出现直至初秋不断叮咬病鸟，随后西尼罗病毒在蚊体内繁殖，人类和马等动物由于被感染了西尼罗病毒的蚊叮咬而被传染。西尼罗病毒也可以在越冬蚊体内生存或者经卵巢传播，使西尼罗病毒持续存在。在热带气候环境中，蚊更容易隔年循环传播。炎热、干燥的夏天是病毒传播的肆虐期。

2002年美国首次公布西尼罗病毒可以通过血液、血制品、器官移植、哺乳等方式在人与人之间传播，美国科学家调查发现，2002年有23例因输血感染了西尼罗病毒，有2例是微生物科学家在实验室感染了西尼罗病毒。此外也有鸟和鸟之间传播的报道，但传播途径不清楚。目前还没有人和人接触传播、人传染动物和动物传染人的证据。此外，还有虱子传播西尼罗病毒的报道，但需要进一步研究。

三、流行与分布

1937年首次从非洲乌干达西尼罗地区一位发热的成年妇女血液中分离到该病毒，故命名为西尼罗病毒。20世纪50年代，该病主要在埃及和以色列流行，在埃及尼罗河三角洲地区大规模的流行病学调查研究显示，61%的人血清抗体为阳性。60年代开始出现在法国南部、西班牙和罗马尼亚南部地区，70年代波及乌克兰西部和南部地区及捷克，感染人数达3000人。此后，罗马尼亚、俄罗斯南部地区也出现该病的流行。摩洛哥1996年和2003年、意大利1998年、以色列2000年，以及法国南部2000年、2003年和2004

年都报道了该病在马群中的流行。

1999 年首次在西半球的美国发生西尼罗热的流行以后，流行强度不断扩大，西尼罗病毒迅速蔓延，向南进入中美洲和加勒比地区，向北进入加拿大，且脑炎的发病率明显增加。通过比对多种来源西尼罗病毒的基因序列，证实了西尼罗病毒在纽约市人、鸟、蚊之间的传播关系：通过对 GenBank 数据库中 40 种不同来源的西尼罗病毒进化树的分析，表明流行于纽约市的西尼罗病毒与 1998 年从以色列分离的西尼罗病毒有着最高的同源性，进而说明流行于纽约市的西尼罗病毒来源于以色列。另外，2002 年在加拿大已有 5 个省检测到西尼罗病毒，2002 年证实在牙买加和多米尼加共和国当地鸟类有西尼罗病毒的抗体，墨西哥 6 个州的马匹中也证实有抗体存在，还从一只死亡乌鸦（渡鸦）分离到西尼罗病毒，表明西尼罗病毒已经进入南美洲地区。Pant 等从与我国相邻的尼泊尔猪血清中检测到西尼罗病毒抗体的存在。澳大利亚和东南亚也出现了与西尼罗病毒高度同源的昆津病毒（*Kunjin virus*）。2002 年西尼罗病毒以惊人的速度向西横扫，在全美国几乎所有的州内均已发现其存在。近 2000 种爬行动物和哺乳动物感染西尼罗病毒，包括马、松鼠、野山羊、蝙蝠、犬、猫、兔、驯鹿、乌鸦、渡鸦、山雀、鸽、白头翁、鸥、秃鹫、麻雀、天鹅、火鸡、蓝鸟、啄木鸟、松鸦、鹰和猫头鹰等。仅 2002 年夏季即有 14 000 匹以上的马感染西尼罗病毒患病。100 个动物园内的数十种异国动物染病灭绝，食火鸟、红鹤和企鹅大量死亡。近来的研究显示，该病主要流行于非洲、中东、北美洲、亚洲西部和中部、欧洲、大洋洲以及南美和加勒比海等地区，暴发人感染该病的国家主要有阿尔及利亚、罗马尼亚、南非、捷克、刚果、俄罗斯、美国、加拿大、埃及、西班牙、印度、法国、以色列、希腊、塞尔维亚、德国及澳大利亚。在中国、韩国和日本的鸟体内检测到西尼罗病毒的抗体，而且在我国新疆地区突发脑炎和发热患者的脑脊液内检测到西尼罗病毒抗体，表明我国目前已有西尼罗热病毒感染。

西尼罗病毒流行呈现新特点。流行范围进一步扩大，感染者的分类和年龄构成有所变化：西尼罗病毒可通过器官移植、输血或使用血制品在人与人之间传播，进一步确认了西尼罗病毒的实验室职业感染；西尼罗病毒可通过母乳喂养和宫内感染引起母婴传播。西尼罗病毒对鸟类的毒力仅见于最近在美国的流行。此现象又一次反映了西尼罗病毒近期的变异，其流行病学与生态学影响还有待长期观察。人类与其他哺乳动物被认为是病毒传播路径的“终端”。

第二十七节　寨卡病毒病

寨卡病毒病（Zika fever）也称寨卡热，是由寨卡病毒（*Zika virus*，ZIKV）引起并通过蚊媒传播的一种病毒性疾病，一般症状较轻，2～7 天自愈，临床主要表现为发热、头痛、全身不适及斑丘疹。寨卡病毒于 1947 年首次在乌干达被发现，在恒河猴体内分离到一种病毒，命名为“寨卡病毒”。1952 年，乌干达及坦桑尼亚发现人感染寨卡病毒病例。随后仅有该病的零星报道或小规模流行。2015 年 5 月，巴西发现首例确诊寨卡病例，随后美洲多个国家相继发生寨卡病毒感染病例。迄今，全世界已有 30 多个国家报道寨卡病毒感染并引发多个国家输入性病例。寨卡病毒对小鼠具有较强的致病力，任何途径感染均可导致乳鼠和幼鼠死亡，并表现脑炎、心肌炎等病理变化。感染猴后，可产生病毒血症，但不表现临床症状。寨卡病毒还可由怀孕的母亲在怀孕或生产过程中传播给胎儿或婴儿，但传播概率尚不清楚。该病呈地方流行性，多发于炎热多雨、蚊虫活动频繁的夏季。

一、病原学

寨卡病毒属于黄病毒科（*Flaviviridae*）黄病毒属（*Flavivirus*）。病毒颗粒呈球形，其表面蛋白呈二十面体对称状排列，直径40～70nm。为有包膜的不分节段单股正链RNA病毒，长约10.8kb，含1条单一可读框，即为5′－C－prM－E－NS1－NS2A－NS2B－NS3－NS4A－NS4B－NS5－3′，单个多聚蛋白由宿主蛋白酶和病毒蛋白酶裂解为衣壳蛋白Ⅰ、前体膜蛋白（prM）、包膜蛋白（E）和非结构蛋白（NS）。可分为非洲型和亚洲型两大基因型，美洲地区流行的寨卡病毒与亚洲系毒株关系密切，在系统发生树上与同为黄病毒属的登革病毒、日本脑炎病毒及西尼罗病毒相近。

二、流行病学

1. 传染源

寨卡病毒的脊椎动物宿主尚未明确，但是包括人类在内的灵长类动物在该病传播过程中发挥着重要作用，长尾猴属和赤猴属易感。传染源为带毒的伊蚊。人因受携带病毒的雌蚊叮咬感染寨卡病毒。自然界中，寨卡病毒宿主仅限于灵长类动物，但也有研究发现多种野生动物体内可检出寨卡病毒抗体。

2. 易感动物

寨卡病毒的宿主动物尚不明确，灵长类动物（包括人）可能是病毒的主要宿主，疫情暴发时主要通过人—媒介生物—人传播。人群对寨卡病毒普遍易感，隐性感染患者占感染者的比例约为80%。

3. 传播途径

寨卡病毒主要通过病毒感染的伊蚊叮咬传播，与登革病毒及基孔肯雅病毒传播方式相似，埃及伊蚊（*Aedes aegypti*）为主要传播媒介。目前已从埃及伊蚊、白纹伊蚊（*Ae. albopictus*）、非洲伊蚊（*Ae. africanus*）、黄头伊蚊（*Ae. luteocephalus*）等多种伊蚊体内分离到寨卡病毒。这些蚊媒一般在水桶、碗、花盆等积水中或附近产卵，在人类住所附近活动。当蚊媒叮咬寨卡病毒感染者被感染后，通过叮咬的方式再将病毒传染给其他人。实验室证明寨卡病毒在蚊子体内的潜伏期约为10天，并且可通过埃及伊蚊传播给小鼠及猴子。除伊蚊外，有研究表明按蚊和致卷库蚊也可传播寨卡病毒。人感染该病主要是通过带毒蚊虫的叮咬，目前尚无人—人水平传播的证据。

三、流行与分布

1947年，在乌干达开展的黄热病病毒调查工作中，从置于乌干达恩德培半岛寨卡森林里的哨兵恒河猴血清中首次分离到寨卡病毒。此前并没有报道寨卡病毒感染人的报道，直到1952年后半年，在乌干达和坦桑尼亚首次在人血清中检测到该病毒的中和抗体，1954年首次在尼日利亚报道人寨卡病毒病的病例。1966年，首次从非洲以外的地区——马来西亚的埃及伊蚊体内分离到寨卡病毒。到2007年前，寨卡病毒病主要在非洲和亚洲的赤道区域附近流行，如塞内加尔、塞拉利昂、尼日利亚、加蓬、中非共和国、埃及、乌干达、坦桑尼亚、肯尼亚、巴基斯坦、印度、泰国、马来西亚、越南、印度尼西亚和菲律宾等。2007年，该病首次在亚洲和非洲以外的太平洋西北部的雅浦岛暴发，导致该岛上大约73%的3岁以上的居民感染，18%的感染者出现临床症状，后期的研究发现该次流行的毒株源于东南亚，而且在这期间，该病零星的病例在东南亚一直有报道，如泰国、柬埔寨、马来西亚、印度尼西亚和菲律宾等。2013～2014年，该病在法属波利尼西亚发生大流行，然后蔓延到相邻的其他南太平洋岛屿，如新喀里多尼亚、库克群岛和复活岛等。2015年初，在巴西首次暴发寨卡病毒病，到2015年年底，该病已蔓延到巴西14个州，发生了440 000～1 300 000例疑似病例。2015年10月，哥伦比亚发生寨卡病毒病，51 473人疑似感染，2090人经实验室确诊。自此，寨卡病毒病在拉丁美洲开始流行，北美及世界其他国家和地区也受到该病的威胁。到2016年11月，美洲48个国家和地区（安圭拉、安提瓜和巴布达、阿根廷、阿鲁巴、巴哈马、巴巴多斯、伯利兹、玻利维亚、博内尔、圣尤斯特歇斯和萨巴、巴西、英属维尔京群岛、开曼群岛、哥伦比亚、哥斯达黎加、古巴、库拉索、多米尼加、厄瓜多尔、萨尔瓦多、法属圭亚那、格林纳达、瓜德罗普、危地马拉、圭亚那、海地、洪都拉斯、牙买加、马提尼克、墨西哥、蒙特色拉特、尼加拉瓜、巴拿马、巴拉圭、秘鲁、波多黎各、圣巴托洛缪岛、圣基茨和尼维斯、圣卢西亚岛、法属圣马丁、圣文森特和格林纳丁斯、荷属圣马丁、苏里南、特立尼达和多巴哥、特克斯和凯科斯群岛、美国、美国维尔京群岛、委内瑞拉）报道发生过寨卡病毒病，累计病例达171 553例。到目前为止，寨卡病毒病流行潜在的威胁区不仅在美洲，而且还分布在太平洋岛屿（美属萨摩亚、密克罗尼西亚联邦、斐济、马绍尔群岛、新喀里多尼亚、帕劳群岛、巴布亚新几内亚、萨摩亚和汤加）、东南亚（新加坡、泰国、菲律宾和越南）和西非海岸的佛得角群岛。自2015年年初开始，非疫源地国家和地区输入型的寨卡病毒病病例也呈上升趋势，出现的国家和地区有澳大利亚、比利时、加拿大、中国、法国、美国夏威夷、意大利、葡萄牙、西班牙、瑞士和荷兰。

第二十八节　黄　热　病

黄热病（yellow fever，YF）是由感染黄热病病毒（*Yellow fever virus*，YFV）的蚊虫传播的一种病毒出血性疾病。临床以高热、黄疸、出血、蛋白尿等为主要特征。主要在非洲和南美洲的热带和亚热带呈地方性流行，其他地方的病例主要为输入型病例。据估计，全世界每年有 20 万人感染此病，并因此导致 3 万人死亡。该病曾经传播于北美洲和欧洲。虽然黄热病已经多年没有在非洲及中南美洲以外的地区流行，但是每年仍然有非疫区国家输入病例的报告。由于该病的死亡率高及传染性强，已纳入世界卫生组织规定的检疫传染病之一，对全世界的健康构成重大的威胁。

一、病原学

黄热病病毒属于黄病毒科（*Flaviviridae*）黄病毒属（*Flavivirus*）的病毒。病毒颗粒呈球形，外有脂蛋白囊膜包绕，核心颗粒为二十面对称体。基因组为线性单股正链，长度为 11kb，编码 3 种结构蛋白，即 C 蛋白（衣壳蛋白）、M 蛋白（膜蛋白）和 E 蛋白（包膜蛋白）。7 个非结构蛋白分别为 NS1、NS2A、NS2B、NS3、NS4A、NS4B、NS5。黄热病毒只有一个血清型，根据 prM、E 和 3′UTR 核苷酸序列的差异分为 7 个基因型，非洲 5 个、南美洲 2 个。黄热病毒可与黄病毒科其他成员如登革病毒、西尼罗病毒、圣路易脑炎病毒、寨卡病毒等产生交叉血清学反应。

二、流行病学

1. 传染源

按照传播方式，黄热病主要分为城市型和丛林型。城市型的主要传染源为患者和隐性感染者，特别是发病 5 天以内的患者，以“人—埃及伊蚊—人”的方式循环。丛林型的主要传染源为猴及其他非人灵长类动物，以“猴—非洲伊蚊或趋血蚊属等—猴”的方式循环，人因进入丛林被蚊叮咬而感染。

在非洲和美洲，黄热病可以作为一种人畜共患病持续存在。灵长类动物在自然状态下维持着这种疾病。在南美洲，公吼猴（*Aloutta* spp.）在黄热病传播循环中起到一定的作用。在东非和西非，阿比西尼亚扰猴是主要宿主；在森林和热带草原，长尾猴是主要宿主。蚊叮咬感染病毒的人或非人灵长动物后，经 8～12 天可具传染性。受感染的蚊可终生携带病毒并可经卵传代。

2. 易感动物

人对黄热病毒普遍易感。感染或接种疫苗可获得持久免疫力。

3. 传播途径

该病通过蚊虫叮咬的方式传播。城镇型黄热病的唯一传播媒介为埃及伊蚊，以人—埃及伊蚊—人的方式流行。丛林型的媒介包括非洲伊蚊、辛普森伊蚊、趋血伊蚊、煞蚊属等，以猴—非洲伊蚊、辛普森伊蚊、趋血伊蚊、煞蚊—猴的方式循环，只是在森林中的猴群间传播。黄热病有城镇型和丛林型两种不同的流行形式。城镇型的自然宿主为人类，人群对黄热病普遍易感，病毒血症一般出现在发病后 3～7 天，感染后 4～5 天产生抗体，中和抗体持续存在，患者病愈后可获得终身免疫力。丛林型的主要宿主为灵长类动物。该病主要流行于非洲和美洲的热带地区。在美洲和非洲赤道两侧回归线之间存在黄热病的自然疫源地，以丛林型循环传播。

三、流行与分布

黄热病最早是非洲热带雨林地区的疫源性疾病，主要在猴和树息蚊之间循环传播，人进入这个“丛林循环”后可被蚊叮咬感染该病。后来由于奴隶贸易，黄热病毒连同其传播媒介埃及伊蚊一起被传到中美和南美洲，使得美洲也成了该病的疫源地。到 18 世纪，该病的分布范围逐渐向美洲北部扩散，最北到达费城。到 20 世纪中期，通过采取大范围的疫苗免疫和消灭传播媒介的措施，该病在美洲的蔓延逐步得到控制，但零星病例和小规模的暴发还是不时出现。到 20 世纪后期，该病的发生频率趋于下降。但是由于输入型黄热病病例的发生，导致该病在美洲地区不断发生，并蔓延至玻利维亚和巴拉圭等国家。1985～2012 年，在美洲大约有 4066 起黄热病病例和 2351 例死亡案例。1985～2004 年 9 月泛美卫生组织（PAHO）共报告发生 3559 例丛林型黄热病，其中 2068 例死亡。秘鲁的发病人数最多为 1939 例，其次为玻利维亚 684 例，巴西 539 例，哥伦比亚 246 例，厄瓜多尔 93 例，委内瑞拉 57 例法属圭亚那 1 例，在南美疫情暴发高峰的 1998～1999 年，甚至全球黄热病报告病例和死亡病例的 90%以上均在南美洲。非洲的情况与美洲基本相似，在加强疫苗免疫后，该病的流行范围主要控制在西非地区。1980～2012 年，在非洲 26 个国家中，共暴发黄热病疫情 150 起，全球 90%的病例出现在非洲大陆。在过去十多年中，暴发过黄热病的非洲国家主要有布基纳法索（2004 年）、科特迪瓦（2001～2003 年）、埃塞俄比亚（2013 年）、加纳（2003 年）、几内亚（2000～2001 年、2005 年）、利比里亚（2000～2001 年、2004 年）、马里（2004 年）、塞内加尔（2002～2003 年、2006 年）、南苏丹（2003 年、2005 年、2012～2013 年）、多哥（2006 年）和乌干达（2010 年）。自 2008 年后，中非国家报道的黄热病病例数量显著上升，如中非共和国、刚果和乍得。东非的乌干达在 15 年没有该病流行后，于 2010 年又发生流行，此后于 2013 年，在其相邻的苏丹和埃塞俄比亚也发生疫情。亚太地区虽然具有该病流行的所有条件，如在热带和亚热带地区数量众多的人口、猴和埃及伊蚊，但在该地区没有黄热病流行的报道，现报道的病例都是输入型病例。近来由于航空旅游业的发展，该地区成了该病急性病例发生的危险地区。我国没有从本土分离出黄热病毒，也没有临床病例报道。但是南方和北方部分地区，有传播黄热病毒的埃及伊蚊，因此，可能会成为黄热病的疫区。2016 年 1 月，在安哥拉首都罗安达暴发了一起严重的黄热病疫情，全国 18 个省中的 12 个省出现病例发生，感染人数达 1751 人，242 人死亡。在该次疫情暴发期间，我国出现 10 例自安哥拉输入的黄热病患者。

冈比亚、几内亚、塞拉里昂、利比里亚、科特迪瓦、加纳、布基纳法索、贝宁、尼日利亚、苏丹、喀麦隆、加蓬、刚果、安哥拉 14 个非洲国家，以及法属圭亚那、委内瑞拉、哥伦比亚、厄瓜多尔、秘鲁、巴西、玻利维亚 7 个南美洲国家被世界卫生组织列为黄热病疫区。非洲地区黄热病的发病数近年来在全球所占的比例也不断上升，且病例多为儿童。从 20 世纪 60 年代起超过了美洲，成为全球黄热病发病最多的地区。2015 年 12 月安哥拉暴发了大规模的城市型黄热病疫情，确诊首例病例于 2015 年 12 月 5 日发病，来自首都罗安达。截至2016年4月26日，共报告疑似病例2023例（确诊653例），死亡258例（病死率12.8%）。安哥拉的18个省中有16个省有病例报告，其中70%来自罗安达省。中国、刚果和肯尼亚报告从安哥拉输入性病例。其中，刚果报告疑似病例151例（确诊16例），死亡21例；肯尼亚报告病例2例，死亡1例。另外，乌干达报告疑似病例30例（确诊6例），死亡7例，病例均无出国旅行史。我国于2016年3月12日确诊首例输入性黄热病病例，截至2016年5月20日累计报告11例输入性确诊病例，均为我国赴安哥拉商务或劳务人员。

第二十九节　阿卡斑病毒病

阿卡斑病毒病（Akabane virus disease，AVD）又称为赤羽病，是由阿卡斑病毒（*Akabane virus*，ADV）引起的牛羊的一种多型性传染病，以流产、早产、死胎、胎儿畸形、木乃伊胎、新生胎儿发生关节弯曲和积水性无脑综合征为特征的病毒性传染病，全称为Arthrogryposis-hydranencephaly syndrome，简称AH综合征。阿卡斑病毒病的发生具有明显的季节性和地区性，其发病程度可因年份和地区不同而异。该病多发生在8月至翌年3月，在同一地区很少连续发病。

一、病原学

阿卡斑病毒属于布尼亚病毒科（*Bunyaviridae*）布尼维拉病毒超群（*Bunyamwera* supergroup）中的辛波（Simbu）病毒群。阿卡斑病毒的病毒粒子接近于球形，直径80～120nm，有囊膜和蛋白纤突，为单股负链RNA病毒，由L（6868nt）、M（4309nt）、S（858nt）三个基因节段组成，分别编码：RNA依赖的RNA聚合酶L（L节段），囊膜糖蛋白G1、G2、NSm（M节段），核衣壳蛋白N、NSs（S节段）。ADV基因组的3′端和5′端存在保守互补、可形成锅柄状结构的序列，这个结构也是布尼病毒的标志。AKAV含两种膜内蛋白（L、N）和两种膜外蛋白（G1、G2）四种结构蛋白，以及两个非结构蛋白NSs和NSm。

二、流行病学

1. 传染源

阿卡斑病毒的传染源为感染阿卡斑病毒的牛、绵羊和山羊等动物。

2. 易感动物

该病毒的自然宿主为牛、绵羊和山羊，马、猪、骆驼也可感染。

3. 传播途径

阿卡斑病毒主要通过吸血昆虫传播，主要传染媒介包括蚊、库蠓和蜱类。已证实刺扰伊蚊（*Aedes vexans*）、三带喙库蚊（*Culex tritaeniorhynchus*）、短跗库蠓（*Culicoides brevitarsis*)、尖喙库蠓(*C. oxystoma*)、侏儒库蠓(*C. midges*)、云斑库蠓(*C. nubeculosus*)、杂斑库蠓（*C. variipennis*）、不吉按蚊（*Anophele funests*）等蚊蠓均可传播该病毒。

三、流行与分布

20 世纪 30 年代，在澳大利亚羊群中暴发一种以积水性无脑与关节弯曲综合征及流行性暂时热为特征的疾病，由于当时没有分离到病原，未对其进行命名，这可能是对阿卡斑病毒病最早的记录。1949 年在日本群马县赤羽村（Akabane village）暴发了一种病因不明的疾病，1959 年首次从该地的金色库蚊和三带喙库蚊体内分离到 1 株布尼亚病毒科的病毒，并将其命名为赤羽病病毒。研究确定该病是由赤羽病病毒所引起，并建议将牛、羊的这种疾病统称为赤羽病，又称为阿卡斑病。该病于 1972～1975 年在日本关东地区大规模流行，到 1986 年，日本除少数几个地区没发生外，其他大部分地区几乎全部暴发过赤羽病。此后，澳大利亚、以色列等国家也相继分离到该病毒。随后又从非洲肯尼亚的按蚊、南非的羔羊和库蠓、苏丹的山羊体内分离获得该病毒，从而证实该病在非洲的存在。在亚洲，从沙特阿拉伯、印度尼西亚、马来西亚、中国（台湾）、泰国、科威特、巴林、越南、菲律宾、朝鲜、斯里兰卡、新加坡、巴基斯坦和印度尼西亚的各种动物体内分离到病毒或检出阿卡斑病毒的抗体。这些研究表明该病广泛分布于热带和温带的广大地区。

我国于 1987 年在从日本进口的牛中检出阳性抗体，当时尚未分离到该病毒。于 20 世纪 90 年代初发现该病在我国流行，1998 年第一次在上海地区分离到 1 株阿卡斑病毒。经流行病学研究证实，该病在我国台湾、上海、广东、北京、天津、河北、陕西、甘肃、吉林、安徽、浙江、湖北、内蒙古、湖南、山东、云南等地都有流行，该病的发生给畜牧业造成了巨大损失。

第三十节　牛 结 节 疹

牛结节疹（lumpy skin disease）又称为疙瘩皮肤病、牛疙瘩皮肤病，是由牛结节疹病毒（*Lumpy skin disease virus*，LSDV）引起牛的一种急性、亚急性或慢性的节肢动物传播的传染病。病牛表现发热、消瘦、淋巴结肿大、皮肤水肿、局部形成坚硬的结节或溃疡等症状。感染牛出现消瘦及产奶量下降，皮张鞣制后具有凹陷或孔洞而导致其利用价值大大降低，所以严重影响养牛业的健康发展。

一、病原学

牛结节疹病毒又称为疙瘩皮肤病病毒，属于脊索动物痘病毒亚科(*Chordopoxvirinae*)羊痘病毒属(*Capripoxvirus*)。电子显微镜观察，病毒粒子呈砖块状或短管状，由 1 个核、2 个侧体和 2 层脂质外膜组成，大小约为 290nm×270nm，属于较小的痘病毒病毒粒子，是唯一在细胞质内复制的有囊膜的双股 DNA 病毒。迄今为止，该病毒只有 1 个血清型。该病毒对外界物理及化学因素具较强抵抗力，在 pH 6.6～8.6 可长期存活，在 4℃甘油盐水或细胞培养液中可存活4～6个月，在干燥痂皮中可存活1个月以上，–80℃下保存病变皮肤结节或组织培养液中的病毒可存活10年。

二、流行病学

1. 传染源

牛结节疹的传染源为牛结节疹病毒感染的牛等动物。

2. 易感动物

该病毒的自然宿主主要是牛，各品种牛均易感，无明显的品种特异性。水牛、家兔、绵羊、山羊、长颈鹿和黑羚羊等也可能感染。该病毒存在于病牛的皮肤结节、肌肉、血液、内脏、唾液、鼻腔分泌物及精液中，病牛恢复后常带毒3个星期以上。主要通过节肢动物进行机械性传播，也可能通过饮水、饲料或直接接触而传播，因此，其发生具有一定的季节性。自然感染的潜伏期为2～5个星期，人工实验感染的为4～12天，通常为7天。

3. 传播途径

牛结节疹病毒主要通过节肢动物传播，库蚊属、伊蚊属和厩螫蝇在传播过程中起着非常重要的作用，有观点认为病毒通过牛—昆虫—牛循环链不断增殖而引起暴发。直接接触、实验接种都可能感染该病毒。在没有传播媒介的作用下，也可能通过饮水、饲料或直接接触而传播。

三、流行与分布

1929年，在赞比亚报道了一种新的称为“加蜂巢”（pseudo urticaria）的牛皮肤病，当时认为是由于中毒或昆虫叮咬引起的过敏症，这是首次对牛结节疹的报道。该病过去一直在撒哈拉沙漠以南的非洲地区流行，并于1943～1945年传入博茨瓦纳、津巴布韦和南非，向北进入莫桑比克和坦桑尼亚，1957年在肯尼亚开始流行发生。1972～1974年传入东非的苏丹和西非，然后逐渐蔓延到乍得、尼日尔、尼日利亚，并于1976年到达象牙海岸一带，1983年在索马里开始流行，1988年向北传到埃及，2001年在毛里求斯、莫桑比克和塞内加尔发生。2007～2011年，在埃塞俄比亚中部地区暴发，导致62 176头牛感染，4372头牛死亡。到目前为止，除了利比亚、阿尔及利亚、摩洛哥和突尼斯外，该病已几乎蔓延到包括马达加斯加的整个非洲大陆国家。20世纪80年代以前，该病一直只在非洲流行，从1984年开始，牛结节疹首次离开非洲大陆，开始在中东国家各国循环暴发和流行。例如，从1990年开始，该病首先传入以色列，然后在中东地区各国循环暴发和流行，如科威特（1986年、1991年、2015年）、黎巴嫩（1993年、2012～2013年）、也门（1995年、2000年）、阿拉伯联合酋长国（2000年）、巴林（1993年、2002～2003年）、以色列（1989年、2006～2007年、2012年）、阿曼（1984年、2009年）、巴勒斯坦（2013年）、叙利亚（2012～2013年）、约旦（2000年、2012～2013年）、伊拉克（2013 年、2014 年）、伊朗（2014 年）、沙特阿拉伯（2015 年），并逐渐向东扩散进入土耳其（2013 年）、阿塞拜疆（2014 年）、塞浦路斯（2014 年）、希腊（2015 年）和俄罗斯（2015 年）等国。在我国河南和黑龙江也报道过该病的发生，但未引起流行，所以有学者认为我国无牛结节疹。但从目前该病的流行趋势看，已有向东蔓延的可能性，因此加强对该病的监测已非常必要。

第三十一节　盖塔病毒病

盖塔病毒病（Getah virus disease）是由盖塔病毒（*Getah virus*）引起的一种人与动物共患的疾病，多发于潮湿多雨的夏秋季。该病主要侵害马和猪，临床主要表现为发热、后肢水肿、下颌淋巴结肿大和荨麻疹等症状，偶尔也可感染人，但不表现临床症状。

一、病原学

盖塔病毒属于披膜病毒科（*Togaviridae*）甲病毒属（*Alphavirus*）。该病毒最早于 1955 年在马来西亚的雪背库蚊（*Culexgelidus gelidus*）中分离，命名为盖塔病毒。M1 株盖塔病毒是我国最早分离到的甲病毒属病毒，是我国甲病毒属虫媒病毒研究的重要病毒。该病毒含有单股 RNA 基因组，前 2/3 编码非结构蛋白 Nsp1、Nsp2、Nsp3 和 Nsp4，后 1/3 编码核衣壳蛋白（E1、E2、E3 和 6K）。该病毒具囊膜和纤突，直径约为 60nm。该病毒对脂肪溶剂及酸敏感，能在多种培养细胞中增殖。该病毒存在于受感染的低等脊椎动物的血液中，细胞培养系统有 Vero、LLC-MK、BHK-21 和 C6/36 细胞等。

二、流行病学

1. 传染源

盖塔病毒病的传染源为盖塔病毒感染的马、猪等动物。

2. 易感动物

马和猪是该病毒的主要宿主，尚未有对人类感染的报道，血清学研究显示许多脊椎动物，包括马、猪、牛、水牛、袋鼠、鸟类和爬行动物等均能感染该病毒，而灵长类、人、小白鼠、兔子、仓鼠和豚鼠也能遭受感染。

3. 传播途径

盖塔病毒主要通过蚊传播，主要的传播媒介有刺扰伊蚊（*Aedes vexans*），其次为三带喙库蚊（*Culex tritaeniorhynchus*）。雪背库蚊、二带喙库蚊（*Culex bitaeniorhynchus*）、具饰按蚊（*Anopheles amictus*）及赫坎按蚊（*Anopheles hyrcanus*）偶尔也可成为该病的传播者。

三、流行与分布

血清学研究发现盖塔病毒病广泛分布于马来西亚、日本和柬埔寨等东南亚国家，以及欧亚交界处的俄罗斯地区，但具有临床症状者仅见于日本和印度。日本分别在 1978 年、1979 年和 1983 年发生过 3 次较大规模的盖塔病流行，这 3 次暴发均发生在当地马场，马的平均感染率约为 30%。此后该病在日本一直流行和发生，如 2014～2015 年在赛马场就发生该病的暴发。印度有一次该病的暴发，发生在 1990 年。20 世纪 60 年代，从澳大利亚按蚊中分离到该病毒，并从牛和人的血清中检测到相应的抗体。近年来，在韩国的蚊虫中分离到该病毒。我国于 1964 年首次在海南省的库蚊中分离到盖塔病毒，2002 年从河北省捕获的蚊虫中分离到该病毒，最近在其他省份也有分离到该病毒的报道。

第三十二节　科罗拉多蜱传热

科罗拉多蜱传热（Colorado tick fever）也称为山林热或山林蜱热，是在美国和加拿大落基山脉地区最早发现的一种常见的蜱传病毒性疾病，临床症状类似感冒，以双峰热和白细胞减少为特征。因病原自科罗拉多首次分离到，而且由蜱传播的，故名科罗拉多蜱传热。该病发病有明显的季节性，3～11 月均流行，在 5 月下旬至 7 月上旬发病率最高。患者感染该病后能获得持久的免疫力。

一、病原学

科罗拉多蜱传热病毒（*Colorado tick fever virus*）属于呼肠孤病毒科（*Reoviridae*）科罗拉多蜱传热病毒属（*Coltivirus*）。该病毒由微密核心和双层衣壳组成，呈球形，直径 80nm，核衣壳直径为 56nm，衣壳内有 32 个壳粒，病毒核酸由 12 个片段的双链 RNA 组成。该病毒有两个血清型，可在 Vero、BHK-21 和 C6/36 细胞进行增殖。该病毒对乙醚等有机溶剂耐受，对 1%次氯酸钠和 70%乙醇等敏感，50～60℃加热 30min 即可将其灭活。

二、流行病学

1. 传染源

科罗拉多蜱传热的传染源为科罗拉多蜱传热病毒感染的啮齿类动物。

2. 易感动物

该病毒主要的宿主有野兔、豪猪、牛、小鼠、仓鼠、松鼠、罗猴等。

3. 传播途径

安德逊革蜱（*Dermacentor andersoni*）是主要的传播媒介，病毒可在蜱的若虫或成虫体内越冬，在蜱和小的哺乳动物（主要是啮齿动物）之间传播。西方革蜱和等翅革蜱也是该病的传播媒介。三带喙库蚊（*Culex tritaeniorhynchus*）、棕头库蚊（*C. fuscocephalus*）、白纹伊蚊（*Aedes albopictus*）、圆斑伊蚊（*Ae. annandali*）、环胫伊蚊（*Ae. desmotes*）、股点伊蚊（*Ae. gardnerii*）、常型曼蚊（*Mansonia uniformis*）、迷走按蚊（*Anopheles vagus*)、环纹按蚊(*A.annularis*)、多节领蚊(*Heizmannia reidi*)等也可作为该病毒的传播媒介。

三、流行与分布

全球已发现有此病的国家包括美国、加拿大(哥伦比亚省和阿尔伯达省)、法国、德国、印度尼西亚、韩国和中国。美国有 11 个州发现有科罗拉多蜱传热的流行,如科罗拉多、怀俄明、蒙大拿、爱达荷、犹他、南达科他、新墨西哥、加利福尼亚、俄勒冈、内华达和华盛顿。我国已有 8 个省(自治区、直辖市)(北京、云南、甘肃、海南、新疆、山西、河南、吉林)发现在人和动物中有感染。

第三十三节 中 山 病

中山病(Chuzan disease)又称为牛异常分娩病,是由中山病病毒(*Chuzan virus*)引起的牛异常分娩的病毒性传染病。成年牛呈隐性感染,不表现任何临诊症状。妊娠母牛感染后,可出现异常产,主要表现为流产、早产、死产或畸形产。有些病例可见视力减弱、眼球白浊、听力丧失、痉挛、旋转运动或不能站立等症状。

一、病原学

中山病病毒属于呼肠孤病毒科(*Reoviridae*)环状病毒属(*Orbivirus*),该病毒在仓鼠传代细胞、BHK 细胞和 Hmln 细胞及其他原代和传代细胞中能良好增殖。核糖核酸基因组由 10 个基因片段组成。1、2、3、4、6、7、9 基因片段编码 VP1、VP2、VP3、VP4、VP5、VP6、VP7 等 7 个结构蛋白,5、8 基因片段编码 NS1、NS2 两个非结构蛋白,片段 10 编码 NS3 和 NS3A 非结构蛋白。中山病病毒的典型代表株(K-47)能在细胞内形成包涵体,并可观察到多个病毒粒子。病毒直径约为 50nm,周围带有外壳,在感染细胞中形成病毒粒子时,整个细胞的电子密度也变高,最后逐渐变成只剩下微细纤维或微细管的细胞骨架。该病毒能凝集牛、绵羊、兔的红细胞,对马、仓鼠及大白鼠的红细胞有不同程度的凝集性,但对人(B 型)、鸡的红细胞不具有凝集性,对牛的红细胞凝集性最强,但随牛个体的不同其凝集性也有差异。

二、流行病学

1. 传染源

中山病的传染源为中山病病毒感染的牛。

2. 易感动物

中山病的易感动物主要是牛,并以肉用黑色日本牛多发,奶牛及其他品种牛较少发生。该病的流行多发生在 8 月下旬至 9 月上旬,感染时母牛的胎龄约为 125 天,异常分娩的发生高峰在 1 月下旬至 2 月下旬。该病毒给牛接种后无发热等临床症状，但在接种 1 周左右后可见白细胞，尤其是淋巴细胞明显减少。该病毒经胎盘感染胎儿的可能性很小。

3. 传播途径

中山病主要通过库蠓在牛体间进行传播，其传播媒介为尖喙库蠓（*Culicoides oxystoma*）。

三、流行与分布

1985 年，中山病首次在日本九州鹿儿岛县曾於郡发生，并由鹿儿岛市中山镇的日本家畜卫生试验场九州支场分离到病毒，故命名为中山病病毒和中山病。该病在日本的熊本、大分和宫崎等县都有发生。2007 年，在韩国牛和羊体内检测到中山病毒的中和抗体，阳性率分别为 22.8%和 2.0%。2012 年和 2013 年，分别在我国云南和广西的牛体内分离到 2 株中山病病毒，并对其全基因组序列进行了测定。从目前来看，该病主要分布在东亚的日本、韩国和中国等地区。2014 年应用中和试验的检测结果显示，内蒙古、新疆、山东、江苏、湖北、广西、云南和海南等地都有血清阳性的动物。

第三十四节 茨 城 病

茨城病（Ibaraki disease）是由茨城病病毒（*Ibaraki virus*）引起的一种牛的急性热性的库蠓传播的传染病，其特征是突发高热、咽喉麻痹、关节疼痛性肿胀。由于病牛呈咽喉麻痹、吞咽困难，常发生吸入性肺炎。该病在 1949～1953 年牛的“流行性感冒”大流行时，曾被称为“牛咽喉头麻痹”或“异型流行性感冒”等。后为了纪念 1959 年首次分离出病毒的地名而统一命名为茨城病和茨城病病毒。

一、病原学

茨城病病毒属于呼肠孤病毒科（*Reoviridae*）环状病毒属（*Orbivirus*）流行性出血热病毒群。茨城病病毒颗粒呈二十面体对称球形，直径 50～55nm。病毒粒子不具有囊膜，但具有伪囊膜。茨城病病毒具有双层同心衣壳，外衣壳由 VP2 和 VP5 两种蛋白质构成。VP2 位于病毒粒子的最外层，VP2 和 VP5 蛋白均以三聚体形式存在。病毒内衣壳由 VP7 和 VP3 蛋白构成，包裹着 10 条双链 RNA（dsRNA）构成的病毒基因组和 3 种少量蛋白质（VP1、VP4 和 VP6）形成病毒的核心。VP7 蛋白位于核心的最外层，以三聚体形式存在，构成病毒二十面体棘突状核心颗粒表面层。VP3 蛋白位于 VP7 蛋白内层，构成二十面体亚核心层。VP1、VP4 和 VP6 与病毒的基因组构成转录复合物，但含量较少。

该病毒对氯仿、乙醚和脱氧胆酸钠有抵抗力，对 pH 5.15 以下的酸性环境敏感，可以凝集牛的红细胞。56℃作用 30min 或 60℃作用 5min，即可降低病毒的感染力，–20℃冰冻时迅速丧失感染力。该病毒可在 BHK-21、BHK-KY、EFK-78 和 Hmlu-1 等传代细胞及牛肾原代细胞上繁殖，且能产生细胞病变效应（cytopathic effect，CPE）。

二、流行病学

1. 传染源

病牛和带毒牛是该病的主要传染源。

2. 易感动物

该病的易感动物是牛，此外鹿和绵羊也可感染该病毒。该病多为隐性感染，发病率为 20%～30%，其中有 20%～30%出现咽喉麻痹症状。

3. 传播途径

该病通过库蠓叮咬传播。蠓吸食病畜的血后，病毒在其唾液腺和血腔细胞内繁殖。繁殖 7～10 天后，病毒就能在唾液腺中排泌，通过叮咬易感动物传播病毒。该病的季节发生及地理分布与气候条件、节肢动物的繁殖生长规律密切相关。热带地区气候适宜蠓的生存，是该病的高发地区。

三、流行与分布

该病在 1949～1953 年曾在日本大流行，发病牛约 67 万头，死亡 1 万头。当时未能查到发病的原因，根据症状，将其称为“牛咽喉头麻痹”或“异型流行性感冒”等。1959～1960 年，该病在日本全国范围内再次发生。特别是 1964 年 9 月初在茨城县内发生，出现类似口蹄疫的症状，并从病牛体内分离到与牛流行热病毒完全不同的病毒，研究结果显示该病毒为一新的病毒，所以以其最初分离地命名为“茨城病毒”，由该病毒引起的疾病称为茨城病。1997～1998 年日本再次暴发茨城病，242 头牛出现典型发病症状，同时导致数百头怀孕母牛流产和死胎。该病在日本的南九州地区，以及关东地区的茨城县、爱知县和歧阜县曾多次发生。除日本外，尚有韩国、澳大利亚、加拿大、印度尼西亚和菲律宾等国有发生该病的报道。2003 年和 2010 年，在我国广东、湖南、浙江、上海、云南和北京的牛场检测到茨城病病毒抗体阳性牛。从检出状况来看，存在茨城病病毒抗体阳性牛的牛场大部分分布于气候温润的南方，说明茨城病在我国南方地区已广泛存在。

第三十五节　韦塞尔斯布朗病

韦塞尔斯布朗病（Wesselsbron disease，WSL）是由韦塞尔斯布朗病毒（*Wesselsbron virus*，WSLV）引起的一种蚊虫传播的人畜共患传染病。该病最早报道于 1955 年，当时在南非的韦塞尔斯布朗区发生新生羔羊死亡和怀孕母羊流产，随后从病羊中分离到病毒，并命名为韦塞尔斯布朗病病毒。该病感染羊和其他一些反刍动物，主要引起羔羊的急性死亡，死亡率可高达 50%。成年羊感染后出现病毒血症，体温升高，死亡率不高。该病偶尔会感染人，临床表现发热、肌痛、关节痛、斑丘疹和脑炎等。

一、病原学

韦塞尔斯布朗病毒属于黄病毒科（*Flaviviridae*）黄病毒属（*Flavivirus*）。病毒粒子呈球形，有囊膜，直径 34～45nm，病毒核酸为单股线形 RNA，其基因组信息尚不清楚，具有血凝性黄病毒的典型特征。该病毒用蔗糖和丙酮纯化后在 pH 5.75～7.0 可凝集鹅、马、驴、猪、牛、绵羊、山羊、猴、人、兔、大鼠、豚鼠和鸡的红细胞，凝集活性随 pH 升高而降低。凝集效价在 4℃、25℃和 37℃条件下无明显差别，但 37℃条件下凝集效果最好，而且病毒在不同温度下凝集鹅、马、驴和人的红细胞效价稳定。韦塞尔斯布朗病毒在体外敏感细胞上培养时，可快速介导细胞融合，形成多核巨细胞，甚至在病毒灭活后仍能引起细胞的融合。该病毒感染细胞 45h 后，在细胞质内会出现由不带囊膜的病毒粒子聚集形成的包涵体。韦塞尔斯布朗病毒抵抗力弱，对温度很敏感，超过 40℃即可灭活。一般的洗涤剂和脂溶剂均可灭活病毒。在野外环境下、动物尸体或产品中的病毒只能存活数天。

二、流行病学

1. 传染源

感染的绵羊和山羊是该病的传染源。

2. 易感动物

该病主要在绵羊和山羊中间流行，导致羔羊大量死亡。此外，该病对牛普遍易感，但并不致死，会出现中度发热症状。

3. 传播途径

多种蚊虫在自然界中可作为该病的传播媒介，目前报道在黄圈伊蚊（*Aedes circumluteolus*）、埃及伊蚊（*Ae. aegypti*）、松巴库蚊（*Culex zombaensis*）、致乏库蚊（*Cx. fatigans*）、常型曼蚊（*Mansonia uniformis*）、冈比亚按蚊（*Anopheles gambiae*）等蚊虫中分离到该病毒。该病多发生在气候湿热或洪水暴发后蚊虫大量滋生的季节。

该病在畜群中的循环传播还比较明显，但目前没有报道证明该病可以在畜群中水平传播。该病毒的储存宿主目前不清楚，但该病在自然界脊椎动物中广泛存在，虽然不发病，却可能为该病在自然界中储存和传播提供巨大的空间。尚未有报道称病毒可经牛奶、精液、胚胎和粪便传播。

三、流行与分布

该病的首次暴发是在 1955 年，发生在南非的自由邦省韦塞尔斯布朗区的放牧羊，导致大量新生羔羊死亡和流产。随后 Weiss 等从病羊中分离到病毒，由于分离的病毒在抗原性上与当时流行的裂谷热差别明显，故认为是一种新的病毒，并命名为韦塞尔斯布朗病病毒。此后的调查显示，该病毒广泛分布于非洲大陆，并从津巴布韦、乌干达、肯尼亚、尼日利亚、中非共和国、塞内加尔、喀麦隆和象牙海岸等国家和地区的动物及蚊虫体内分离到该病毒。此后在莫桑比克、博茨瓦纳、纳米比亚、乍得、安哥拉和马达加斯加检测到该病毒抗体阳性的动物。在非洲以外，仅在泰国于1966年报道该病的发生，但没有进一步证实的报道。

第三十六节　基孔肯雅热

基孔肯雅热（Chikungunya fever）是由蚊媒传播的基孔肯雅病毒（*Chikungunya virus*，CHIKV）感染所引起的一种人畜共患传染病。1953年在坦桑尼亚南部内瓦拉地区首次分离到该病毒，由于患者关节疼痛剧烈，被迫采取弯曲体位，当地人称之为"基孔肯雅"，故此得名。主要症状为高热、关节剧烈疼痛、皮疹及轻度出血。

一、病原学

基孔肯雅病毒属于披膜病毒科（*Togaviridae*）甲病毒属（*Alphavirus*）。根据血清学和核苷酸序列分类，该病毒属于西门利克森林病毒（*Semliki forest virus*，SFV）亚组。基孔肯雅病毒为球形颗粒病毒，分为糖蛋白外壳、双层类脂膜和RNA三部分，直径约为40nm。该病毒为单股正链RNA病毒，RNA全长为11 805个核苷酸。基孔肯雅病毒可分为西非型、亚洲型和东非/中非/南非型（ECSA型）3个基因型。糖蛋白由E1、E2和E3组成，且类脂含量很高。该病毒可用乙醚和去污剂等化学制剂处理，也可使用紫外线照射和56℃处理30min灭活。

二、流行病学

1. 传染源

在丛林型疫源地中（主要在非洲），猴、猩猩等灵长类动物是该病的主要传染源，病毒以灵长类动物—蚊—灵长类动物方式循环传播。城市型疫源地中（亚洲），患者和隐性感染者是主要的传染源，病毒通过人—蚊—人的方式传播。人感染该病潜伏期2～12天，一般为3～7天；临床上该疾病多表现为发热、头痛、疲乏、恶心、呕吐、肌痛、出疹和关节痛等，临床表现和登革热等极其相似。该病易感人群中病毒感染率常可高达40%～85%。

2. 易感动物

猴、猩猩等灵长类动物和人都对该病易感。

3. 传播途径

该病主要通过白纹伊蚊（*Aedes albopictus*）、埃及伊蚊（*Ae. ageypti*）、非洲伊蚊（*Ae. africana*）和三带喙库蚊（*Culex tritaeniorhynchus*）等蚊虫的叮咬传播。

三、流行与分布

基孔肯雅病毒最初分离于1952～1953年非洲坦桑尼亚南部地区马孔德高原疫情暴

发中的 1 例患者。“基孔肯雅”来源于当地马孔德语，为“使变得扭曲”的意思。该病毒在东部非洲发现后，在乌干达又出现人感染病例。随后，该病毒在非洲撒哈拉以南很多地区被发现。1964 年，在津巴布韦的非人灵长类动物中检测到基孔肯雅病毒抗体。随后一些研究证实非人灵长类动物为病毒的主要宿主，非洲伊蚊及其他一些树栖蚊媒为地方性流行的传播媒介。基孔肯雅病毒在非洲有两种遗传谱系，以前发现的为中东和南非谱系（ECSA）。塞内加尔东部地区在 1975 年、1979 年、1983 年、1992 年从蚊媒中分离到基孔肯雅病毒株，病毒测序表明其为另一种谱系，即西部非洲谱系。根据其基因型和抗原特征，现已发现的该病可分为 4 个谱系，即西非谱系、亚洲谱系、中东和南非谱系（ECSA）及印度洋谱系（IO）。自该病毒首次发现到现在，该病在亚洲、非洲及印度洋中的留尼汪群岛一直有零星和间歇性暴发的疫情报道，已在全球 100 多个国家和地区出现。尤其是近十多年，每年在全球范围内造成大约 100 万人感染。在非洲以外，1954 年在菲律宾出现该病毒的报道，1958 年在泰国曼谷首次分离到基孔肯雅病毒，随后，基孔肯雅热于 1961～1963 年在柬埔寨和印度出现，同样与埃及伊蚊传播有关。1954 年在印度分离到的人血清中发现基孔肯雅病毒抗体。20 世纪 60 年代研究发现斯里兰卡 50 岁以上人群具有较高的基孔肯雅病毒抗体阳性率和较低的发病率，表明该地区基孔肯雅病毒可能在 20 世纪初期就已流行。溯祖进化分析认为，基孔肯雅病毒亚洲基因型是 1879～1956 年从非洲传入亚洲的，源于 ECSA。20 世纪 70 年代，基孔肯雅热在南亚和东南亚地区频繁暴发，随后减少。确认的暴发和零星病例存在于泰国、斯里兰卡、越南、巴基斯坦、柬埔寨、老挝、缅甸、菲律宾和印度。1982～1985 年，基孔肯雅病毒传入印度尼西亚。1998 年，基孔肯雅病毒在马来西亚出现。现已报道发生该病的亚洲国家和地区有孟加拉国、不丹、柬埔寨、中国、印度、印度尼西亚、老挝、马来西亚、马尔代夫、缅甸、巴基斯坦、沙特阿拉伯、新加坡、斯里兰卡、泰国、帝汶岛、越南和也门。2000 年以前，在非洲，该病感染人的零星病例报道主要在安哥拉、贝宁、布隆迪、喀麦隆、中非共和国、刚果、加蓬、几内亚、肯尼亚、利比里亚、马达加斯加、马拉维、尼日利亚、乌干达、塞内加尔、塞拉利昂、南非、苏丹和坦桑尼亚。该病被认为起源于非洲，然后通过海上运输，传到亚洲。2000 年后，出现多次该病的大暴发，2004 年首先从肯尼亚海岸到印度洋群岛出现大规模流行，接着于 2005～2006 年在印度 13 个州发生，造成数百万人被感染。此后在欧洲、美洲、加拿大及澳大利亚等国家和地区出现输入型病例，而且在意大利（2007 年）、法国（2010 年）和加勒比群岛（2013 年）出现本土病例。2013 年 10 月，该病毒首次在西半球的圣马丁岛出现，并快速扩散到美洲的多个国家和地区。从 2016 年 8 月首次出现疾病暴发，该病毒在美洲本土很短时间传遍加勒比、中美、南美和北美的 48 个国家和地区，疑似感染病例达到 100 万。

我国的基孔肯雅热疫情一直以来以散在的输入性病例为主。1987 年，在云南省西双版纳地区发现了我国首例基孔肯雅热病例，并从患者的血液中分离到基孔肯雅热病毒；1986～2001 年，陆续从云南省和海南省的蝙蝠、蚊虫体内分离到基孔肯雅热病毒；1983～2007 年，相继从发热患者、健康人及动物（蝙蝠等）血清中检测到基孔肯雅热抗体。2008 年起，广东省和浙江省开始陆续出现散在的基孔肯雅热输入性病例。2010 年 10 月，广东省东莞市发生了我国首起基孔肯雅热社区聚集性疫情。

第三十七节　淋巴细胞脉络丛脑膜炎

淋巴细胞脉络丛脑膜炎（lymphocytic choriomeningitis，LCM）又称为急性无菌性脑膜炎、急性良性淋巴细胞脑膜炎、流行性浆液性脑膜炎或Armstrong病，是由淋巴细胞脉络丛脑膜炎病毒（*Lymphocytic choriomeningitis virus*，LCMV）感染引起的人和动物共患的虫媒病毒病。人感染后多发病急，表现为无菌性脑膜炎，重者表现为脑膜脑炎，一般预后良好。小鼠感染后表现为大脑型、内脏型和迟发型3种病型。该病没有明显周期性，但秋冬季相对易于流行。多为散发，偶有地方性小流行。

一、病原学

淋巴细胞脉络丛脑膜炎病毒属于沙粒病毒科（*Arenaviridae*）沙粒病毒属（*Arenavirus*）。该病毒呈圆形、卵圆形或多形性，直径 50～150nm，薄膜上有刺突。病毒内部空虚，含有数量不等的20～25nm的电子密度很高的颗粒，形似砂粒。该病毒基因组为单股负链RNA，由L和S两个片段组成，两条RNA链均为双义链，编码5种结构蛋白。目前该病毒只有一个血清型。

二、流行病学

1. 传染源

带毒小鼠排出尿、粪、精液，以及口、鼻分泌物为该病传染源。

2. 易感动物

淋巴细胞脉络丛脑膜炎是一种啮齿类动物多发性人畜共患传染病，小家鼠是该病主要的自然宿主，其他如小鼠、家鼠和豚鼠等啮齿动物也可短期携带并传播该病毒。该病毒在自然状态下可感染鼠、犬、猫、猴等多种动物和人类。

3. 传播途径

人感染该病的主要途径是直接接触带毒动物排泄物和分泌物或食用被污染的食物和水而感染。实验室工作人员可因接触带毒动物、有感染性的组织培养物或被带毒动物咬伤感染。人类和小鼠均可垂直传播该病。埃及伊蚊、安氏革蜱、彩饰花蜱、温带臭虫、人虱和蟑螂可人工感染该病毒，并可保持病毒毒力。同时，实验感染该病毒的豚鼠经埃及伊蚊叮咬可将病毒传给猴。这些实验表明该病毒可能通过节肢动物传播。

三、流行与分布

1925年，首次出现淋巴细胞脉络丛脑膜炎的报道。1933年，Armstrong和Lillie于美国圣路易斯的密苏里，从一位死于圣路易脑炎的患者体首次分离到淋巴细胞脉络丛脑膜炎病毒，随后 Rivers 和 Scott 于 1935 年从无菌性脑膜炎患者中分离到该病毒，从而表明该病毒是无菌性脑膜炎的病原，Traub 发现实验小鼠也可感染该病毒，并确定家鼠是该病毒唯一的自然储存宿主。该病毒的分布主要与家鼠有关，在家鼠中的流行率分别为美国 2.5%～9%、西班牙 11.7%、德国 3.6%、日本 7%。在鼠体内该病毒可以垂直传播，人通过气溶胶经鼻黏膜或直接接触感染的啮齿类动物排泄物而被感染，小鼠、宠物鼠、仓鼠及实验感染的啮齿类动物都是该病的传染源。尚没有人—人传播的报道，但是器官移植及母婴可传播。一般认为只要有感染的啮齿类动物存在的地区，该病均可发生。然而该病并没有历史统计记录，因为很难确定发病率和界定流行的地理区域。血清学调查显示，美国人的血清阳性率为 5%，加拿大新斯科舍的为 4%。1998～2003 年，在阿根廷城区的血清学调查显示，人阳性率为 1%～3.6%；1973 年，德国人的血清阳性率为 1.2%～9.1%；2003 年西班牙的调查显示，人血清阳性率为 1.7%；2006 年，意大利林业工人血清阳性率为 2.5%；斯洛伐克布拉迪斯拉发 1999 年的调查显示，人的血清阳性率为 37.5%，2006 年克罗地亚的为 36%。淋巴细胞脉络丛脑膜炎除大洋洲尚未有报道外，广泛分布于世界各地。例如，美洲的美国、巴西、阿根廷；欧洲的英国、爱尔兰、意大利、德国、荷兰、奥地利、罗马尼亚、保加利亚、法国、南斯拉夫和俄罗斯；亚洲的日本和中国；非洲的摩洛哥、突尼斯、埃塞俄比亚等国家和地区均有该病发生。我国该病病例报道较少，自 1954 年发现首个病例后，1959 年、1962 年分别有病例报道。这些病例均出现在东北地区。近来该病已逐渐消失，可能与灭鼠工作的开展和人们居住条件的改善有关。

第三十八节　马尔堡病毒病

马尔堡病毒病（Marburg virus disease）又称为非洲出血热、绿猴病，是一种由马尔堡病毒（*Marburg virus*，MbV）引起的人和非人灵长类动物临床表现为发热、急性出血的高致命性自然易源性传染病。由于该病首次发现于德国马尔堡地区，根据发病地名将其命名为马尔堡病毒病。人感染后主要表现为高热、剧烈头痛、结膜炎、肌痛、关节痛等，死亡率为 23%～90%；猴感染后主要以出血为特征。该病无明显的季节性，但具有明显的职业分布特征，患者多为与该病有较多接触的实验室工作人员或疫源地野外工作人员。

一、病原学

马尔堡病毒也称为马尔堡病病毒（*Marburg disease virus*）、马尔堡热病毒（*Marburg fever virus*）或绿猴病毒（*Green monkey virus*），为 RNA 病毒，属于丝状病毒科（*Filoviridae*）马尔堡病毒属（*Marburgvirus*）。病毒体呈多形性，如圆形、“6”字形、长丝状、U 形。外有囊膜，表面有长约 10nm 的纤突。囊膜内核衣壳为螺旋形，直径为 50nm。病毒直径 70～80nm，长为 160～3000nm。该病毒基因组为单股负链 RNA，全长约 19.1kb，编码 7 种病毒蛋白。

二、流行病学

1. 传染源

感染的猴及其排泄和分泌物为该病的传染源。

2. 易感动物

非洲的灵长类动物，主要是猴类，可能是马尔堡病毒的自然宿主。人群对该病易感，发病以成人为主。

3. 传播途径

该病主要通过直接接触传播，有可能通过性交和气溶胶传播，也有可能通过蚊媒传播（该病毒可在伊蚊体内繁殖）。在猴群中自然传播方式不清楚，感染猴通过唾液和尿液向外排毒，通过接触或形成气溶胶在猴群中传播。

三、流行与分布

1967 年 8 月，德国马尔堡和法兰克福及塞尔维亚的贝尔格莱德发生实验室人员感染一种未知的病原，31 人被感染。后来追溯研究发现，该次感染是由于摘取乌干达进口的绿猴肾脏制备脊髓灰质炎疫苗所引起的。3 个月后，在马尔堡和汉堡的科研人员共同努力下，分离到病原，依据发病地点，将该病原命名为马尔堡病毒。8 年后，一位在津巴布韦旅游的澳大利亚人感染该病并死亡，与其一起旅游的人员和护士也被感染，而且在这些地区出现该病的暴发。1975 年 1 月，在南非的约翰内斯堡发生 3 例马尔堡病毒感染病例，其中 1 例死亡，患者是由于被昆虫叮咬而引起的。1980 年 1 月，在肯尼亚的内罗毕发生一次流行，始发患者为一位 58 岁的男子，发病 8 天死亡，随后参与诊断和护理该患者的 1 名医生及 1 名护士分别发病，但未死亡。1987 年秋季，一名 15 岁男孩发病，发病前 9 天，他曾去肯尼亚的一个国家森林公园旅游，该患者治疗后仍于发病后第 11 天死亡。1975～1985 年，在非洲大陆仅出现零星的小范围疫情，死亡率远低于埃博拉病毒引起的疾病，因此当时认为该病对人类健康的威胁较低。但是，1998～2000 年和 2004～2005 年，分别在刚果共和国和西非的安哥拉发生两次马尔堡病毒的大暴发，406 人被感染，死亡率分别高达 83%和 90%。到目前为止，已发生 452 例马尔堡病毒感染的病例，368 位患者死亡。虽然马尔堡病毒病在疫区的发病率较低，但是随着撒哈拉以南地区旅游人数的增加，其他国家和地区输入型病例也逐渐增加。例如，2008 年，在乌干达马尔堡病毒病暴发期间，在乌干达旅游的一位荷兰人和美国人被马尔堡病毒感染；2007 年 7～9 月，在乌干达卡姆文盖区的 Kitaka 矿区，由于开采金矿，出现 4 例马尔堡病毒感染病例。此外，除了这些自然感染的病例外，2 例实验感染的病例也在该病暴发期间发生。我国尚未见该病流行的血清学证据及病例报道，由于马尔堡病毒对人构成严重威胁，人们对马尔堡病毒病将会日益重视。

第三十九节　埃博拉病毒病

埃博拉病毒病（Ebola virus disease）是由埃博拉病毒（*Ebola virus*，EBOV）引起的一种急性、出血性、发热性人兽共患传染病。主要感染人和非人灵长类动物，因 1976 年在非洲扎伊尔北部的埃博拉河沿岸首次暴发流行而得名。人感染后主要表现发热和出血，发病急，病程短，死亡率高达 50%～90%；猴感染后主要表现为发热、躯体及面部出现瘀斑、疹块、出血，并伴有严重的虚脱，4～8 天后死亡。该病无明显季节性，主要呈地方性流行，在中非热带雨林和东南非洲热带大草原流行。非洲以外地区偶有病例报道，但均属输入性或实验室以外感染。

一、病原学

埃博拉病毒属于丝状病毒科（*Filoviridae*）埃博拉病毒属（*Ebolavirus*）。埃博拉病毒为单股、负链、非节段 RNA 病毒，基因组全长 18.9kb。病毒粒子呈多形性，大小 100nm×（300～1500）nm，最长可达 14 000nm。病毒粒子直径约 80nm，外有囊膜，表面有 8～10nm 长的纤突。病毒粒子含 7 个可读框编码的蛋白质，包括壳糖蛋白 GP、核蛋白 NP、基质蛋白 VP24 和 VP40、非结构蛋白 VP30 和 VP35、巨蛋白 L。纯化后的病毒粒子含有 5 种多肽：VP0、VP1、VP2、VP3、VP4。VP1 为糖蛋白，组成病毒粒子表面纤突；VP2、VP3 构成核衣壳；VP4 构成膜蛋白。该病有 4 种血清型：EBV-Z、EBV-S、EBV-R、EBV-C。不同血清型之间毒力差异大，其中 EBV-Z 型毒力最强，人感染后死亡率达到 80%以上；EBV-S 型感染人后死亡率在 50%左右；EBV-C 型对非人灵长类动物有致死性，人感染率很低；EBV-R 型还未有感染人的报道。

二、流行病学

1. 传染源

患者或动物的血液及其他体液、排泄物、呕吐物等都具有高度传染性。感染该病初期传染性弱，死亡病例病程晚期传染性极强，病毒可在存活者体液和分泌物中持续存在 1 个月以上。

2. 易感动物

猴和黑猩猩为该病自然宿主，近年来的研究表明狐蝠可能才是该病的自然宿主。不同年龄、性别、种族的人均可感染，女性比男性易感，与职业也具有一定相关性。

3. 传播途径

该病的传播主要通过密切接触，医护人员护理患者、患者的转诊、助产，以及接触感染动物的血液、尸体等都可造成流行感染。该病还可通过空气进行传播，使用未经消毒的注射器是该病的重要传播途径，也存在性传播的可能性。患者和潜伏期的排毒者为该病重要传染源。但也有人认为，该病在节肢动物体内处于潜伏的状态，当蝙蝠捕食了这些节肢动物后，病毒被蝙蝠排出体外后可感染动物和人，所以节肢动物可能为间接性的传播媒介。

三、流行与分布

埃博拉病毒病是几个世纪以前就存在于中非热带雨林地区和东南非洲热带大草原地区的一种地方性传染病。1976 年，首次在苏丹人群中暴发。首位患者于 1976 年 6 月出现在恩扎拉的棉花厂，该患者为一位仓库管理员。该次流行导致 284 人被感染，151 人死亡。1976 年 9 月，在扎伊尔（现在的刚过共和国）也发生埃博拉病毒病疫情，318 人被感染，280 人死亡。1979 年 7 月 31 日到 10 月 6 日，在南苏丹该病暴发，34 人感染，22 人死亡。此后的 15 年内，几乎没在发生人感染埃博拉病毒病的重大疫情。1994 年，该病在加蓬开始出现疫情，流行在 1994 年 12 月初开始，1995 年 2 月结束，49 人感染，29 人死亡。1995 年，在刚果民主共和国也发生了埃博拉病毒病疫情，315 人感染，254 人死亡。20 世纪末，在加蓬还发生过 2 次该病的疫情，分别是在 1996 年初和 1996 年底，其传播是由于感染发病的黑猩猩，两次疫情中共有 91 人感染，66 人死亡。2000～2001 年，在乌干达加蓬和刚果的疫情中，549 人感染，321 人死亡。2003 年，在刚果再次发生，178 人感染，157 人死亡。2004 年，苏丹 17 人感染，7 人死亡。2005 年刚果 12 人感染，10 人死亡。2007 年在刚果和乌干达再次出现大流行，409 人感染，219 位患者死亡。2008 年该病在刚果再次发生流行，32 位患者中 15 人死亡。2012 年在乌干达再次发生 2 起疫情，刚果发生 1 起。此外，1976～2011 年，在科特迪瓦、南非和乌干达等国家还出现过零星的病例报道。在非人灵长类动物中也发生过致死性的疫情暴发，一些也和人的埃博拉病毒病疫情同时发生。1989 年，在经阿姆斯特丹转运到弗吉尼亚州莱斯顿的食蟹猴群中首次发现该病的暴发，并分离到莱斯顿埃博拉病毒（*Reston Ebola virus*），这也是首次发现在非人灵长类动物中发生该病。此外在非洲多种蝙蝠体内也检测到抗埃博拉病毒的抗体，所以有人认为这也可能是该病在非洲大范围流行的一个原因，但这也只是推测。2013～2015 年，在西非发生历史上最大规模的埃博拉病毒病疫情，2016 年 6 月 10 日世界卫生组织公布的数据显示，28 616 人感染，11 310 位患者死亡。大部分患者出现在几内亚、塞拉利昂和利比里亚，尼日利亚、马里和塞内加尔出现的病例较少。在非洲以外的西班牙、意大利、英国和美国也出现输入型的病例报道，而且在美国和西班牙发生医护人员感染，这也首次在非洲以外的地区出现该病的病例报道。

（关贵全　方义亮　李云峰　杨　立　康　琳　辛文文　王景林）

第十章　细菌性动物病媒病

第一节　巴尔通体病

巴尔通体病（bartonellosis）是一种重要的新发人畜共患病，由巴尔通体属（*Bartonella*）的病原寄生于红细胞表面引起，临床以溶血性贫血为主要特征。

一、病原学

巴尔通体属于变形菌门（Proteobacteria）α 变形菌纲（Alphaproteobacteria）根瘤菌目（Rhizobialesl）巴尔通体科（Bartonellaceae）巴尔通体属，是需氧的、多形态的、革兰氏阴性的短小球杆菌或棒杆菌，姬姆萨染色呈带红色调的蓝色或深紫色，直径 0.6～1.0μm。大多数无鞭毛，仅杆状巴尔通体（*B. bacilliformis*）和克氏巴尔通体（*B. koenlerae*）有鞭毛。该菌为专性细胞内菌，感染人和动物的红细胞或血管内皮细胞，不同种（株）的形态、大小和毒力均有差异。目前报道的至少有 38 个种或亚种，除杆状巴尔通体和五日热巴尔通体（*B. quintana*）的主要储存宿主是人外，其他种的主要储存宿主为自然界中的猫、犬、牛、羊、鹿、狼、狐狸，以及各种啮齿类动物等。其中，杆状巴尔通体、五日热巴尔通体（*B. quintana*）、伊丽莎白巴尔通体（*B.elizabethae*）、文森巴尔通体（*B. vinsonii*）、克氏巴尔通体和汉塞巴尔通体（*B. henselae*）6 种与人类疾病有关，另外还有将近 10 种可以感染人，但并不引起疾病发生。犬、猫感染巴尔通体后可表现出临床症状，其他种类动物尚不清楚。

二、流行病学

1. 传染源

很多野生动物和家畜可作为巴尔通体慢性感染的储存宿主与传染源。

2. 易感动物

人、猫科、犬科、牛羊等偶蹄动物及各种啮齿动物均为巴尔通体易感动物。但巴尔通体具较强的宿主特异性，每种巴尔通体对一种或多种哺乳动物宿主具有高度适应性。例如，牛巴尔通体（*B. bovis*）的主要储存宿主为家养牛（*Bos taurus*），伊丽莎白巴尔通体的主要储存宿主为褐家鼠（*Rattus norvegicus*），猫、犬是汉塞巴通体的主要储存宿主。家鼠和野鼠为巴尔通体主要的自然宿主，野鼠栖息地通常是巴尔通体的自然疫源地，吸血节肢动物可机械性和生物性传播巴尔通体，因此该病呈世界范围分布。

3. 传播途径

巴尔通体的传播方式主要包括血源性传播、注射或损伤的皮肤传播及吸血虫媒传播

3 种方式。跳蚤在传播猫巴尔通体上具有重要作用；其他的传播媒介包括虱、蚊、蝇等，它们可通过叮咬机械性传播；蜱也可经卵将病原传播给其下一代，如血红扇头蜱（*Rhipicephalus sanguineus*）可传播犬巴尔通体。一般认为，不同种类的巴尔通体各有其特定的传播媒介，如白蛉传播杆状巴通尔体、人体虱传播五日热巴尔通体。

三、流行与分布

1909 年，秘鲁微生物学家 Alberto Barton 在南美洲首次发现并命名巴尔通体，该病原可引起急性发热性疾病［卡里翁氏病（Carrion's disease）或奥罗亚热（Oroya fever）］和慢性管腔脏器增生性疾病［秘鲁疣（verruga peruana）］。该病首先在秘鲁、厄瓜多尔和哥伦比亚人群中发现，随后在南美洲长期旅游后返回非疫区的人群中也发生。此后在家养猫体内分离出汉塞巴尔通体。五日热巴尔通体是由 J.W. Vinson 在 1960 年分离的，该病原也可引起急性的（五日热）和慢性的（心内膜炎和杆菌性血管瘤）病理过程，在第一次世界大战期间，该病原曾引起超过 100 万在欧洲作战的士兵感染。现已在世界各地分离到超过 30 个种的巴尔通体，而且这些巴尔通体几乎遍布全球，在世界范围内流行。但到目前为止，尚没有该病流行范围的系统性研究报告。我国除宁夏、青海和内蒙古外，其余地区均有该病的报道，且近年来随着该病诊断方法的进步，流行区域和发病人数有增加的趋势。

第二节　附红细胞体病

附红细胞体病（eperythrozoonosis）简称附红体病，是由寄生于血液内的原核生物附红细胞体（*Eperythrozoon*）引起的一种人与动物共患的传染病，多呈隐性感染，临床主要表现为发热、溶血性贫血、黄疸、淋巴结肿大等症状。该病发生具有明显的季节性，多发于高温多雨、吸血虫媒繁殖滋生的季节，夏秋季为发病高峰。

一、病原学

附红细胞体是一类具有非常简单结构的单细胞类嗜红细胞性微生物，球状或杆状小体，直径 0.3～0.4μm，由一层简单的膜包裹，内无任何细胞核结构。其通常存在于红细胞的表面或边缘，数量不等，也可在血液内呈游离状态寄生。附红细胞体最初归属于立克次体目（Rickettsiales）无浆体科（Anaplasmataceae）附红细胞体属，随着分子分类学的研究发现，其更加接近于支原体属（*Mycoplasma*），因此将原来的血巴尔通体和附红细胞体属一起划分到支原体目（Mycoplasmatales）、支原体科（Mycoplasmataceae）、支原体属。目前文献记载的附红细胞体共有 10 种以上，较常见的有：感染鼠类的球状附红细胞体（*E. coccoides*），感染羊和鹿的羊附红细胞体（*E. ovis*），感染猪的猪附红细胞体（*E. suis*）和小附红细胞体（*E. parvum*），感染牛的温氏附红细胞体（*E. wenyonii*），以及兔附红细胞体（*E. lepus*）、犬附红细胞体（*E. perekropori*）、猫附红细胞体（*E. haemofelis*）和人附红细胞体（*E. humanus*）等。

二、流行病学

1. 传染源

附红细胞体感染的动物。

2. 易感动物

附红体的宿主范围广，易感动物有猪、牛、羊、犬、猫、鹿、鼠等。感染率高，多为隐性感染，除羊附红细胞体外，其余均具有宿主特异性。

3. 传播途径

附红细胞体的传播途径主要有经吸血昆虫和节肢动物传播、母胎垂直传播、血液传播。血源性传播可能由注射器、动物打号器等造成；传播媒介已知有虻、蚊子、蜱等；卵生动物不能经卵垂直传播。

三、流行与分布

1928 年，Schilling 和 Dinger 同时在啮齿动物体内发现了类球状血虫体；此后不久 Barton 在啮齿动物的红细胞内和红细胞表面上发现二分裂菌体；1934 年 Neitz 等在绵羊的红细胞上或其周围发现有多形态的微生物，并命名为绵羊附红细胞体；同年 Adler 等在牛体内发现了形态与球状血虫体相似的微生物，命名为温氏血虫体；与此同时 Kinsely 等揭示了猪的类边虫科微生物所引起的疾病就是附红细胞体病。1938 年 Tyzzer 等首次发现啮齿动物间传递血虫体的实例，并于 1942 年对小型啮齿动物体内的感染状况进行了研究。1950 年 Splittec 证实附红细胞体是引起猪黄疸性贫血的病因，并命名为猪附红细胞体。自 20 世纪 80 年代后，国内外对附红细胞体感染人及动物发病的研究越来越多。1986 年 Puntaire 等正式描述了人的附红细胞体病。附红细胞体病分布广泛，呈全球性分布。到目前为止，已在南美洲、北美洲、非洲、欧洲和亚洲发现，美国、南非、阿尔及利亚、肯尼亚、伊朗、法国、挪威、英国、芬兰、澳大利亚、日本、荷兰、马达加斯加、葡萄牙、尼日利亚、西班牙、奥地利、比利时、印度、以色列、新西兰、埃及、南斯拉夫、阿根廷、巴基斯坦、匈牙利、爱尔兰、德国、古巴、意大利、丹麦、捷克、莫桑比克、巴西、中国等国家先后报道发现病例。在中国，晋希民于 1981 年首先在病兔中发现兔的附红细胞体，以后许耀成等于 1982 年在江苏发现猪附红细胞体，1998 年华修国在上海首次发现犬的附红细胞体病。1982 年崔君兆等曾在人体内发现一种基本特征类似附红细胞体的微生物，1983 年张汝勇等在人血液中查到了附红细胞体。从 20 世纪 90 年代末期开始，有关该病的报道日渐增多，至今我国已有 22 个省（自治区、直辖市）有该病报道。

第三节 莱 姆 病

莱姆病（Lyme disease，LD）亦称莱姆疏螺旋体病（Lymeborreliosis，Lb），是由蜱

传的疏螺旋体感染引起的一种动物源性、自然疫源性人畜共患传染病。动物感染后表现叮咬性皮损、发热、关节炎、脑炎、心肌炎等；人感染后可引起慢性游走性红斑、神经系统症状、心肌炎和慢性关节炎等多系统、多脏器综合征。该病呈地方性流行，其分布具有明显的地区性，主要是在有利于硬蜱生长繁衍的山区、林区、牧区。该病具有明显的季节性，多发生于温暖季节，初发于 4 月末，一般从 5 月初开始，6 月上、中旬达到高峰，8～11 月仅见散在病例，11 月终止。莱姆病的流行特征受到自然地理和人为因素的影响，媒介蜱及宿主动物与人类接触的机会越多，莱姆病流行的可能性就越大。

一、病原学

伯氏疏螺旋体（*B. burgdorferi*）是引起莱姆病的病原体，1982 年由 Burgdorferi 自硬蜱（ixodex）体内分离，并由 Burgdorferi 从患者分离培养证实其为莱姆病的病原。1985 年我国在黑龙江省林区首次发现，1988 年从患者血液分离到病原体。迄今，我国已有十多个省份证实有莱姆病存在。通过基因分型证明其至少有 10 个基因种，常见有致病性的病原体有狭义伯氏疏螺旋体（*B. burgdorferi sensu stricto*）、伽氏疏螺旋体（*B. garinii*）及阿氏螺旋体（*B. afzelii*）。该菌呈螺旋状或波状，有些可通过细菌滤器或滤膜，长 3～20μm、宽 0.2～0.5μm，每条菌体有 3～10 个不规则的疏松螺旋，有 15～20 根轴丝，以螺旋状推进方式活泼运动。用姬姆萨染液着色良好，但大多数不易着色，革兰氏染色阴性。其基因组包括一个线性染色体和数量不等的线性或环状质粒。莱姆病螺旋体含有 100 多种不同的蛋白质，不同地区或动物来源菌株的蛋白质电泳谱略有差异。迄今为止，已经发现了 6 种莱姆病螺旋体主要外膜蛋白，即 OspA、OspB、OspC、OspD、OspE 和 OspF，这 6 种蛋白质均为脂蛋白，N 端和 C 端序列较保守，中间区段为高变区，交叉反应表位主要位于其 N 端和 C 端。

二、流行病学

1. 传染源

该病的传染源包括小型啮齿类动物、大型哺乳类动物和鸟类。所有的传染源中，小鼠直接参与伯氏疏螺旋体生活周期，而且可以耐受高水平螺旋体血症，成为该病的主要储存宿主和主要传染源。我国在 16 个省（自治区、直辖市）的调查显示至少有牛、羊、狗、鼠、兔等 5 种动物中存在莱姆病的感染。我国南方地区的主要储存宿主和传染源为褐家鼠、黑线姬鼠、罗塞鼠、板齿鼠和斯氏家鼠等；新疆为天山林鼠、普通田鼠等；甘肃为社鼠、黑线姬鼠、大林姬鼠和长尾仓鼠等；吉林、黑龙江以褐家鼠、小家鼠、大仓鼠、黑线仓鼠和黑线姬鼠等为主要储存宿主和传染源。

2. 易感动物

国外已从鼠类、鹿、熊、狗、牛、马等 20 多种哺乳动物和 7 种鸟类体分离到该病原体。

3. 传播途径

蜱是伯氏疏螺旋体的传播媒介和储存宿主，在其叮咬吸血的过程中，将病原传递给脊椎动物，便可在数年内都具有传染性。野生啮齿动物和鹿是伯氏疏螺旋体的天然储存宿主。其传播媒介蜱和脊椎动物储存宿主的种类在各地有差异，美洲主要是丹敏硬蜱（*I. dammini*）、太平洋硬蜱（*I. pacificus*）、白足鼠、白尾鹿等，欧洲主要是篦子硬蜱（*I. ricinus*）及鼠类。我国硬蜱属（*Ixodes*）、革蜱属（*Dermacentor*）、血蜱属（*Haemaphysalis*）、扇头蜱属（*Rhipicephalus*）、花蜱属（*Amblyomma*）等多种硬蜱自然感染伯氏疏螺旋体，野生鼠及鹿科动物、牛羊等家畜体内也检测到该病原。最近的研究表明海鸟和候鸟在远距离的传播上起重要作用。

三、流行与分布

莱姆病分布广泛，呈世界性流行，除南、北极外，遍及世界五大洲。莱姆病最初于1977年在美国康涅狄格（Connecticut）州的莱姆镇发现，因故命名。目前已在全球五大洲的20多个国家报道存在该病的发生和流行，特别是在北半球分布广泛，在北美洲和欧洲已成为主要的虫媒传染病。1992～2008年，美国疾病预防控制中心已累计超过30万病例报道，并一直呈现不断上升的趋势；欧洲各国每年也有5万病例的报道，日本、埃及、南非等国也有病例报道。我国于1985年首次在黑龙江海林首次发现该病，调查证实我国东北林区人和动物中莱姆病病原的感染很普遍，已先后在黑龙江、新疆、吉林、辽宁、内蒙古、河北、北京、四川、湖北、安徽、福建、甘肃、宁夏、西藏的患者、动物及蜱体内分离到伯氏疏螺旋体，从28个省份的调查中检测到抗体，18个省份存在莱姆病的自然疫源地。

第四节　蜱传性回归热

蜱传性回归热（tick-borne relapsing fever，TBRF）又称地方性回归热，是由钝缘蜱传播的螺旋体属的多种回归热螺旋体引起的自然疫源性人畜共患传染病。由于各种病原的传播媒介蜱的分布不同，使其所致的回归热有严格的地区性。我国主要存在两种蜱传回归热：由乳突钝缘蜱（*Ornithodoros papillipes*）和索氏钝缘蜱（*O. tholozani*）传播的波斯疏螺旋体引起的亚非蜱传回归热，以及由特突钝缘蜱（*O. tartakovskyi*）传播的拉氏疏螺旋体引起的高加索蜱传回归热。该病临床上以不规则间歇热为主要特征，同时伴有全身疼痛、肝脾肿大，严重患者可出现黄疸与出血。该病有明显的季节性，多发生于媒介蜱繁殖的季节，一般是4～8月。目前该病已被列为国际监测传染病。

一、病原学

蜱传性回归热的病原菌是疏螺旋体属（*Borrelia*）中的多种螺旋体，分类上隶属于螺旋体纲（Spirochaetes）螺旋体目（Spirochaetales）螺旋体科（Spirochaetaceae）。现已报道的病原主要有杜氏疏螺旋体（*B. duttoni*）、西班牙疏螺旋体（*B. hispanica*）、麝鼩疏螺旋体（*B. crocidurae*）、波斯疏螺旋体（*B. persica*）、高加索疏螺旋体（*B. caucasica*）、拉氏疏螺旋体（*B. latyschewii*）、赫氏疏螺旋体（*B. hermsii*）、特里疏螺旋体（*B. turicatae*）、帕氏疏螺旋体（*B. parkeri*）、马氏疏螺旋体（*B. mazzotti*）和委内瑞拉疏螺旋体（*B. weenezuelensi*）。TBRF 螺旋体呈柔弱螺旋丝状，长 10～30μm、宽 0.2～0.5μm，有 4～10 个不规则的浅粗螺旋，呈螺旋状推进运动，以横断分裂方式繁殖。革兰氏染色阴性，姬姆萨染色呈青紫红色。

二、流行病学

1. 传染源

宿主动物、钝缘蜱和易感动物都是该病的传染源。钝缘蜱不仅是媒介，还是特殊的保菌宿主，螺旋体在其体内可生存数年到数十年，是稳定的传染源，可经卵传递。

2. 易感动物

啮齿类和蜱是主要的自然储存宿主，食虫类和食肉类次之，偶蹄类一般不感染，鸟类仅一周龄的易感。家鼠、刺猬、蝙蝠等可自然感染波斯疏螺旋体；大沙鼠、红尾沙鼠可自然感染拉氏疏螺旋体。人普遍易感，各年龄阶段都有病例发生，病后免疫力不持久，约维持 1 年左右。

3. 传播途径

TBRF 主要通过传播媒介钝缘蜱进行传播，蜱吸入被感染动物的血液后，病原体在其涎腺及体腔内增殖，当蜱再次叮咬易感动物和人时，病原体随唾液进入机体；蜱粪及其体节内螺旋体也可随搔痒而进入机体。人主要经损伤皮肤、黏膜或眼结膜被感染，近来非洲有经胎盘传播的报道，偶尔有经输血、手术等途径被感染的病例。

三、流行与分布

该病最早发现于非洲，1873 年从患者血液中查出病原为疏螺旋体，1877 年确认非洲钝缘蜱是该病的传播媒介，现确认在除了澳大利亚外的世界各地均有分布。我国于 1954 年在新疆喀什首次发现病例，1957 年从自然感染的乳突钝缘蜱中分离到波斯疏螺旋体，同年又从新疆昌吉的特突钝缘蜱中分离到拉氏疏螺旋体，此后时有散发病例发生。随着人民生活水平的提高及卫生设施的改善，该病的发病率呈下降趋势。

第五节　土 拉 菌 病

土拉杆菌病（tularaemia）全称为土拉弗朗西斯菌病，又称兔热病、野兔热、鹿蝇热等，是由土拉弗朗西斯菌引起的、主要感染野生啮齿动物并可传染给其他动物和人类的类似鼠疫的一种典型的自然易源性疾病。临床主要表现为：发热，淋巴结肿大，肝、脾、肾形成脓肿、充血、多发性栗粒状坏死，皮肤溃疡，眼结膜充血溃疡，呼吸道和消化道炎症、毒血症等症状。该病多发于春末夏初季节，但也有在初冬时节发病的报道。该病在啮齿类动物中常呈地方性流行，一般不引起严重死亡。该病为自然疫源性疾病，在一定地理条件下病原、宿主和传播媒介可构成自然疫源地。土拉热呈北半球地方流行性，范围包括 30°～71°N。

一、病原学

土拉弗朗西斯菌为弗朗西斯菌科、弗朗西斯菌属的成员。目前认为该属成员有两个种，即土拉弗朗西斯氏菌和蜃楼弗朗西斯菌。早期基于生化特性、动物流行病学和对家兔的致病性将土拉弗朗西斯菌主要分为两个群，即土拉弗朗西斯菌土拉热亚种（A）和土拉弗朗西斯菌全北区亚种（B 型）。A 型最常见于北美，能代谢甘油产酸，呈现瓜氨酸酰脲酶活性，对人和动物高度致病；B 群毒力较低，不能代谢甘油产酸，不呈现瓜氨酸酰脲酶活性。近几年，根据遗传物质和地域特点重新将其分为四个亚种：土拉热弗朗西斯氏菌全北区亚种、土拉热弗朗西斯菌中亚西亚亚种、土拉热弗朗西斯菌新凶手亚种和土拉热弗朗西斯菌土拉热亚种。土拉菌为革兰氏阴性短杆状或球杆菌，长 0.7～1.0μm、宽 0.2～0.5μm。幼龄培养物形态均匀一致，在患病动物的血液内近似球状，在培养基中则呈球状、杆状、豆状和丝状等，但在陈旧的培养物中呈多形态。无鞭毛，不能运动，不形成芽孢，在动物组织内有荚膜，美蓝染色呈两极着色。土拉菌在自然界中的生存能力较强，一般培养物中可生活数月，对干燥和低温的抵抗力很强，冻干可保存数年，在动物尸体内、放在 0℃或 0℃以下可保存 2～9 个月，在低温时可以生存数月，在甘油中可存活 8 个月以上，在自来水中可存活 92 天，在污染的水和潮湿土壤中可存活 75 天。56℃加热 10min 可杀死细菌；对紫外线、热、超声波等均敏感；对一般化学消毒剂敏感，在 1%～3%来苏儿中 2～3min 死亡，在 1%石炭酸液中 1min、5%氯胺中 5min、0.3%甲醛液中 24h 死亡。

二、流行病学

1. 传染源

野生动物的主要传染源为带菌的吸血节肢动物，特别是蜱类；人和家畜的传染源主要为发病动物（主要为野兔）或其排泄物、尸体、污染的水或食物；另外，感染动物可以通过排菌污染使河流和湖泊等成为传染源。

2. 易感动物

自然界中有超过 100 种的野生、家养动物和节肢动物可携带或传播弗朗西斯菌，136 种啮齿类动物是该菌的自然储存宿主，最大的保菌宿主是野兔。在自然状态下，鸟类、哺乳动物、两栖动物、鱼类等脊椎动物甚至无脊椎动物都可以感染土拉菌。陆生和水生哺乳动物，如野兔、松鼠、野鼠、鹿、红狐、猫、羊、松鸡、鹌鹑、麝鼠、河鼠和其他啮齿类等很多种动物都可感染。在土拉菌病流行的地区，常可从捕获的野生动物中检测到抗土拉菌的抗体。另外，在土拉热流行季节，经常可从鼠虱中分离到土拉菌。

3. 传播途径

（1）直接接触传播：通过与啮齿类动物接触，气溶胶暴露，食入被污染的食品、水和被节肢动物叮咬都可以将该病传染给人类。直接接触死亡动物，尤其是剥皮或处理动物尸体，以及接触病死动物排泄物和污染物（水、食物等），通过皮肤或黏膜、眼结膜侵入机体而感染发病。我国人的病例几乎都是因狩猎野兔或加工处理野兔而感染发病。

（2）消化道传播：吃了受到污染的食物或饮用受到污染的水也可感染，这种感染方式多发生在狩猎者和处理野兔的人群，由于一次性感染菌量大，一般病情较重。

（3）呼吸道感染：主要在粮食加工过程中感染，常发生在小型啮齿动物流行地区，但国内主要表现在野兔加工过程，吸入带菌飞沫而感染。

（4）虫媒叮咬感染：带菌的吸血昆虫（蜱、蚊和虻）通过叮咬刺破表皮，将病原菌注入人体，或者在皮肤表面压碎昆虫或昆虫飞进眼睛而发生感染，但在国内只见蜱传给人的病例。自然界中能携带土拉菌的昆虫不少于 50 种。传播媒介以蜱为主，其次为螨、蚤、牛虻、蚊、虱。蜱能终身带菌，吸血蝇可带菌 14 天，蚊 23 天。在疫源地，土拉杆菌主要通过吸血昆虫（蜱、蚊、虻）叮咬传播，共有 83 种节肢动物可传播该病，尤其是蜱，不但是传播媒介，而且充当储存宿主，涉及的蜱种主要有钝缘蜱、花蜱、革蜱、硬蜱及血蜱属的蜱种。在我国，土拉菌的主要传播媒介包括蜱和双翅目昆虫。从新疆塔城地区额敏县境内草原革蜱中分离出 4 株菌，从西藏洛随地区宽大硬蜱中分离出 2 株菌，从西藏阿里地区银盾革蜱中分离出 14 株菌，说明这几种蜱可能是我国土拉菌病疫源地的主要媒介。在双翅目昆虫中，某些种的牛虻和蚊可作为土拉菌病的媒介。实验条件下，牛虻中的斑虻属和麻虻属很容易通过吻刺以吸血方式将病原体从病鼠带给健康鼠类。吸血染菌后，这些昆虫的传染能力可保持 2～3 天。伊蚊属和按蚊属保持传染能力达 23 天，这两种蚊是土拉菌的主要传染媒介。另外，土拉菌可存活于阿米巴样虫体内，河狸、麝鼠和旅鼠等也可带菌。该菌可能会寄生在某种水生非哺乳动物细胞内，并在这类细胞内增殖。在这种情况下，土拉热是否暴发就依赖于这种宿主细胞的生活条件是否适合，以及这种细胞的自然分布情况。目前人们更倾向于对阿米巴样虫携带土拉菌的研究。

三、流行与分布

土拉杆菌病广泛分布于北半球，据记载，在公元前 15 世纪，中东很多人死于该病。在 16 世纪，首次在挪威记录了该病为啮齿类动物的疾病，19 世纪在日本和俄罗斯也报道了该病。土拉弗朗西斯菌由 McCoy 和 Chapin 于 1911 年在美国加利福尼亚州图拉尔在地松鼠体内首次分离到，1914 年在俄亥俄州由 Wherry 和 Lamb 首次从人体内分离到。早期将该病原划归布鲁氏菌和巴斯德菌属，直到 1947 年，为纪念 Edward Francis 对该病研究的贡献设立新的弗朗西斯菌属，并以首次分离地名将该病原命名为土拉弗朗西斯菌。一般认为该病主要分布于30°～71°N的地区。在日本，该病发生在东北部，1924～1987年共报道1355例，从1950年发生一次由食用兔子造成流行后，每年病例数小于10例；在欧洲，该病广泛分布，节肢动物可能在人和动物等哺乳动物间传播土拉热起着重要作用，研究显示网纹革蜱和篦子硬蜱是土拉菌的重要携带者。1940～1942年第二次世界大战期间，东欧每年有10 000～100 000病例。科索沃战争后的1999～2000年，该地区发生了由啮齿动物污染水源或食物感染的病例327例；在北欧，尤其是瑞典，往往由于节肢动物叮咬，暴发溃疡腺型土拉热；1996年西班牙报道585例由狩猎野兔导致的病例；斯洛伐克1985～1994年报道126例。在美洲，美国和加拿大每年都有该病病例的报道，墨西哥较少发生。欧洲疾控中心公布的数据显示，2010年欧洲共上报891例土拉杆菌病病例，瑞典发生的病例数最多，其次是芬兰和匈牙利。2006～2010年，欧洲一直有该病发生的报道。近来在欧洲的捷克、科索沃、保加利亚、德国、瑞典、芬兰、西班牙、土耳其、法国和挪威都有该病暴发的报道，此外在奥地利、爱沙尼亚、意大利、立陶宛、波兰、罗马尼亚、斯洛伐克和英国也有散发病例的报道。丹麦虽然没有该病流行报道，但在2003年曾确认了1例人土拉杆菌病病例。葡萄牙的1位无症状人的血液和网纹革蜱中也检测到该病原菌。中东地区的俄罗斯、哈萨克斯坦和土库曼斯坦该病长期流行，2006年在格鲁吉亚发生暴发。亚洲的日本和泰国也有该病的报道。在非洲（喀麦隆、卢旺达、布隆迪、西非）、大洋洲（澳大利亚、新西兰）和南美洲（委内瑞拉、厄瓜多尔、哥伦比亚）该病相对较少，但也有病例报道。我国主要在内蒙古、黑龙江、西藏、青海、新疆、山东、陕西、甘肃、宁夏等地有该病的分布。我国的病例报道极少，主要来源于野兔，黑龙江、西藏、青海和山东等都有由剥食野兔而发生人病例的报道。但由于许多病例无法确诊，所以实际病例数可能要多一些。2016年中国疾病预防控制中心和辽宁省疾病预防控制中心合作，首次发现辽宁省长角血蜱携带土拉菌及弗朗西斯菌属（类）内共生体，但是该研究没有分离到病原体。

第六节　布鲁氏菌病

布鲁氏菌病（brucellosis）又称地中海弛张热、马耳他热、波浪热或波状热，简称布病，是由布鲁氏菌（*Brucella*）引起的人畜共患性全身传染病，广泛分布于世界各地。其临床特点为长期发热、多汗、关节痛及肝脾肿大等。

一、病原学

布鲁氏菌隶属于变形杆菌门α-2亚门，1887年由大卫·布鲁斯在马耳他地区从死亡士兵的脾脏中分离获得。根据布鲁氏菌对宿主的偏嗜性，可以将其分为10个种，其中，对人致病性较强的有3个种，即马耳他布鲁氏菌（自然宿主：山羊、绵羊和骆驼）、流产布鲁氏菌（自然宿主：牛）、猪种布鲁氏菌（自然宿主：猪），另外3个常见种，即犬种布鲁氏菌（自然宿主：犬）、绵羊附睾种布鲁氏菌（自然宿主：绵羊）、沙林鼠种布鲁氏菌（自然宿主：沙林鼠）对人的致病性较低。自从20世纪90年代以后，有学者从海洋生物中分离到新型的布鲁氏菌种，命名为鲸型布鲁氏菌（自然宿主：海豚和鲸鱼）和鳍型布鲁氏菌（海豹），越来越多的报道发现这种从海洋生物中分离的布鲁氏菌对人也有致病性。最近报道，从田鼠和狐狸中分离到一种田鼠种布鲁氏菌，从人的乳房植入物中分离到一种新的食心虫种布鲁氏菌，2010 年 Tiller 分离到第二株与食心虫种布鲁氏菌类似的菌株。这些新菌株的分离和描述预示着布鲁氏菌感染谱正在不断扩大，并且正在进化产生新的菌种。

布鲁氏菌是一组球状、球杆状或卵圆形细菌。羊种菌直径大小为 0.3～0.6μm，其他各种菌为（0.6～1.5）μm×（0.5～0.7）μm 的球杆菌或短杆菌，初次分离时多呈球状和卵圆形，传代培养后渐呈短小杆状。革兰氏染色阴性，不呈两极浓染。在一般涂片中常呈单个排列，极少数呈两个相连或呈短链条状。无鞭毛，不能产生芽孢，有毒力的菌株可带菲薄的荚膜。不同种与生物型菌株之间，形态及染色特性等方面无明显差别。布鲁氏菌对外界的理化因素有一定的抵抗力。稀释的布鲁氏菌菌液通过加热容易被杀死，巴氏消毒法也能够杀死本菌，而浓的布鲁氏菌液则中等程度的加热不能灭活，必须反复加热或者煮沸才能将其杀死。布鲁氏菌对四环素最敏感，其次是链霉素和土霉素。

布鲁氏菌为需氧菌，在严格厌氧条件下不生长。牛布鲁氏菌在初次分离时，需在 5%～10% CO_2 环境中才能生长，营养要求高，实验室常用肝浸液培养基或改良厚氏培养基。在固体培养基上，菌落无色透明，表面光滑，稍隆起，均质样，菌落中央常带有细小颗粒，最初为透明状，以后逐渐浑浊。菌落大小不等，小者直径 0.05～0.1mm，大者可在 3～4mm。其培养最大特点是生长繁殖缓慢，尤其是刚从动物机体或体外环境中新分离的初代菌，有的需要 5～10 天，甚至需 20～30 天才出现透明的小菌落。

二、流行病学

1. 传染源

感染动物首先在同种动物间传播，造成带菌或发病，随后波及人类。患病动物的分泌物、排泄物、流产胎儿及分泌物、乳汁等含有大量病菌，如实验性羊布鲁氏菌病流产后乳含菌量高达 3×10^4 个/mL 以上，带菌时间可达 1.5～2 年。各种布鲁氏菌在各种动物间有转移现象，如羊布鲁氏菌可能转移到牛、猪，反之亦可。羊、牛、猪等动物及其产品与人类接触密切，从而增加了人类感染的机会。另外，临床实验室里布鲁氏菌培养物的暴露也是布鲁氏菌病传染的重要来源。

2. 易感动物

多种动物和禽类对布鲁氏菌均有不同程度的易感性。各种布鲁氏菌对相应动物具有最强的致病性，而对其他种类动物的致病性较弱或缺乏致病性，但目前已知有 60 多种驯养动物、野生动物是布鲁氏菌的宿主，其中，羊布鲁氏菌对绵羊、山羊、牛、鹿和人的致病性较强；牛布鲁氏菌对牛、水牛、牦牛、马和人的致病力较强；猪布鲁氏菌对猪、野兔、人等的致病力较强。三种布鲁氏菌对人均能感染，但以羊布鲁氏菌感染后得病较重，猪型次之，牛型最轻。实验动物中以豚鼠和小鼠最易感染。骆驼、单蹄兽和肉食兽较少发病，但不能忽视它们（包括野生偶蹄兽及啮齿类动物）可能成为带菌者。母畜较公畜易感，幼畜对该病具有抵抗力，随着年龄增长，这种抵抗力逐渐减弱，性成熟后对该病最为易感。人布鲁氏菌病有职业特点，如农民、屠宰场的工作人员、猎人或兽医等需要处理感染动物或流产胎儿的人员存在一定的感染风险。

3. 传播途径

布鲁氏菌的侵入感染可经呼吸、消化、生殖系统黏膜，以及损伤甚至未损伤完整皮肤等多种途径，通过接触或食入感染动物的分泌物、体液、尸体、污染的肉和奶，以及苍蝇携带、吸血昆虫叮咬和交媾等建立感染。人类感染布鲁氏菌后不会发生人与人的水平传播。

三、流行与分布

该病一年四季均可发生，但以产仔季节为多，发病率牧区明显高于农区。流行区在发病高峰季节（春末夏初）可呈点状暴发。人患病与职业有密切关系，畜牧兽医人员、屠宰工人、皮毛工等明显高于一般人群。牧区存在自然疫源地，但其流行强度受布鲁氏菌种型、气候、牧场管理等情况的影响。

全球每年大约超过 50 万人感染该病。布鲁氏菌病呈现地方流行性，包括中东、非洲、拉丁美洲、中亚及地中海流域的一些地区。有 50 个国家和地区的绵羊、山羊存在布病流行，主要集中于非洲和南美洲等；有 101 个国家和地区的牛有布病存在，主要分布于非洲、中美洲、南美洲、东南亚及欧洲南部等；有 33 个国家和地区的猪有布病存在，主要集中于美洲、非洲北部和欧洲南部等。世界上畜间布病以牛型布鲁氏菌感染牛的布病为主，占有家畜布病分布的国家和地区的一半以上。我国已分离到 15 个生物型。最近在海洋哺乳动物体内分离到布鲁氏菌，扩大了该菌的生态范围。迄今为止，世界上已有 12 个国家和地区宣布消灭了布病。

历史上，布鲁氏菌病在我国曾经是危害极为严重的人兽共患传染病。中华人民共和国成立后，布病防治得到高度重视，感染率均有大幅度下降。1952～1982 年布鲁氏菌感染阳性率家畜和人分别为 41.27%和 8.43%，而 1982～1990 年间分别骤降至 0.55%和 0.75%。但是，自 20 世纪 90 年代起，布鲁氏菌病感染率逐渐下降的趋势发生了变化。1991～2001 年，人布鲁氏菌感染阳性率由 0.35%上升至 3.57%，而每年人的发病病例数则增加 3～6 倍。2004～2010 年，我国内地 31 个省（自治区、直辖市）中，有 28 个有疫病报道，其中主要集中在东北三省，北部的内蒙古、河北、山西，以及西北部新疆、中国东部和南部零星分布。动物疫情方面，羊布鲁氏菌发病主要集中在我国北部和西部，牛布鲁氏菌发病在全国广泛分布，2009 年我国羊布鲁氏菌血清阳性率为 1.49%，牛布鲁氏菌血清阳性率为 1.36%。

第七节　鼠　　疫

鼠疫（plague）是由鼠疫耶尔森氏菌（*Yersinia pestis*）引起的自然疫源性烈性传染

病，具有传染性强、传播速度快和病死率高的特点。临床上鼠疫可分为腺型、肺型、败血症型、皮肤型、眼型、肠型、脑膜炎型和轻型，主要表现高热、淋巴结肿痛、出血倾向和肺部特殊炎症等。鼠疫是《中华人民共和国传染病防治法》规定的甲类一号传染病，也是国际检疫的传染病。

一、病原学

鼠疫耶尔森氏菌在分类上属肠杆菌科（Enterobacteriaceae）耶尔森菌氏属（*Yersinia*）。耶尔森氏菌属包括 11 个菌种，即鼠疫耶尔森氏菌、假结核耶尔森氏菌（*Y. pseudotuberculosis*）、小肠结肠耶尔森氏菌（*Y. enterocolitica*）、中间耶尔森氏菌（*Y. intermedia*）、弗氏耶尔森氏菌（*Y. frederiksenii*）、克氏耶尔森氏菌（*Y. kristensenii*）、鲁氏耶尔森氏菌（*Y. rucleri*）、莫氏耶尔森氏菌（*Y. mollaretii*）、阿氏耶尔森氏菌（*Y. aladova*）、罗氏耶尔森氏菌（*Y. rohdei*）和波氏耶尔森氏菌（*Y. bercovieri*），其中只有前三种对人致病。鼠疫耶尔森氏菌为革兰氏染色阴性的需氧及兼氧菌；为短小杆菌，大小为（1～1.5）μm×（0.5～0.7）μm，两端钝圆；有荚膜，不形成芽孢，无鞭毛，不能运动。该菌抗原结构复杂，已证实有 18 种抗原，即 A～K，N、O、Q、R、S、T 及 W 等，其中 F1、T 及 W 最重要，为特异性抗原。

二、流行病学

1. 传染源

啮齿动物是该病的主要传染源，其中主要有黄鼠属、旱獭属、大沙土鼠属和沙土鼠属。家鼠中褐家鼠、黄胸鼠、黑家鼠对传播也起重要作用，其他动物如猫、羊、兔、骆驼、狐和狼等亦可作为传染源。

2. 易感动物

人对鼠疫菌普遍易感，预防接种可使易感性降低。

3. 传播途径

鼠疫可经多种方式传播，主要通过“鼠—蚤—人或动物”的方式进行传播。鼠蚤吮吸鼠血液后，病原菌在蚤体内大量繁殖，受染蚤再吸人血时，病菌侵入人体内；处理受感染动物时被抓伤或咬伤，直接经皮肤黏膜伤口感染；患者痰中的病菌通过飞沫或气溶胶传播，肺鼠疫患者也经飞沫、吸入带菌尘土等传播，即“人—人”的方式传播；进食未煮熟的带菌野生啮齿动物肉，也可感染患病。鼠疫为典型的自然疫源性疾病，一般先在鼠间流行，然后再波及到人而在人群中流行。

三、流行与分布

流行季节与鼠类活动和鼠蚤繁殖有关，南方多始于春而终于夏，北方则多起于夏、秋而延及冬季。

鼠疫被认为是人类最为严重疾病之一，历史上曾经发生三次世界性鼠疫大流行。据估计，在这三次大流行中死亡达数亿人。第一次大流行首先于公元532年发生在北非（埃塞俄比亚和埃及），随后几年中逐渐扩散到中东和地中海盆地，公元541年到达君士坦丁堡（现土耳其的伊斯坦布尔）和希腊，公元543年进入意大利，公元545～546年出现在法国和德国。在本次大流行中，北非、欧洲、中亚、南亚及阿拉伯半岛流行最为严重。在第一次大流行结束和第二次大流行开始期间，欧洲和亚洲也有一些该病暴发的记载。第二次大流行在1332～1346年从喜马拉雅沿三条主要的贸易通道向西传播，1346年进入欧洲，甚至到达北大西洋中的格陵兰岛，该病传到东地中海区域后，经海运很快传到意大利、希腊和法国，此后逐渐蔓延到整个欧洲大陆。此后较长时间较少发生该病的大流行，大部分病例来自疫源地。第三次大流行首先于1885年在我国云南暴发，并逐渐扩散到南部沿海地区，1894年到达香港和广东，很快传到与我国相邻的日本、伊朗和巴基斯坦。1896年进入印度孟买，并很快几乎传遍整个印度。自此，该病开始蔓延到南美、南非和北美西部地区，很快传遍世界各大洲。本次大流行直到第二次世界大战结束后才逐渐平息。该病在香港流行期间，1894年日本细菌学家Shibasaburo Kitasato和法国内科医生Alexandre Yersin几乎同时在死鼠器官中分离到相同的细菌，由于种种原因，该病原经历了多次更名。分离到该细菌后最初称为鼠疫菌（*Bacterium pestis*），1900年改名为鼠疫杆菌（*Bacillus pestis*），1923年又命名为鼠疫巴斯德杆菌（*Pasteurella pestis*），到1970年Yersin将其改名为鼠疫耶尔森氏菌（*Yersinia pestis*）并一直使用至今。1898年，Jean-Paul Simond在印度实验性地证明该病原可经跳蚤叮咬传给啮齿类动物。此后该病逐渐呈局域性流行和散发，1965～1975年，越南感染的病例数大约占到世界病例数的80%。此后该病病例发生主要出现在非洲，20世纪90年代至21世纪早期，非洲鼠疫病例数占到全球的90%以上，尤其在马达加斯加、刚果和坦桑尼亚发病最为严重。目前鼠疫的自然疫源地主要分布在非洲、亚洲和美洲，我国主要在云南、青藏高原、新疆、内蒙古和甘肃等西部地区。

我国有12种类型的鼠疫自然疫源地，分布在19个省份，占国土面积的15%左右。近年来我国某些疫源地动物鼠疫由“静息”转入活跃态势。对鼠疫的监测结果表明：目前在我国，鼠疫流行面积不断扩大，新的疫源地不断增加，有向城市等人口密集区蔓延的趋势；主要宿主动物数量明显回升；鼠疫远距离传播的危险性增大。由于西部大开发，如大型水电站合拢蓄水等，导致鼠疫疫区生态变化，历史上从无鼠疫记载的某些地区发生了人间鼠疫流行，因此，鼠疫的防治是西部经济建设中不可回避的问题，需加大监测力度，密切注意鼠间疫情的动态，严防人间鼠疫发生。

第八节　Q热

Q热（Q fever）是由贝氏柯克斯体（*Coxiella burnetii*）感染所引起的一种人兽共患的自然疫源性疾病。1937年在澳大利亚发现一种原因不明的发热性疾病，将其命名为Q热（“Q”是Query的第一个字母），后来证明病原体为贝氏柯克斯体（我国通常称为Q

热立克次体)。牛、羊、犬、马和猪等家畜多为隐性感染，症状轻微，表现发热、食欲不振等，人临床特征为发热、头痛、全身肌肉痛，有时伴有间质性肺炎，少数出现慢性肝炎或致命性心内膜炎。由于该病有高度感染性，可用气溶胶施放，具有较强的杀伤性，1996 年日内瓦《禁止生物武器公约》国际会议将其列为生物战剂和核查内容。

一、病原学

贝氏柯克斯体过去被分类为立克次体科（Rickettsiaceae）柯克斯体属（*Coxiella*），后来基于分子分类研究的证据，将其分类为变形菌门（Proteobacteria）γ 变形菌纲（Gammaproteobacteria）军团菌目（Legionellales）柯克斯体科（Coxiellaceae）柯克斯体属。贝氏柯克斯体较小，长 0.4～1.0μm、宽 0.2～0.4μm，有时也可见较大个体，以二分裂法增殖，呈杆状或球状，无鞭毛或荚膜，专性细胞内寄生。贝氏柯克斯体主要寄生于人、脊椎动物的吞噬细胞，并在吞噬溶酶体的酸性环境中生长繁殖。贝氏柯克斯体可用鸡胚、鼠胚、蜱的原代细胞，以及 Vero、THP-1 等传代细胞体外培养。2009 年美国学者研发出适合贝氏柯克斯体生长的无生命培养基，使其能够在非细胞内环境中生长繁殖。由于贝氏柯克斯体在形态结构、染色性、嗜真核细胞寄生性上与立克次体相似，曾长期将贝氏柯克斯体归于立克次体目。现代基因序列分析发现贝氏柯克斯体与嗜肺军团菌（*Legionella pneumophila*）关系最密切，因此现已将柯克斯体列在军团菌目。革兰氏染色常不稳定，经含碘乙醇媒染剂处理并脱色后，呈革兰氏阳性反应。姬姆萨染色紫红色，Gimenez 和 Macchiavello 染色呈红色。贝氏柯克斯体存在宿主依赖性抗原相的变异，Ⅰ相柯克斯体存在于人、动物或蜱体内，为光滑型脂多糖抗原，含完整的抗原组分，毒力较强，与早期康复血清不反应，而与晚期恢复期血清呈阳性反应。大多数 Q 热患者为Ⅱ相贝氏柯克斯体感染，感染Ⅰ相贝氏柯克斯体易并发心内膜炎。

二、流行病学

1. 传染源

人类 Q 热的传染源主要是贝氏柯克斯体感染的牛、羊等家畜，Q 热患者大多有与家畜或牛羊肉、皮毛的接触史。Q 热暴发常见于屠宰场、肉类加工厂、皮毛加工厂及农牧场等。采用分子检测等方法已经从多种动物中检测到贝氏柯克斯体，如蜱、牛、羊、犬、猫、野生啮齿动物、鸟类等。贝氏柯克斯体侵入这些动物体内，动物长期处于隐性感染状态并成为贝氏柯克斯体的储存宿主。家畜 Q 热可能来源于自然疫源。

2. 易感动物

家畜牛、羊为贝氏柯克斯体易感染动物。该病宿主范围广，包括野生大型哺乳动物和小型啮齿动物，放牧的家畜和役畜、宠物，兼作媒介的节肢动物蜱、螨及鸟类等。

3. 传播途径

该病可经多种方式传播：呼吸道是最主要的传播途径，通过吸入含有贝氏柯克斯体的气溶胶或粉尘被感染；与患病动物的羊水、分泌物、胎盘等感染器官密切接触，可通过受损皮肤和黏膜进入机体；被受感染的蜱、螨叮咬或蜱粪通过破损的伤口进入机体。现已证明 70 余种蜱类带有贝氏柯克斯体，我国有 19 种蜱体内携带该病原；食用被病原体污染的奶类及奶制品可被感染，自来水污染也可导致 Q 热感染。Q 热的母婴间垂直传播，以及男女性交传播亦有报道。

三、流行与分布

该病发生无季节性，但在家畜产仔季节、屠宰旺季时发病率会上升。多呈散发，但国内外均有暴发流行的报道。易感动物各年龄组均可感染，但多为隐性感染。

自 1935 年在澳大利亚首次报道贝氏柯克斯体后，除了法属玻尼西亚和新西兰，该病原几乎在世界各地的人和动物中都有报道。Q 热呈全球性分布，目前全世界报道的经血清学或病原学证实的疫区已达 100 多个国家。该病最近一次暴发于 2007 年，地点在荷兰，到 2010 年，总计大约 4000 人被感染，损失了 50 000 只奶山羊。我国于 1950 年在北京发现该病，1962 年首次分离到病原。通过流行病学调查发现，我国 19 个省份的 64 个城市存在贝氏柯克斯体感染，如西藏、新疆、甘肃、广东、广西、海南、辽宁、吉林、黑龙江、福建、安徽、云南、四川、重庆、贵州、台湾等。

虽然 Q 热病死率很低，但其病原体对外环境的抵抗力和对人、畜的感染力极强。随着我国畜牧业的迅速发展，家畜 Q 热暴发流行的危险性将会迅速增加，并导致人群 Q 热暴发流行的可能性增加。因此，在今后的工作中，应该将基础研究与临床相结合，人医与兽医相结合，防与治相结合，以便有效防控我国未来 Q 热暴发流行风险。

第九节　斑　点　热

斑点热（spotted fever）是由立克次体属内斑点热群立克次体（spotted fever group rickettsiae，SFGR）所致的一类人兽共患病。不同的斑点热的临床表现有所不同，但主要临床症状基本相似，有发热、头痛、全身酸痛等，多有皮疹、蜱或螨叮咬后生成的皮肤溃疡、焦痂等。斑点热群立克次体血行播散，感染血管内皮细胞，引起血管和相应的器官损伤，严重感染导致患者死亡。

一、病原学

斑点热群在立克次体目中最复杂，有 26 个种，其中 18 个种已经确认能够感染人。除小蛛立克次体由螨传播外，其他斑点热群立克次体均由蜱传播。不同的斑点热群立克次体引起的感染有不同的病名，如立氏立克次体（*Rickettsia rickettsii*）感染称为落基山斑点热（Rocky Mountain spotted fever）、康氏立克次体（*Rickettsia conorii*）感染称为纽扣热（Boutonneuse fever）、澳大利亚立克次体（*Rickettsia australis*）感染称为昆士兰蜱传斑疹伤寒（Queensland tick typhus）、西伯利亚立克次体（*Rickettsia sibirica*）感染称为北亚斑点热（North Asian spotted fever）、黑龙江立克次体（*Rickettsia heilongjiangensis*）感染称为远东斑点热（Far eastern spotted fever）、小蛛立克次体（*Rickettsia akari*）感染称为立克次体痘（rickettsial pox）等。

二、流行病学

1. 传染源

斑点热的传染源来自自然疫源地斑点热群立克次体的宿主动物，主要包括小型哺乳动物中的啮齿目（主要是鼠）、兔目，以及蜱、螨，形成立克次体的“蜱/螨—动物—蜱/螨”的自然循环。鸟类中也检测到斑点热群立克次体，蜱/螨也可对鸟吸血，从而建立“蜱—鸟—蜱”或“蜱—鸟—蜱—动物—蜱”的自然循环，提示某些鸟类也可以是斑点热的传染源。人和家畜被蜱或螨偶然叮咬后发生立克次体感染，但人与人之间不传染。另外，有些家畜如牛、羊、骆驼、牦牛等也可被蜱叮咬而发生立克次体感染，但一般不发病。

2. 易感动物

人群对斑点热立克次体普遍易感，感染与流行主要取决于两个因素：一是人群特异性抗体水平，自然疫源地的当地居民常被蜱叮咬，身体有抗立克次体的特异性免疫力，而外来人员首次被立克次体感染后则易发病；二是与蜱接触频率成正比，不受性别因素影响。

3. 传播途径

蜱是斑点热的常见传播媒介，螨仅是立克次体痘的传播媒介。携带立克次体蜱叮咬使皮肤损伤，蜱在吸血时释放的立克次体经皮肤损伤处进入体内、经血行播散引起全身感染。另外，斑点热群立克次体，亦有可能通过呼吸道或黏膜进入人或动物体内而传播感染。

三、流行与分布

斑点热的发生与蜱/螨等媒介生物的活动密切相关，其流行季节与媒介蜱/螨的活动季节相一致。例如，安氏革蜱的活动季节是春季和初夏，变异革蜱的活动季节是 6～7 月，森林革蜱的活动季节是 4～9 月。不同地区的同一种蜱，以及不同蜱在同一地区的活动时间也有所不同，所以不同地区的同一种斑点热的流行季节可不同。

斑点热在世界各地均有病例报道，但不同斑点热的分布范围不同。立克次体痘分布最广，除大洋洲外，各大州都有报道；纽扣热次之，主要分布于欧、亚、非三洲；北亚热多限于亚洲，包括我国；落基山斑点热是北美重要传染病，也是美国目前最常见的一种致死性传染病，未接受及时治疗的落基山斑点热患者的死亡率高于 20%，而接受及时治疗患者的死亡率也有 5%。巴西 1995～2004 年的落基山斑点热的年平均死亡率高达 29.1%。

在过去的近 50 年间，我国科研工作者广泛地开展了斑点热流行病学调查工作。结果显示，斑点热立克次体病在我国分布较广，该病多散发，未见大的流行。在北方，该病广泛分布于40°～50°N、80°～152°S的广大地区；在南方，该病则主要分布在17°～28°N、95°～120°S地区。20世纪80年代以来，我国主要报告的斑点热病例为北亚热。1982年我国学者首次从黑龙江绥芬河市郊区的森林革蜱中分离到斑点热立克次体新种——黑龙江立克次体。1996年从东北斑点热患者血液分离到黑龙江立克次体，证实其对人的致病性。吴益民等在我国东北三省9个市（县）进行远东斑点热流行病学调查，结果显示调查地区总体人群蜱传斑点热抗体检出率高达17.46%。随着分子病原检测技术的发展，许多国外新发现的斑点热立克次体也在我国蜱样本和/或患者样本检出，如劳氏立克次体（*Rickettsia raoultii*）、慕尼黑立克次体（*Rickettsia monacensis*）、斯洛伐克立克次体（*Rickettsia slovaca*）、西伯利亚立克次体蒙古亚种（*Rickettsia sibirica* sp. *mongolotimonae*）。但总体上看，我国斑点热病例报告较少，误诊和漏诊现象相当普遍。原因是斑点热还未被大多数人所了解，包括医务工作者在内。另外，我国斑点热诊断需要制定统一的诊断标准，并推广应用有效的实验室诊断方法和试剂盒。

斑点热作为自然疫源性疾病在林区、山区或草甸等生境中存在，近年来随着生活水平的提高，人们旅游或探险活动增加，涉足林区、山区或草甸等立克次体自然疫源地的机会也比较多，因此，我们应更加重视斑点热等蜱传疾病的防制研究。

落基山斑点热（Rocky Mountain spotted fever，RMSF）是由Maxey于19世纪后期在美国落基山地区首次报道的，当时将该病称为"爱达荷斑点热"（spotted fever of Idaho）。1904年，Wilson和Chowning报道了126例该病病例，1906年确认其传播媒介为革蜱。1906～1910年，Ricketts分离到病原，确认该病原可由蜱经卵传播，并在1919年由Wolbach将其命名为立氏落基山小体（*Dermacentroxenus rickettsii*）。后来由于落基山小体属没有被普遍接受而将其归入立克次体属，并于1922年由Brumpt将其命名为立氏立克次体。落基山斑点热仅局限在西半球的美国、加拿大西部、墨西哥西部和中部、巴拿马、哥斯达黎加、阿根廷西北部、巴西（圣保罗州、米纳斯吉拉斯、里约热内卢、圣埃斯皮里图、巴伊亚和圣卡塔琳娜州）和哥伦比亚。在美国，该病除了佛蒙特州和缅因州，其他48个州都有分布，其中半数病例发生在俄克拉荷马州、田纳西州和阿肯色州，以及南大西洋地区的马里兰、弗吉尼亚和南、北卡罗来纳州。

落基山斑点热在除美国外的其他美洲国家亦被称为"壁虱斑疹伤寒"、"托比亚热"（哥伦比亚）及"圣保罗热"或"斑疹热"（巴西），是由蜱传性的立氏立克次体（*Rickettsia rickettsii*）引起的一种急性地方性自然疫源性传染病。初发的症状并不特别，甚至与其他病症相似，如发热、反胃、呕吐、头痛、肌痛及厌食；随后会出现皮疹、丘疹、瘀点、腹痛、关节痛及腹泻等症状。该病在初期很难诊断，如若不及时适当治疗，可致命。

第十节 斑疹伤寒

斑疹伤寒（typhus）是由立克次体属中斑疹伤寒群立克次体所致疾病，包括普氏立克次体（*Rickettsia prowazekii*）引起的流行性斑疹伤寒（epidemic typhus）和莫氏立克次体（*Rickettsia mooseri*）引起的地方性斑疹伤寒（endemic typhus）两种。流行性斑疹伤寒又称虱传斑疹伤寒，是由体虱将普氏立克次体传至人引起的一种急性传染病。其主要特征为起病急、持续高热、剧烈头痛、瘀点样皮疹，以及中枢神经系统损伤等。在无抗生素的年代，流行性斑疹伤寒是病死率最高的传染病之一。普氏立克次体也被联合国列入生物战剂核查清单内。地方性斑疹伤寒则是由鼠蚤将莫氏立克次体传至人引起的一种急性传染病，所以又被称为鼠型斑疹伤寒（murine typhus）或蚤传斑疹伤寒（flea-borne typhus）。其症状一般较流行性斑疹伤寒轻，以发热、头痛、皮疹为主。

一、病原学

斑疹伤寒群立克次体形态上长 0.3～1.0μm、宽 0.3～0.4μm，呈杆状、球状或丝状，革兰氏染色为阴性，姬姆萨染色呈紫红色。

二、流行病学

1. 传染源

体虱（*Pediculus humanus corporis*）和患者分别是普氏立克次体的传染源和储存宿主。美国发现飞松鼠亦可为普氏立克次体的储存宿主，飞松鼠间普氏立克次体的传播依赖飞松鼠身上的松鼠虱和松鼠蚤，而将普氏立克次体传至人的主要是松鼠蚤。地方性斑疹伤寒的主要传染源是鼠类，我国常见的是褐家鼠和黄胸鼠。鼠蚤也是地方性斑疹伤寒的传播媒介，莫氏立克次体在鼠蚤中肠上皮细胞内生长繁殖，并持续存在于鼠蚤的整个生命周期。最近亦有报道家猫能够携带莫氏立克次体，家猫身上的蚤则可将莫氏立克次体传给人。

2. 易感动物

人对该病普遍易感。

3. 传播途径

流行性斑疹伤寒的主要传播媒介为体虱，传播方式为“人—虱—人”。虱叮咬患者后，立克次体进入虱肠上皮细胞内繁殖。当受感染虱再去叮咬健康人时，普氏立克次体可随体虱的粪便排到人皮肤表面，人将吸血的体虱捏碎后也可使普氏立克次体释放到人皮肤上，其通过搔抓的皮肤破损处进入体内。含普氏立克次体的虱粪也可经过空气侵入呼吸道或眼结膜导致感染。

地方性斑疹伤寒传播媒介主要是鼠蚤，以“鼠—蚤—鼠”在自然界循环。当鼠患猖獗、鼠蚤滋生时，鼠蚤转移至人身上，莫氏立克次体可通过鼠蚤叮咬、吸血时产生的皮肤伤口进入体内。另外，莫氏立克次体感染蚤和鼠的排泄物可污染食物及空气，食物中的莫氏立克次体可以通过消化道黏膜进入体内，而空气中的莫氏立克次体则可通过眼结膜和呼吸道黏膜进入体内，引起人感染。

三、流行与分布

斑疹伤寒一个很古老的疾病。早在 1083 年，在意大利首先发现致死性感染性疾病——流行性斑疹伤寒，最初认为其为一种病毒性感染。首次详细描述军事行动中暴发流行性斑疹伤寒发生于 1489 年摩尔人包围西班牙格拉纳达市的战斗中，西班牙人在该保卫战中有 3000 多人战死，但另有 17 000 人却死于流行性斑疹伤寒。第一次世界大战中，拿破仑大军攻到莫斯科时有大约 60 万军队，但最后仅 3000 人回到法国，死亡军人中约 20%是死于流行性斑疹伤寒。第一次世界大战后，东欧有 20 万～30 万人死于流行性斑疹伤寒，而在第二次世界大战中和战后，数百万人死于流行性斑疹伤寒。

斑疹伤寒呈世界性分布且具有明显的社会性，与流行区的经济、文化水平有非常密切的关系。战争及灾荒年代、经济不发达、居民生活贫困、居住环境差、住房简陋、不良的卫生及饮食习惯，常常是造成该病流行的因素。自然灾害亦是造成该病传播的重要因素。这些因素极易造成人群体虱的大量繁殖。流行性斑疹伤寒多发于冬春寒冷季节，衣着较多便于体虱增殖。近年来，随着卫生条件的改善，发达国家的流行性斑疹伤寒基本得到了控制，但在流浪人群及一些非洲国家仍有暴发流行。

中华人民共和国成立以来，各地常有散发斑疹伤寒病例发生。据不完全资料显示，全国共发生 3 次万人以上感染流行。第一次发生在 20 世纪 50 年代，疫情主要分布在贵州、四川和云南等省份，两型斑疹伤寒均占相当比重。第二次流行发生在 60 年代，疫区主要分布在黑龙江、吉林和辽宁东北三省，以流行性斑疹伤寒为主。最后一次流行发生在 80 年代，流行区域主要是河南、新疆、辽宁、山东、贵州及北京，多为地方性斑疹伤寒。自 80 年代后，斑疹伤寒发病率开始下降，1996 年降至最低点（0.2482/10 万）；1997 年发病率开始回升，2000 年全国总发病率为 0.4906/10 万；2000 年后又开始下降；2003 年，全国发病率降至 0.3042/10 万，2001 年斑疹伤寒病死率为 0.18%。

目前，我国已经没有流行性斑疹伤寒流行的报道，但是地方性斑疹伤寒在我国某些经济较落后、卫生较差的农村地区亦有散发流行。我国农村医务人员对斑疹伤寒的认识不足，许多地区存在严重的误诊、漏诊。此外，各地缺乏统一的诊断标准和标准实验室诊断试剂。因此，我国应加强对斑疹伤寒病原学研究和疾病监测，提高社会对斑疹伤寒防治的认识，努力降低地方性斑疹伤寒的发病率。现分别叙述两种伤寒。

四、流行性斑疹伤寒

流行性斑疹伤寒（epidemic typhus）又称虱传斑疹伤寒（louse-borne typhus）、“典型斑疹伤寒”或 Brill-Zinsser 病，患流行性斑疹伤寒后数月至数年，可能出现复发，因此又称复发型斑疹伤寒，是普氏立克次体（*Rickettsia prowazekii*）通过体虱传播的急性传染病。人感染后临床特点为持续高热、头痛、瘀点样皮疹（或斑丘疹）和中枢神经系统症状，自然病程为 2～3 周。该病多发生于寒冷地区和贫困人群，北方寒冷的冬、春季为主要流行期。

（一）病原学

普氏立克次体属于立克次体科（Rickettsiaceae）立克次体属（*Rickettsia*）斑疹伤寒

群。普氏立克次体长 0.3～1.0μm、宽 0.3～0.4μm，呈杆状、球状或丝状，在人虱（*Pediculus humanus*）肠壁细胞内为链状。菌体周围具有纤维黏液层。革兰氏染色为阴性，姬姆萨染色呈紫红色。普氏立克次体接种雄性豚鼠腹腔，可引起发热、腹膜炎及血管病变，但通常不引起阴囊红肿，借此可与莫氏立克次体鉴别。

（二）流行病学

1. 传染源

普氏立克次体自然宿主主要为人类，患者通常是该病的传染源。在潜伏期末至其后 3 周左右均有传染性，发病后第一周传染性最强，此期寄生虱感染率最高。

2. 易感动物

美国有报道飞鼠可自然感染普氏立克次体，并可通过其体虱或蚤传播该病。人对该病普遍易感，患病后能产生持久免疫力，故该病的流行与人虱密切相关。

3. 传播途径

该病的传播媒介为人虱，体虱（*Pediculus humanus corporis*）为主，头虱（*Pediculus humanus capitis*）次之。当虱叮咬患者后，病原体随血液进入虱肠道，在虱肠上皮细胞内繁殖。细胞破裂后，大量立克次体溢入肠腔，随着虱粪或者虱尸体排出体外，再通过搔痒的抓痕侵入人体。虱粪中的立克次体可经呼吸道、口腔和结膜感染人。

（三）流行与分布

在 16 世纪和 19 世纪关于斑疹伤寒的历史起源存在较多的争议，尽管最早关于斑疹伤寒发生的证据出现在欧洲，但是否在殖民时期由欧洲引入美洲或由美洲传入欧洲尚不清楚。根据疾病发生的特点，1836 年确认流行性斑疹伤寒不同于其他斑疹伤寒。该病主要流行于南美洲、非洲和亚洲的高原农区。在第一次世界大战期间，典型的流行性斑疹伤寒再度出现。其在美国最近一次暴发发生在 1922 年。1917～1925 年东欧和俄罗斯流行性斑疹伤寒疫情中出现 250 万例病例，30 万名患者死亡。第二次世界大战期间，该病在北非、意大利南部地区和中欧、东欧等地发生，暴发主要出现在集中营。第二次世界大战后期，该病流行逐渐结束，但在危地马拉和美国一直有零星病例发生，这些病例主要来自东欧集中营的幸存者。在非洲，1933 年前，在布隆迪就有该病的报道，并一直有零星病例的报道。1969 年，乌干达发生流行性斑疹伤寒小规模暴发。1971～1972 年间，卢旺达也出现很多病例报道。布隆迪和埃塞俄比亚是该病在非洲主要的疫源地，阿尔及利亚和南非也存在小的疫源地。到 20 世纪 80 年代，很少有该病病例报道，只有非常少的病例来自尼泊尔或秘鲁的热带山区。1981～1996 年间，只出现一些散发病例，而且主要来自于埃塞俄比亚。此后该病发病人数又开始显著增加，大部分病例来自非洲、中南美洲的高原农区。1997 年，该病在布隆迪大规模暴发，10 万人感染，15%的患者死亡。1997 年和 1998 年分别在俄罗斯和秘鲁也出现小规模暴发。在过去的 20 年中，在俄罗斯、布隆迪、阿尔及利亚和秘鲁安第斯山脉地区都有流行性斑疹伤寒暴发的报道，而且在美国、欧洲和荷兰等发达国家和地区的流浪人群中也存在虱感染，所以该病在这些地区仍然存在流行和暴发的可能。

我国在 1946 年出现该病大流行，46 106 人被感染，1269 人死亡。20 世纪 50～60 年代期间，该病在贫困山区不断发生，80 年代在西藏热带山区也出现少量病例报道。现在我国出现该病的散发地区见于云南、贵州、四川三省毗邻的交通不便、文化及经济较落后的高寒山区及半山区。

五、地方性斑疹伤寒

地方性斑疹伤寒（endemic typhus）又称为鼠型斑疹伤寒（murine typhus），是由莫氏立克次体（*Rickettsia mooseri*）引起的经鼠、蚤等媒介传播的自然疫源性疾病。该病主要通过鼠、蚤在鼠类间传播，并通过鼠、蚤在人间传播，故称鼠型斑疹伤寒。人感染后主要表现发热、头痛、瘀点样皮疹，多为散发或地方性暴发，故又称地方性斑疹伤寒。该病全年均可发生，因与蚤的生态学密切相关，所以多发生于夏、秋季节。自然环境、地理气候、经济文化水平等均是该病流行的因素，此外，媒介-宿主的生态改变也会引起该病的流行。

（一）病原学

莫氏立克次体属立克次体目、立克次体科、立克次体属、斑疹伤寒群。莫氏立克次体对人、畜均有不同程度的毒性，可导致人地方性斑疹伤寒疾病。莫氏立克次体大小形态同普氏立克次体，多为球杆状或细小杆状，也有呈丝状或链状排列，但不如普氏立克次体常见；大小为（0.3～0.7）μm×（0.8～2）μm；电镜下观察可见 3 层细胞壁和 3 层胞质膜，为典型细菌性细胞的单位膜结构，胞质内可见 DNA、核糖体、电子透明区、空泡及膜质小器官。莫氏立克次体用 Macchiavello 或姬姆尼茨染色呈红色，姬姆萨染色呈紫红色，可呈现两极浓染。

（二）流行病学

1. 传染源

啮齿类动物是该病主要传染源，家栖鼠类为主要储存宿主，鼠间传播通过“鼠—鼠蚤—鼠”的形式，人因鼠蚤叮咬而感染。

2. 易感动物

人对莫氏立克次体普遍易感，其发病率与接触鼠、蚤及自身免疫力相关。猫和猫蚤可自然感染莫氏立克次体，因此在该病流行中的作用不可忽视。在一些地区，牛、羊、猪、马、驴、骆驼、犬、猫血清学检查有不同程度的阳性率，其流行病学意义尚不清楚。

3. 传播途径

地方性斑疹伤寒的传播途径主要有以下三种方式：经破损皮肤传播、消化道感染和呼吸道感染。人与人之间感染主要通过鼠、蚤为传播媒介，最重要的媒介为寄生于家鼠的印鼠客蚤（*Xenopsylla cheopis*），鼠间传播的重要媒介为缓慢细蚤（*Leptopsylla segnis*）；寄生于人和犬的致痒蚤（*Pulex irritans*）的粪便可长期保存莫氏立克次体，并通过眼、鼻、口腔黏膜使人感染；猫栉首蚤（*Ctenocephalides felis*）可自然感染莫氏立克次体，在该病流行中涉及猫、犬时可作为主要媒介。蚤虽然作为传播媒介，但蚤被莫氏立克次体感染数小时后，即可经粪便排出病原体。病原在蚤肠道上皮细胞内增殖，可终生排出病原体。一般认为蚤不能通过叮咬传播立克次体，破损皮肤被压碎的感染蚤体污染可引起感染，莫氏立克次体可低水平经蚤卵传递，子代蚤具有传染性。

（三）流行与分布

莫氏立克次体是1928年由Hermann Mooser、Maximiliano Ruiz Castañeda和Hans Zinsser在研究所谓的“墨西哥斑疹伤寒”时在墨西哥发现的。最初以发现者Hermann Mooser的名字将其命名为莫氏立克次体，后来由于在大洋洲、欧洲、非洲和亚洲也发现了该病原，所以将其又改名为斑疹伤寒立克次体。地方性斑疹伤寒是广泛分布于世界各地的自然疫源性疾病，目前全世界报道有鼠型斑疹伤寒的国家和地区主要分布于热带、亚热带和温带。在我国该病分布十分广泛，现已报道的省份有辽宁、吉林、黑龙江、北京、上海、湖南、河南、河北、新疆、甘肃、广东、海南、福建、陕西、云南、山东、内蒙古、贵州等。

第十一节　埃立克体病

埃立克体病（Ehrlichioses）是由埃立克体（*Ehrlichia* spp.）所引起的疾病总称，主要包括查菲埃立克体（*Ehrlichia chaffeensis*）引起的人单核细胞埃立克体病（human monocytic ehrichiosis）、犬埃立克体（*Ehrlichia canis*）引起的犬埃立克体病，反刍动物埃立克体（*Ehrlichia ruminantium*）引起的反刍动物心水病（heartwater）病原主要寄生于犬、马、牛、羊和人的红细胞内。犬主要表现出血、消瘦、多脏器浆细胞浸润、白细胞及血小板减少等；牛、羊、马等表现发热、心包积液等；人临床特征为发热、寒战、肌痛、皮疹、咳嗽、淋巴结肿大、白细胞及血小板减少、肝肾功能损伤及意识障碍等。埃立克体属于立克体目（Rickettsiales）无形体科（Anaplasmataceae）埃立克体属（*Ehrlichia*），专性细胞内寄生菌。现已报道的埃立克体主要有犬埃立克体（*Ehrlichia canis*）、查菲埃立克体（*E. chaffeensis*）、尤因埃立克体（*E.ewingii*）、鼠埃立克体（*E. muris*）、羊埃立克体（*E. ovis*）、反刍动物埃立克体（*E. ruminantium*，以前称之为反刍动物考德里氏体 *Cowdria ruminantium*）等，在兽医学和公共卫生方面有重要意义的主要有犬埃立克体、查菲埃立克体、尤因埃立克体和反刍动物埃立克体。反刍动物埃立克体是反刍动物心水病的重要病原，该病是一种快速致死性疾病，广泛分布于撒哈拉以南的非洲地区和几个加勒比海的岛国，严重影响了这些地区动物的生产。

一、病原学

埃立克体一般呈圆形或卵圆形，有时为多形态，直径大小为 0.2～0.8μm。革兰染色阴性，姬姆萨染色呈紫红色，以单个或多个菌体聚集（桑葚体）的形式存在于宿主细胞形成的空泡内。埃立克体是一类严格细胞内寄生的革兰氏阴性小球杆菌，查菲埃立克体主要寄生于宿主的单核细胞、巨噬细胞内，而反刍动物埃立克体主要寄生于宿主的内皮细胞内。

二、流行病学

1. 传染源

在自然界，白尾鹿、犬和啮齿动物是查菲埃立克体储存宿主；犬、犬科动物、啮齿动物为犬埃立克体储存宿主；牛、羊、山羊、野生反刍动物是反刍动物埃立克体的储存宿主。蜱除了是埃立克体的传播媒介外，也是埃立克体的储存宿主。

2. 易感动物

埃立克体病为自然疫源性疾病，多种脊椎动物是该病的病原宿主和传染源，犬、鼠、马、牛、羊、鹿、猫、人和鱼等均为该病主要的自然宿主，其中犬在人类埃立克体传播中起重要作用。

3. 传播途径

蜱是埃立克体的传播媒介。目前已经证实美洲钝眼蜱（*Amblyomma americanum*）和变异革蜱（*Dermacentor variabilis*）是查菲埃立克体的传播媒介；变异革蜱和血红扇头蜱（*Rhipicephalus sanguineus*）是犬埃立克体的传播媒介，多种钝眼蜱（*Amblyomma* spp.）是反刍动物埃立克体的传播媒介。携带埃立克体的蜱在叮咬人或动物的吸血过程中，将埃立克体在人及动物间传播。蜱以外的其他吸血昆虫叮咬可否传播埃立克体，目前尚不清楚。犬埃立克体感染人亦有报道，但是目前没有证据证明犬埃立克体可由犬直接传播给人，可能是寄生于病犬身上的蜱感染犬埃立克体，然后蜱叮咬人将犬埃立克体传给人。有文献报道屠宰工可通过伤口感染埃立克体。

三、流行与分布

该病在世界上分布范围非常广泛，到目前为止，美国、委内瑞拉、欧洲的大多数国家、非洲和亚洲的部分国家与地区均有动物或人的病例报道。目前，埃立克体感染病例主要出现在美国，美国疾病控制与预防中心曾经记录 400 多例人单核细胞埃立克体病，其分布于美国的 30 个州。除美国外，欧洲、南美洲、亚洲亦有人单核细胞埃立克体病报道。

我国 1999 年报道了首例埃立克体病例，随后血清学和 PCR 检测证明，新疆、内蒙古、黑龙江、广东、广西、福建、云南，以及东北大兴安岭地区有人和动物埃立克体感染存在。从福建林区野鼠的血和脾脏标本中扩增查菲埃立克体特异基因片段，阳性率高达 38.7%和 56.4%，提示该林区野鼠可能为查菲埃立克体的储存宿主。用查菲埃里克体特异的 PCR 检测内蒙古、大兴安岭地区发热和发热前被蜱叮咬的患者血标本，阳性率为 11.4%，证明我国有人单核细胞埃立克体病存在。目前，我国在埃立克体研究方面还存在很多需要解决的问题，主要是埃立克体病疫情分布与疫情动态尚不明确，埃立克体动物宿主与自然疫源地特征也需进一步研究，且埃立克体病的诊断缺乏统一标准和标准化的诊断试剂。因此，我国应加强对埃立克体的基础和防治等方面的研究。

犬埃立克体病是以热带、亚热带为主的全球分布疾病。目前发现的犬埃立克体感染者多数与犬接触较多。我国尚未发现人感染犬埃立克体，犬的犬埃立克体病主要分布在广东、广西，通过血红扇头蜱及微小牛蜱传播。我国犬埃立克体病全年都可发生，7～8 月末为发病高峰期。广州地区犬血清调查表明，犬埃立克体抗体在 1～3 月呈缓慢上升趋势，4 月后急剧上升，并维持高水平至次年 1 月，之后又急剧下降。患病犬最小见于 1 月龄，最大 7 岁，幼犬死亡率高，雌雄均可发病。心水病最早于 19 世纪在南非发现，1925 年确定了病原体，该病主要发生于撒哈拉沙漠以南的大多数非洲国家和突尼斯。

第十二节　恙　虫　病

恙虫病（tsutsugamushi disease）又称丛林斑疹伤寒（scrub typhus），是由恙虫病东方体（*Orentia tsutsugamushi*）引起的一种急性传染病，其传播媒介为恙螨。恙虫病的主要临床表现为急性发热和皮疹，以及螨虫叮咬形成的皮肤焦痂和焦痂相连的局部淋巴结肿大，严重并发症有肺炎、脑膜炎，少见心肺肾功能衰竭等。恙虫病广泛分布于从沙漠到高山草地、从热带森林到海滨沙滩等各种地带。它的流行有明显的季节性和地区性，以 3～10 月多见，6～9 月为发病高峰，但某些地区也可四季发病。

一、病原学

恙虫病东方体以前称为恙虫立克次体，属变形菌纲 α 亚群、立克次体目（Rickettsiales）、立克次体科（Rickettsiaceae）、立克次体属（*Rickettsia*）。恙虫病东方体为短杆状，平均长度为 1.2μm，很少超过 1.5μm。Gimenez 染色呈暗红色；革兰氏染色、姬姆萨染色和 Macchiavello 染色特性与普氏立克次氏体相同。

恙虫病东方体寄居于恙螨，并可经卵传代。恙螨幼虫需吸取人或动物的淋巴液或血液才能完成从幼虫到稚虫的发育过程。对豚鼠不致病，小鼠易感，可在鸡胚卵黄囊和传代细胞中生长。恙虫病东方体对外界环境的抵抗力较弱，37℃、2～3h 后，其活力大为下降，在 0.1%浓度的福尔马林溶液中经数小时即失去活力，但在低温或真空干燥的条件下却能存活很长时间。

二、流行病学

1. 传染源

恙虫病的主要传染源和储存宿主是野生啮齿动物，特别是各种鼠类（如沟鼠、黄胸鼠、家鼠、田鼠等），其次为食虫目动物（如臭鼩鼱、四川短尾鼩）。此外，野兔、家兔、猫、禽类，以及某些鸟类也能被恙虫病东方体感染。恙虫病东方体感染动物后，其可以在动物体内长期存在。恙螨寄生于动物体表，形成恙虫病东方体“动物—恙螨—动物”的自然界循环。恙螨一经感染上东方体，可经卵将病原体传给子代，因此恙螨也是恙虫病的传染源。恙虫病患者虽然体内有恙虫病东方体，但是恙螨叮咬患者传播该病原体的概率很小，因此患者作为传染源的重要性不大。

2. 易感动物

人对恙虫病东方体普遍易感，在疫区野外作业的人员、军人发病率较高，外地人偶进入疫区比当地人更易感。恙虫病患者病愈后只能获得对同株东方体的持久免疫力，对异株东方体感染的免疫力弱，因此在受到其他菌株感染后仍可再次患恙虫病。

3. 传播途径

恙螨幼虫是恙虫病的传播媒介。恙螨幼虫的宿主范围很广泛，包括哺乳类（主要是鼠类）、鸟类、爬行类、两栖类及无脊椎动物。恙虫病东方体感染恙螨，在恙螨体内生长繁殖，并可经卵将东方体传至子代，并借助于恙螨幼虫叮咬吸血在鼠间传播东方体。人患恙虫病主要是由于人在疫源地作业、活动或坐卧时被携带恙虫病东方体的恙螨叮咬所致。

三、流行与分布

世界上恙虫病流行区主要在亚洲和大洋洲，东南亚、西太平洋岛屿、日本、朝鲜、韩国及我国均有恙虫病的发生，故也称其为“东方立克次体病”。在亚洲，恙虫病已是一个重要的公共卫生问题，每年约有 100 万人发病，10 亿人处于恙虫病的威胁中。其中，印度为恙虫病的重灾区，南部城市安得拉邦在 2011 年 8 月～2012 年 12 月共诊断恙虫病 176 例；而在 2012 年 10～12 月，北部城市斋浦尔一家医院诊断恙虫病 42 例。到亚洲旅行的欧美人群中，恙虫病发病也呈增加的趋势。

早在公元 313 年，中国就有恙虫病的记载，当时称为沙虱（恙虫）热。中华人民共和国成立以来，自 1952 年开始有恙虫病疫情报告。在 1985 年以前，我国恙虫病仅在 31°N 以南地区流行，东至台湾、福建，西至云南、四川和西藏南部，南至海南、广东和广西，北至浙江和湖南诸省份，陕西亦有少数病例报道。近年来，随着经济发展和人口流动性增大，恙虫病传播速度加快，造成地理分布更加广泛，国内疫区已扩大到长江以北（如山西、河南、辽宁等）地区。恙虫病通常呈散发，当大量易感人群进入疫源地而未做好预防工作时，亦可形成暴发。2008 年，我国 18 个省份报告 2592 例恙虫病，发病率为 0.2 / 10 万。2009 年，我国 22 个省份报告恙虫病 3235 例，发病率为 0.24 / 10 万。广东省中山地区 2009～2013 年登记恙虫病病例分别为 14 例、24 例、34 例、56 例、70 例，呈逐年递增的趋势，2013 年病例数约为 2009 年的 5 倍。

随着社会发展，自然生态环境发生了很大变化，势必会影响恙虫病等自然疫源性疾病的流行。而恙虫病严重威胁旅游服务、生态园服务、生态农业和林业种植、生态养殖等职业人群，以及外来旅游者的健康。目前，我国恙虫病误诊和漏诊现象仍相当严重，且缺乏统一的诊断标准和诊断试剂，因此，应加强我国恙虫病防控。

第十三节　人粒细胞无形体病

人粒细胞无形体病（human granulocytic anaplasmosis，HGA）旧称边虫病，又称无形体病或乏质体病，是由嗜吞噬细胞无形体（*Anaplasma phagocytophilum*）侵染人末梢血中性粒细胞引起的一种新发蜱传人兽共患病，临床特征为高热、贫血、消瘦、黄疸和胆囊肿大。HGA 发生主要集中在 5～10 月，其中 6～8 月为发病高峰，不同国家地区略有差异，多集中在当地蜱活动较为活跃的月份。嗜吞噬细胞无形体感染人群主要为成年人，但也有新生儿在围产期被感染的报道。根据已有报道，我国 HGA 发病年龄 40～60 岁者居多，最大为 78 岁，最小为 19 岁。在美国，HGA 男性患者约为女性患者的 2 倍，而在我国则是女性患者高于男性患者 2 倍多，不同地区男女 HGA 患者病例略有差异。从事各种不同职业均可以感染 HGA，我国发病率以农民最高，占到 90 %以上，其次为易接触蜱的林业工人、劳动者及旅游者等。该病流行范围广，严重危害人和动物的健康。

一、病原学

嗜吞噬细胞无形体属于立克次体目（Rickettsiales）无形体科（Anaplasmataceae）无形体属（*Anaplasma*），是一种专性细胞内寄生革兰氏阴性菌，主要寄生在粒细胞中。嗜吞噬细胞无形体的菌体呈球形、卵圆形、梭形等多种形态，直径为 0.2～1.0μm，主要寄生在粒细胞的胞质空泡内，以膜包裹的包涵体形式繁殖，每个包涵体含有数个到数十个菌体。经 Wight-Giemsa 法染色，包涵体在胞质内染成紫色，呈桑葚状。嗜吞噬细胞无形体全基因组含有一个环形的染色体，基因组大小约为 1.4Mb，G+C 含量为 41.6%，含有 1369 个可读框，具有核苷酸、维生素、辅因子生物合成基因，以及 *msp2* 特征性基因、*AnkA* 基因，以及编码外膜蛋白 P44、I-14、I-2 抗原蛋白的基因。但是，该基因组经过多次减数进化已经丢失许多功能基因，因此该病原体必须依赖宿主细胞生长、繁殖。

现已报道感染动物和人的无形体主要有边缘无形体（*A. marginale*）、中央无形体（*A. centrale*）、牛无形体（*A. bovis*）、羊无形体（*A. ovis*）、扁平无形体（*A. platys*）和嗜吞噬细胞无形体（*A. phagocytophilum*）等 6 个种，感染牛、羊、犬、猫、鹿、马、啮齿动物和人的红细胞、血小板及中性粒细胞。边缘无形体、中央无形体和羊无形体感染红细胞，牛无形体感染单核细胞，扁平无形体感染血小板，嗜吞噬细胞无形体感染粒细胞和内皮细胞。每个红细胞内可感染 1～3 个菌体，电镜观察菌体是由一层限界膜与细胞质分隔开的内含物，每个内含物包含 1～8 个亚单位或称初始体。初始体是实际的寄生体，每个初始体直径 0.2～0.4μm，呈细胞颗粒状的致密结构，其外包有双层膜。初始体是以使包浆膜内陷和形成空泡的方式进入新的红细胞，初始体在空泡中以二分裂法繁殖并形成一个内含物。这个过程反复发生，从而大量破坏红细胞使动物发生贫血。扁平无形体和嗜吞噬细胞无形体感染后，在血小板和粒细胞中出现嗜碱性包涵体和桑葚胚。

嗜吞噬细胞无形体对土霉素和多西环素敏感，而对青霉素、氯霉素、链霉素及氨苄西林有抗性。

二、流行病学

1. 传染源

动物宿主持续感染是嗜吞噬细胞无形体的主要传染源，是病原体维持自然循环的基本条件。嗜吞噬细胞无形体宿主动物种类较多，包括多种家畜动物、野生大型哺乳动物、噬齿类动物及鸟类等。此外，人在被蜱叮咬感染病原体后，血液中可以检测到病原体，也是嗜吞噬细胞无形体重要的传染源。

2. 易感动物

嗜吞噬细胞无形体的易感动物种类较多。家畜动物主要包括马、羊、牛、犬等。在欧洲，嗜吞噬细胞无形体导致的蜱咬热是家畜中分布最广泛的蜱媒传染病。在挪威，每年约有成百上千的绵羊被该病原体感染。英国高地牧区调查发现 38%的成年绵羊中存在嗜吞噬细胞无形体感染。马来源的嗜吞噬细胞无形体最早在美国加利福尼亚州被发现，后来在佛罗里达州、科罗拉多州、新泽西州和康涅狄格州，以及欧洲斯堪的纳维亚半岛、瑞士和英国均有发现。1971 年在美国发现狗也能被嗜吞噬细胞无形体感染致病。在欧洲及澳大利亚，野生动物如狍、马鹿和岩羚羊是嗜吞噬细胞无形体的重要储存宿主。在美国，浣熊、白尾鹿也是重要的带菌动物，感染后持续时间长，为重要传染源。啮齿类动物也是嗜吞噬细胞无形体的易感动物。在我国，吉林、浙江、云南与贵州等省份多种鼠类，如大林姬鼠、黑线姬鼠、西伯利亚花鼠、大仓鼠、社鼠、刺鼠、罗赛鼠、褐家鼠等，以及野兔中均存在嗜吞噬细胞无形体的自然感染。美国的两种鸟——知更鸟和画眉鸟，在被携带病原体的肩突硬蜱吸血后感染嗜吞噬细胞无形体，但鸟类是否是嗜吞噬细胞无形体的储存宿主尚不明确。

3. 传播途径

该病主要通过媒介蜱传播，至少有 20 种蜱是本病的生物学传播媒介，主要为扇头蜱（*Rhipicephalus*）、革蜱（*Dermacentor*）和硬蜱（*Ixodes*）属的蜱种。在传播方式上，有三种途径——发育阶段性传播、间歇性吸血传播和经卵传播。在我国新疆、内蒙古、黑龙江等地，全沟硬蜱的嗜吞噬细胞无形体感染率为 0.8%～6.3%。另外，我国东北及华北地区森林革蜱、草原革蜱、嗜群血蜱、长角血蜱中也检测到嗜吞噬细胞无形体的自然感染。在特定条件下，密切接触 HGA 患者的体液也可导致感染，通过围产期传给新生婴儿及通过输血传播给受血者也是需要注意和警惕的传播途径。牛虻、蝇和蚊类等多种吸血昆虫也可通过吸血机械性传播该病。此外，消毒不彻底的手术器械、注射器、针头等，以及输血也可以机械性传播该病。

三、流行与分布

1910 年，Arnold Theiler 在南非牛体内首次报道了无浆体（即后来的边缘无浆体），当时认为其可能为原虫，后来经进一步研究发现其不同于泰勒虫和巴贝斯虫，并将该病原划归立克次体目、无浆体科、无浆体属。2001 年，根据 16S rRNA、groESL 和表面蛋白基因序列，将该属的病原又重新进行了分类。在本次重分类中，除了特异性感染反刍动物的边缘无浆体、中央无浆体和绵羊无浆体继续划归无浆体属外，还将以前的马埃立克体（*Ehrlichia equi*）、嗜吞噬细胞埃立克体（*E. phagocytophila*）及未命名的人粒细胞埃立克体病的病原统一命名为嗜吞噬细胞无浆体，另外还将牛无浆体（以前的牛埃立克体 *E. bovis*）、扁平无浆体（以前的扁平埃立克体 *E. platys*）和鸡埃及小体（*Aegyptianella pullorum*）也一并划入无浆体属。因此，现已命名的引起该病的病原共有 7 种。由于这些病原感染的宿主种类较多，从而导致其分布范围广泛，呈世界性分布，主要流行于热带和亚热带地区。边缘无浆体主要分布于南美洲、北美洲、拉丁美洲、加勒比海群岛、欧洲、大洋洲、亚洲和非洲；嗜吞噬细胞无浆体主要分布于欧洲（挪威、瑞典、丹麦、爱沙尼亚、拉脱维亚、立陶宛、俄罗斯、波兰、斯洛伐克、白俄罗斯、乌克兰、罗马尼亚、保加利亚、匈牙利、塞尔维亚、斯洛文尼亚、英国、荷兰、比利时、卢森堡、法国、德国、奥地利、瑞士、意大利、西班牙、葡萄牙、土耳其）、美洲（美国、巴西、危地马拉）、亚洲（日本、韩国、中国、巴基斯坦、印度）和非洲（突尼斯）；对于其他种类的无浆体，基本与边缘无浆体和嗜吞噬细胞无浆体相似，与媒介蜱的分布具有相关性。在我国，无浆体分布广泛，几乎每个省份都有该病原感染的报道。

目前，大多数 HGA 确诊患者发生在美国。自 1994 年美国发现第一例实验室 HGA 确诊病例以来，1994～2008 年全美共报道 HGA 病例 5772 人，2011 年报道病例 2575 人，大多数患者分布在东北部，中西部和西海岸仅有零散患者。在欧洲，HGA 感染率较低，首例患者于 1997 年报道于斯洛文尼亚，随后欧洲大多数国家都有病例发现，但确认病例仅 60 余人。加拿大与俄罗斯也有零星的感染患者报道。在我国，2006 年以来，报道的确诊患者为 100 余人，主要集中在河南、湖北、安徽、山东、浙江等浅山区与丘陵地带。虽然除了美国之外，确诊病例较少，但是人群血清流行病学调查发现嗜吞噬细胞无形体抗体阳性率较高。美国的主要的疫区——威斯康星州西北部，有近期蜱咬史的健康人群中无形体抗体阳性率为 14.9%。在欧洲的一些流行地区，2%～28%的人群能检测到 HGA 抗体。针对我国天津地区从事畜牧业及农业生产的部分高危人群的研究显示，HGA 的血清流行率为 8.8%；针对福建武夷山地区、山西低山丘陵区的林业工人、羊倌、猎户等高暴露人群的调查，发现 HGA 抗体阳性率高达 20%。

（关贵全　张锦霞　郭学军　熊小路　王效义　黎　浩　刘　玮　王景林）

第十一章　寄生虫性动物病媒病

第一节　泰 勒 虫 病

泰勒虫病是由媒介蜱传播的泰勒属（*Theileria*）的原虫寄生于牛、羊、马等家畜和野生动物的巨噬细胞、淋巴细胞、红细胞内所引起的一种血液原虫病。感染动物主要表现高热、贫血、出血、黄疸、消瘦和体表淋巴结肿胀，引起幼畜和外地引进家畜大量死亡，给畜牧业造成巨大的经济损失。该病流行季节与蜱的活动季节相一致，一般流行于春、夏和秋三季。

一、病原学

泰勒虫隶属于原生动物门（Protozoa）顶复亚门（Apicacomplexa）梨形虫纲（Piroplasmea）泰勒科（Theileriidae）泰勒属。现报道的泰勒虫约有 40 多种，对畜牧业造成严重危害的种类主要如下。寄生于牛的有环形泰勒虫（*Theileria annulata*）、小泰勒虫（*T. parva*）、突变泰勒虫（*T. mutas*）、斑羚泰勒虫（*T. taurotragi*）和附膜泰勒虫（*T. velifera*），其中我国已报道的牛泰勒虫有 3 种，即环形泰勒虫、瑟氏泰勒虫（*T. sergenti*）和中华泰勒虫（*T. sinensis*）。寄生于羊的泰勒虫共计 6 个种，包括莱氏泰勒虫（*T. lestoquardi*）、绵羊泰勒虫（*T. ovis*）、隐藏泰勒虫（*T. agomorph*）、分离泰勒虫（*T. agomorp*）、吕氏泰勒虫（*T. luwenshuni*）和尤氏泰勒虫（*T. uilenbergi*），其中在我国已证实的有 3 种，分别是吕氏泰勒虫、尤氏泰勒虫和绵羊泰勒虫。寄生于马的泰勒虫有马泰勒虫（*T. equi*，俗称马巴贝斯虫 *Babesia equi*）。此外，寄生于野生动物的泰勒虫有骆驼泰勒虫（*T. camelensis*）、驯鹿泰勒虫（*T. tatandi*）、斑羚泰勒虫（*T. tauotragi*）、鹿泰勒虫（*T. cervi*）等。在光学显微镜下，泰勒虫细胞质为浅蓝色，细胞核紫色。寄生于动物红细胞内的泰勒虫统称为血液型虫体（配子体），虫体小，形态具多形性，包括梨籽形、圆形（卵圆形）、针形、杆形、十字架形、逗点形和多种不规则形。姬姆萨染色的组织或血液涂片的有核细胞中可发现大、小裂殖体，其外由一层膜包裹，内含数十到数百个染为紫色的大、小裂殖子。寄生于巨噬细胞、淋巴细胞内的泰勒虫，因增殖而在寄生细胞胞质内形成多核的裂殖体，称为石榴体或科赫氏蓝体（Koch's bule body）。虫体大小、在红细胞内位置、染色质团块数目和位置、不同形态虫体的比例是虫种鉴定的主要依据。

二、流行病学

1. 传染源

患病动物或带虫动物为该病的传染源。动物被蜱叮咬后容易引起大量感染，而且被叮咬的动物长期处于带虫免疫状态且很难根除。我国牛、羊、马等家畜及部分野生动物自然带虫率均较高。

2. 易感动物

环形泰勒虫可发生于牛属动物和部分野生动物。瑟氏泰勒虫可感染黄牛、奶牛、青海牦牛、绵羊及山羊等。中华泰勒虫目前仅见牛可以感染。吕氏泰勒虫和尤氏泰勒虫不仅能感染绵羊和山羊，还可感染黄羊、狍（犬鹿）、马鹿、梅花鹿等野生动物。马泰勒虫仅感染马属动物。

3. 传播途径

泰勒虫病的传播需要蜱作为媒介，蜱叮咬患病动物后，发育到下一阶段后再次叮咬易感动物即可将泰勒虫注入动物体内使之感染。所有的泰勒虫均以期间传播方式传播，不能经卵传播，其中马泰勒虫还可经胎盘传播。媒介蜱的种类因泰勒虫的虫种不同而异。环形泰勒虫由璃眼蜱属的蜱传播，在我国主要为残缘璃眼蜱，其幼蜱到若蜱、若蜱到成蜱阶段都可以传播该虫。瑟氏泰勒虫可经血蜱属的蜱传播，在我国主要为长角血蜱。中华泰勒虫的传播媒介为青海血蜱及日本血蜱。我国羊泰勒虫病的传播媒介为青海血蜱和长角血蜱，传播马泰勒虫病的蜱虫种类主要有草原革蜱、森林革蜱、银盾革蜱、镰形扇头蜱等。小泰勒虫主要由具尾扇头蜱（*Rhipicephalus appendicularis*）、外翻扇头蜱（*R. evertsi*）、拟态扇头蜱（*R. simus*）等扇头蜱属的蜱种传播。东方泰勒虫的传播媒介为长角血蜱。莱氏泰勒虫的传播媒介为璃眼蜱属的蜱种。吕氏泰勒虫和尤氏泰勒虫的传播媒介为青海血蜱和长角血蜱。

感染泰勒虫的蜱叮咬动物时，子孢子进入动物体内进行裂殖生殖，并入侵红细胞，红细胞内虫体可伴随着媒介蜱的叮咬吸血进入到蜱体内进行配子生殖和孢子生殖，最终发育为子孢子，当蜱再次叮咬动物时，子孢子进入动物体内，进入下一生活周期。

三、流行与分布

泰勒虫因虫种不同，其分布也存在明显差异，这也主要与其传播媒介的分布相一致。例如，热带泰勒虫病的病原环形泰勒虫在亚洲主要分布于中国、印度、巴基斯坦、伊朗、伊拉克、乌兹别克斯坦、哈萨克斯坦、土耳其等国家；在欧洲主要分布于欧洲南部的西班牙、意大利、希腊等国家，俄罗斯也有环形泰勒虫的报道；在非洲主要分布于苏丹、埃及、摩洛哥和突尼斯等北非国家。东海岸热的病原小泰勒虫主要分布于非洲东部。莱氏泰勒虫主要分布于埃及、阿尔及利亚、俄罗斯、土耳其、伊拉克、伊朗及西亚的一些国家和地区。吕氏泰勒虫、尤氏泰勒虫和中华泰勒虫主要分布于中国，最近在亚洲其他国家和地区也有报道。

在我国，已发现包括新疆、内蒙古等 14 个省份在内均有环形泰勒虫病的发生。由于璃眼蜱属的蜱主要在牛圈内生活，故该病主要在舍饲条件下发生。在内蒙古及西北地区，6 月牛才逐渐发病，7 月达到高潮，8 月逐渐平息。瑟氏泰勒虫在全国范围内流行，主要发生在放牧条件下，通常 6～7 月、9～10 月为蜱的活动高峰月份，也是瑟氏泰勒虫病发病高峰期。中华泰勒虫目前国内仅甘肃有报道。吕氏泰勒虫和尤氏泰勒虫在我国西北、西南、东北等多地均有报道。绵羊泰勒虫目前仅见于新疆。在甘肃甘南，青海血蜱活动时间为3～8月，4～5月为活动的高峰期，自然状态下感染的羊往往在蜱虫叮咬后2周发病。马泰勒虫主要多发于新疆、内蒙古等地，常发生在每年的3～5月，6月后有零星发生。

（1）环形泰勒虫：该虫流行范围广泛，覆盖北美和大多数中亚及北非地区。在我国，最早于1960年证实残缘璃眼蜱为环形泰勒虫病的传播媒介，随后在长江以北14个省份璃眼蜱活动频繁的荒漠草原地带均出现了该病的报道，疫区内的发病率为34.07%（17.8%～50%）、一般在10%以上，死亡率为43.64%（16.6%～60%）、一般在30%以上。2012年吉林省南部山区牛场发生该病，致死率为16.7%。2013年哈尔滨市某大型养殖场黄牛的发病率为5.83%、致死率为22.9%，奶牛发病率为6%、致死率为16.7%。该病的传播及病情的轻重与牛的品种、来源和年龄也有一定的关系。当地牛发病轻，外地引进的牛发病症状严重、死亡率高。1～3岁的牛多发，患过该病后成为带虫者，对该病的抵抗力增强，带虫免疫可持续3～6年。

（2）瑟氏泰勒虫：我国自1964年首次在贵州发现该虫，河北、河南、吉林、辽宁等省相继报道了该病，目前呈全国范围分布。20世纪80年代，该病发病率在60%左右，病死率在20%左右，到90年代发病率不断上升，1997年某些地区感染率竟然高达97.5%。2010年珲春地区的感染率达到50%。2012年吉林省多地的感染率为21.1%～75.9%不等。

（3）中华泰勒虫：该虫是新发现的泰勒虫虫种，相关研究很少，目前国内仅在甘肃有报道。

（4）羊泰勒虫：1958年，我国四川乾宁首次发现了羊泰勒虫病。之后在青海、甘肃、辽宁、内蒙古、陕西和宁夏等省份的多数市（县）陆续报道了该病，发病率为36%～100%，死亡率高达17.8%～75.4%，且呈地方流行性。李有全等（2012）利用PCR扩增在甘肃和湖北发现羊感染吕氏泰勒虫，尤其在甘肃主要呈吕氏泰勒虫和尤氏泰勒虫混合感染，现场调查危害比较严重，而湖北未发现临床上发病病例。袁延庆等利用血涂片镜检和PCR方法发现我国贵州、广东、重庆和山东等省份羊仅感染吕氏泰勒虫，其中广东羊吕氏泰勒虫PCR检测阳性率高达90.9%。杨菊凤等（2015）通过PCR检测发现山东羊吕氏泰勒虫感染率为12.0%，尤氏泰勒虫感染率为11.8%，混合感染率为5.3%。绵羊泰勒虫目前在国内仅见于新疆喀什和阿克苏等地。

（5）马泰勒虫：目前该虫主要发现于我国的新疆和贵州。李佳（2016）采用血液涂片染色镜检法和荧光定量PCR方法对伊犁河谷周边马群进行马泰勒虫流行病学调查，发现荧光定量PCR检出的阳性率为34.44%，而血液涂片染色镜检阳性率为20%。图尔荪·萨迪尔对新疆多地的马群进行马泰勒虫流行病学调查，PCR结果显示马泰勒虫感染率为36%。薛艳等（2016）分别采用显微镜观察、PCR和竞争性酶联免疫吸附试验（ELISA）等方法对贵州矮马、西南马和伊犁马的马泰勒虫病的感染状况进行研究，显微镜观察法检出率为12.5%，PCR法显示贵州矮马、伊犁马和西南马的阳性率分别为76.62%、73.81%和33.33%，ELISA法显示伊犁马、贵州矮马和西南马的阳性率分别为31.71%、24.68%和12.12%。

第二节　血变原虫病

血变原虫病是由血变原虫引起的鸽的血液原虫病，现已报道的病原主要有 4 种，其中鸽血变原虫（*Haemoproteus columbae*）最为常见。血变原虫主要感染鸽，其他家禽、水禽、燕雀、火鸡、猫头鹰也可感染。感染动物表现为体温高、精神不振、减食、呼吸困难等症状。幼鸽不能起飞，常因呼吸困难，最后窒息而死；成鸽停止抱巢，也不哺育乳鸽，常使乳鸽死亡。近来的研究显示，在美洲和欧洲发现大量野生或捕获的鸟类的死亡是由于血变原虫感染所引起的。在我国，该病主要分布在南方地区，主要流行的种只有鸽血变原虫，1989～2000 年，在福建、广东、广西、云南等省份检测到该病原的感染。

一、病原学

血变原虫隶属孢子虫纲（Sporozoa）真球虫目（Coccidia）血孢子虫亚目（Haemosporina）疟原虫科（Plasmodiidae）血变原虫属。目前已在 72 个科的鸟类中报道了超过 140 种鸟类血变原虫。大部分血变原虫种为非致病性的，但也有些种对鸟类致病，并有时是致死性的。最常见的为鸽血变原虫（*Haemoproteus columbae*）。鸽血变原虫发育过程经历多个不同的发育阶段，各发育阶段形态各异。在鸽红细胞内的为配子体阶段。成熟配子体呈腊肠状或半月状，位于红细胞核的侧方，有的两端呈弯曲状，部分围绕宿主细胞核。姬姆萨染色后，大配子体胞质呈深蓝色，胞核紫红色，胞质内散布数量不一的深褐色色素颗粒，虫体大小为（11.0～16.0）μm×（2.5～5.0）μm。小配子体形状与大配子体一样，大小为（11.0～24.0）μm×（2.0～3.5）μm。当带有变形血液原虫子孢子的媒介昆虫叮咬健康鸟类时，从唾液中将子孢子传给鸟类宿主并在其体内进行无性繁殖，在红细胞内发育为配子体，这种红细胞被媒介昆虫吸进胃肠后进行有性繁殖发育为大量的子孢子，部分子孢子进入唾液腺，当媒介昆虫再次叮咬鸟类宿主时传播该病。

鸽是鸽血变原虫的终末宿主，配子体寄生于红细胞内，裂殖阶段在血管内皮细胞中进行。中间宿主是鸽虱蝇和双翅目昆虫，在其体内进行有性繁殖。有性繁殖在鸽虱蝇体内需要经过 7～14 天，但是在蠓体内只需要 6～7 天。在鸽子体内的无性繁殖过程为孢子体进入鸽肺泡膈内皮细胞，变成若干多核体，再变成许多裂殖子，配子体在鸽红细胞中开始呈现为 12 个细小的环状，往后慢慢减少到 1～2 个，在红细胞核旁边生长，红细胞除了核会发生偏移外没有其他变化，发育成熟后变成雌、雄两种配子体。配子体在红细胞内不能繁殖，没有致病性，只有当孢子在体内时才有致病性。所以只有通过蠓、虱蝇将孢子体注入鸽子体内才会引起发病，说明蠓、虱蝇是变性血液原虫病不可缺少的媒介。患病的成鸽没有明显的临床症状，只有病情加重时才会出现精神萎靡、贫血、衰竭、产蛋率下降，容易产生应激反应死亡。因虱蝇寄生在鸽子的羽毛之中，故南方地区一年四季均可发生。每年的 5～9 月是蠓、虱蝇的繁殖期，故变形血液原虫病的患病率也会达到高峰。

二、流行病学

1. 传染源

变形血液原虫通常寄生在各种野生鸟类上，尤其是雀形目的鸟类。患病或带虫鸟类为该病的传染源。

2. 易感动物

不同科鸟类的变形血液原虫一般都是独立的种，不能相互感染。但某些变形血液原虫虫种可以在不同科的鸟类之间实现宿主迁移，如鸽变形血液原虫主要侵害家鸽和野鸽，也可感染火鸡、水禽、猫头鹰和燕雀类等，绿雀变形血液原虫可感染山雀等。

3. 传播途径

变形血液原虫传播途径主要是通过含有病原体的吸血昆虫媒介叮咬健康动物而进行传播。虫种不同，其所需要的吸血媒介也不相同。鸽变形血液原虫、沙氏变形血液原虫和鹌鹑变形血液原虫等的媒介为虱蝇类，鸭变形血液原虫、松鸡变形血液原虫等的媒介则是库蠓类。

三、流行与分布

变形血液原虫的分布和感染率取决于各种昆虫媒介、鸟类宿主和病原体三者共同存在，主要流行于温带和热带地区。对鸽变形血液原虫而言，由于鸽虱蝇在鸽群中终年可见，故该病在鸽群中常一年四季皆可发生。但对于需要库蠓、蝇类作为传播媒介的变形血液原虫，在库蠓、蝇类出现较多的5～9月可能会出现流行高峰期。

洪凌仙等首次报道我国闽南地区家鸽鸽变形血液原虫的感染率为46%。李桂峰等在广东、广西的山斑鸠、灰胸竹鸡、家鸽和红耳鹎血液中检出变形血液原虫。朱启顺等在云南的蓝翡翠、灰头麦鸡、红脚苦恶鸟、红胸田鸡等10种鸟类血液中检出变形血液原虫，检出率为14.29%～54.54%。李榴佳（2013）调查上海市部分花鸟市场的鸟类变形血液原虫感染情况，显示变形血液原虫感染率为32.43%。

第三节　肝簇虫病

肝簇虫病（hepatozoonosis）是由血簇孢子虫科（Heamogregarinidae）肝簇虫属（*Hepatozoon*）的原虫寄生于犬科、猫科和爬行动物等野生动物的血细胞内而引起的一种蜱传性原虫病。

一、病原学

肝簇虫的配子体阶段多出现在终末宿主外周血液，主要寄生于中性粒细胞或单核细胞的胞质中，偶尔也游离于细胞间隙。虫体为长椭圆形，两端圆钝或一端略尖，有的中部略向一侧弯曲呈肾形或腊肠形，长短差异较大，长的有 17～20μm，短的 5～7μm，宽约 3μm。虫体外面有一薄膜包裹，虫体中央或略偏向一端有一较大的分离态的核，有时核间存有一较明显的空隙。在新鲜的血滴压片中，肝簇虫体无色、透明，虫体外的膜清晰可见。姬姆萨染色血涂片中，可见核呈蓝紫色，胞质呈浅蓝色。外周血中有时也可见滋养体，虫体比配子体短，但核区范围比配子体大。骨髓涂片中虫体多为宽椭圆形或肾形，核比较疏散；肝、脾等涂片中观察到的虫体多为细长纺锤形，长 11～19μm、宽 1～1.7μm。传播媒介吸血时吞食了终末宿主血细胞中的肝簇虫配子体，经配子生殖和孢子生殖发育到子孢子阶段，其他健康动物吞食含子孢子的传播媒介或传播媒介叮咬吸血而感染。

目前已报道的动物肝簇虫有 300 余种，其中至少 50 种寄生于哺乳动物，主要的种类有犬肝簇虫（*Hepatozoon canis*）、鼠肝簇虫（*H. Muris*）、恶性肝簇虫（*H. perniciosum*）和美洲肝簇虫（*H. americanum*）等。

二、流行病学

1. 传染源

患病或带虫动物为该病的传染源。

2. 易感动物

肝簇虫属于胞内寄生虫，能广泛寄生于脊椎动物体内，包括爬行类、鸟类、哺乳类和两栖类，其中有关蛇、鳄鱼、犬、猫、苇莺等的报道较多。犬肝簇虫能感染的哺乳肉食兽包括家犬、狐、豺、山犬、香猫、狮、猎豹、印度豹等。目前至少有 200 种蛇被发现有肝簇虫寄生，因此肝簇虫被认为是蛇类最常见的血簇孢子虫科寄生虫。

3. 传播途径

肝簇虫病的传播媒介为蚊、蝇、扁虱、蜱等多种节肢动物。传播犬肝簇虫病的主要媒介为血红扇头蜱，在某些地区斑点花蜱、长脚血蜱、褐黄血蜱也可以作为传播媒介。与多数蜱媒病不同的是，因子孢子不能迁移到蜱唾液腺内，因此犬的感染必须要吞食整个感染的蜱，而不是通过蜱的叮咬。研究发现，接种被乳化的蜱组织可引起感染；由于在幼犬出生后 16 天和 21～31 天分别可见到裂殖体和配子体，所以可能存在垂直感染；生殖道囊肿中的犬肝簇虫可通过性传播引起感染。蛇等爬行类动物可经库蚊等叮咬吸血而感染该病。

三、流行与分布

犬肝簇虫主要流行于非洲、南欧、亚洲（包括中东地区）、太平洋和印度洋各岛屿。季节分布主要在蜱活动的温暖季节，尤其以每年 5～9 月发病最高，这可能与传播媒介的活动规律有关。

目前国外对肝簇虫病的报道较多，而国内对肝簇虫病认识不足，肝簇虫病临床学、诊断学、流行病学等方面的报道非常少。李道生在灰鼠蛇发现一肝簇虫新种，命名为广东肝血簇虫（*Hepatozoon guangdongense*），红细胞的寄生率为 0.12%。张羽对广西南宁 160 只犬血液进行肝簇虫特异 PCR 检测，检出 1 份犬肝簇虫阳性样品，感染率 0.625%。吴有陵对上海市场蛇类调查发现 10 条大王蛇均有肝簇虫寄生，而赤链蛇和黑眉锦蛇则没有检测到，并且利用形态学、形态测量和分子生物学方法确定发现的肝簇虫为新种，并命名为中华肝簇虫。

第四节　住白细胞虫病

住白细胞虫病是由库蠓和蚋等吸血昆虫传播的住白细胞虫属（*Leucocytozoon*）的原虫，专性寄生于鸡、火鸡、鸭、鹅、鸽子、鸵鸟、孔雀、丹顶鹤、白鹭等禽（鸟）类的白细胞（主要是单核细胞）和红细胞内所引起的一类血液原虫病。该病对成年鸡的危害较小，发病率低，症状轻微，但能引起贫血和产蛋率降低；对雏鸡危害严重，症状明显，发病率高，可引起大批死亡。

一、病原学

住白细胞虫属孢子虫纲（Sporozoa）血孢子虫亚目（Haemosporina）住白细胞虫科（Leucocytozoidae）住白细胞虫属。目前国内外已报道的禽（鸟）住白细胞虫有 76 种，公认的有 60 余种。比较常见的有以下 7 种：寄生于火鸡的斯氏住白细胞虫（*Leucocytozoon smith*），寄生于珍珠鸡的尼氏住白细胞虫（*L. neavei*），寄生于鸡的卡氏住白细胞虫（*L. caulleryi*）、沙氏住白细胞虫（*L. sabrazesi*）和安氏住白细胞虫（*L. andrewsi*），寄生于鸭的西氏住白细胞虫（*L. simorrdi*），寄生于鹅的鹅住白细胞虫（*L. anseris*）。其中，我国报道的鸡住白细胞虫主要为卡氏住白细胞虫和沙氏住白细胞虫。此外，我国也在野生鸟类中发现有八哥住白细胞虫（*L. caridotheris*）、鸭住白细胞虫（*L. pycnonoyum*）等十余种。

鸡的住白细胞虫主要有两种——卡氏住白细胞虫（*L. caulleryi*）和沙氏住白细胞虫（*L. sabrazesi*）。卡氏住白细胞虫成熟配子体近于圆形，大小 15.5μm×15.0μm，大配子体的直径为 12～14μm，有一个核，直径 3～4μm；小配子体直径 10～12μm，核直径亦为 10～12μm。宿主细胞核被一深色狭带围绕虫体。沙氏住白细胞虫成熟的配子体为长形，大小 24μm×4μm。大配子体的大小为 22μm×6.5μm，呈深蓝色，褐红色的核仁明显；小配子体的大小为 20μm×6μm，呈淡蓝色，核仁不明显。宿主细胞核被虫体挤压至一侧。沙氏住白细胞虫成熟配子体为长形。大配子体为 22μm×6.5μm，着色深蓝，色素颗粒密集，核仁明显；小配子体为 20μm×6μm，着色淡蓝，色素颗粒稀疏，核仁不明显。宿主细胞呈纺锤形，胞核被虫体挤压至一侧。

住白细胞虫的发育过程需中间宿主和终末宿主，终末宿主蠓等昆虫叮咬健康鸡后，以子孢子进入中间宿主家禽和鸟类体内进行裂殖生殖，之后进行配子生殖形成大小配子体，当成熟的配子体被终末宿主通过叮咬而进入体内，进行孢子生殖。

二、流行病学

1. 传染源

禽（鸟）舍中的病原携带禽（鸟）类，以及污染的饲料、水源、粪便、空气微粒等是该病的直接传染源。

2. 易感动物

截至 2000 年，报道显示共有 22 目 113 科的鸟类可以感染不同种类的住白细胞虫。其中，雀形目、鸡形目和佛法僧目鸟类分别可感染 8 种、7 种和 4 种不同种住白细胞虫，其他目的鸟类一般仅能感染 1～3 种不同虫种。目前全球 45%的鸟种类已进行过血液寄生虫调查，约 30%的鸟种类可以感染住白细胞虫。对鸡住白细胞虫而言，鸡、乌骨鸡、珍珠鸡、鸭、鹅及各种鸟类等都易感。该病多发生于 3～6 周龄的小鸡，发病严重，死亡率高达 50%～80%；5～7 月龄鸡发病严重，死亡率不高；大鸡具有一定的抵抗力，死亡率低。我国有珍稀鸟类如丹顶鹤、鸵鸟、孔雀、白鹭、黑颈鹤等感染住白细胞虫而死亡的报道。

3. 传播途径

该病以媒介昆虫吸血传播，所以其流行与媒介昆虫的活动密切相关。不同种的住白细胞虫有不同的传播媒介，如沙氏住白细胞虫、斯氏住白细胞虫等的传播者为蚋，卡氏住白细胞虫的传播者为蠓。

三、流行与分布

住白细胞虫病的发生和流行与气候、地理位置、季节及传播媒介（蠓、蚋）的活动密切相关。一般气温在 20℃以上，库蠓的繁殖快，活力强，而分别由它们传播的卡氏住白细胞虫和沙氏住白细胞虫的发生与流行也就严重。在山东，该病多发生在 6～11 月，其中以 7～9 月及 10 月中旬前发病率最高。在南方地区，每年 6～8 月为发病高峰期，而在热带和亚热带地区，该病终年都可发生，如在中国福建及广州地区多发生于 4～10 月，严重发病见于 4～6 月，最高峰为 5 月。

除南极洲外，住白细胞虫病在全世界范围内均有分布。从南到北，住白细胞虫病流行大致呈递增的趋势，究其原因可能与北部动物宿主种群密度增加及传播动态变化有关。对鸡住白细胞虫病而言，其主要流行于越南、泰国、印度尼西亚、马来西亚、中国及日本等国。目前，我国已有 20 多个省份先后发现该病，近几年，南方地区发病较多，如四川乐山和邓峡、重庆大足等地常呈大规模暴发。

我国对住白细胞虫的研究起步较晚，自 1960 年在福建确诊鸡卡氏住白细胞虫病以来，各地研究者进行了广泛的调查，目前已在台湾、广东、上海、北京、广西、陕西、云南、山东、山西、辽宁、福建、湖南、河北、四川、贵州等 20 个省份发现。鸟类住白细胞虫病方面，洪凌仙共调查了福建省 4 目 19 科 19 属 28 种共计 1074 只鸟类，其中有 4 目 12 科 12 属 16 种共计 289 只鸟类感染住白细胞虫，平均感染率为 26.9%，且存在混合感染。

第五节 丝 虫 病

丝虫病主要是盘尾丝虫病（onchocerciasis），该病是吸血昆虫库蠓、蚋、蚊等传播的盘尾属的一些丝虫寄生于牛、马的肌腱、韧带和肌间引起的一种丝虫病。虫体盘曲在结缔组织内形成“虫巢”，外部有纤维细胞形成的包膜，虫体周围有大量细胞浸润。随着时间的增长，局部发生病变，开始呈玻璃样变性，其后呈干酪样变性，最后坏死或钙化。根据成虫寄生部位的不同将其分为：颈盘尾丝虫（*O. cervicalis*）（成虫寄生于马项韧带和鬐甲部，幼虫群栖于马皮下组织）、网状盘尾丝虫（*O. reticulata*）（寄生于马屈肌腱和前肢的球节悬韧带上）、吉氏盘尾丝虫（*O. gibsoni*）（寄生于牛体侧后肢的皮下结节内）、喉瘤盘尾丝虫（*O. gutturosa*）（寄生于牛项韧带和股胫韧带，幼虫常见于皮下）和圈形盘尾丝虫（*O. armillata*）（寄生于水牛和黄牛的主动脉壁内膜下）。此外，腹腔丝虫病主要流行于东北亚和东南亚国家，欧洲国家未见报道，我国福建、山东、江西、浙江、安徽、江苏、湖北和辽宁等地均有该病的报道；马来丝虫的分布局限于亚洲，主要流行于马来西亚、印度尼西亚、泰国、越南、印度、孟加拉国及韩国，我国分布广泛，主要流行于南方农村山区，在 1956 年大规模丝虫病防治工作开展之前，流行区遍及中部及南部的 13 个省份，如山东、河南、上海、湖南、广西、贵州、四川、台湾等；犬恶丝虫病主要分布于温带、热带地区，世界各地均有报道，在我国分布甚广，北至沈阳、南至广州均有发生；颈盘尾丝虫和喉瘤盘尾丝虫在全球各地都有报道，其他种类多发于非洲和热带美洲，但也有中东和亚洲，我国在湖南、湖北、上海、广西、四川、浙江、宁夏等地有该寄生虫报道；旋盘尾丝虫（*Onchocerca volvulus*）的微丝蚴可导致非洲及美洲等地区人的河盲症，引起了联合国及许多国家的重视。

一、病原学

盘尾丝虫在分类上属盘尾科、盘尾属。盘尾属的线虫为白色长丝状，口部构造简单；角皮上除有横纹外，尚可见有呈螺旋状的嵴，该嵴往往在虫体侧部中断。

迄今已发现约三十余种盘尾丝虫，其中被 NCBI 的 Taxonomy 数据库收录的盘尾丝虫有旋盘尾丝虫（*O. volvulus*）、圈形盘尾丝虫（*O. armillata*）、颈盘尾丝虫（*O. cervicalis*）等 20 个种和 7 个未定种，另有十余种尚未被收录。其中，旋盘尾丝虫是感染人的盘尾丝虫种类，是盘尾丝虫属的代表性种类，广泛流行于非洲及美洲等国家和地区，危害甚大。其雄虫体长 19～42mm、体宽 130～210μm，尾部向腹面卷曲，泄殖孔周围有乳突 3～4 对，不对称分布，还有一对不等长的交合刺。雌虫体表具纹脊，体长 33.5～50mm，体宽 270～400μm，阴门距头端为 800～850μm。微丝蚴有大、小两种，大的长 285～368μm、宽 6～9μm，小的长 150～287μm、宽 5～7μm。在我国，寄生于家畜体内常见的盘尾丝虫有圈形盘尾丝虫（*O. armillata*）、喉瘤盘尾丝虫（*O. gutturosa*）、颈盘尾丝虫（*O.

cervicalis）、吉氏盘尾丝虫（*O. gibsoni*）和福斯盘尾丝虫（*O. fasciata*）。

盘尾丝虫为卵胎生，其微丝蚴产出后，必须经中间宿主如蠓、蚋和蚊等吸血昆虫才可以感染易感动物。当吸血昆虫吸血时，微丝蚴便侵入其体内，首先由中肠移行进入宿主的胸肌，经发育后进入腊肠期，再经两次蜕皮后成为第三期幼虫，从胸部移行到吻部，当中间宿主在终末宿主体叮咬吸血时经口器传播，造成感染。

二、流行病学

1. 传染源

患病动物或带虫动物为该病的传染来源。

2. 易感动物

各种盘尾丝虫分别寄生于人、犬科动物、家畜和野生动物等。过去一般认为盘尾丝虫有寄生宿主特异性，但近些年来发现它们的宿主特异性并非特别严格，有时可通过吸血昆虫在不同宿主间相互传播。一些寄生于动物的盘尾丝虫也可通过吸血昆虫传播给人，如寄生于犬科动物的狼盘尾丝虫（*O. lupi*）、寄生于野猪的德威特盘尾丝虫（*O. dewittei japonica*）等。

3. 传播途径

盘尾丝虫病必须由吸血昆虫如蠓、蚋和蚊等经口器在终末宿主身上叮咬吸血才可以感染易感动物。据报道，旋盘尾丝虫中间宿主为蚋属（*Simulium*）的多种蚋，包括 *S. damnosum*、*S. woodi*、*S. neavei*、*S. metallicum*、*S. callidum* 等；另外，库蠓（*Culicoides*）也可以充当其传播媒介。颈盘尾丝虫的中间宿主则为云斑库蠓（*C. nubeculosus*）、陈旧库蠓（*C. obsoletus*）、*C. parroti*、五斑按蚊（*Anopheles maculipennis*）和萨氏按蚊（*A. sacharovi*）等。吉氏盘尾丝虫的中间宿主是刺螯库蠓（*C. pungens*）。喉瘤盘尾丝虫的中间宿主是饰蚋（*Simulium ornatum*）。圈形盘尾丝虫的中间宿主为舒氏库蠓（*C. schltzei*）。当虫体寄生于动物皮下结缔组织时，所产出的微丝蚴分布于皮下的淋巴液中，蚊虫叮咬健康动物时造成新的感染。与其他丝虫病一样，该病主要发生于蚊虫活动的季节。

三、流行与分布

盘尾丝虫分布于世界各地，但主要分布在热带地区。90%以上的人感染病例出现在撒哈拉以南非洲地区的 31 个国家中，其在非洲和也门呈地方流行性，在美国、巴西和委内瑞拉呈点状分布。圈形盘尾丝虫分布于中国南部和非洲西部及美洲等地，喉瘤盘尾丝虫分布于中国南部、非洲和英国等部分地区，颈盘尾丝虫分布于美国、加拿大、英国、中国、巴西等地，吉氏盘尾丝虫分布于澳大利亚、南非、中国、日本、朝鲜等地，福斯盘尾丝虫分布于苏丹、阿拉伯、埃及、伊朗、索马里、中国北部等地。

人盘尾丝虫病起源于非洲，后通过奴隶贸易传播到美洲，正如其他世界性分布的疾病如黄热病最初由起源地传入原本没有该病的地区一样，其是“哥伦布大交换”的一部分。20 世纪 90 年代中期开展的系统发育研究也支持这种扩散方式，例如，在非洲热带草原和雨林流行的虫株在 DNA 序列上有显著差异，但美洲株与非洲西部热带草原株的同源性是一致的。1874 年，爱尔兰海军外科医生约翰・奥尼尔在非洲西海岸调查一种被称为“克罗病”的常见皮肤疾病发病原因过程中，首次鉴定了该病。1890 年，德国动物学家鲁道夫・洛卡特首次将一位德国传教士医生带回的丝虫标本命名为盘尾丝虫。当前，该病主要分布在非洲、也门和中南美洲，全球至少有 1800 万人感染盘尾丝虫病，WHO 估计其中 75 万人已致盲或视力降低。超过 8500 万人居住在流行区，其中一半居住在尼日利亚。另有 1.2 亿人面临感染该病的风险。非洲大陆北部和中部地区的主要河流沿岸，因当地利于该病的媒介昆虫繁殖栖息，流行更为严重；而远离河流的村庄，该病的发病率显著下降。随着我国对人体丝虫病的控制，目前仅有少量输入性人感染病例报道，多为在华非洲人。但随着我国公民因公、因私到国外尤其是非洲工作、学习和生活，预计感染病例会增多，应引起重视。

动物盘尾丝虫病方面，自 1935 年 Machailoff 首次在上海发现圈形盘尾丝虫以来，先后又发现了颈盘尾丝虫、喉瘤盘尾丝虫和吉氏盘尾丝虫等种，迄今我国已报道动物盘尾丝虫虫种 5 种。张希增等调查发现山东省黄牛圈形盘尾丝虫感染率为 52.4%。罗晓平采用寄生虫学解剖技术，调查内蒙古阿拉善地区和巴彦淖尔地区骆驼盘尾丝虫病的流行状况，发现平均感染率为 92%，最大感染强度为 23 个虫结/峰。于志超（2016）调查内蒙古阿拉善盟阿拉善左旗、乌拉察布市四子王旗、巴彦淖尔市乌拉特后旗和锡林郭勒盟苏尼特右旗双峰驼盘尾丝虫病的感染情况，发现福斯盘尾丝虫感染率为 45.9%，最高感染强度为 15 个虫结/峰。

四、其他丝虫病

除盘尾丝虫病外，其他常见的丝虫病有 11 种，其病原分别是马丝状虫（*S. equina*）、牛指状丝虫（*S. digitata*）、唇乳突丝虫（*S. labiatopapillosa*）、多乳突副丝虫（*P. multipapillosa*）、颈盘尾丝虫（*O. cervicalis*）、网状盘尾丝虫（*O. agomorphs*）、吉氏盘尾丝虫（*O. gibsoni*）、喉瘤盘尾丝虫（*O. gutturosa*）、福斯盘尾丝虫（*O. fasciata*）、犬恶丝虫（*D. immitis*）、猪浆膜丝虫（*S. suis*）。寄生于人体的丝虫主要有三类 8 种，其中淋巴寄居性丝虫有 3 种，即班氏吴策线虫（班氏丝虫 *W. bancrofti*）、马来布鲁线虫（马来丝虫 *B. malayi*）和帝汶布鲁线虫（帝汶丝虫 *B. timori*）；皮肤寄居性丝虫有 3 种，即旋盘尾线虫（盘尾丝虫 *O. volvulus*）、罗阿罗阿线虫（罗阿丝虫 *Loa loa*）和链尾双瓣线虫（链尾丝虫 *D. streptocerca*）；体腔寄居性丝虫有 2 种，即常现双瓣线虫（常现丝虫 *D. perstans*）和奥氏曼森线虫（奥氏丝虫 *M. ozzardi*）。

1. 腹腔丝虫病（setariosis）

寄生于牛、马等动物腹腔的成虫一般不呈现明显的临床症状，但也有引起腹膜炎、贫血和恶病质的病例报道。晚期幼虫（童虫）寄生于马属动物的脑底部、颈椎和腰椎膨大部的硬膜下腔、蛛网膜下腔或蛛网膜与硬膜下腔之间等部位，引起马属动物的腰萎病，主要表现后驱运动神经障碍（后驱无力、后肢强拘）和脑髓受损的精神症状（如精神沉郁、发呆、易惊等）；寄生于牛和马属动物眼内，由于虫体不断刺激眼房，引起角膜炎、虹彩炎和白内障。丝状属丝虫长数厘米至 10cm，乳白色，尾端部卷曲呈螺旋形。口孔周围有角质环围绕，背腹面，有时在侧面有向上的隆起，形成唇状、肩章状或乳突状的外观。口环的后方有乳突。雄虫有交合刺一对，不等长，不同形；泄殖腔前后有乳突数对。雌、雄虫的尾端附近均有小的侧附器。雌虫较雄虫大，尾尖常有小结或小刺，阴门在食道部。雌虫产带鞘的微丝蚴，出现于宿主血液中。主要的种有：①马丝状线虫（*S. equina*），寄生于马属动物腹腔，有时也寄生于胸腔、盆腔和阴囊等处（其幼虫可能出现于眼前房内，称浑睛虫，长达 30mm）；②鹿丝状线虫（*S. cervi*），寄生于牛、羚羊和鹿腹腔；③指形丝状线虫（*S. digitata*），寄生于黄牛、水牛和牦牛腹腔，与鹿丝状线虫的主要区别是口孔呈圆形，口环的侧突起为三角形（鹿丝状线虫口孔呈长形，口环的侧突起为新月状），且较鹿丝状线虫的大。该寄生虫经中间宿主吸血昆虫传播。成虫寄生于腹腔，所产的微丝蚴进入宿主血液，中间宿主为吸血昆虫。中间宿主吸食带微丝蚴动物的血液后，在其体内发育为感染性幼虫。携带感染性幼虫的中间宿主叮咬健康动物时，感染性幼虫进入终末宿主，并发育为成虫，寄生于腹腔。马丝状线虫的中间宿主为埃及伊蚊（*Aedes aegypti*）、奔巴伊蚊（*Ae. pembaensis*）和淡色库蚊（*Culex pipiens pallens*）；指形丝状线虫的中间宿主为中华按蚊（*Anopheles sinensis*）、雷氏按蚊（*An. lesteri*）、骚扰阿蚊（*Armigeres obturbans*）、东乡伊蚊（*Ae. togoi*）和淡色库蚊；鹿丝状线虫的中间宿主可能为厩螫蝇或一些蚊类。该病有明显的季节性，多发于夏末秋初。发病时间较蚊虫的出现时间晚 1 个月，一般为 7～9 月，常发生于低湿、沼泽、水网和稻田地区，各种年龄的动物均可发病。

2. 马来丝虫病（Malayan filariasis）

该病是一种蚊虫传播的人畜共患线虫病，主要分布于亚洲各地。成虫主要寄生于终末宿主（人和动物）上下肢浅表淋巴系统，微丝蚴主要寄生于血液，因此主要表现发热、淋巴系统炎症等临床症状。马来丝虫（*Brugia malayi*）在分类上属丝虫科、布鲁丝虫属，寄生于人或动物引起人与动物共患线虫病。成虫细长丝状，乳白色，半透明。体表角皮层有纤细环状横纹，口孔近三角形，周围有内外两圈乳突额，内圈 6 个，背侧、腹侧和两侧各 1 对；外圈 4 个，背侧、腹侧各 2 个。虫体尾部向腹面弯曲，肛门开口于腹面。雄虫较雌虫小，泄殖腔内具交合刺一对，呈淡黄褐色，左交合刺较长；雌虫阴门位于虫体腹面。马来丝虫主要经蚊虫吸血传播，微丝蚴在蚊子吸血时经伤口入侵终末宿主体内。主要的媒介有中华按蚊、雷氏按蚊、常型曼蚊和波氏曼蚊等。此外，终末宿主也可经皮肤接种而被感染，研究证实，经口接种也可感染。带有微丝蚴的人或其他动物都是该病的传染来源。蚊类为该病的中间宿主，其终末宿主非常广泛，除人外，自然感染的动物有灵长目的长尾猕猴、暗色叶猴等，食肉目的豹猫、家猫等；人工感染成功的动物有家犬、金黄地鼠等。宿主血液中微丝蚴的密度在一定程度上决定了宿主在流行病学上作为传染来源所起的作用。

3. 犬恶丝虫病（dirofilariasis）

该病是由犬恶丝虫（*Dirofilaria immitis*）寄生于犬右心室及肺动脉（偶见右心房、后腔静脉、胸腔及支气管）而引起循环障碍、呼吸困难及贫血等症状的一种丝虫病。人虽然不是犬恶丝虫的自然宿主，但也可被感染。犬恶丝虫在分类上属丝虫科、恶丝虫属。成虫细长，呈丝线状。头部乳突不明显，口无唇瓣，食道分前后两段。雄虫末端呈螺旋状弯曲，有窄的侧翼膜，泄殖腔周围有 4～6 对乳突，两根交合刺左长右短。雌虫阴门开口于食道后端。微丝蚴无鞘膜，虫体前尖后钝。该病主要是被带有感染性犬恶丝虫幼虫的雌蚊吸血感染，此外，带有感染性幼虫的犬栉首蚤和人致痒蚤可作为中间宿主进行传播。被犬恶丝虫感染的狼、猫、水獭等食肉动物是该病的传染来源；库蚊、伊蚊、按蚊及吻蚊是该病的传播媒介，每年蚊子最活跃的 6～10 月为该病的感染期，其中感染最强期是 7～9 月。被犬恶丝虫感染的动物是人体恶丝虫病的主要来源，其中，人类与犬的关系密切，是人感染犬恶丝虫的重要来源。

4. 脑脊髓丝虫病（cerebral filariasis）

脑脊髓丝虫病是由牛羊腹腔丝虫某些幼虫侵入非固有宿主脑或者脊髓而形成严重的脑脊髓丝虫病及浑睛虫病等，如能够寄生于马、羊脑或脊髓的指状丝虫和唇乳突丝虫的晚期幼虫；能够寄生于马、螺及牛眼前房的指状丝虫、鹿丝虫及马丝状虫的幼虫。该病主要通过按蚊传播，多发于 7～9 月，有明显的季节性。我国羊脑脊髓丝虫病在贵州、辽宁、河北、云南及陕西有感染病例；马脑脊髓丝虫病在福州、南京、南昌、承德等地区有病例发现；鹿脑脊髓丝虫病在 1995 年前无病例报道，有学者于 1990～1995 年对吉林西部双辽市有症状的病鹿进行研究时，在其脊髓中发现了指形丝状线虫的童虫及伴随的脑脊髓组织病理学改变，自此以后该病在吉林的双辽、辽源、梨树等地有不同程度流行，年发病率均在 3%以上，遇多雨年份可高达 6%～8%。我国骆驼脑脊髓丝虫病流行于新疆阿勒泰地区，1996 年首次发现，病原体为形丝状线虫、唇乳突丝状线虫和阿勒泰丝状线虫的微丝蚴，骆驼为此三种丝虫的中间宿主，部分地区感染率可达 50%。

5. 副丝虫病（parafilariosis）

副丝虫病为副丝虫属丝虫，寄生于马属动物和牛，因病畜躯体出血，犹如夏季流出的汗水，故又称血汗症。马属动物较牛更易感，通过蝇类传播，每年 4～9 月流行，5～7 月为高峰，具有明显的季节性，广泛流行于世界各地。传染源为现症病畜及无症状带虫者。我国马副丝虫病在马属动物中马的感染率最高，发病率可达 90%以上，骡和驴依次降低，主要危害 3 岁以上马属动物。该病 20 世纪 80 年代曾见于甘肃及新疆，近年来在我国云贵、青藏、东北及新疆地区常发。我国牛副丝虫病于 1965 年首次在河南发现，山东、江苏、湖南、湖北、四川、福建和广西等地有报道。

6. 人丝虫病（filariasis）

人丝虫病呈全球性分布，血中带有微丝蚴的患者和无症状带虫者为传染源。近年来，我国有研究表明，在达到基本消灭丝虫病的标准（微丝蚴阳性率低于 1%）后，人群中残存微丝蚴血症者的微丝蚴密度小于 5 条/60μl 时，即便不防治也可陆续转阴。我国传播丝虫病的蚊类媒介有十余种。班氏丝虫病的主要传播媒介为淡色库蚊和致倦库蚊，次要媒介有中华按蚊。马来丝虫病的主要传播媒介为中华按蚊和嗜人按蚊，东乡伊蚊也是中国东南沿海地区的传播媒介之一。人群对丝虫病普遍易感，不同年龄、性别、血型、种族和职业的人，只要生活在丝虫病流行区，就有被媒介蚊虫叮咬的机会，即存在感染可能。该病以 20～50 岁感染率和发病率最高，5～10 月为感染的高峰季节。该病已被世界卫生组织列为第二大致残病因，是被列为要求全球消灭的疾病。世界范围内人丝虫病流行于亚洲、非洲及大洋洲，2000 年成立了全球消除淋巴丝虫病联盟，争取在 2020 年实现全球消除淋巴丝虫病。我国曾是淋巴丝虫病流行最严重的国家之一，班克鲁夫丝虫（班氏丝虫）和马来布鲁丝虫（马来丝虫）流行遍布中部和南部的 16 个省（自治区、直辖市）的 864 个县（市），防治前有丝虫患者约 3000 万，威胁人口 3.3 亿。经过 50 余年对丝虫病的防治，在江苏、上海、安徽、广东、湖南、福建等地于 1985～1994 年达到全国基本消灭丝虫病标准，于 2000～2005 年均达到了消灭丝虫病标准，2006 年实现全国消除丝虫病的目标，目前我国丝虫病存在境外输入传染源的可能。由于微丝蚴具有夜间周期性及存在部分无症状患者，所以仍留有一定数量的慢性丝虫患者，2015 年在河北莱州报道了 1 例椎管内丝虫肉芽肿，说明目前国内仍存在丝虫感染。

第六节　疟原虫病

疟原虫病俗称疟疾（malaria），是由疟原虫寄生于动物和人的细胞内引起的一种人畜共患病。感染该病后主要表现周期性寒战、发热、出汗及贫血等临床症状，严重的患者还会出现黄疸、黑尿热症状，以及脑、肺、肾等脏器损伤。

一、病原学

疟原虫属于原生动物亚界（Prozotoa）顶复门（Apicomplexa）孢子虫纲（Sporozoa）球虫亚纲（Coccidia）真球虫目（Eucoccidia）血孢子虫亚目（Haemosporina）疟原虫科（Plasmodiidae）疟原虫属（*Plasmodium*）。目前已发现疟原虫百余种，其中 20 余种见于灵长类宿主，50 余种见于禽类宿主。一般认为能够感染人类的疟原虫主要有 5 种：间日疟原虫（*P. vivax*）、三日疟原虫（*P. malariae*）、卵形疟原虫（*P. ovale*）、恶性疟原虫（*P. falciparum*）和诺氏猴疟原虫（*P.knowlesi*）。间日疟原虫、恶性疟原虫、卵形疟原虫和三日疟原虫可以寄生在人体，其中前三者是人体专性寄生虫，后者寄生于人体或者非洲猿类。感染非人灵长类动物的疟原虫还有巴西疟原虫（*P. brasilianum*）、食蟹猴疟原虫（*P. cynomolgi*）、艾氏疟原虫（*P. eylesi*）、猪尾猴疟原虫（*P. inui*）、诺氏疟原虫（*P. knowlesi*）、施氏疟原虫（*P. schwetzi*）和吼猴疟原虫（*P. simium*）；另外还有感染鸡的鸡疟原虫（*P. gallinaceum*）。感染人的疟原虫需要人和按蚊两个宿主，在人体内，主要包括红外期（肝细胞内）的裂体增殖和红内期（红细胞内）的裂体增殖，以及配子体形成过程。在雌性按蚊体内，雌、雄配子体受精最终聚集在唾液腺中，通过刺吸血液造成疟疾的传播。

血涂片染色后，疟原虫的形态结构可清晰地显现出来。疟原虫具有核、胞质和色素。染色后，核呈鲜红色或紫红色。胞质呈蓝色，色素呈黄褐色或深褐色。用于观察疟原虫形态的血涂片有两种：厚血膜和薄血膜。通常情况下，厚血膜在疟原虫数量较少时便于发现是否存在感染疟，薄血膜用于虫种鉴别。

二、流行病学

1. 传染源

疟疾患病动物和无症状带虫者为疟疾的传染源，当其末梢血液出现配子体时具有传染性，不同虫种的配子体在末梢血中出现的时间不同，例如，间日疟原虫配子体通常于原虫血症后 2～3 天出现，恶性疟原虫配子体通常在原虫血症后 7～11 天出现。血液中配子体的数量、成熟程度、雌雄比例及疟原虫寿命对传染源的作用有重要影响。蚊媒吸入的配子体数量越多，配子体在血液中发育越成熟，感染性越强。通常情况下吸入蚊胃的雌配子体多于雄配子体，如雌雄配子体比例相差悬殊，则会减少感染机会。疟原虫在宿主体内的存活时间一方面随虫株的不同而不同，如恶性疟原虫寿命最短一般不超过 1 年，间日疟原虫为 2 年，三日疟原虫寿命最长为 3 年，某些三日疟原虫寿命甚至可长达 50 年；另一方面，随其分布地理位置的不同而不同，例如，恶性疟原虫在欧洲的寿命为 1 年，在美洲和非洲为 1.5 年，而在非洲毛里求斯甚至有长达 3 年的。

2. 易感动物

疟原虫广泛寄生于包括人在内的脊椎动物体内，其宿主特异性很强，多见于灵长类动物和禽类。

3. 传播途径

疟疾主要通过蚊虫的叮咬传播。禽疟疾可通过库蚊、伊蚊、脉毛蚊、按蚊、曼蚊等传播；人疟疾的传播则主要是通过雌性按蚊叮咬，输血和经胎盘也可传播。在目前已发现的近 450 种按蚊中，大约有 60 种可以传播人类疟疾。在非洲冈比亚按蚊是主要的传播媒介，中华按蚊是我国主要的传播媒介，其次是嗜人按蚊、微小按蚊和大劣按蚊。自 20 世纪 60 年代开始，先后报道有 7 种猿猴疟原虫通过蚊虫叮咬传播给人类，分别为施魏氏猩猩疟原虫（*P. schwetzi*）、巴西猴疟原虫（*P. brasilianum*）、食蟹猴疟原虫（*P. cynomolgi*）、诺氏猴疟原虫（*P. knowlesi*）、猪尾猴疟原虫（*P. inuiinui*）、吼猴疟原虫（*P. slmlum*）和艾氏猿疟原虫（*P. eylesi*）。

三、流行与分布

疟疾分布范围广，全世界约一半人口面临疟疾风险，多数疟疾病例和死亡病例发生在撒哈拉以南非洲、亚洲、拉丁美洲，中东和部分欧洲地区也受到影响。在感染人的 4 种疟原虫引起的疟疾中，间日疟分布最广，遍及热带、亚热带、温带的国家和地区，以中美和东南亚地区为多见；恶性疟主要在非洲流行；三日疟少见，但在非洲中部和西部等地区时有发生；卵形疟除非洲局部地区外，其他地方极为少见。全球有 106 个国家发生疟疾流行，其中 45 个是非洲国家。非洲 2011 年约有 60%的病例出现在尼日利亚、刚果、坦桑尼亚、乌干达、莫桑比克、科特迪瓦、苏丹，80%的疟疾死亡情况发生在尼日利亚、刚果民主共和国、布基纳法索、莫桑比克、印度、科特迪瓦、马里、乍得、乌干达、尼日尔、喀麦隆、坦桑尼亚联合共和国、几内亚、加纳；美洲有 21 个国家和地区存在疟疾，其中大部分发生在巴西、阿根廷、伯利兹、玻利维亚、哥斯达黎加、厄瓜多尔、萨尔瓦多、法属圭亚那、危地马拉、洪都拉斯、墨西哥、尼加拉瓜、巴拉圭、苏里南、圭亚那、委内瑞拉；在欧洲只有 3 个地区发生过疟疾，几乎大部分报道病例都是输入性的；亚洲该病主要在阿富汗、伊朗、伊拉克、孟加拉、不丹、印度、印度尼西亚、缅甸、尼泊尔、斯里兰卡、越南、泰国、柬埔寨、中国、老挝、菲律宾、韩国，以及大洋洲的所罗门群岛、瓦努阿图、巴布亚新几内亚等国家流行。2011 年 10 月，亚美尼亚被世界卫生组织认定为无疟疾国家，成为继阿拉伯联合酋长国、摩洛哥和土库曼斯坦之后的第 4 个无疟疾国家。

我国中医书籍当中关于疟疾的记载可以追溯到 4000 多年以前。该病在我国广泛分布，除青藏高原地区外其他地方均有感染，尤其是在农村地区频发。1949 年以前，每年估计有超过 3000 万的病例发生和 1%的死亡率。中华人民共和国成立后，通过在全国范围内控制计划的实施，该病的发病率很快下降，到 2009 年发生病例数少于 15 000 例。近来，在没有本土三日疟和卵形疟病例报道的同时，恶性疟也只有在云南报道，目前在我国主要流行的间日疟的发病人数也比历史上其他时期有了显著下降。1949～1959 年，在云南南部、广东大部分地区、海南、广西、福建东南部地区主要流行的是恶性疟原虫，间日疟原虫流行普遍，三日疟原虫分散分布，卵形疟原虫在云南西南部地区可能也存在；在贵州、湖南、江西、湖北、浙江、上海、云南北部、西藏部分地区、甘肃、山西和河南，间日疟原虫是主要流行种；山东、辽宁、吉林、黑龙江、北京、天津、河北的大部分地区，陕西、山西的部分地区，江苏、安徽、新疆只流行间日疟原虫。1960～1979 年，间日疟在黄淮平原和中部地区（江苏、山东、河南、安徽和湖北）普遍流行传播，同时在海南、浙江、福建和云南等地发生暴发。在这 20 年间，河南、江苏、山东、安徽和湖北，每个省份超过 180 万例疟疾病例；江西、浙江、四川、湖南、福建、广东、河北、广西、上海和云南，每个省份报道疟疾病例超过 10 万例；另外从其他疫区报道病例 10 万例。1980～1999 年，疟疾的发病率逐渐下降。第一个 10 年流行区域主要分布在江苏、山东、河南、安徽、湖北等地，第二个 10 年流行范围向南迁移，主要分布在云南、海南、贵州、广西、广东、福建、四川和重庆等地。在这些地区主要流行的为间日疟，恶性疟自 1995 年后仅在云南和海南流行。2000～2009 年，该病在我国黄淮流域的中部地区再次复发，如安徽、河南、湖北和江苏，尤其是在安徽，发生病例数占全国总发生病例数的 50%以上。这段时间，主要流行的为间日疟，恶性疟只发生在云南和海南。2010 年后，疟疾在我国的发病人数和范围显著下降，本土病例发生的范围显著缩小，2010 年为 18 省 303 个县；2011 年为 12 省 160 个县，2012 年为 5 省 41 个县。然而，输入型的病例分布的范围显著扩大，2010 年为 23 省 651 县，2011 年为 26 省 760 县，2012 年为 29 省 598 个县。2010～2012 年，在安徽的 11 个县、云南的 3 个县和西藏的 1 个县没有输入型病例发生。

针对人疟疾，世界卫生组织 2015 年 5 月通过《2016—2030 年全球疟疾技术战略》，该战略制订了到 2030 年将全球疟疾负担降低 90%的宏伟目标。我国政府结合联合国发展目标，决定在 2010 年全面开展消除疟疾工作，到 2015 年大部分地区消除疟疾，到 2020 年全国实现消除疟疾的目标。

第七节 巴贝斯虫病

巴贝斯虫病（babesiosis）是巴贝斯虫属（*Babesia*）的寄生虫寄生于人和动物红细胞内而引起的一种人畜共患蜱传性血液原虫病，为全球四大蜱传疾病之一，多见于牛、羊、马、犬等家畜。感染动物主要特征表现为高热、溶血性贫血、黄疸、血红蛋白尿及急性死亡；人被蜱叮咬或输血偶尔被感染，一般表现不适、疲劳、发热、肌痛、食欲减退，重症患者发病突然，表现为高热、寒战、出汗，症状极似疟疾，有不同程度的贫血、黄疸及血红蛋白尿，危重患者出现肝、肾衰竭、昏迷，甚至死亡。巴贝斯虫病主要流行于热带、亚热带和温带地区，呈世界性分布。该病主要发生在春、夏、秋三季，与蜱的活动季节相一致。

一、病原学

巴贝斯虫隶属于原生动物界（Protozoan）顶复门（Apicomplexa）梨形虫纲（Piroplasmea）梨形虫目（Piroplasmida）巴贝斯科（Babesiidae）巴贝斯虫属。该属现报道的病原约 100 种，主要感染牛、羊、马、犬等家畜，以及各种啮齿类动物、鸟类及其他野生动物，有些病原可以感染人。现命名并在疫病发生中具有重要意义的种主要有感染牛的牛巴贝斯虫（*B. bovis*）、双芽巴贝斯虫（*B. bigemina*）、大巴贝斯虫（*B. major*）、卵形巴贝斯虫（*B. ovata*）及东方巴贝斯虫（*B. orientalis*），感染羊的绵羊巴贝斯虫（*B. ovis*）和莫氏巴贝斯虫（*B. motasi*），寄生于犬的吉氏巴贝斯虫（*B. gibsoni*）和犬巴贝斯虫（*B. canis*），感染马属动物的驽巴贝斯虫（*B. caballi*），感染人的田鼠巴贝斯虫（*B. microti*）和分歧巴贝斯虫（*B. divergens*）等。巴贝斯虫主要寄生于脊椎动物红细胞内，一般有较为严格的宿主特异性。在脊椎动物体内进行无性裂殖生殖或二分裂增殖，在其传播媒介蜱体内进行有性的配子生殖和无性裂殖生殖及孢子生殖。红细胞内虫体呈梨籽形、圆形、椭圆形等多种形态，根据虫体大小一般被分为小型虫体和大型虫体两类，小型虫体长度不超过 2.5μm（小于红细胞半径），如牛巴贝斯虫、田鼠巴贝斯虫、吉氏巴贝斯虫；大型虫体长度超过 2.5μm（大于红细胞半径），如双芽巴贝斯虫、莫氏巴贝斯虫、驽巴贝斯虫。姬姆萨染色后虫体呈浅蓝色，边缘着色较深，中央较浅或呈空泡状无色区，染色质呈紫红色或暗红色。虫体形态为多形性，有双梨籽形、单梨籽形、圆形、卵圆形、三叶草形、圆点形及不规则性。典型的双梨籽形虫体以尖端相连，因种类不同，夹角呈现锐角、钝角或平角。所以，根据感染的宿主种类、虫体大小、双梨籽形虫体夹角等形态特点可鉴定巴贝斯虫种。蜱体不同的发育阶段形态差异较大，大、小配子阶段虫体呈纺锤形，姬姆萨染色后原生质呈蓝色，核呈紫红色，钝圆的一端边缘染成紫红色帽状，原生质内有时有空泡或颗粒状物。

1888 年在罗马的病牛中首次发现该病，我国于 1922 年首次在进口奶牛中发现巴贝斯虫病。

二、流行病学

1. 传染源

传染源可分为患病动物和带虫者，从储藏宿主种类来看，巴贝斯虫病属于动物源性人畜共患病，传染源是动物，带虫的家畜（如牛、马、羊、鹿、犬、兔等）和啮齿类动物（如田鼠、小鼠、金花地鼠等）可成为传染源。需要注意的是，巴贝斯虫在小鼠中存在垂直传播，因此啮齿类动物作为传染源意义更大，而人作为传染源的意义不大。

2. 易感动物

多种小型兽类、野生大型哺乳动物、家畜均可成为宿主，主要宿主为牛亚科动物、羊亚科动物、啮齿类动物、犬科动物、马科动物、猪科动物及人类。巴贝斯虫病对宿主有比较严格的选择性，从非流行区进入流行地区的动物或人容易感染巴贝斯虫病。需要注意的是，人群中脾切除或脾功能有缺陷者，对巴贝斯虫的易感性增强。

3. 传播途径

硬蜱是巴贝斯虫的传播媒介，不同种的巴贝斯虫传播媒介蜱的种类不同，病原在终末宿主蜱和中间宿主脊椎动物之间循环。现确认硬蜱科 7 个主要属的蜱可分别作为各种巴贝斯虫的传播媒介。美国流行的田鼠巴贝斯虫主要是肩突硬蜱传播，欧洲地区的牛巴贝斯虫为篦子硬蜱传播，中国牛巴贝斯虫病的病原体主要为双芽巴贝斯虫、牛巴贝斯虫、卵形巴贝斯虫、大巴贝斯虫、东方巴贝斯虫等通过微小扇头蜱、长角血蜱、刻点血蜱、镰形扇头蜱、小亚璃眼蜱及其他一些硬蜱传播；羊巴贝斯虫病的病原体主要为绵羊巴贝斯虫、莫氏巴贝斯虫，通过青海血蜱、长角血蜱和小亚璃眼蜱传播；马可以感染马巴贝斯虫和驽巴贝斯虫，马巴贝斯虫可通过微小扇头蜱传播，驽巴贝斯虫病通过草原革蜱、森林革蜱、银盾革蜱、中华革蜱传播；犬巴贝斯虫病的病原体主要为吉氏巴贝斯虫，其传播媒介为长角血蜱、镰形扇头蜱和血红扇头蜱。其传播方式主要分为两种：一种为经卵传播，由蜱传给蜱的后代（典型的巴贝斯虫传播方式）；另一种是期间传播，由蜱的一个生长发育阶段传给下一个生长发育阶段（只有少数几个巴贝斯虫种，如田鼠巴贝斯虫）。蜱有 4 个发育阶段，分别是卵、幼蜱、若蜱和成蜱，除卵外，其他阶段的蜱都通过叮咬吸食宿主血液传播巴贝斯虫；除此之外，在宿主间可以通过胎盘和输血传播。另外也有因输血、手术器械污染而感染巴贝斯虫病的病例。

三、流行与分布

该病呈全球性分布，有明显的地区性和季节性。发病地区主要与传播媒介硬蜱的分布呈正相关，同时该病的流行还与季节相关，在春夏随着硬蜱活动频繁，叮咬人和动物的行为增加，这两季为巴贝斯虫病的高发季节，而进入冬季，硬蜱进入繁殖时期，导致感染的病例减少。对于人感染巴贝斯虫病例，经输血感染及免疫功能低下患者，全年均可发病。

早在 1888 年，Babes 在罗马尼亚调查患血红蛋白尿症状病牛的病因时首次发现巴贝斯虫，并于同年在羊体也发现该病原。1893 年，Smith 和 Kilborne 在得克萨斯州也发现了该病原；同年，Starcovici 将其分别命名为牛巴贝斯虫、绵羊巴贝斯虫和双芽巴贝斯虫。1895 年，Piana 和 Galli-Valerio 发现了犬巴贝斯虫；1904 年，Koch 发现了驽巴贝斯虫。到目前为止，报道的巴贝斯虫种类已经超过 100 个。由于各种巴贝斯虫的传播媒介不尽相同，其分布范围也因蜱的分布不同而存在差异。牛巴贝斯虫和双芽巴贝斯虫主要分布在非洲、亚洲、澳大利亚、美洲中部和南部地区、欧洲南部；分歧巴贝斯虫主要分布在欧洲西北部，如西班牙、英国、爱尔兰、法国等国家和地区；大巴贝斯虫分布在欧洲、非洲西北部及亚洲；卵形巴贝斯虫主要分布在东亚；莫氏巴贝斯虫主要分布在欧洲东南部、北非和亚洲；绵羊巴贝斯虫分布在欧洲东南部、北非和亚洲中东部地区；驽巴贝斯虫主要分布在非洲、中南美洲、美国南部、欧洲和亚洲；犬巴贝斯虫主要分布在南欧、北美、亚洲、非洲和大洋洲；吉氏巴贝斯虫主要分布在非洲、亚洲、欧洲和北美洲；田鼠巴贝斯虫主要分布在美洲、东亚、欧洲的部分地区；东方巴贝斯虫主要存在于中国。巴贝斯虫病在我国广泛分布，几乎遍布全国 32 个省（自治区、直辖市）。1943 年首次在黑龙江报道了马巴贝斯虫病，5 年后发现牛巴贝斯虫病的流行。1984 年首次报道了水牛的巴贝斯虫病，并在 9 个省份报道该病的发生。1982 年和 1986 年，分别在四川和黑龙江报道了羊巴贝斯虫病的发生。1984 年在云南报道了首例人巴贝斯虫病。2008 年首次在黑龙江林区采集的全沟硬蜱体内分离到田鼠巴贝斯虫。到目前为止，已在我国分离到牛巴贝斯虫、双芽巴贝斯虫、大巴贝斯虫、卵形巴贝斯、东方巴贝斯虫、莫氏巴贝斯虫、驽巴贝斯虫、田鼠巴贝斯虫、吉氏巴贝斯虫等巴贝斯虫种，此外还检测到分歧巴贝斯虫、费氏巴贝斯虫、犬巴贝斯虫及多个未定种。我国没有系统性的巴贝斯虫病流行病学调查数据，现有的资料显示，牛、羊的巴贝斯虫病流行最为广泛，几乎遍布全国，分布最为广泛的种是牛巴贝斯虫、双芽巴贝斯虫、卵形巴贝斯虫和莫氏巴贝斯虫。感染我国人的巴贝斯虫主要为田鼠巴贝斯虫、分歧巴贝斯虫和费氏巴贝斯虫。

在我国报道过牛巴贝斯虫病的地区有湖北、湖南、广东、广西、贵州、安徽、浙江、福建、重庆、云南、西藏、青海、新疆、甘肃、陕西、河南、山东、江苏、河北、吉林和辽宁。对于羊巴贝斯虫病，我国有 22 个省份存在该病，有学者针对我国十省份进行羊巴贝斯虫的分子流行病学调查，总体阳性率约为 6%，海南省未检测到羊巴贝斯虫感染。啮齿类动物作为巴贝斯虫病的重要传染源，分布广泛，活动范围大，目前我国已有黑龙江、北京、浙江、福建等多地开展鼠种动物巴贝斯虫感染率调查，结果表明，从鼠种情况来看，野鼠阳性率高于家鼠；从年龄情况来看，成年鼠阳性率最高，其次为幼年鼠，老年鼠阳性率最低。犬巴贝斯虫感染多见于南方地区，近几年北方地区也有感染的报道，东北地区感染病例呈上升趋势。

人感染巴贝斯虫的病例呈逐年递增的趋势，病例比较集中于欧洲和美洲：欧洲病例主要发生在法国、爱尔兰及英国，少数发生于瑞典、西班牙、葡萄牙及克罗地亚；截至2008年，在北美有超过70例经输血感染的患者，其中9例死亡，美国东北部和中西部感染者大多未见脾功能免疫损伤；亚洲东部、非洲和大洋洲等也陆续出现人感染巴贝斯虫病例。中国大陆和台湾有感染病例报道，近几年黑龙江发现数十例人巴贝斯虫病感染者，中缅边境报道了巴贝斯虫、疟原虫的混合性感染。近年来美洲、欧洲、非洲及亚洲东部陆续出现人感染田鼠巴贝斯虫病例的报道，我国台湾及浙江也出现散发病例，说明田鼠巴贝斯虫为人兽共患株，现已明确人类还可以感染分歧巴贝斯虫、猎户巴贝斯虫、邓肯巴贝斯虫和巴贝斯虫 KO1 型，感染鹿的白尾鹿巴贝斯虫也可能感染人类，应引起人们的高度重视。

第八节　利什曼原虫病

利什曼原虫病（leishmaniasis）是由锥虫科（Trypanosomatidae）利什曼属（*Leishmania*）的各种原虫感染蹄兔目、啮齿目、爬行类、犬科和人类的单核-吞噬细胞系统所致的一种重要的自然疫源性人兽共患传染病，其传播媒介为白蛉。在脊椎动物体内，利什曼原虫以细胞内无鞭毛体形式寄生于巨噬细胞内：寄生于内脏巨噬细胞内引起内脏病变的称为内脏型利什曼原虫病（visceral leishmaniasis，VL），又称黑热病（Kala-azar）；寄生于皮肤或黏膜的巨噬细胞内引起皮肤或黏膜病变的称为皮肤型利什曼原虫病（cutaneous leishmaniasis，CL）或黏膜皮肤型利什曼原虫病（mucocutaneous leishmaniasis，MCL），又称东方疖（oriental sore）。临床主要表现不规则高热、消瘦、贫血、白细胞减少，肝、脾、淋巴结肿大，在皮肤和黏膜形成肥厚或溃疡病变。利什曼原虫病在全球98个国家传播，受威胁人口约3.5亿，每年约有130万新发病例。

一、病原学

利什曼原虫属于动基体目（Kinetoplastida）锥虫亚目（Trypanosomatina）锥虫科（Trypanosomatidae）利什曼属的成员。利什曼原虫根据白蛉肠道中的发育分为 *Viannia* 和 *Leishmania* 两个亚属，前者在白蛉后肠发育，移行中肠和前肠；后者不能在后肠发育，仅在中肠和前肠发育。现报道可引起人利什曼病的18种利什曼原虫中13种是人兽共患的。即使被认为专性或主要在人群中传播的杜氏利什曼原虫（*L. donovani*）和热带利什曼原虫（*L. tropica*），在某些流行区也发现有多种保虫宿主。利什曼原虫的生活史经过两个阶段，即哺乳动物体内的无鞭毛体阶段和媒介体内的前鞭毛体阶段。无鞭毛体姬姆萨染色后，胞质呈蓝色并有空泡，核红色，动基体为深紫色，基体为红色颗粒；电镜下虫体表膜双层，下有微管，胞质中含有高尔基体、内质网等亚细胞器。前鞭毛体在电镜下动基体大而长，形成新的线粒体，其他与无鞭毛体无异。旧大陆利什曼亚属单倍体基因组大小约为33Mb，基因组有911个RNA基因，39个假基因，8272个蛋白质编码基因，其种特异性基因位于此。

利什曼原虫共包含 26 个种株，重要的致病种有杜氏利什曼原虫（*Leishmania*

donovani）、巴西利什曼原虫（*L. braziliensis*）、热带利什曼原虫（*L. tropica*）、墨西哥利什曼原虫（*L. mexicana*）、硕大利什曼原虫（*L. major*）和埃塞俄比亚利什曼原虫（*L. aethiiopica*）。在我国主要流行杜氏利什曼原虫，其生活史有前鞭毛体（promastigote）和无鞭毛体（amastigote）两种形态：前者寄生于媒介昆虫（白蛉）消化道内，呈梭形，大小为（14.3～20）μm×（1.5～1.8）μm，核位于虫体中部，动基体在前部，有游离的鞭毛，活的虫体运动活泼，鞭毛不停地摆动；后者寄生于哺乳动物或爬行动物巨噬细胞内，卵圆形，大小为（2.9～5.7）μm×（1.8～4.0）μm，核大而明显，动基体位于核旁。1990 年世界卫生组织将杜氏利什曼原虫、婴儿利什曼原虫和恰氏利什曼原虫三者一起视为杜氏利什曼原虫复合体（*L. donovani* complexes）。

二、流行病学

1. 传染源

该病的传染源主要是染虫的犬和人。在我国，平原型疫区的主要传染源是利什曼原虫病患者；但在山丘型疫区，犬是主要的传染源。

2. 易感动物

多种哺乳动物都对该病易感，尤其是犬科动物。利什曼原虫寄生于动物或人体内，能够感染蹄兔目、啮齿目、爬行类、犬科和人类，以及家养牛科动物、马科动物、家猫、猪、家鸡等。人群对内脏型、皮肤型、黏膜皮肤型利什曼原虫均易感。随年龄增长，人类对内脏型易感性下降。

我国除新疆存在皮肤型利什曼原虫病外，内脏型利什曼原虫病为主要流行类型。根据传染源的不同，我国内脏型利什曼病在流行病学上可分为 3 种不同的类型：①人源型（即平原型），病原体为杜氏利什曼原虫，主要为人类疾病，犬类较少，患者为主要传染源，以青少年为主，分布于新疆喀什三角洲和陕西关中等平原地区，通过家栖型中华白蛉和近家栖的长管白龄以“人—白蛉—人”方式在人群中传播；②犬源型（即山丘型），病原体为婴儿利什曼原虫，主要为犬的疾病，家犬感染率高于人类，病犬是我国的主要传染源，人类的感染基本来源于病犬，是我国目前主要流行类型，散在分布于甘肃、四川北部等山丘地区，通过野栖型中华白蛉以“犬—白蛉—犬”方式在犬之间传播；③自然疫源型（即荒漠型），病原体为婴儿利什曼原虫，在某些野生动物中流行，尚未查出确切的传染源，人类患者主要为荒漠附近居民，其中 2 岁以下婴幼儿最易感，分布于内蒙古和新疆的荒漠地带，通过野栖型吴氏白蛉和亚历山大白蛉传播。

3. 传播途径

利什曼原虫病主要通过媒介白蛉进行传播，也可以经过口腔黏膜、输血、胎盘等传播。白蛉体型较小，喜居阴暗、潮湿、避风的场所，在干燥地区借居于野生动物的巢穴里，因此为传播利什曼原虫病提供了便利的条件。在人群中主要的传播方式是“人—白蛉—人”及“动物（犬）—白蛉—人”的循环。在我国，有 4 种可以传播利什曼原虫病的白蛉，分别为中华白蛉（*Phlebotomus chinensis*）、长管白蛉（*Ph. longiductus*）、吴氏白蛉（*Ph. wui*）、亚历山大白蛉（*Ph. alexandri*），主要分布在新疆、甘肃、内蒙古地区，犬是人利什曼原虫病的最重要的保虫宿主。吸血昆虫罗蛉为该病在美洲的传播媒介。

三、流行与分布

利什曼原虫病广泛分布于热带和亚热带地区，存在于欧洲、非洲、亚洲和美洲的 98 个国家，仅大洋洲未见报道。但超过 90%的新发病例主要发生在阿富汗、阿尔及利亚、孟加拉国、玻利维亚、巴西、哥伦比亚、埃塞俄比亚、印度、伊朗、秘鲁、南苏丹、苏丹和叙利亚等 13 个国家。最早利什曼原虫是在 2 个史前时代化石琥珀中已灭绝的白蛉体内被发现的。第一个是在 1 亿年前的白垩纪缅甸琥珀中，第二个是在 2000 万～3000 万年前的多米尼加的琥珀中。关于利什曼原虫的起源，一般认为在泛大陆分裂前的中生代时期，利什曼原虫属就已开始进化形成。但不同种的地理起源尚存在争议，现主要有 3 种假设：①1971 年，Lysenko 认为其起源于包括欧洲、喜马拉雅山脉以北的亚洲地区、阿拉伯北部和撒哈拉北部非洲地区的古北区，并随着其媒介和鼠科动物的迁移逐渐扩散到包括北美的格陵兰岛、中佛罗里达和墨西哥高地的新北区，以及中南美洲、墨西哥低地南部、加勒比群岛和佛罗里达南部；②1987 年，Lainson 和 Shaw 认为其起源于新热带区，然后经感染的豪猪和不知名的哺乳动物被引入新北区和古北区；③2000 年，Momen 和 Cupolilli 认为，随着中生代时期超大陆冈瓦那大陆的分裂，利什曼原虫属在非洲和南美洲进化形成。利什曼原虫感染人的记载最早出现在对西底比斯时期（公元前 2050 年—公元前 1650 年）的 42 具埃及木乃伊古寄生虫学的研究中，在其中 4 具木乃伊中发现杜氏利什曼原虫的线粒体 DNA。此外，采用免疫分析的方法，在秘鲁一个 6 岁女孩的木乃伊（公元前 800 年）中检测到利什曼原虫感染巨噬细胞。从 16 世纪开始，在中东和美洲就有关于皮肤型利什曼原虫病和黏膜皮肤型利什曼原虫病的记载。内脏型利什曼原虫病的最早记载是在 1827 年军医 William Twining 发表的关于孟加拉国和印度黑热病患者的报道，这些患者表现消瘦、脾肿大、急性贫血和间歇热等症状。该病的首次暴发是在 1824～1825 年，发生在印度杰索尔东部，并于 1860 年在西孟加拉邦的博得万发生，此后一直在该地区流行并向北蔓延。然而到 19 世纪末，该病的病原并没有被准确鉴定。1900 年 11 月在英国军队服役的苏格兰病理学家 William Boog Leishman 在驻守印度杜姆杜姆车站病死士兵的脾脏涂片中发现卵形的虫样体，并于 1903 年发表文章认为是一种锥虫病，并将其命名为“杜姆杜姆热”（Dum-dum fever）。数周后时任马德拉斯医学院教授的爱尔兰博士 Charles Donovan 在印度本地人群的脾样品中也发现了这种虫样体。同年，当时印度政府指派进行黑热病调查工作的英国医生 Ronald Ross 发表文章认为这种卵形的虫样体不是锥虫，应为一种新的原虫，并在后续发表的文章中将其归入一新的属，并将其命名为杜氏利什曼原虫。1908 年，法国细菌学家 Charles Jules Henry Nicolle 在突尼斯发现了婴儿利什曼原虫。此后在美洲和欧洲也相继发现了各种利什曼原虫，并将其逐一进行了命名。到目前为止，已发现 18 种利什曼原虫可引起人的利什曼原虫病。利什曼原虫病在疫区仍然是严重危害人类健康的重要疾病，目前每年在巴西、埃塞尔比亚、格鲁吉亚、印度、肯尼亚、尼泊尔、巴拉圭、索马里、南苏丹、西班牙、苏丹、乌干达和中国等内脏型利什曼原虫高发的国家有大量的病例报道。但是病例的报道呈下降的趋势，从 2006 年的 6 万例下降到 2014 年的 3 万例。而在这一时期，阿富汗、阿尔及利亚、巴西、哥伦比亚、伊朗、摩洛哥、巴基斯坦、秘鲁、沙特阿拉伯、叙利亚、突尼斯和土耳其等国，皮肤型利什曼原虫病每年的发病人数并没有较大的变化，每年还有超过 15 万例病例的报道。

我国至少在 120 年前就有内脏型利什曼原虫病的报道，第一例该病的正式报道是在 1904 年，此后陆续在 312 个县（市）报道，报道最多的有河北、山东、江苏、安徽、河南、陕西、甘肃和辽宁 8 省，流行的感染人的利什曼原虫主要为杜氏利什曼原虫和婴儿利什曼原虫。1920～1940 年战争期间，该病与其他寄生虫病和传染病的流行变得更加猖獗。到 1951 年，在全国范围内开展的该病调查结果显示有 53 万例感染病例（当时国内总人口约 5.63 亿），流行区主要在长江以北 17 个省的超过 650 个县。当时在国内开展了消灭该病的防控计划，在接下来的十多年中，该病病例报道逐步下降，1983 年后再没有出现新发病例。但是在新疆、甘肃、四川、陕西、山西和内蒙古等地，该病的传播一直没有中断，并于 20 世纪 80 年代后期，在这些地区又开始复发。这与西部地区开发、森林的破坏及犬的数量增加等因素有一定的关系。官方报道的病例数也从 80 年代的 1925 例上升到 90 年代的 2629 例，90 年代发生的病例主要在上述这 6 个省份的 43 个县(市)。2000 年后，在上述流行的 6 个省份，每 10 万人中还会有 0.5～1 例病例发生。2002～2011 年，全国范围内官方报道的病例共有 3169 例，每年有 140～509 例不等。2005～2010 年间报道的 2450 例病例主要发生在 18 个省份的 179 个县，其中大约超过 91%的病例发生在上述 6 个省的 61 个县（市），而 98%主要发生在新疆、甘肃和四川。犬是利什曼原虫病重要的保虫宿主。我国四川省黑水县为犬源型利什曼原虫病疫区，有血清学和分子生物学流行病学调查显示，该县内无症状家犬的利什曼原虫阳性率为 41.9%。针对四川全省内脏型利什曼原虫病疫区家犬的调查显示，四川省家犬平均阳性率为 10.56%，且家犬感染率与流行区人群黑热病发病率有较高的相关性。使用巢式 PCR 对甘肃省宕昌县家畜进行利什曼原虫检测时发现，该县家犬阳性率水平较高（为 22.54%），同时另有 1 头驴和 1 匹马呈现阳性反应。有调查显示，上海地区家犬婴儿利什曼原虫阳性率为 5.9%，雄性感染率高于雌性。新疆伽师县为自然疫源型内脏利什曼原虫病的流行区，该县家畜中绵羊的利什曼原虫抗体阳性率最高且无雌雄差异，其次为山羊，牛和驴中也有抗体出现，马的抗体检测呈阴性；该县野生动物木鼠、子午沙鼠和野兔中未见利什曼原虫感染。2005 年我国首次从塔里木兔中分离出利什曼原虫。

据 WHO 资料显示，目前人群中每年新发利什曼原虫感染数为 150 万～200 万，其中内脏型利什曼病患者约 50 万，其余为皮肤型利什曼病，超过 90%的内脏型利什曼病患者分布在孟加拉国、巴西、印度和苏丹，约 90%的皮肤型利什曼病患者集中于伊朗、阿富汗、叙利亚、沙特阿拉伯、巴西和秘鲁。我国曾是内脏型利什曼病的重灾区，1904 年确诊第一例内脏型利什曼病患者。20 世纪 50 年代该病广泛分布于我国 17 个省（自治区、直辖市），其中山东、江苏、河南、安徽、河北等最严重，甘肃、陕西、新疆等地中度流行，宁夏、青海、山西、四川、湖北、内蒙古、辽宁等和北京市也曾出现散发病例，经过半个世纪的努力，该病在多数地区已被基本消灭，但中西部地区自 60 年代至今，新病例不断出现，除中部的湖北和山西外，2004 年以来我国内脏型利什曼病主要流行于新疆、甘肃、四川，在山西、内蒙古、陕西、河南等地区有散发病例报道，疫情有回升趋势。2000 年以来，新疆伽师县多次暴发自然疫源型内脏利什曼病疫情，在 2014 年的疫情中 95%的病例为 1 岁以下儿童。皮肤型利什曼病在我国主要分布于新疆地区，南方地区罕见。

第九节　锥　虫　病

锥虫病（trypanosomiasis）是由锥虫属（*Trypanosoma*）的原虫感染所致的一类血液原虫病，严重危害人体健康和畜牧业的发展。

锥虫属于原生动物亚界肉鞭门、动鞭毛纲、动基体目、锥虫科的锥虫属，是一类非常原始的寄生性原虫；其种类繁多，1841 年最早发现于鱼类血液，大多寄生于哺乳类、鱼类、两栖类、爬行类、鸟类、昆虫等多种动物的组织液和血液中。对人体危害较大的锥虫属原虫有两种类型。一种为布氏锥虫（*Trypanosoma brucei*），引起非洲锥虫病（African trypanosomiasis），又名睡眠病，主要流行于非洲地区。布氏锥虫主要有三个亚种，即由江河采采蝇传播的西非或冈比亚锥虫病（*T. brucei gamabiense*）、由平原采采蝇传播的东非或罗德西亚锥虫病（*T. brucei rhodesiense*）和布氏锥虫（*T. brucei brucei*）。前两者是引起人类非洲锥虫病的主要病原体，而布氏布氏锥虫则主要引起野生动物及家畜（以牛为主）的那加拿（Nagana）病，临床病例少见。另一种是由克氏锥虫（*Trypanosoma cruzi*）引起的美洲锥虫病（American tryponosomiasis），又名恰加斯病（Chagas' disease）。对家畜致病的锥虫主要有布氏锥虫、刚果锥虫、马媾疫锥虫和伊氏锥虫，主要流行于亚洲、非洲和南美洲。伊氏锥虫病和马媾疫主要流行于亚洲，伊氏锥虫病居多。另外，还有泰式锥虫（*T. theileri*），多数情况下不致病，仅在个别地区出现病例。

一、非洲锥虫病

非洲锥虫病又称睡眠病，是由布氏锥虫复合群中的由舌蝇属（*Glossina*）昆虫叮咬传播的、在形态上很难区分的两个亚种的锥虫——布氏锥虫冈比亚亚种和布氏锥虫罗德西亚亚种感染所引起的一种自然疫源性人畜共患病。感染早期表现为不规则热、多发性淋巴结病；后期出现中枢神经系统受损，患者表现剧烈头痛、反应迟钝、嗜睡、昏迷，如不治疗，致死率几乎为 100%。布氏锥虫冈比亚亚种感染后病程较长，大多数患者早期无明显症状，仅可在血液或淋巴结穿刺检查中发现锥虫，后期中枢神经系统受损，出现嗜睡或其他症状；在被布氏锥虫罗德西亚亚种感染的舌蝇叮咬后数天内发病，病程极短。

1. 病原学

布氏锥虫不同发育阶段形态各异，血液中呈纺锤形，故称锥鞭毛体（trypomastigotes），可分为细长型、中间型和粗短型3种形态。①细长型虫体呈卷曲柳叶状，前端尖锐，后端钝圆，长20～30μm、宽2.8μm。血液滴片在显微镜下呈活跃的蛇形运动。通过姬姆萨染色后，虫体的细胞质呈现淡蓝色，内含深蓝色异染颗粒，核为红色或紫红色，位于虫体中央，动基体为深红色，位于虫体后端。②粗短型虫体卷曲，宽短，外观表现僵硬，长17～22μm、宽3.5μm。鞭毛近似刚毛，无游离或很短。③中间型虫体形态介于细长型和粗短型之间，后端很圆，长约23μm、宽约3μm。布氏锥虫在宿主体内二分裂增殖，先是动基体，产生新的鞭毛，后是核，最后胞质沿长轴由前向后纵分裂为两个新的个体。

2. 流行病学

1）传染源

锥虫患者及带虫者是主要的传染源，家畜、野生动物为自然的保虫宿主。西非锥虫感染后有较长时间的感染期，潜伏期甚至可达25年左右，发病缓慢，症状轻微。罗德西亚亚种引起的东非锥虫病的主要传染源为多种野生动物和家畜，主要的储存保虫宿主为对锥虫有较强耐受性的南非林羚、羚羊。猪是唯一可作为东非锥虫保虫宿主的家畜，感染后若不治疗常发生死亡。带虫的牛也成为东非锥虫病行走传播源，它们的迁徙可形成新的疫区。

2）易感动物

人和动物普遍易感。东非锥虫多为闯入疫区感染，感染者多为猎人、采蜜者等男性。西非锥虫感染者多为靠近河边森林劳作的农民、渔民及打水的妇女。

3）传播途径

非洲锥虫病都是由舌蝇作为媒介来传播，舌蝇通过吸血，在人与动物之间传播锥虫病。不同舌蝇对锥虫的易感程度不同，绝大多数成虫都是抗锥虫感染的，只有刚发育好的成虫初次吸血时对锥虫易感。雌雄蝇都可吸血传播非洲锥虫病，但不同种类的舌蝇有不同的宿主嗜性。须舌蝇群（palpalis group）的刺足舌蝇（*G. fuscipes*）、须舌蝇（*G. palpalis*）和拟寄舌蝇（*G. tachinoides*）主要传播冈比亚亚种，而刺舌蝇群（morsitans group）的刺舌蝇（*G. morsitans*）、淡足舌蝇（*G. pallidipe*）和丝舌蝇（*G. swymertoni*）主要传播罗德西亚亚种。但这种区别是相对的，目前人们发现两群舌蝇均可传播东非和西非锥虫病。该病也可通过虻等其他吸血昆虫机械传播，或通过输血、吃食生肉或胎盘血循环先天感染，不过这些传播方式的流行病学意义很小。冈比亚亚种引起的西非锥虫病主要通过“人—舌蝇（采采蝇）—人”进行循环传播。

3. 流行与分布

非洲锥虫病（HAT）的病原布氏锥虫冈比亚亚种主要流行于非洲西部和中部地区，而布氏锥虫罗德西亚亚种主要分布于非洲东部和南部地区，一般认为以非洲大裂谷分界线。现在在非洲描述的HAT的疫源地有360个，大部分集中在撒哈拉以南非洲国家的农村和边远地区。冈比亚亚种引起的非洲锥虫病的疫源地大约有300个，主要分布在24个非洲国家，如安哥拉、贝宁、布基纳法索、喀麦隆、乍得、中非共和国、刚果、科特迪瓦、刚果民主共和国、赤道几内亚、加蓬、冈比亚、加纳、几内亚、几内亚比绍、利比里亚、马里、尼日尔、尼日利亚、塞内加尔、塞拉利昂、南苏丹、多哥和乌干达；罗德西亚亚种引起的非洲锥虫病的60个疫源地主要分布在13个非洲国家，如博茨瓦纳、布隆迪、埃塞俄比亚、肯尼亚、马拉维、莫桑比克、纳米比亚、卢旺达、斯威士兰、坦桑尼亚、乌干达、赞比亚和津巴布韦。我国江苏、上海、四川等地区曾报道过输入性病例。

二、美洲锥虫病

美洲锥虫病（American trypanosomiasis）又称恰加斯病（Chagas' disease），是由克氏锥虫（*Trypanosoma cruzi*）寄生于人和哺乳动物细胞内引起的一种流行于拉丁美洲地区的人兽共患自然疫源性疾病。巴西学者 Chagas 首先在大全圆蝽（*Panstrongylus megistus*）肠道内发现该病原，并以其导师 Oswaldo Cruz 的名字将其命名为 *Trypanosoma cruzi*。为了纪念 Chagas 在该领域的巨大贡献，将该病命名 Chagas' disease。急性期患者主要表现发热、颜面水肿、淋巴结炎和贫血，慢性期出现心肌炎、巨食道和巨结肠综合征。动物感染后一般不表现临床症状，在该病的流行中主要起到保存宿主的作用。

1. 病原学

克氏锥虫是粪传组（Stercoraria）的循环型锥虫，为多形性锥虫，在媒介锥蝽和脊椎动物体内都经历无鞭毛体、上鞭毛体和锥鞭毛体3个不同形态阶段。无鞭毛体呈球形或卵圆形，直径 1.5～4μm，在光镜下仅见一个大核和一个动基体，无鞭毛或仅具极短的鞭毛；上鞭毛体呈纺锤形，长2～40μm，在体前端有游离鞭毛，自位于核前方的动基体附近发出；锥鞭毛体形态与布氏锥虫的血液型极为相似。

2. 流行病学

1）传染源

美洲锥虫病的主要传染源是感染克氏锥虫的人或动物，犬、猫、南美犰狳、蝙蝠、雪貂、狐狸、负鼠、食蚁兽、松鼠和猴等为储存宿主。

2）易感动物

克氏锥虫可感染多种家畜和野生动物，也可感染人，属于人兽共患病。锥蝽主要在洞穴、树洞和森林等动物栖息地感染动物形成自然循环。由于人们耕作破坏了锥蝽和储存宿主的自然栖息地，所以锥蝽逐渐适应了家居、半家居生活，建立起人与家畜之间的循环途径，犬猫是主要宿主。

3）传播途径

美洲锥虫病仅通过锥蝽进行传播，侵扰猎锥蝽、长红猎锥蝽、大全圆蝽和二分猎锥蝽是最主要的传播媒介，锥蝽感染枯氏锥虫后将终身带虫，传播疾病，但锥虫在锥蝽体内不可经卵传播。锥蝽在夜间摄食时叮咬野生动物、人或家畜，吸血时神经感觉调控排便，排出虫体，锥蝽本身为变应源，在叮咬处形成痒感，人或动物抓伤或蹭伤之后，锥虫体入侵。另外，该病还可通过输血、器官移植、经胎盘先天感染、摄入被锥蝽粪便污染的食物等方式传播，乳汁传播在人类中少见。

3. 流行与分布

恰加斯病仅自然分布于美洲和中美洲，其流行区域与锥蝽的分布基本一致。巴西、墨西哥、阿根廷和委内瑞拉等 18 个国家发病率高，又被称之为美洲锥虫病，被世界卫生组织归为“被忽视的热带病”。2007 年泛美卫生组织公布的数据显示，恰加斯病流行最为严重的美洲国家主要有玻利维亚、阿根廷、萨尔瓦多、洪都拉斯、巴拉圭、危地马拉、厄瓜多尔、法属圭亚那、圭亚那、苏里南、委内瑞拉、尼加拉瓜、巴西和墨西哥。到 21 世纪后，随着全球化的加速发展，该病也开始逐步向其他国家和地区扩散，如欧洲西部、北美洲、日本和澳大利亚。例如，在美国就发生过 23 例美洲锥虫病病例，其中 2007 年发生 5 例。

近年来，随着人口流动的增加，该病已分布至欧洲大陆、澳大利亚和日本等地区，我国目前未见人和动物感染病例报道。

三、伊氏锥虫病/苏拉病

伊氏锥虫病/苏拉病（Surra）是由伊氏锥虫（*Trypanosoma evansi*）感染马属动物、牛、骆驼等家畜引起的一种血液原虫病，一般称为伊氏锥虫病。马属动物感染后一般呈急性经过，病程 1～2 个月，死亡率高；牛和骆驼感染后虽有急性死亡病例，但大多数呈慢性，少数为带虫状态。临床表现为稽留热、贫血、黏膜黄染，体表水肿、淋巴结肿胀，尿少、色深黄、黏稠等症状。发病季节和流行地区与吸血昆虫的出现时间和活动范围相一致。我国南方各省以夏、秋季发病最多。

1. 病原学

伊氏锥虫为单形型锥虫，细长柳叶形，长 18～34μm、宽 1～2μm，前端比后端尖。细胞核位于虫体中央，椭圆形。距虫体后端约 1.5μm 处有一小点状动基体。靠近动基体为一生毛体，自生毛体生出 1 根鞭毛，沿虫体伸向前方并以波动膜与虫体相连，最后游离，游离鞭毛长约 6μm。伊氏锥虫的繁殖在宿主体内进行，一般沿体轴做纵分裂，由 1 个分裂为 2 个。

2. 流行病学

1）传染源

各种带虫动物是该病的传染源。

2）易感动物

伊氏锥虫具有广泛的宿主群，家畜中有马、骡、驴、骆驼、水牛、黄牛、山羊、绵羊、犬及猫等，其中以马、驴、骡、犬及鼠最为易感，牛、骆驼则易感性较弱。

3）传播途径

伊氏锥虫传播途径主要经吸血昆虫（虻及厩螫）机械性传播。此外，该病还能经胎盘感染，食肉动物采食带虫动物生肉时感染。在疫区给家畜采血或注射时，如消毒不严也可传播该病，也曾见经胎盘传播的病例发生。曾有通过哺乳和性交而感染。另有研究表明，吸血蝙蝠、蚊、水蛭和山蛭等也具有机械性传播伊氏锥虫的作用。

3. 流行与分布

在所有致病性的锥虫中，分布最为广泛的就是伊氏锥虫，该病原几乎遍布全球热带和亚热带地区。我国南、北方都有该病的分布，南方一般局限于秦岭、淮河一线以南；北方主要流行于新疆、宁夏、内蒙古、河北等地。20 世纪 80～90 年代初，伊氏锥虫病在安徽、云南、湖北、江西、广东等地暴发，仅 1988 年一年时间，在云南、广东、浙江、江西、湖北、湖南、河南和海南 8 个省，伊氏锥虫病患牛超过 10 万头，引起耕牛死亡多达 2 万头，经济损失超过 3000 万元，再加上安徽、贵州、广西、江苏、山东等地区的伊氏锥虫病，给我国造成了巨大经济损失。但 90 年代以来，国内关于该病的报道大量减少，这可能与马属动物减少和诊疗水平提升有关。近年来马伊氏锥虫病在上海地区少量存在，血清抗体总体阳性率为 2.7%；广西各地水牛普遍存在伊氏锥虫感染，血清 ELISA 检测阳性率达 29.1%；湖南省常德市洞庭湖区水牛伊氏锥虫的患病率约为 8%，且母牛感染率明显高于公牛，其原因有待进一步探讨。2003 年，河南省洛阳市某猪场曾出现育肥猪伊氏锥虫病，但患病原因不明；使用 LAMP 方法对新疆部分县区的骆驼检测伊氏锥虫，阳性率为 35.71%，而使用血涂片法检测阳性率仅为 14.29%，表明 LAMP 法较血涂片法更适合于临床应用和疫情普查。

四、马媾疫

马媾疫是由马媾疫锥虫寄生于马属动物的生殖器官而引起的慢性原虫病，呈世界性分布，我国的西北地区及内蒙古、河南、安徽、河北、云南、贵州、四川等地有病例出现。自然情况下，马属动物是马媾疫锥虫的唯一易感动物，马媾疫传播无中间宿主，是唯一不需要媒介动物而通过交配接触直接传播的锥虫病，高发于配种季节之后。随着人工授精技术的发展，本交逐渐减少，该病存在被消灭的可能。如马属动物抵抗力强，感染马媾疫锥虫后呈隐形感染，成为带虫马，为马媾疫的主要传染源。

（关贵全　马文晨　罗建勋　李文超　殷　宏　邹洪久
张西臣　高　姗　张　楠　王景林）

参 考 文 献

白雪飞, 官亚宜, 伍卫平, 等. 2016. 宕昌县人群及家养动物利什曼原虫感染与流行现状调查. 中国病原生物学杂志, (3): 257-261.

陈凯, 伍卫平, 官亚宜. 2015. 利什曼原虫动物宿主研究进展. 中国人兽共患病学报, (5): 462-466.

陈溥言. 2006. 兽医传染病学(第 5 版). 北京: 中国农业出版社.

冯云, 何彪, 付士红, 等. 2015. 云南蚊虫中阿卡斑病毒的分离和鉴定. 病毒学报, 31: 51-57.

韩文瑜, 冯书章. 2003. 现代病原分子细菌学. 长春: 吉林人民出版社.

韩子强, 赵晓辉. 2014. 中国附红细胞体感染流行病学 Meta 分析. 医学动物防制, (4): 363-365.

郝永建, 陈晨, 廖远祥, 等. 2015. 斑点热流行病学研究进展. 医学动物防制, 31(9): 975-977.

黄唱洲, 伍卫平, 官亚宜. 2013. 利什曼原虫家畜宿主研究新进展. 中国病原生物学杂志, (2): 184-188.

金宁一, 胡仲明, 冯书章. 2007. 新编人兽共患病学. 北京: 科学出版社.

金奇. 2001. 医学分子病毒学. 北京: 科学出版社.

卡丽比努尔·尔肯, 海尼木古丽·艾合买提, 图尔荪·萨迪尔, 等. 2015. 新疆喀什部分地区驴梨形虫病检查初报. 中国动物传染病学报, 3(23): 65-78.

孔繁瑶. 2010. 家畜寄生虫学(第 2 版修订版). 北京: 中国农业大学出版社.

李朝品, 高兴政. 2012. 医学寄生虫图鉴.北京: 人民卫生出版社.

李佳, 段真真, 白正辉, 等. 2016. 阿克苏地区羊感染泰勒虫病流行病学调查及分类鉴定. 黑龙江畜牧兽医, (11): 165-167.

李榴佳, 黄兵, 舒凡帆, 等. 2013. 我国鸟类原虫种类与感染状况研究进展.中国动物传染病学报, 21(4): 75-86.

李娜, 桂秋萍. 2015. 酷似椎管脊膜瘤的丝虫肉芽肿临床病理观察. 诊断病理学杂志, (3): 159-161.

李其平, 梁国栋, 谢吉处. 1992. 东方马脑炎病毒的分离与初步鉴定. 中华实验和临床病毒杂志, 6(1): 58-59.

李有全, 彭欲率, 刘志杰, 等. 2012. 中国部分地区羊泰勒虫病的流行病学调查及分类鉴定. 中国农业科学, 45(16): 3422-3429.

梁国栋, 李其平, 何英, 等. 1993. 我国首次分离到辛德毕斯病毒. 病毒学报, 1: 55-59.

林祥梅, 韩雪清, 王景林. 2014. 外来动物疫病. 北京: 科学出版社.

刘胜利. 2011. 动物虫媒病与检验检疫技术. 北京: 科学出版社.

刘炜, 栾燕, 刘显智. 2011. 巴贝虫病及其经输血传播研究进展. 中国输血杂志, (4): 355-358.

卢俊杰, 靳家声. 2002. 人和动物寄生虫图谱. 北京: 中国农业科学技术出版社.

陆承平. 2013. 兽医微生物学(第 5 版). 北京: 中国农业出版社.

沈杰, 黄兵. 2004. 中国家畜家禽寄生虫名录. 北京: 中国农业科学技术出版社.

唐家琪. 2015. 自然疫源性疾病. 北京: 科学出版社.

唐仲璋, 唐崇惕. 2009. 人兽线虫学. 北京: 科学出版社.

田克恭, 张仲秋. 2013. 人与动物共患病. 北京: 中国农业出版社.

田睿, 徐惠芳, 朱小燕, 等. 2013. 全球疟疾流行现状及我国输入性疟疾疫情态势分析. 中国国境卫生检疫杂志, 36(6): 425-427.

王静林, 张海林, 孙肖红, 等. 2008. 首次从云南蚊虫分离到辛德毕斯病毒及其鉴定. 中国人兽共患病学报, 24(1): 1-4.

王艳华, 毛玲玲, 彭遥, 等. 2016. 在辽宁省长角血蜱中检测出土拉弗朗西斯菌. 中国媒介生物学及控制杂志, (6): 529-532.

温博海. 2015. Q 热. 见: 曹务春主编. 流行病学(第二卷). 北京: 人民卫生出版社: 1164-1176.

夏咸柱, 高宏伟, 华育平. 2011. 野生动物疫病学.北京: 高等教育出版社.

肖方震, 彭秀卿, 徐国英, 等. 2017. 福建省部分地区鼠类巴贝虫感染调查与基因鉴定. 中国寄生虫学与寄生虫病杂志, 35(1): 1-5.

薛艳, 邓显佑, 王嘉福, 等. 2016. 3 个马群感染马泰勒虫的分子病原学调查. 中国畜牧兽医, 43(4): 1086-1091.

杨光友, 张志和. 2013. 野生动物寄生虫病学.北京: 科学出版社.

杨菊凤, 田慧丽, 郭瑞萍, 等. 2015. 山东省媒介蜱类种类鉴定及羊泰勒虫病流行病学调查. 中国兽医学报, 35(6): 930-936.

杨瑞馥, 刘超, 夏晓东. 2015. 现代瘟疫——埃博拉病毒病. 北京: 科学出版社.

杨洋, 王继春. 2016. 疟原虫和蠕虫混合感染的研究进展. 热带医学杂志, (6): 818-820.

尹长民, 成源达. 2011. 湖南动物志.长沙: 湖南科学技术出版社.

于恩庶, 徐秉锟. 1988. 中国人兽共患病学. 福州: 福建科学技术出版社.

于志超. 2016. 骆驼盘尾丝虫病及其传播媒介的研究. 呼和浩特: 内蒙古农业大学.

俞东征. 2009. 人兽共患病学. 北京: 科学出版社.

郑灿军, 张倩, 李华忠, 等. 2010. 2005～2009 年我国内脏利什曼病报告病例的流行病学特征分析. 中国病原生物学杂志, (7): 524-528.

自登云, 陈伯权, 俞永新. 1995. 虫媒病毒与虫媒病毒病. 昆明: 云南科技出版社.

Abdul-Ghani R, Mahdy MA, Beier JC. 2016. Onchocerciasis in Yemen: time to take action against a neglected tropical parasitic disease.Acta Trop, 162: 133-141.

Abrantes J, Der Loo WV, Pendu JL, et al. 2012. Rabbit haemorrhagic disease(RHD)and rabbit haemorrhagic disease virus(RHDV): a review. Vet Res, 43(1): 12.

Adouchief S, Smura T, Sane J, et al. 2016. Sindbis virus as a human pathogen-epidemiology, clinical picture and pathogenesis. Rev Med Virol, 26(4): 221-241.

Allsopp BA. 2015. Heartwater—Ehrlichia ruminantium infection. Rev Sci Tech, 34(2): 557-568.

Amicizia D, Domnich A, Panatto D, et al. 2013. Epidemiology of tick-borne encephalitis(TBE)in Europe and its prevention by available vaccines. Hum Vaccin Immunother, 9(5): 1163-1171.

Annen K, Friedman K, Eshoa C, et al. 2012. Two cases of transfusion-transmitted *Anaplasma phagocytophilum*. Am J Clin Pathol, 137(4): 562-565.

Antinori S, Mediannikov O, Corbellino M, et al. 2016. Louse-borne relapsing fever among East African refugees in Europe. Travel Medicine and Infectious Disease, 14(2): 110-114.

Aréchiga-Ceballos N, Aguilar-Setién A. 2015. Alphaviral equine encephalomyelitis(Eastern, Western and Venezuelan). Rev Sci Tech, 34(2): 491-501.

Aydin MF, Sevinc F, Sevinc M. 2015. Molecular detection and characterization of *Hepatozoon* spp. in dogs from the central of turkey. Ticks Tick Borne Dis, 6(3): 388-392.

Bente DA, Forrester NL, Watts DM, et al. 2013. Crimean-Congo hemorrhagic fever: history, epidemiology, pathogenesis, clinical syndrome and genetic diversity. Antiviral Res, 100(1): 159-189.

Beugnet F, Moreau Y. 2015. Babesiosis. Rev Sci Tech, 34(2): 627-639.

Bhatt S, Gething PW, Brady OJ, et al. 2013. The global distribution and burden of dengue. Nature, 496(7446): 504-507.

Bishop-Lilly KA, Ge H, Butani A, et al. 2013. Genome sequencing of four strains of *Rickettsia prowazekii*, the causative agent of epidemic typhus, including one flying squirrel isolate. Genome Announc, 1(3): e00399-13.

Bogovic P, Strle F. 2015. Tick-borne encephalitis: a review of epidemiology, clinical characteristics, and management. World J Clin Cases, 3(5): 430-441.

Brauburger K, Hume AJ, Mühlberger E, et al. 2012. Forty-five years of Marburg virus research. Viruses, 4(10): 1878-1927.

Breitschwerdt EB. 2014. Bartonellosis: one health perspectives for an emerging infectious disease. ILAR J. 55(1): 46-58.

Burt FJ, Chen W, Miner JJ, et al. 2017. Chikungunya virus: an update on the biology and pathogenesis of this emerging pathogen. Lancet Infect Dis, Pii: S1473-3099(16)30385-1. Doi: 10.1016/S1473- 3099(16)30385-1.

Butler T. 2014. Plague history: Yersin's discovery of the causative bacterium in 1894 enabled, in the subsequent century, scientific progress in understanding the disease and the development of treatments and vaccines. Clin Microbiol Infect, 20(3): 202-209.

Campos GS, Bandeira AC, Sardi SI. 2015. Zika virus outbreak, Bahia, Brazil. Emerg Infect Dis, 21(10): 1885-1886.

Carpenter S, Mellor PS, Fall AG, et al. 2017. African horse sickness virus: history, transmission, and current status. Annu Rev Entomol, 62: 343-358.

Carrera J, Forrester NL, Wang E, et al. 2013. Eastern equine encephalitis in Latin America. The New Eng J Med, 369(8): 732-744.

Cheke RA, Garms R. 2013. Indices of onchocerciasis transmission by different members of the *Simulium damnosum* complex conflict with the paradigm of forest and savanna parasite strains. Acta Tropics, 125(1): 43-52.

Chomel B. 2015. Lyme disease. Rev Sci Tech, 34(2): 569-576.

Chouikha I, Hinnebusch BJ. 2012. Yersinia-flea interactions and the evolution of the arthropod-borne transmission route of plague. Curr Opin Microbiol, 15(3): 239-246.

Cisek AA, Dąbrowska I, Gregorczyk KP, et al. 2016. African swine fever virus: a new old enemy of Europe. Ann Parasitol, 62(3): 161-167.

Colomba C, Scarlata F, Di Carlo P, et al. 2016. Fourth case of louse-borne relapsing fever in Young Migrant, Sicily, Italy, December 2015. Mini Review Article. Public Health, 139: 22-26.

Costard S, Mur L, Lubroth J, et al. 2013. Epidemiology of African swine fever virus. Virus Res, 173(1): 191-197.

Cutler SJ. 2015. Relapsing fever borreliae: a global review. Clin Lab Med, 35(4): 847-865.

Dantastorres F, Chomel B B, Otranto D, et al. 2012. Ticks and tick-borne diseases: one health perspective. Trends in Parasitol, 28(10): 437-446.

Dantas-Torres F, Otranto D. 2013. Dirofilariosis in the Americas: a more virulent Dirofilaria immitis? Parasit Vectors, 6(1): 288.

David S, Abraham AM. 2016. Epidemiological and clinical aspects on West Nile virus, a globally emerging pathogen. Infect Dis(Lond), 48(8): 571-586.

De Rooij MM, Borlée F, Smit LA, et al. 2016. Detection of coxiella burnetii in ambient air after a large Q fever outbreak. PLoS One, 11(3): e0151281.

Derne B, Weinstein P, Musso D, et al. 2015. Distribution of rickettsioses in Oceania: past patterns and implications for the future. Acta Trop, 143: 121-133.

Diuk-Wasser MA, Vannier E, Krause PJ. 2016. Coinfection by ixodes tick-borne pathogens: ecological, epidemiological, and clinical consequences. Trends Parasitol, 32(1): 30-42.

Dolan MC, Hojgaard A, Hoxmeier JC, et al. 2016. Vector competence of the blacklegged tick, *Ixodes scapularis*, for the recently recognized *Lyme borreliosis* spirochete Candidatus *Borrelia mayonii*. Ticks and Tick-borne Diseases, 7(5): 665-669.

Domenico O, Alessio G, Nicole ST, et al. 2015. Clinical case presentation and a review of the literature of canine onchocercosis by *Onchocerca lupi* in the United States. Parasites &Vectors, 8(1): 1-8.

Domingos A, Pinheiro-Silva R, Couto J, et al. 2017. The *Anopheles gambiae* transcriptome — a turning point for malaria control. Insect Mol Biol, 26(2): 140-151.

Elbir H, Raoult D, Drancourt M. 2013. Relapsing fever borreliae in Africa. The American Journal of Tropical Medicine and Hygiene, 89(2): 288-292.

El-Mahallawy HS, Lu G, Kelly P, et al. 2015. Q fever in China: a systematic review, 1989-2013. Epidemiol

Infect, 143(4): 673-681.

Felices V, Ampuero J S, Guevara C, et al. 2014. St. Louis encephalitis virus infection in woman, Peru Emerg Infect Dis, 20(4): 730-732.

Ferris N P, Clavijo A, Yang M, et al. 2012. Development and laboratory evaluation of two lateral flow devices for the detection of vesicular stomatitis virus in clinical samples. J Virol Methods, 180(1): 96-100.

Franco JR, Simarro PP, Diarra A, et al. 2014. Epidemiology of human African trypanosomiasis. Clin Epidemiol, 6: 257-275.

Frearson JA, Brand S, McElroy SP, et al. 2010. N-myristoyltransferase inhibitors as new leads to treat sleeping sickness. Nature, 464(7289): 728-732.

Gałas A. 2014. The evolution of Ebola virus disease outbreaks. Folia Med Cracov, 54(3): 27-32.

Gardner SN, Mcloughlin KS, Be NA, et al. 2016. Characterization of genetic variability of Venezuelan equineencephalitis viruses. PLoS One, 11(4): e0152604.

Gatherer D, Kohl A. 2016. Zika virus: a previously slow pandemic spreads rapidly through the Americas. J Gen Virol, 97(2): 269-273.

Gilbert L. 2016. Louping ill virus in the UK: a review of the hosts, transmission and ecological consequences of control. Exp Appl Acarol, 68(3): 363-374.

Glatz M, Muellegger RR, Hizo-Teufel C, et al. 2014. Low prevalence of *Borrelia bavariensis* in *Ixodes ricinus* ticks in Southeastern Austria. Ticks and Tick-borne Diseases, 5(6): 649-650.

Gürcan S. 2014. Epidemiology of tularemia. Balkan Med J, 31(1): 3-10.

Haghi MM, Etemadifar F, Fakhar M, et al. 2017. Status of babesiosis among domestic herbivores in Iran: a systematic review and meta-analysis. Parasitol Res, 116(4): 1101-1109.

Hamer DH, Wilson ME, Jean J, et al. 2017. Epidemiology, prevention, and potential future treatments of sexually transmitted Zika virus infection. Curr Infect Dis Rep, 19(4): 16.

Han H, Wu Y, Dong H, et al. 2015. First report of *Hepatozoon*(Apicomplexa: Adeleorina)from king ratsnakes(*Elaphe carinata*)in Shanghai, with description of a new species. Acta Parasitol, 60(2): 266-274.

Han M, Zunt J R. 2003. Bioterrorism and the nervous system. Curr Neurol Neurosci Rep, 3(6): 476-482.

Hechemy KE. 2012. History and prospects of *Coxiella burnetii* research. Adv Exp Med Biol, 984: 1-11.

Ikegami T. 2012. Molecular biology and genetic diversity of rift valley fever virus. Antiviral Res, 95(3): 293-310.

Inci A, Yildirim A, Duzlu O, et al. 2016. Tick-borne diseases in Turkey: A review based on one health perspective. PLoS Negl Trop Dis, 10(12): e0005021.

Jabbar A, Abbas T, Sandhu ZU, et al. 2015. Tick-borne diseases of bovines in Pakistan: major scope for future research and improved control. Parasit Vectors, 8: 283.

Jiang J, Zheng YC, Jiang RR, et al. 2015. Epidemiological, clinical, and laboratory characteristics of 48 cases of "Babesia venatorum" infection in China: a descriptive study. Lancet Infect Dis, 15(2): 196-203.

Jiang W, Wang Y, Liu Y, et al. 2016. Seroepidemiological study of canine *Leishmania infantum* and *Toxoplasma gondii* infections in Shanghai, China, and analysis of risk factors. Ann Agric Environ Med, 23(3): 420-424.

Karan LS, Ciccozzi M, Yakimenko VV, et al. 2014. The deduced evolution history of Omsk hemorrhagic fever virus. J Med Virol, 86(7): 1181-1187.

Kerr PJ. 2012. Myxomatosis in Australia and Europe: A model for emerging infectious diseases. Antiviral Res, 93(3): 387-415.

Kerr PJ, Hone J, Perrin L, et al. 2010. Molecular and serological analysis of the epidemiology of Myxoma virus in rabbits. Vet Microbiol, 143(2-4): 167.

Khedri J, Radfar MH, Borji H, et al. 2014. Canine heartworm in southeastern of Iran with review of disease distribution. Iran J Parasitol, 9(4): 560-567.

Kocan KM, de la Fuente J, Cabezas-Cruz A. 2015. The genus Anaplasma: new challenges after reclassification. Rev Sci Tech, 34(2): 577-586.

Kulkarni MA, Berrang-Ford L, Buck PA, et al. 2015. Major emerging vector-borne zoonotic diseases of public health importance in Canada. Emerg Microbes Infect, 4: e33.

Kunze U. 2016. The international scientific working group on tick-borne encephalitis(ISW TBE): review of 17 years of activity and commitment. Ticks Tick-borne Dis, 7(3): 399-404.

Kwarteng A, Ahuno ST. 2017. Immunity in filarial infections: lessons from animal models and human studies. Scand J Immunol, 85(4): 251-257.

Lapošová K, Pastoreková S, Tomášková J. 2013. Lymphocytic choriomeningitis virus: invisible but not innocent. Acta Virol, 57(2): 160-170.

Lasecka L, Baron MD. 2013. The molecular biology of nairoviruses, an emerging group of tick-borne arboviruses. Arch Virol, 159(6): 1249-1265.

Li S, Shi Y, Zheng K, et al. 2017. Morphologic and molecular characterization of a strain of Zika virus imported into Guangdong, China. PLoS One, 12(1): e0169256.

Li Y, Guan G, Ma M, et al. 2011. *Theileria ovis* discovered in China. Exp Parasitol, 127(1): 304-307.

Li Z, Zheng F, Gao S, et al. 2014. Large-scale serological survey of bovine ephemeral fever in China. Vet Microbiol, 176(1-2): 155-160.

Linthicum KJ, Britch SC, Anyamba A. 2016. Rift valley fever: an emerging mosquito-borne disease. Annu Rev Entomol, 61: 395-415.

Liu Q, Eremeeva ME, Li D. 2012. Bartonella and Bartonella infections in China: from the clinic to the laboratory. Comp Immunol Microbiol Infect Dis, 35(2): 93-102.

Liu R, Zhang G, Liu X, et al. 2016. Detection of the Siberian tick-borne encephalitis virus in the Xinjiang Uygur Autonomous Region, Northwestern China. Chinese Journal of Virology, 32(1): 26-31.

Long MT, Guthrie AJ. 2015. Chapter 16 – African horse sickness. Equine infectious diseases, 2014: 181-188.

Maclachlan NJ, Zientara S, Savini G, et al. 2015. Epizootic haemorrhagic disease. Rev Sci Tech, 34(2): 341-351.

Maclachlan NJ. 2011. Bluetongue: history, global epidemiology, and pathogenesis. Prev Vet Med, 102(2): 107-111.

Mani RJ, Morton RJ, Clinkenbeard KD. 2016. Ecology of Tularemia in central US endemic region. Curr Trop Med Rep, 3: 75-79.

Markowicz M, Ladstatter S, Schotta AM, et al. 2015. Oligoarthritis caused by *Borrelia bavariensis*, Austria, 2014. Emerging Infectious Diseases, 21(6): 1052-1054.

Marozin S, Altomonte J, Apfel S, et al. 2012. Posttranslational modification of vesicular stomatitis virus glycoprotein, but not JNK inhibition, is the antiviral mechanism of SP600125. J Virol, 86(9): 4844-4855.

Monath TP, Vasconcelos PF. 2015. Yellow fever. J Clin Virol, 64: 160-173.

Mur L, Atzeni M, Martínez-López B, et al. 2016. Thirty-five-year presence of african swine fever in sardinia: history, evolution and risk factors for disease maintenance. Transbound Emerg Dis, 63(2): e165-177.

Musso D. 2015. Zika virus transmission from French Polynesia to Brazil. Emerg Infect Dis, 21(10): 1887.

Norte AC, Lopes de Carvalho I, Nuncio MS, et al. 2013. Blackbirds turdus merula as competent reservoirs for *Borrelia turdi* and *Borrelia valaisiana* in Portugal: evidence from a xenodiagnostic experiment. Environ Microbiol Rep, 5(4): 604-607.

Park JH. 2016. Recent outbreak of scrub typhus in North Western part of India. J Med Microbiol, 34(1): 114.

Pawaiya RV, Gupta VK. 2013. A review on Schmallenberg virus infection: a newly emerging disease of cattle, sheep and goats. Veterinarni Medicina, 58(10): 516-526.

Peniche Lara G, Dzul-Rosado KR, Zavala Velázquez JE, et al. 2012. Murine typhus: clinical and epidemiological aspects. Colomb Med(Cali), 43(2): 175-180.

Perez-Lopez FR, Chedraui P. 2010. Chagas disease in pregnancy: a non-endemic problem in a globalized world. Arch Gynecol Obstet, 282(6): 595-599.

Petersen LR, Brault AC, Nasci RS. 2013. West Nile virus: review of the literature. JAMA, 310(3): 308-315.

Pigott DM, Golding N, Mylne A, et al. 2015. Mapping the zoonotic niche of Marburg virus disease in Africa. Trans R Soc Trop Med Hyg, 109(6): 366-378.

Portillo A, Santibáñez S, García-Álvarez L, et al. 2015. Rickettsioses in Europe. Microbes Infect, 17(11-12):

834-838.

Pritt BS, Respicio-Kingry LB, Sloan LM, et al. 2016. *Borrelia mayonii* sp. Nov., a member of the *Borrelia burgdorferi* sensu lato complex, detected in patients and ticks in the upper 308agomorphs United States. Inter J Sys Evol Microbiol, 66(11): 4878-4880.

Regier Y O, Rourke F, Kempf VA. 2016. *Bartonella* spp. — a chance to establish One Health concepts in veterinary and human medicine. Parasit Vectors, 9(1): 261.

Robin M, Page P, Archer D, et al. 2016. African horse sickness: The potential for an outbreak in disease—free regions and current disease control and elimination techniques. Equine Vet J, 48(5): 659-669.

Roger P. 2015. Schmallenberg virus: an update. In Practice, 37(1): 33-37.

Rougeron V, Feldmann H, Grard G, et al. 2015. Ebola and Marburg haemorrhagic fever. J Clin Virol, 64: 111-119.

Ruzek D, Yakimenko VV, Karan LS, et al. 2010. Omsk haemorrhagic fever. Lancet, 376(9758): 2104-2113.

Sánchez-Vizcaíno JM, Mur L, Gomez-Villamandos JC, et al. 2015. An update on the epidemiology and pathology of African swine fever. J Comp Pathol, 152(1): 9-21.

Sargianou M, Panos G, Tsatsaris A, et al. 2013. Crimean-Congo hemorrhagic fever: seroprevalence and risk factors among humans in Achaia, Western Greece. Inter J Infect Dis, 17(12): E1160-E1165.

Scott JD. 2016. *Borrelia mayonii*: prying open Pandora's box of spirochetes. The Lancet Infectious Diseases. 16(6): 637.

Sharp TM, Tomashek KM, Read JS, et al. 2017. A new look at an old disease: recent insights into the global epidemiology of dengue. Curr Epidemiol Rep, 4(1): 11-21.

Shayan S, Bokaean M, Shahrivar MR, et al. 2015. Crimean-Congo hemorrhagic fever. Lab Med, 26(1): 36-38.

Silvers L, Barnard D, Knowlton F, et al. 2010. Host-specificity of myxoma virus: pathogenesis of South American and North American strains of Myxoma virus in two North American 309agomorphs species. Vet Microbiol, 141(3-4): 289-300.

Solano-Gallego L, Sainz A, Roura X, et al. 2016. A review of canine babesiosis: the European perspective. Parasit Vectors, 9(1): 336.

Song BH, Yun SI, Woolley M, et al. 2017. Zika virus: History, epidemiology, transmission, and clinical presentation. J Neuroimmunol. Doi: 10.1016/j.jneuroim. 2017. 03.001.

Steverding D. 2017. The history of leishmaniasis. Parasit Vectors, 10(1): 82.

Stuen S, Granquist EG, Silaghi C. 2013. Anaplasma phagocytophilum—a widespread multi-host pathogen with highly adaptive strategies. Front Cell Infect Microbiol, 3: 31.

Subbalaxmi MV, Madisetty MK, Prasad AK, et al. 2014. Outbreak of scrub typhus in Andhra Pradesh—experience at a tertiary care hospital. J Assoc Physicians India, 62(6): 490-496.

Ta TH, Hisam S, Lanza M, et al. 2014. First case of a naturally acquired human infection with *Plasmodium cynomolgi*. Malar J, 13: 68.

Tasic-Otasevic SA, Trenkic Bozinovic MS, Gabrielli SV, et al. 2015. Canine and human Dirofilaria infections in the Balkan Peninsula. Vet Parasitol, 209(3-4): 151-156.

Taylor KG, Paessler S. 2013. Pathogenesis of Venezuelan equine encephalitis. Vet Microbiol, 167(1-2): 145-150.

Tuppurainen ES, Oura CA. 2012. Review: lumpy skin disease: an emerging threat to Europe, the Middle East and Asia. Transbound Emerg Dis, 59(1): 40-48.

Vannier EG, Diuk-Wasser MA, Ben Mamoun C, et al. 2015. Babesiosis. Infect Dis Clin North Am, 29(2): 357-370.

Vlaminck J, Fischer PU, Weil GJ. 2015. Diagnostic tools for onchocerciasis elimination programs. Trends Parasitol, 31(11): 571-582.

Walker PJ, Klement E. 2015. Epidemiology and control of bovine ephemeral fever. Vet Res, 46: 124.

Wang F, Lin J, Chang J, et al. 2016. Isolation, complete genome sequencing, and phylogenetic analysis of the first Chuzan virus in China. Virus Genes, 52(1): 138-141.

Wang H, Liang G. 2015. Epidemiology of Japanese encephalitis: past, present, and future prospects. Ther

Clin Risk Manag, 11: 435-448.

Ward M, Benelli G. 2017. Avian and simian malaria: do they have a cancer connection? Parasitol Res, 116(3): 839-845.

Wareth G, Hikal A, Refai M, et al. 2014. Animal brucellosis in Egypt. J Infect Dev Ctries, 8(11): 1365-1373.

Weaver SC, Ferro C, Barrera R, et al. 2004. Venezuelan equine encephalitis. Annu Rev Entomol, 49: 141-174.

Weyer J, Thomas J, Leman PA, et al. 2013. Human cases of Wesselsbron disease, South Africa 2010-2011. Vector Borne Zoonotic Dis, 13(5): 330-336.

WHO. 2017.World Malaria Report 2016. Switzerland: World Health Organization.

Woldehiwet Z. 2010. The natural history of *Anaplasma phagocytophilum*. Vet Parasitol, 167(2-4): 108-122.

Wu X, Na R, Wei S, et al. 2013. Distribution of tick-borne diseases in China. Para Vect, 6(1): 119.

Xing Y, Schmitt HJ, Arguedas A, et al. 2017. Tick-borne encephalitis in China: A review of epidemiology and vaccines. Vaccine, 35(9): 1227-1237.

Yin JH, Zhou SS, Xia ZG, et al. 2014. Historical patterns of malaria transmission in China. Adv Parasitol, 86: 1-19.

Zammarchi L, Stella G, Mantella A, et al. 2015. Zika virus infections imported to Italy: clinical, immunological and virological findings, and public health implications. J Clin Virol, 63: 32-35.

Zhan L, Cao WC, Jiang JF, et al. 2010. *Anaplasma phagocytophilum* from rodents and sheep, China. Emerg Infect Dis, 16(5): 764-768.

Zhao GH, Yin K, Zhong WX, et al. 2016. Epidemiological investigation of asymptomatic dogs with Leishmania infection in Southwestern China where visceral Leishmaniasis is intractable. Korean J Parasitol, 54(6): 797-801.

Zhou X, Xia S, Huang JL, et al. 2014. Human babesiosis, an emerging tick-borne disease in the People's Republic of China. Parasit Vectors, 7: 509.

Zientara S, Weyer CT, Lecollinet S. 2015. African horse sickness. Rev Sci Tech, 34(2): 315-327.

Zou LX, Chen MJ, Sun L. 2016. Haemorrhagic fever with renal syndrome: literature review and distribution analysis in China. Int J Infect Dis, 43: 95-100.

第三篇　中国主要口岸病媒生物与病媒病的监测

随着对外开放的进一步深入，我国口岸遍布华夏大地，呈全方位对外开放，所处地理位置的自然景观呈多样化分布：众多口岸横跨2界（古北界、东洋界）、3亚界（东北亚界、中亚亚界、中印亚界），分布在7个区（东北区、华北区、蒙新区、青藏区、西南区、华中区、华南区）、19个亚区之中。其中与我国毗邻的国家14个（俄罗斯、蒙古、朝鲜、越南、老挝、缅甸、印度、不丹、尼泊尔、巴基斯坦、阿富汗、哈萨克斯坦、塔吉克斯坦、吉尔吉斯斯坦），这些国家在两国边境多设有一个以上的贸易口岸，其自然景观与邻国口岸的地貌植被相似，医学媒介生物种群应雷同，但优势种群、密度、可能携带病原情况则不确定。另外，交通运输工具的快速发展，极大地缩短了两地的距离，使得人流、物流在国际间的交往更加频繁。目前，与我国有直接通航的国家和地区近300个，国际间日益严重的媒介生物传染病疫情、频频发现的输入性医学媒介生物，加大了媒介生物输入的风险，也加大了媒传传染病传入我国的风险。

国境口岸对媒介生物的防制和媒传疾病的防治成为保障口岸生物安全的重要工作内容，通过对口岸媒介生物种群动态变化的监测，可以预警输入性媒介生物、媒传疾病传入的风险，对降低媒介生物引发的生物安全风险、防治媒传传染病流行与扩散具有十分重要的意义。而口岸媒介生物本底调查研究是控制媒介生物及媒传疾病的基础。为此，我们搜集了全国媒介生物本底调查资料，开展了大量工作，编制出最新全国口岸医学媒介生物组成名录，希望有助于全国各口岸开展生物媒介的防控工作。

第十二章　云南口岸病媒生物及动物病媒病与监控

第一节　云南口岸地区蚊类分布情况

一、概况

云南边境线长4060km，国内与四川、贵州、广西、西藏相邻，国外与老挝、缅甸、越南山水相连，北回归线从云南南部横穿而过，海拔76.4～6740m，分为北热带、南亚热带、中亚热带、北亚热带、南温带、中温带和高原气候区带7个气候区。全省由于具有特殊的地理位置和自然环境，蚊虫种类居全国首位，也是国内较早开展虫媒研究的省份。据《云南蚊类志》记载，云南蚊类共分20属31亚属297种（亚种）。

云南是我国通往南亚、东南亚的重要通道。董学书等自2000年9月至2002年9月，历时两年，调查了思茅、西双版纳、临沧、德宏、麻栗坡等地口岸9个，共捕获蚊虫17 000余只，经鉴定隶属3亚科12属18亚属97种（亚种）。其中包括病媒蚊虫4属22种，如疟疾媒介微小按蚊、嗜人按蚊、大劣按蚊等；流行性乙型脑炎媒介三带喙库蚊、伪杂鳞库蚊、霜背库蚊；登革热及基孔肯雅热媒介白纹伊蚊、埃及伊蚊；丝虫病媒介常型曼蚊、中华按蚊等。口岸蚊虫占云南省蚊属的61. 1%、蚊种的33.9%。所调查地区除麻栗坡调查点的蚊属、种较少外，思茅、西双版纳、临沧、德宏等调查点采获的蚊属、种及孳生场所基本相似。

二、云南口岸地区蚊类种群结构

云南口岸地区蚊类种群结构主要分为以下几类。

（一）按蚊亚科

按蚊亚科包括按蚊属。

（1）按蚊亚属：嗜人按蚊、孟加拉按蚊、须喙按蚊、克氏按蚊、大型按蚊贝氏亚种、林氏按蚊、带足按蚊、中华按蚊。

（2）塞蚊亚属：乌头按蚊、环斑按蚊、库态按蚊、大劣按蚊、溪流按蚊、微小按蚊、多斑按蚊、菲律宾按蚊、美彩按蚊、伪威氏按蚊、浅色按蚊、可赫按蚊、瓦容按蚊、迷胡按蚊、威氏按蚊。

（二）库蚊亚科

1. 伊蚊属

（1）伊状蚊亚属：刺管伊蚊、白点伊蚊。

（2）覆蚊亚属：埃及伊蚊、园斑伊蚊、尖斑伊蚊、中点伊蚊、白纹伊蚊、亚白纹伊蚊、伪白纹伊蚊。

2. 骚扰蚊属

（1）纷蚊亚属：白带骚扰蚊米基尔亚种、阿萨姆骚扰蚊、竖鳞骚扰蚊、显著骚扰蚊、金线骚扰蚊、台湾骚扰蚊、哈唯骚扰蚊、日本骚扰蚊、石穴骚扰蚊、云南骚扰蚊、乳点骚扰蚊、棘刺骚扰蚊、侧白骚扰蚊、银雪骚扰蚊、新雪骚扰蚊、大森骚扰蚊。

（2）奈蚊亚属：异形骚扰蚊。

3. 阿蚊属

（1）阿蚊亚属：达勒姆阿蚊、骚扰阿蚊。

（2）励蚊亚属：五指阿蚊、黄色阿蚊、白斑阿蚊、巨型阿蚊。

4. 库蚊属

（1）路蚊亚属：贪食库蚊、褐尾库蚊。

（2）真黑蚊亚属：短须库蚊、马来库蚊。

（3）簇角蚊亚属：孟加拉库蚊、思茅库蚊、须喙库蚊。

（4）库状蚊亚属：平脊库蚊、哈氏库蚊、黑点库蚊、白胸库蚊、薛氏库蚊。

（5）库蚊亚属：致倦库蚊、黄氏库蚊、迷走库蚊、棕头库蚊、白雪库蚊、二带喙库蚊、环带库蚊、伪杂鳞库蚊、三带喙库蚊、类斑翅库蚊、小斑翅库蚊。

5. 曼蚊属

常型曼蚊。

6. 直脚蚊属

安达曼直脚蚊、类按直脚蚊。

7. 钩蚊属

灰唇钩蚊、肘喙钩蚊。

8. 局限蚊属

（1）丽蚊亚属：胡氏局限蚊。

（2）局限蚊亚属：曲端局限蚊、林氏局限蚊。

9. 杵蚊属

（1）星毛蚊亚属：蛛形杵蚊。

（2）杵蚊亚属：竹生杵蚊、印度杵蚊、长管杵蚊。

10. 蓝带蚊属

蓝带蚊属包括伪费蚊亚属的新糊蓝带蚊、白胸蓝带蚊、巨型蓝带蚊。

（三）巨蚊亚科

包括巨蚊属的金毛巨蚊、黄边巨蚊、紫腹巨蚊、华丽巨蚊。

三、蚊类季节消长规律

不同病媒（按蚊、库蚊等）在不同的季节里，其种群数量都表现出消长变化，这些变化是与病媒的生物学特点、温度、湿度、日照、滋生地类型等密切相关的。在云南省，由于不同的海拔、气候带，同一蚊种在不同地带表现出的消长规律也不同。云南省邻近缅甸、老挝和越南口岸的热带亚热带地区，按蚊季节消长大致如下：每年 1～5 月蚊群密度变化不大，6 月开始直线上升，至 8 月达到高峰，一直持续到 10 月开始下降，到 12 月才降到全年最低。其特点表现为密度升降比较平缓、高峰季节长、峰幅宽，为时 6 个月。密度高峰月份集中在 7～10 月，以 8～9 月密度最高。

第二节　云南口岸地区蠓类分布情况

一、概况

云南省地处中国西南边陲，全境东西最大横距 864.9km，南北最大纵距 900km，总面积 39.4 万 km^2，占全国陆地总面积的 4.1%，居全国第八位。全省土地面积中，山地约占 84%，高原、丘陵约占 10%，盆地、河谷约占 6%，平均海拔 2000m 左右，最高海拔 6740m，最低海拔 76.4m。云南的地形呈现北高南低之势，从而形成了复杂多样的自然地理环境和生态环境，也助生了蠓类种类的复杂多样性。

蠓科（Ceratopogonidae）属于节肢动物门（Arthropoda）昆虫纲（Insecta）双翅目（Diptera）长角亚目（Nematocera），1917 年由 Malloch 创立，是昆虫纲里物种极为丰富的一科。目前全世界蠓科有 125 属 5360 余种。蠓作为一类医学媒介昆虫，占有十分重要的地位。蠓类不但吸血骚扰，还是诸多疾病传播的重要媒介，如蓝舌病、水泡性口炎和 Oropouche 病等。我国蠓类研究起步较晚，尤其是云南的蠓类研究更晚，大规模研究始于 20 世纪 80 年代，通过广大科研工作者的努力，相继发现诸多新种，但既往文献尚无云南境内蠓类种类和地理分布的整体情况报道。

二、云南口岸地区蠓类种群结构

（一）细蠓亚科

细蠓亚科包括细蠓属。

全蠓亚属：小斧细蠓、勐腊细蠓、郧县细蠓、云南细蠓。

（二）毛蠓亚科

毛蠓亚科包括毛蠓属。

（1）毛蠓亚属：朴乐毛蠓、暗色毛蠓、扩张毛蠓、边界毛蠓、裂叶毛蠓、芒市毛蠓。

（2）瘦蠓亚属：缝合毛蠓、带状毛蠓、南竹毛蠓、短剑毛蠓。

（3）前蠓亚属：泸定毛蠓。

（4）类库亚属：宽带毛蠓、角翼毛蠓、奇异毛蠓、欧洲毛蠓、静波毛蠓、昆明毛蠓、钉绊毛蠓、西部毛蠓。

（三）铗蠓亚科

1. 裸蠓属

（1）裸蠓亚属：长背裸蠓、美岛裸蠓、杰克裸蠓、毡帽裸蠓、壶状裸蠓、叉茎裸蠓。

（2）肯蠓亚属：游荡裸蠓、短茎裸蠓、棕须裸蠓、短背裸蠓、长膜裸蠓、冲绳裸蠓、方茎裸蠓、林丛裸蠓。

（3）长喙亚属：棕色裸蠓、淡足裸蠓。

（4）多赘亚属：琴形裸蠓、卵形裸蠓、淡尾裸蠓、类瘦裸蠓。

2. 铗蠓属

（1）集蠓亚属：曼庄铗蠓。

（2）载蠓亚属：哈氏铗蠓。

（3）尤蠓亚属：具齿铗蠓、修饰铗蠓、三角铗蠓。

（4）铗蠓亚属：具孔铗蠓、丛林铗蠓。

（5）钳蠓亚属：羽状铗蠓。

（6）丽蠓亚属：圆蓬铗蠓。

（7）小蠓亚属：温和铗蠓。

3. 蠛蠓属

庐山蠛蠓、三地蠛蠓、低飞蠛蠓、混杂蠛蠓、多齿蠛蠓、扩散蠛蠓、多感蠛蠓、趋光蠛蠓、山栖蠛蠓、五齿蠛蠓、台湾蠛蠓、钩茎蠛蠓。

（四）蠓亚科

蠓亚科包括库蠓属。

（1）三囊亚属：嗜蚊库蠓、巴沙库蠓、黑背库蠓、黄胸库蠓、黄盾库蠓、肩宏库蠓、长囊库蠓、棕胸库蠓、蛮耗库蠓、明边库蠓、勐腊库蠓、新须库蠓、抚须库蠓、帕巴库蠓、趋黄库蠓、细须库蠓。

（2）桥茎亚属：卡奴库蠓、暴刺库蠓、类三袋库蠓。

（3）二囊亚属：琉球库蠓、白带库蠓、短须库蠓、长斑库蠓、屏东库蠓、标翅库蠓、连斑库蠓、新竹库蠓、马来库蠓、怒江库蠓、不显库蠓、东方库蠓、巴涝库蠓、牧场库蠓、异域库蠓、瑞丽库蠓、苏岛库蠓、铃库蠓。

（4）库蠓亚属：黑脉库蠓、印度库蠓、龙溪库蠓、日本库蠓、刺螯库蠓、云南库蠓。

（5）屋室亚属：缘斑库蠓、勐海库蠓、北京库蠓、尖喙库蠓、头巾库蠓、冈库蠓、武夷库蠓、单带库蠓、断库蠓、新平库蠓、毛眼库蠓。

（6）血色亚属：大室库蠓、李库蠓、吉姆库蠓。

（7）傲蠓亚属：端斑库蠓、曲斑库蠓。

（8）带纹亚属：荒川库蠓、环斑库蠓、角突库蠓、肠形库蠓、滴斑库蠓、大和库蠓、疑库蠓。

（9）单囊亚属：原野库蠓。

（10）华蠓亚属：麻栗坡库蠓。

（五）蠓族

1. 埃蠓属

暗黑埃蠓。

2. 阿蠓属

弯曲阿蠓、随意阿蠓、边缘阿蠓、棘刺阿蠓、白袍阿蠓、梯泊阿蠓、淡黄阿蠓。

3. 柱蠓属

（1）棘蠓亚属：勐腊柱蠓、洛伊柱蠓。

（2）柱蠓亚属：毛背柱蠓、坚齿柱蠓。

4. 约蠓属

似银约蠓。

5. 绒蠓属

云南绒蠓。

6. 奇蠓属

多刺奇蠓。

7. 贝蠓属

澜沧贝蠓、中华贝蠓。

8. 须蠓属

曲折须蠓。

三、蠓类季节消长规律

在云南口岸的吸血蠓中，南方蠛蠓为当地昼间活动吸血的种类。研究人员于 7～8 月晴日静风条件下，以人诱法进行了云南口岸南方蠛蠓昼间活动规律观察。结果表明，清晨南方蠛蠓活动甚少，两次采集均在 6：45 诱获第 1 只成蠓，8：00 数量开始增多，10：00 持续上升，12：00 以后活动达到高峰，其后逐渐下降，18：00 后活动明显减少。

3～11 月是荒川库蠓和尖喙库蠓的活动季节，它们的活动高峰期分别是 3～6 月和 7～9 月。荒川库蠓 7 月整夜都活动，并在 19：00～21：00 和 03：00～05：00 呈现两个活动高峰。蠓类在 24h 观察中均有活动，于日落前活动开始频繁并且数量渐增。白天活动以毛蠓为主、蠛蠓次之，黄昏后则以荒川库蠓为主。

第三节　云南口岸地区蜱类分布情况

一、概况

先后对怒江、保山、迪庆、丽江、德宏、大理、临沧和西双版纳等地的山地林区以拖旗法采集为主，兼对野生动物和家畜体寄生蜱同时进行了蜱类的调查采集工作，共发现蜱类 7 属 20 种。

二、云南口岸地区蜱类种群结构

（一）硬蜱属

1. 卵形硬蜱

（1）采集地：大理（苍山、哀牢山）、剑川（老君山）、兰坪（二林场）、维西（碧罗雪山马格洛、小雪山丫口）、丽江（老君山冲江河林场）、泸水（高黎贡山片马、姚家坪）、贡山（高黎贡山、担打力卡山）。

（2）栖居生境：针阔混交林、常绿阔叶林、灌丛。

（3）海拔：2400～3200m。

（4）宿主：鹿、牦牛、扭角铃、山羊。

2. 锐附硬蜱

（1）采集地：大理（哀牢山）、剑川（老君山）、兰坪（二林场）、丽江（老君山冲江河林场）、泸水（高黎贡山）、贡山（高黎贡山、担打力卡山）、永平（木莲花山）、腾冲（黑泥潭）、维西（塔城）。

（2）栖居生境：针阔混交林、常绿阔叶林。

（3）海拔：1600～2700m。

（4）宿主：鹿、山羊、犬、人。

3. 长蝠硬蜱

（1）采集地：勐腊（小勐伦）。

（2）栖居生境：岩洞。

（3）海拔：700m。

（4）宿主：蝙蝠（待定种）。

4. 拟篦硬蜱

（1）采集地：贡山（高黎贡山）。
（2）栖居生境：针阔混交林。
（3）海拔：2900m。

（二）血蜱属

1. 台湾血蜱

（1）采集地：景洪（阿麻山）。
（2）栖居生境：阔叶林。
（3）海拔：900m。
（4）宿主：山猫。

2. 褐黄血蜱

（1）采集地：景洪（阿麻山）、沧源（班老）。
（2）栖居生境：阔叶林。
（3）海拔：50～900m。
（4）宿主：犬。

3. 缅甸血蜱

（1）采集地：德饮（怒山）。
（2）宿主：黄牛。

4. 豪猪血蜱

（1）采集地：下关（哀牢山）、沧源（班老）、盈江。
（2）栖居生境：阔叶林。
（3）海拔：500～2300m。
（4）宿主：豪猪。

5. 越原血蜱

（1）采集地：景洪（阿麻山）。
（2）栖居生境：阔叶林。
（3）海拔：900m。

6. 距刺血蜱

（1）采集地：景洪（阿麻山）、勐腊（布蚌）、沧源（埋新、班老）。
（2）栖居生境：阔叶林。
（3）海拔：600～900m。
（4）宿主：犬、黄牛。

7. 亚洲血蜱

（1）采集地：景洪（阿麻山）。
（2）栖居生境：阔叶林。
（3）海拔：600～900m。
（4）宿主：山猫、果子狸。

8. 北岗血蜱

（1）采集地：大理（苍山）、泸水（高黎贡山）、贡山（高黎贡山、担打力卡山）。
（2）栖居生境：针阔混交林、阔叶林。
（3）海拔：2400～3000m。
（4）宿主：鹿、扭角羚、人。

（三）革蜱属

革蜱属包括金泽革蜱。
（1）采集地：景洪（阿麻山）、勐腊（布蚌）、沧源（班老）、盈江（铜壁关、那班）。
（2）栖居生境：阔叶林。
（3）海拔：300～1600m。
（4）宿主：黄牛。

（四）花蜱属

1. 龟形花蜱

（1）采集地：景洪（阿麻山）、勐腊（布蚌）、沧源（班老）、盈江（那班）。
（2）栖居生境：阔叶林。
（3）海拔：300～900m。
（4）宿主：黄牛、人。

2. 爪哇花蜱

（1）采集地：景洪（阿麻山）、大理、南涧。
（2）栖居生境：阔叶林。
（3）海拔：900～1980m。
（4）宿主：穿山甲。

（五）盲花蜱属

1. 巨蜥盲花蜱

（1）采集地：勐腊（布蚌）。
（2）栖居生境：阔叶林。
（3）海拔：600m。

（4）宿主：巨蜥。

2. 厚体盲花蜱

（1）采集地：勐腊（布蚌）。
（2）栖居生境：阔叶林。
（3）海拔：900m。
（4）宿主：眼镜蛇。

（六）扇头蜱属

1. 血红扇头蜱

（1）采集地：沧源（班老）。
（2）栖居生境：阔叶林。
（3）海拔：800m。
（4）宿主：黄牛、犬。

2. 镰形扇头蜱

（1）采集地：景洪（阿麻山）、勐腊（布蚌）、沧源（班老）、盈江（铜壁关、支那）。
（2）栖居生境：阔叶林。
（3）海拔：300～900m。
（4）宿主：黄牛、马、水牛、犬。

（七）牛蜱属

牛蜱属包括微小牛蜱。

（1）采集地：大理（苍山）、漾濞（平坡）、维西（塔城、康普）、泸水（高黎贡山）、贡山（高黎贡山、独龙江）、盈江（那班、支那）、腾冲（黑泥潭）、沧源（班老、永新、糯良）、景洪（大勐龙）、中甸（巨甸）、德钦（怒山）、永平（木莲花山）。

（2）海拔：300～4100m。

（3）宿主：黄牛、独龙牛、山羊、马、骡。

综上所述，近年来，在云南西部横断山共采获蜱类 7 属 20 种，其中数量构成较多的有微小牛蜱、龟行花蜱、距刺血蜱和卵形硬蜱 4 种。家畜的主要寄生蜱为微小牛蜱、镰形扇头蜱、鬼形花蜱（黄牛）和距刺血蜱（家犬）。

三、蜱类季节消长规律

由于蜱类在寄生阶段对宿主具有不同程度的专性，其种群丰度受宿主密度和宿主运动方式的影响，并与其生存的自然环境、与宿主的相互关系有关，这些因素共同决定了蜱媒病的时间和空间变动规律。在非寄生阶段，蜱类种群动态和种群密度主要受自然环境条件如生境结构、气候因子等影响。多数硬蜱，尤其是生活在温带和亚热带地区的种类，在找寻宿主过程中有一个明显的季节周期。蜱类饱血后蜕皮及产卵等行为需要适宜的环境条件，因此其不同发育期的吸血脱落节律、季节发生动态等对于了解蜱媒疾病流行特点及制订综合防治措施具有非常重要的意义。

第四节 动物病媒病传播风险分析

（一）伊蚊

登革热媒介为库蚊亚科伊蚊属的伊蚊，目前发现 27 种。云南省伊蚊分布较多的 8 个边境州（市）、25 个边境县属于热带或亚热带气候，常年高温、多雨、潮湿，媒介蚊种分布广泛，是登革热媒介繁衍的理想疫源地。其中，登革热重要媒介埃及伊蚊主要分布在德宏傣族景颇族自治州瑞丽市、陇川县和芒市，以及西双版纳傣族自治州勐腊县和景洪市。白纹伊蚊在云南广泛分布，从海拔低至 100m 的河口，到海拔高达 1800～1900m 的丽江、昆明和大理地区均有该蚊的分布，但在海拔 2000m 以上地区未发现该蚊的分布。近几十年来的蚊虫分布调查发现，白纹伊蚊属于云南边境地区的优势蚊虫种类之一。

云南边境口岸媒介昆虫种群结构复杂，携带病原更是繁多，梁国栋研究员开展的研究发现，在采集到的 11 属 74 种 50 余万只蚊虫标本（蚊虫标本采集方法包括人诱、诱蚊灯采集等；蚊虫以种分类统计，部分未作分类即装入冻存管并加以实验），共分离出 361 株病毒，其中 321 株已鉴定，另外 40 株未得到明确鉴定。在鉴定的病毒中包括 5 个病毒科的 5 个病毒属 11 种病毒，有披膜病毒科甲病毒属的辛德毕斯病毒（Sindbis virus，SINV）、CHIKV、盖塔病毒（Getah virus，GETV）、JEV、DENV、呼肠弧病毒科环状病毒属云南新环状病毒（Yunnan obivirus，YUOV）、Colti 病毒（Colti virus）、Seadona 病毒属的 Kadipiro 病毒（Kadipiro virus，KDV）、版纳病毒（Banna virus，BAV）、细小病毒科浓核病毒属浓核病毒（Densonucleosis virus，DNV）、布尼安病毒科布尼安病毒属巴泰病毒（Batai virus，BATV）。

（二）按蚊

中华按蚊是云南省传播流行性乙型脑炎病毒的重要蚊种之一。该蚊分布广、种群数量大，其季节消长与流行性乙型脑炎发病曲线一致。它不仅在流行期具有重要传播作用，也可能在流行前期和流行后期对维持动物间病毒传播起到循环作用。

（三）库蠓

在云南边境口岸热带亚热带地区，库蠓分布数量虽少，但分布范围较广。在 2009～2016 年我们开展的边境动物疫病蓝舌病病毒抗体监测中，发现云南的西双版纳、德宏等地，牛群携带蓝舌病病毒抗体阳性率一直维持在高水平状态，有的地方甚至可达 100% 抗体阳性率，暗示库蠓在上述区域存在一定的活动空间，在动物蓝舌病的流行和流行的维持阶段起到关键性的作用。

台湾蠛蠓、尖喙库蠓中也能分离出流行性乙型脑炎病毒。

（四）蜱

对云南省高黎贡山进行了森林脑炎调查，从捕获的卵形硬蜱中分离到森林脑炎病毒2株，从患者血液中分离到该病毒2株，从鼠类中分离到该病毒15株，其中分离自滇绒鼠、梵鼠各3株，中华姬鼠、社鼠各2株，大足鼠、灰腹鼠各1株，食虫动物中华新猬3株。分离毒株经电镜、理化、生物学性状、中和试验及分子生物学研究，表明其与我国东北森林脑炎病毒相似，属远东型森林脑炎病毒，证实该地存在森林脑炎自然疫源地。此外，从微小牛蜱、嗜群血蜱、森林革蜱、全沟硬蜱、卵形硬蜱和边缘革蜱中都分离出森林脑炎病毒。

根据已有的研究可知，云南口岸地区虫媒传播疫病的风险较高，边境一线饲养的动物更是处在动物虫媒病的高压感染、流行及流行维持状态下。

（艾　军　肖荣海　孙洪正　刘伯华　王慧煜）

第十三章　广西口岸病媒生物及动物病媒病与监控

第一节　广西口岸地区自然生境概况

广西壮族自治区简称桂，地处祖国南疆，位于104°26′～112°04′S、20°54′～26°24′N，周边与广东、湖南、贵州、云南等省接壤，西南与越南的边界线长约 1020km，大陆海岸线长约 1595km。全区土地总面积 23.67 万 km^2，地处中、南亚热带季风气候区，气候温暖、热量丰富，降水丰沛、干湿分明，日照适中、冬少夏多，各地年日照时数为 1169～2219h，年平均气温为 16.5～23.1℃，最高气温为 33.7～42.5℃，最低气温为–8.4～2.9℃，年降水量为 1080～2760mm。广西海、陆、空口岸齐全，全区共有 18 个一类口岸、7 个二类口岸、26 个边民互市贸易点及众多的边境通道。

第二节　广西口岸地区医学媒介生物种群分布情况

1. 鼠形动物

鼠形动物共 2 目 4 科 8 属 23 种，主要种群有：黄胸鼠、褐家鼠、黄毛鼠、小家鼠、板齿鼠、白腹巨鼠青毛鼠、赤腹松鼠、臭鼩鼱等。

2. 蚤类

蚤类共 4 科 10 属 15 种，主要种群有：印鼠客蚤、缓慢细蚤、伍氏病蚤、不等单蚤等。

3. 蜱类

蜱类共 1 科 2 属 3 种，主要种群有：全沟硬蜱、粒形硬蜱、亚洲血蜱。

4. 蚊类

蚊类共 1 科 4 属 30 种，主要种群有：致倦库蚊、三带喙库蚊、二带喙库蚊、白纹伊蚊、中华按蚊、骚扰阿蚊等。

5. 蠓类

蠓类共 1 科 1 属 1 种，主要种群有：台湾蠛蠓。

第三节　广西口岸地区动物虫媒病的传播风险

凭祥口岸 2010～2013 年鼠体流行性出血热、钩端螺旋体病和莱姆病病原体检测阳性，检出率依次为 7.54%、1.56%和 5.92%。2014～2015 年 1 月，北海口岸检出汉坦病毒核酸阳性1份；贵港口岸检出汉坦病毒核酸阳性2例，巴尔通体核酸阳性1份；南宁机场办检出钩端螺旋体核酸阳性6例，巴尔通体核酸阳性1例。2015年广西与越南接壤地区的东兴、友谊关、浦寨、爱店、水口、龙邦、平孟7个口岸，共检测到35份病原体抗体阳性（胶体金法），其中21份（4.26%）为肾综合征出血热，9份（1.74%）为钩端螺旋体，5份（1.16%）为莱姆病，说明广西口岸辖区鼠形动物可能有流行性出血热、莱姆螺旋体、巴尔通体和钩端螺旋体自然感染。

2013～2016年将部分捕获的蚊类分别做甲病毒属、黄病毒属、寨卡病毒、疟原虫检测，检测结果均为阴性。

虽然没有关于口岸范围内动物虫媒病的资料，但是经过查询公开发布期刊发现，广西流行性出血热的发病季节比较明显，病例主要集中在10月到次年3月。一年四季均有钩体病发生和流行，但发病呈现明显的季节性，1～5月病例较少，6月病例明显增加，7～9月维持在较高水平，8月是发病高峰，10月病例逐渐下降。7～9月是钩体病的流行季节。

广西蚊媒传染病常见有疟疾、登革热，大部分为输入性的病例。2016年广西口岸蚊密度高峰期在8月、9月，蚊密度是8.0～8.25只/（台·h），低于《国境口岸病媒生物监测规定》（质检卫函［16］号）成蚊参考控制标准［60只/（台·h）］。

第四节　广西代表性口岸监测数据

一、2013年凭祥边境口岸监测数据

（一）凭祥边境口岸鼠类种类及构成情况

在凭祥边境口岸（友谊关、浦寨、爱店）进行鼠类季节性日常调查，选择了房周及室内、灌丛田地边、森林山地三个不同的生境作为调查监测点，采用夹夜法，每季度中下旬进行监测，连续监测三天。捕获鼠类1科1属7种共136只，种类组成见表13-1。优势种为褐家鼠。不同生境鼠类的构成比例见表13-2。友谊关、浦寨、爱店三个边境口岸鼠类的构成比例见表13-3。

表13-1　凭祥边境口岸鼠类种类组成

种类名录					采集方法		数量/只	组成/%	年龄结构（成幼比）	雌鼠数	妊鼠数/只	平均胎仔数/只
序号	科	属	种	拉丁文名称	夹夜法	粘鼠板法						
1	鼠科	家鼠属	褐家鼠	*Rattus norvegicus*	√		71	52.21	7∶1	16	4	8.3
2	鼠科	家鼠属	黄胸鼠	*Rattus flavipetus*	√		31	22.79	5∶1	4	1	8
3	鼠科	家鼠属	小家鼠	*Mus musculus*	√		7	5.15	7∶0	2	1	6
4	鼠科	家鼠属	黄毛鼠	*Rattus losea*	√		14	10.29	6∶1	2	0	0
5	鼠科	家鼠属	板齿鼠	*Bandicota indica*	√		7	5.15	7∶0	0	0	0
6	鼠科	家鼠属	青毛鼠	*Berylmys bowersi*	√		2	1.47	2∶0	0	0	0
7	鼠科	家鼠属	针毛鼠	*Rattus fulvescens*	√		4	2.94	4∶0	0	0	0
合计							136	100	—	24	6	—

表 13-2 凭祥边境口岸鼠类在三种生境中的构成比例

鼠类	房周及室内	灌丛及田地边	森林山地
褐家鼠	70（51.47%）	1（0.73%）	0（0%）
黄胸鼠	28（20.59%）	3（2.20%）	0（0%）
小家鼠	7（5.14%）	0（0%）	0（0%）
黄毛鼠	2（1.47%）	11（8.09%）	1（0.73%）
板齿鼠	0（0%）	7（5.14%）	0（0%）
青毛鼠	0（0%）	1（0.73%）	1（0.73%）
针毛鼠	0（0%）	0（0%）	4（2.94%）
合计	107（78.68）	23（16.91%）	6（4.41）

表 13-3 凭祥边境口岸鼠类种类构成比例

鼠类	友谊关	浦寨	爱店
褐家鼠	5（3.68%）	62（45.88%）	4（2.94%）
黄胸鼠	3（2.21%）	26（19.12%）	2（1.47%）
小家鼠	1（0.73%）	6（4.41%）	0（0%）
黄毛鼠	5（3.68%）	4（2.94%）	5（3.68%）
板齿鼠	0（0%）	0（0%）	7（5.14%）
青毛鼠	0（0%）	0（0%）	2（1.47%）
针毛鼠	4（2.94%）	0（0%）	0（0%）
合计	18（13.23%）	98（72.06%）	20（14.71%）

（二）凭祥边境口岸鼠寄生蚤、蜱、螨的感染情况

采集鼠体寄生蚤 55 只、蜱 18 只、螨 210 只，其中在树林生境中捕获的针毛鼠染螨率最高，草丛生境中捕获的褐家鼠染蚤率最高，见表 13-4。对采集的鼠血清进行检测，鼠疫 F1 抗体检测血清 136 份，全阴性；流行性出血热病毒抗体检测 136 份，阳性 2 份；莱姆螺旋体抗体检测 136 份，阴性 1 份；钩端螺旋体抗体检测 136 份，全为阴性。

表 13-4 凭祥边境口岸鼠类体表寄生虫分类构成

	宿主鼠名称	褐家鼠	黄胸鼠	小家鼠	黄毛鼠	板齿鼠	青毛鼠	针毛鼠
	捕鼠数/只	71	31	7	14	7	2	4
蚤	染蚤鼠数/只	16	3	0	1	1	0	0
	获蚤数/只	35	12	0	4	4	0	0
	染蚤率/%	22.5	9.6	0	7.1	14.3	0	0
	蚤指数	2.2	4	0	4	4	0	0
蜱	染蜱鼠数/只	0	0	0	2	1	1	0
	获蜱数/只	0	0	0	9	3	6	0
	染蜱率/%	0	0	0	14.2	14.2	50.0	0
	蜱指数	0	0	0	4.5	3	6	0
螨	染螨鼠数/只	71	21	0	4	0	1	0
	获螨数/只	162	30	0	11	0	7	0
	染螨率/%	100	67.7	0	28.5	0	50	0
	螨指数	2.28	1.42	0	2.75	0	7	0

（三）凭祥边境口岸鼠类携带病原体的情况

凭祥边境口岸鼠类携带病原体的抗体检测结果见表 13-5 和表 13-6。由表可知，边境口岸鼠类中均未检出鼠疫 F1 抗体、钩端螺旋体抗体阳性；均有检出莱姆螺旋体抗体及流行性出血热病毒抗体阳性，说明该区域内鼠类存在这两种病原感染的可能。

表 13-5　凭祥边境口岸鼠类传播病原体血清学检测结果

检测项目	检测结果		
	检测样品数	阳性样品数	检出率/%
鼠疫 F1 抗体	136	0	0
流行性出血热病毒抗体	136	2	1.47
莱姆螺旋体抗体	136	1	0.73
钩端螺旋体抗体	136	0	0

表 13-6　凭祥边境口岸鼠类携带病原体血清学检测结果

鼠类	鼠疫 F1 抗体	流行性出血热病毒抗体	钩端螺旋体抗体	莱姆螺旋体抗体
褐家鼠	0	88/10.5	5/0.6	56/0.7
黄胸鼠	0	6/1.6	10/2.7	2/0.54
黄毛鼠	0	12/8.6	3/2.2	29/20.8
小家鼠	0	5/5.7	2/2.3	0
板齿鼠	0	6/7.56	2/2.5	1/1.27
青毛鼠	0	0	0	1/11.11
针毛鼠	0	0	0	5/25

注：“/”表示“阳性数量/阳性率（%）”。

（四）凭祥边境口岸蚊类调查情况

蚊类调查和往年相差不大，没有发现新的蚊种及种群密度大的波动，具体见表 13-7。

表 13-7　凭祥边境口岸蚊类种类名录

序号	科	属	种	拉丁文名称
1	蚊科	按蚊属	中华按蚊	*Anopheles sinensis*
2	蚊科	按蚊属	腹簇按蚊	*Anopheles*（*Cellia*）*kochi*
3	蚊科	按蚊属	棋斑按蚊	*Anopheles*（*Cellia*）*tessellatus*
4	蚊科	伊蚊属	白纹伊蚊	*Aedes albopictus*
5	蚊科	伊蚊属	窄翅伊蚊	*Aedes*（*Neomelaniconion*）*lineatopennis*
6	蚊科	库蚊属	致倦库蚊	*Culex quinquefasciatus*
7	蚊科	库蚊属	三带喙库蚊	*Culex tritaeniorhynchus*
8	蚊科	库蚊属	二带喙库蚊	*Culex bitaeniorhynchus*
9	蚊科	阿蚊属	骚扰阿蚊	*Armigeres obturbans*
10	蚊科	蓝带蚊属	白胸蓝带蚊	*Uranotaenia*（*Pseudoficalbia*）*nivipleura*

二、2014～2015 年凭祥友谊关口岸监测数据

（一）鼠类

1. 种类组成

本次监测，友谊关口岸共捕获鼠类 1 科 1 属 3 种 12 只（表 13-8），其名目如下：

啮齿目 Rodentia

鼠科 Muridac

鼠属 *Rattus*

褐家鼠 *Rattus norvegicus*

黄胸鼠 *Rattus flavipetus*

黄毛鼠 *Rattus losea*

表 13-8　凭祥友谊关口岸鼠类种类组成

种类	数量/只	组成/%	年龄结构（成幼比）	性比（雄/雌）	妊鼠数/只	平均胎仔数/只
褐家鼠	7	58.3	7∶0	1.33	1	8
黄胸鼠	3	25.0	3∶0	0.00	0	0
黄毛鼠	2	16.7	2∶0	1.00	0	0
合计	12	100	12∶0	2.00	1	8

2. 种群构成

友谊关口岸以褐家鼠（7 只）为优势种群，占捕获总数的 58.3%；其次是黄胸鼠（3 只），占捕获总数的 25.0%；黄毛鼠 2 只，占捕获总数的 16.7%（图 13-1）。

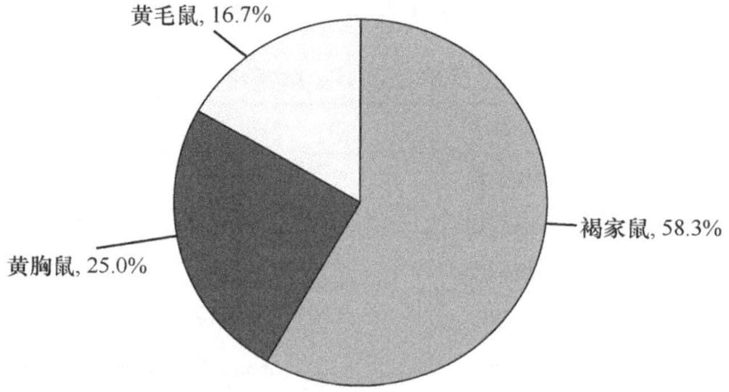

图 13-1　凭祥友谊关口岸鼠类种群构成

3. 不同生境鼠类构成比例

在三个生境中，以货场最高（66.7%），其次是绿化带（16.6%）和森林山地（16.7%），结果见表 13-9。

表 13-9　凭祥友谊关口岸不同生境鼠类构成比例

	货场	绿化带	森林山地
褐家鼠	6（50%）	1（8.3%）	0（0%）
黄胸鼠	2（16.7%）	1（8.3%）	0（0%）
黄毛鼠	0（0%）	0（0%）	2（16.7%）
合计	8（66.7%）	2（16.6%）	2（16.7%）

4. 季节消长

本次监测共布放鼠笼 3200 个，其中有效笼为 3187 个，共计捕获鼠类 12 只，平均鼠密度为 0.38%，最高月份为 6 月（1.34%）。鼠密度月份走势如图 13-2 所示。

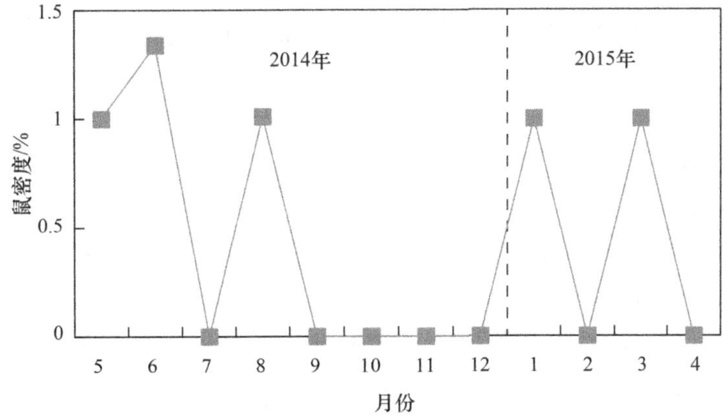

图 13-2　凭祥友谊关口岸 2014～2015 年鼠密度

5. 鼠体表携带寄生虫情况

本次监测，友谊关口岸采集鼠表寄生虫蚤 2 科 3 属 4 种共 16 只（表 13-10），其名目如下：

蚤目 Siphonaptera
　蚤科 Pulicidae
　　客蚤属 *Xenopsylla*
　　　印鼠客蚤 *Xenopsylla cheopis*
　角叶蚤科 Ceratophyllidae
　　病蚤属 *Nosopsyllus*
　　　伍氏病蚤 *Nosopsyllus wualis*
　　　具带病蚤 *Nosopsyllus fasciatus*
　　单蚤属 *Monopsyllus*
　　　不等单蚤 *Monopsyllus anisus*

表 13-10　凭祥友谊关口岸不同鼠种寄生蚤调查结果

种类	捕获鼠数/只	染蚤鼠数/只	获蚤数/只	染蚤率/%	蚤指数
褐家鼠	7	2	9	28.57	1.28
黄毛鼠	2	1	2	50	1.00
黄胸鼠	3	2	5	66.67	1.67

本次监测，友谊关口岸共采集鼠表寄生虫螨 1 科 1 属 1 种共 21 只，其名目为：毒厉螨 *Laelaps echidninus*。

（二）蚊类

1. 种类组成

本次监测共捕获成蚊 879 只，经鉴定采获蚊虫 5 属 10 种，其名目如下：

双翅目 Diptere

蚊科 Culicidae

库蚊亚科 Culicinae

按蚊属 *Anopheles*

中华按蚊 *Anopheles sinensis*

腹簇按蚊 *Anopheles*（*Cellia*）*kochi*

棋斑按蚊 *Anopheles*（*Cellia*）*tessellatus*

伊蚊属 *Aedes*

白纹伊蚊 *Aedes albopictus*

窄翅伊蚊 *Aedes*（*Neomelaniconion*）*lineatopennis*

库蚊属 *Culex* Linnaeus

致倦库蚊 *Culex quinquefasciatus*

三带喙库蚊 *Culex tritaeniorhynchus*

二带喙库蚊 *Culex bitaeniorhynchus*

阿蚊属 *Armigeres*

骚扰阿蚊 *Armigeres obturbans*

蓝带蚊属 *Uranotaenia*

白胸蓝带蚊 *Uranotaenia*（*Pseudoficalbia*）*nivipleura*

2. 种群构成

以三带喙库蚊、中华按蚊、致倦库蚊和白纹伊蚊在友谊关口岸广泛分布，为常见优势种群。三带喙库蚊共 592 只，占捕获总数的 67.35%；其次是中华按蚊 174 只，占 19.79%；致倦库蚊 67 只，占 7.62%；白纹伊蚊 26 只，占 2.96%；其他蚊虫共 20 只，占 2.27%（表 13-11）。种群构成比例见图 13-3。

表 13-11　凭祥友谊关口岸蚊类种群构成

种类	数量/只	构成比/%
中华按蚊	174	19.79
腹簇按蚊	3	0.34
棋斑按蚊	2	0.23
白纹伊蚊	26	2.96
窄翅伊蚊	2	0.23
致倦库蚊	67	7.62
三带喙库蚊	592	67.35
二带喙库蚊	8	0.91
骚扰阿蚊	4	0.46
白胸蓝带蚊	1	0.11
合计	879	100

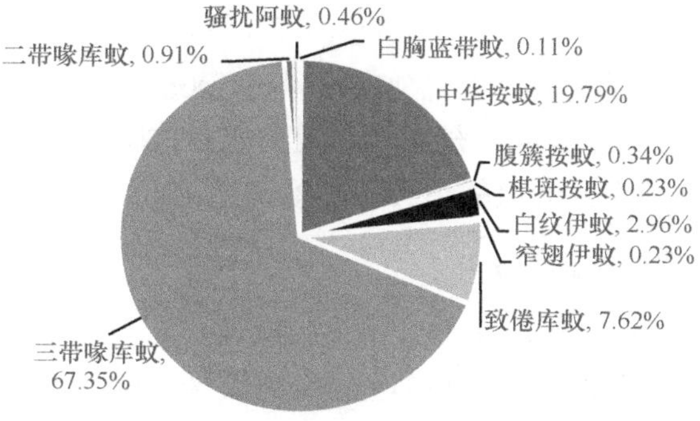

图 13-3　凭祥友谊关口岸蚊类种群构成

3. 季节消长

本次监测共布放灭蚊磁 CO_2 诱蚊灯 30 台（次），捕获成蚊 879 只，平均蚊类密度为 14.65 只/（台·h），5 月、6 月密度低，7 月密度逐步升高，8 月、9 月为高峰期，10 月又逐渐减少。友谊关口岸蚊类密度及季节消长情况如图 13-4 所示。

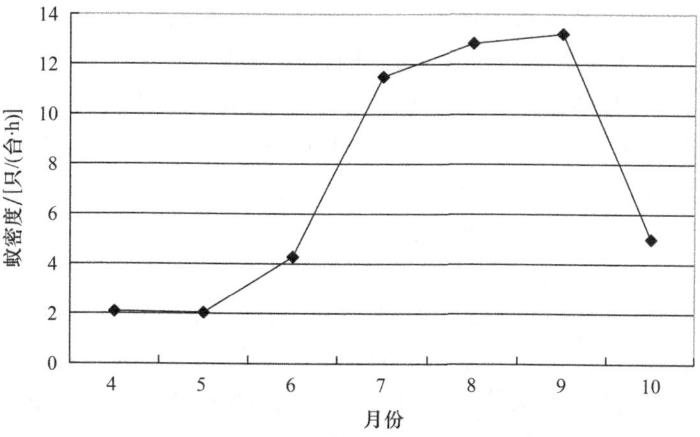

图 13-4　凭祥友谊关口岸成蚊季节消长

4. 不同生境蚊类密度

本次监测，各监测点的蚊类密度有显著性差异，友谊关口岸周边荒地最高［20.03 只/（台·h）］，其次是绿化带［11.37 只/（台·h）］，最少的是倒班房生活区［0.83 只/（台·h）］，结果见表 13-12。

表 13-12　凭祥友谊关口岸不同生境的蚊类密度

监测点	灭蚊磁 CO_2 诱蚊灯/台	捕获成蚊数/只	蚊类密度/［只/（台·h）］
绿化带	12	273	11.37
周边荒地	15	601	20.03
倒班房生活区	3	5	0.83
合计	30	879	14.65

5. 幼虫的监测

本次幼虫的监测方法为勺捞法，每勺取水量为 500mL，以小型水体的水为主要的监测点，共 84 勺，捕获 791 只幼虫，幼虫的密度为 9.41/勺，6 月开始出现，7～8 月形成高峰，9 月减少，直至消失。幼虫的种类没有鉴定。

6. 蚊卵的监测（伊蚊的监测）

本次监测共布放诱卵器 33 个（次），阳性诱卵器 12 个，卵指数为 36.36%。不同月份中，5～6 月诱蚊诱卵指数为一个高锋，8～9 月为又一个高峰，10 月后逐步降低。

（三）游离蜱

本次游离蜱的监测方法为布旗法，选择绿化带为主要的监测点，共用布旗 48 批次，捕获游离蜱成虫 0 头、若蜱 0 头、幼蜱 0 头，蜱密度为 0。

（四）携带病原体检测情况

（1）友谊关口岸鼠类监测共捕获鼠类 1 科 1 属 3 种共 12 只，种类组成为褐家鼠为 58.3%、黄胸鼠 25.0%、黄毛鼠 16.7%，以褐家鼠为优势种群，选择 3 个不同的生境为监测点，其中以货场捕获率最高（66.7%），并且以褐家鼠为主，主要原因是货场的垃圾清理不及时，经常有垃圾堆放，以至于引来很多以垃圾为主食的褐家鼠；其次是绿化带（16.6%），以黄胸鼠为主；森林山地（16.7%），以黄毛鼠为主。蚤、螨和蜱分别是鼠疫、流行性出血热和莱姆病的主要传播媒介。目前全世界尤其东南亚有不少国家或地区鼠传染病流行态势严峻，为防止鼠疫和流行性出血热传入和发生，加强灭鼠防鼠工作任重而道远。实践证明，灭鼠防鼠是预防鼠疫和流行性出血热的主导措施。

（2）友谊关口岸采获蚊虫 5 属 10 种，以三带喙库蚊、中华按蚊、致倦库蚊和白纹伊蚊在友谊关口岸广泛分布，为常见优势种群。三带喙库蚊共 592 只，占捕获总数的 67.35%；其次是中华按蚊 174 只，占 19.79%；致倦库蚊 67 只，占 7.62%；白纹伊蚊共 26 只，占 2.96%；其他蚊虫共 20 只，占 2.27%。每年的 5～10 月均有蚊虫活动，活动高峰为 7～8 月，白昼以白纹伊蚊活动为主，夜间为库蚊和按蚊活动为主。

三带喙库蚊幼虫孳生于池塘、水坑、洼地、沟渠等清净或稍污染的静止水体中，习见于向阳泥底、水位较低、水质清洁、漂浮植物丛生、长有大量芦苇的水域。因友谊关口岸周边很多洼地，且常年雨量充沛，为三带喙库蚊提供了良好的滋生地。

三、2014～2015 年凭祥铁路口岸媒介调查

（一）鼠类

1. 种类组成

本次调查共捕获鼠类 54 只，经鉴定隶属 1 科 1 属 2 种，其名目如下：

啮齿目 Rodentia

鼠科 Muridae

家鼠属 *Rattus*

褐家鼠 *Rattus norvegicus*

黄胸鼠 *Rattus flavipetus*

2. 种群构成

本次调查共捕获鼠类 54 只，优势种为褐家鼠，占捕获总数的 87.04%，成幼比 15.6∶1，性比 0.81，妊娠率 6.38%；其次是黄胸鼠，占捕获总数的 12.96%，成幼比 7∶0，性比 1.33，妊娠率 0，见表 13-13。

表 13-13　凭祥铁路口岸鼠类种群构成

种类	数量/只	组成/%	年龄结构（成幼比）	性比（雄/雌）	妊鼠数/只	妊娠率/%
褐家鼠	47	87.04	15.6∶1	0.81	3	6.38
黄胸鼠	7	12.96	7∶0	1.33	0	0
合计	54	100	18∶1	0.86	3	5.56

3. 鼠密度及季节消长

本次调查共布放鼠笼 3600 个，有效笼数为 3597 个，捕鼠 54 只，鼠密度为 1.50%；季节消长 9 月为最高峰值，2015 年 1 月、3 月又出现两个低峰，见图 13-5。

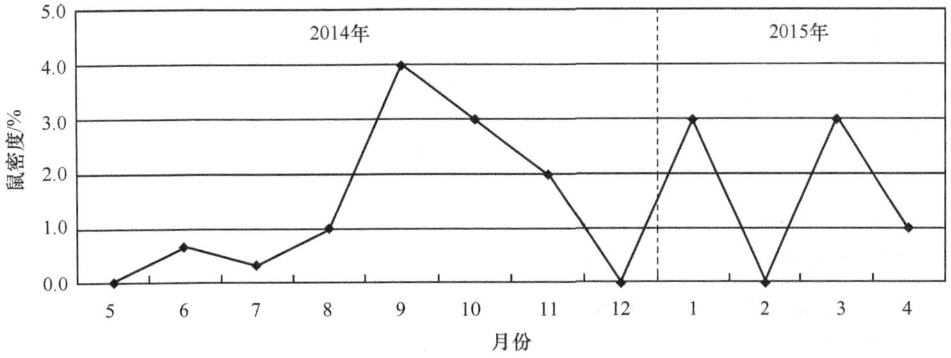

图 13-5　凭祥铁路口岸鼠密度及季节消长

4. 鼠体表携带寄生虫

本次调查共采集鼠表寄生虫蚤3科4属5种共22只，其名录如下：

蚤目 Siphonaptera
  蚤科 Pulicidae
    客蚤属 *Xenopsylla*
      印鼠客蚤 *Xenopsylla cheopis*
  角叶蚤科 Ceratophyllidae
    病蚤属 *Nosopsyllus*
      伍氏病蚤 *Nosopsyllus wualis*
      具带病蚤 *Nosopsyllus fasciatus*
    单蚤属 *Monopsyllus*
      不等单蚤 *Monopsyllus anisus*
  细蚤科 Leptopsyllidae
    细蚤属 *Leptopsylla*
      缓慢细蚤 *Leptopsylla segnis*

本次调查，共采集鼠表寄生蜱1只，隶属1科1属1种，为粒型硬蜱 *Ixodes granulatus*，1897；螨1科1属1种32只，经鉴定全为毒厉螨 *Laelaps echidninus*。本次调查采集到鼠体寄生蚤22只、蜱1只、螨32只。其中，褐家鼠染蚤率为10.64%，蚤指数4.4，染蜱率2.13%，蜱指数1，染螨率8.51%，螨指数8，见表13-14。

表13-14 凭祥铁路口岸鼠体寄生蚤、蜱、螨的感染率情况

蚤蜱螨种类	捕鼠数/只	染蚤鼠数/只	获蚤数/只	染蚤率/%	蚤指数	染蜱鼠数/只	获蜱数/只	染蜱率/%	蜱指数	染螨鼠数/只	获螨数/只	染螨率/%	螨指数
褐家鼠	47	5	22	10.64	4.4	1	1	2.13	1	4	32	8.51	8
黄胸鼠	7	0	0	0	0	0	0	0	0	0	0	0	0
合计	54	5	22	9.26	4.4	1	1	1.85	1	4	32	7.41	8

（二）蚊类

1. 种类组成

本次调查共捕获蚊类375只，经鉴定隶属1科3属4种，其名录如下：

双翅目 Diptera
  蚊科 Culicidae
    库蚊亚科 Culicinae
      伊蚊属 *Aedes*
        白纹伊蚊 *Aedes albopictus*
      库蚊属 *Culex*
        致倦库蚊 *Culex quinquefasciatus*

迷走库蚊 *Culex vagans*

阿蚊属 *Armigeres*

骚扰阿蚊 *Armigeres obturbans*

2. 种群构成

本次调查，共捕获蚊类 375 只。其中致倦库蚊 241 只，占 64.27%，为优势种；白纹伊蚊 89 只，占 23.73%；迷走库蚊 32 只，占 8.53%；骚扰阿蚊 13 只，占 3.47%（图 13-6）。

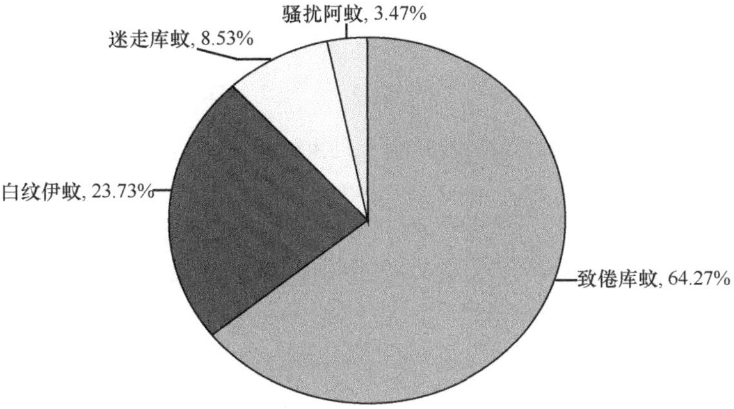

图 13-6　凭祥铁路口岸蚊类种群分布

3. 蚊密度及季节消长

本次调查共布放灭蚊磁 CO_2 诱蚊 30 台（次），捕获成蚊 375 只，平均蚊密度为 1.84 只/（台·h）。季节消长呈双峰型，分别是 6 月上旬和 9 月下旬，见图 13-7。

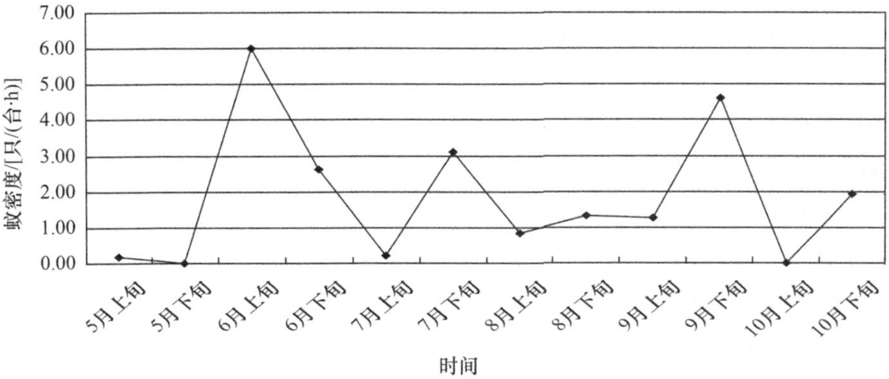

图 13-7　凭祥铁路口岸蚊类密度季节消长

4. 幼虫的调查

本次调查，共捕获蚊幼虫 179 条，蚊幼虫平均密度为 1.39 条/勺，6 月开始出现，8～

9 月形成高峰，10 月逐渐减少，见图 13-8。

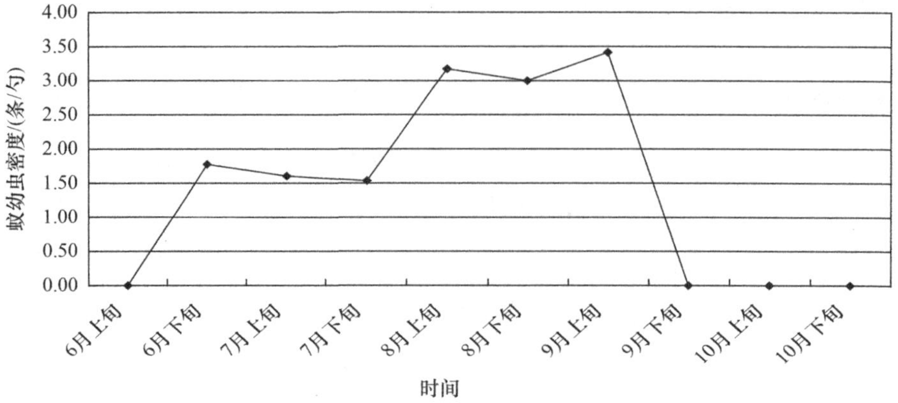

图 13-8　凭祥铁路口岸蚊幼虫密度季节消长情况

5. 蚊虫卵的调查

本次调查共布放诱卵器 44 个（次），其中白纹伊蚊幼虫阳性诱卵器 2 个，白纹伊蚊幼虫诱卵指数为 4.55%。

（三）游离蜱

本次调查共布旗人数为 108 人（次），36 次/人，未捕获到游离蜱。

四、2016 年凭祥友谊关口岸监测数据

（一）鼠类

1. 种类组成

2016 年 1～12 月，经本次监测，友谊关口岸共捕获鼠类 1 科 2 属 5 种共 35 只，其名目如下：

啮齿目 Rodentia
　鼠科 Muridac
　　鼠属 *Rattus*
　　　褐家鼠 *Rattus norvegicus*
　　　黄胸鼠 *Rattus flavipetus*
　　　黄毛鼠 *Rattus losea*
　　　板齿鼠 *Bandicota indica*
　　小家鼠属 *Mus*
　　　小家鼠 *M. musculus*

2. 种群构成

本次监测共捕获鼠类 35 只。优势种为褐家鼠，占捕获总数的 51.42%；其次是黄胸

鼠，占捕获总数的 20.00%，见表 13-15、图 13-9。

表 13-15 凭祥友谊关口岸鼠类种群构成

种类	数量/只	组成/%
褐家鼠	18	51.43
黄胸鼠	7	20.00
黄毛鼠	4	11.43
小家鼠	4	11.43
板齿鼠	2	5.71
合计	35	100

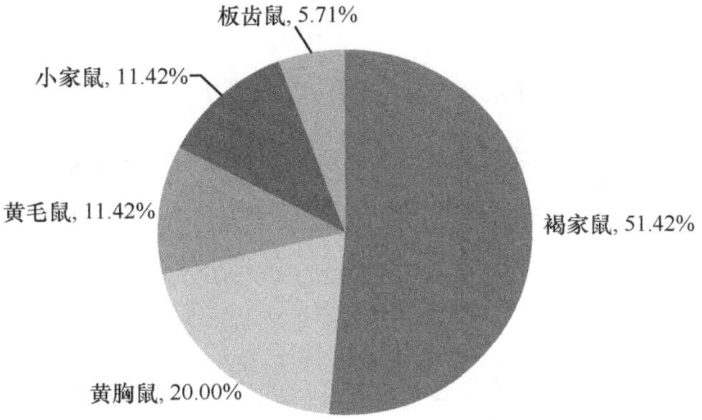

图 13-9 凭祥友谊关口岸鼠类种群构成

3. 不同生境鼠类总群分布

在三个生境中，以货场最高（48.57%），其次是绿化带（37.14%），最低为山地森林（14.29%），结果见表 13-16。

表 13-16 凭祥友谊关口岸不同生境鼠类的分布

生境	鼠的种类					合计
	褐家鼠	黄胸鼠	黄毛鼠	小家鼠	板齿鼠	
绿化带	6	3	2	2	0	13
货场	11	4	0	2	0	17
山地森林	1	0	2	0	2	5

4. 鼠密度及季节消长

本次监测凭祥友谊关口岸平均鼠密度为 1.94%，6 月为最高峰值，2 月和 12 月出现低峰，这可能与自然环境的影响不同，如图 13-10 所示。

5. 鼠体表携带寄生虫

本次监测，友谊关口岸共采集鼠表寄生虫蚤 33 只、蜱 8 只、螨 56 只，分类见表 13-17。

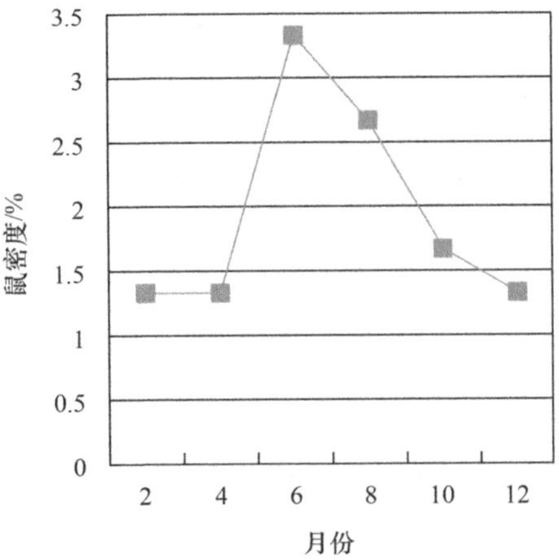

图 13-10　凭祥友谊关口岸 2016 年上半年鼠密度季节消长

表 13-17　凭祥友谊关口岸鼠类检获体表寄生虫分类组成

	名称	检蚤总数/只	带蚤鼠数/只	鼠体染蚤率/%	鼠体蚤指数
蚤	印鼠客蚤	14	2	5.71	0.40
	伍氏病蚤	10	1	2.86	0.29
	具带病蚤	4	1	2.86	0.11
	不等单蚤	5	1	2.86	0.14
合计		33	5	14.29	0.94
螨	名称	检螨总数/只	带螨鼠数/只	鼠体革螨指数	鼠体恙螨指数
	毒厉螨	56	3	1.6	0
合计		56	3	1.6	0
蜱	名称	检蜱总数/只	带蜱鼠数/只	鼠体染蜱率/%	鼠体蜱指数
	粒形硬蜱	8	2	5.71	0.23
合计		8	2	5.71	0.23

本次监测，友谊关口岸共采集鼠表寄生虫蚤 2 科 3 属 4 种共 33 只，其名目如下：

蚤目 Siphonaptera

　蚤科 Pulicidae

　　客蚤属 *Xenopsylla*

　　　印鼠客蚤 *Xenopsylla cheopis*

　角叶蚤科 Ceratophyllidae

　　病蚤属 *Nosopsyllus*

　　　伍氏病蚤 *Nosopsyllus wualis*

　　　具带病蚤 *Nosopsyllus fasciatus*

　　单蚤属 *Monopsyllus*

　　　不等单蚤 *Monopsyllus anisus*

本次监测，友谊关口岸共采集鼠表寄生虫螨 1 科 1 属 1 种共 56 只，其名目为：毒厉螨 *Laelaps echidninus*；寄生虫蜱 1 科 1 属 1 种共 8 只，其名目为：粒型硬蜱 *Ixodes granulatus*。

6. 病原体检测

对所捕获的鼠及其体表寄生虫进行鼠疫 F1 抗体、鼠疫耶尔森菌特异性基因、汉坦病毒特异性基因、伯氏疏螺旋体特异性基因检测，检测结果均为阴性。

（二）蚊类

1. 种类组成

2016 年 4～11 月，凭祥友谊关口岸共捕获蚊类 330 只，经鉴定隶属 1 科 4 属 7 种，其名目如下：

双翅目 Diptera
　蚊科 Culicidae
　　库蚊亚科 Culicinae
　　　按蚊属 *Anopheles*
　　　　中华按蚊 *Anopheles sinensis*
　　　　棋斑按蚊 *Anopheles*（*Cellia*）*tessellatus*
　　　伊蚊属 *Aedes*
　　　　白纹伊蚊 *Aedes albopictus*
　　　　窄翅伊蚊 *Aedes*（*Neomelaniconion*）*lineatopennis*
　　　库蚊属 *Culex*
　　　　致倦库蚊 *Culex quinquefasciatus*
　　　　三带喙库蚊 *Culex tritaeniorhynchus*
　　　阿蚊属 *Armigeres*
　　　　骚扰阿蚊 *Armigeres obturbans*

2. 种群构成

本次监测，凭祥友谊关口岸共捕获蚊类 330 只。以三带喙库蚊、中华按蚊、致倦库蚊和白纹伊蚊在友谊关口岸广泛分布，为常见优势种群（表 13-18、图 13-11）。

表 13-18　凭祥友谊关口岸蚊的种群组成

种类	数量/只	组成/%
三带喙库蚊	102	30.91
中华按蚊	61	18.49
致倦库蚊	48	14.55
白纹伊蚊	56	16.97
窄翅伊蚊	21	6.36
棋斑按蚊	21	6.36
骚扰阿蚊	21	6.36
合计	330	100

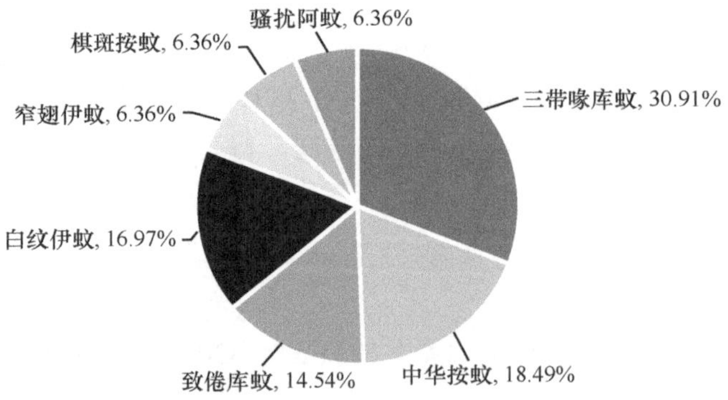

图 13-11　凭祥友谊关口岸成蚊构成

3. 季节消长

本次监测共布放蚊帐诱蚊 28 个（次），捕获成蚊 294 只。6 月出现一次高峰，7 月逐渐减少，8 月、9 月又出现高峰，10 月又逐渐下降（表 13-19、图 13-12）。

表 13-19　凭祥友谊关口岸成蚊密度

月份	捕获数量/只	密度/（个/h）
4	2	0.33
5	16	2.67
6	72	12
7	56	9.33
8	58	9.67
9	81	13.5
10	8	1.33
11	1	0.17
合计	294	4.89

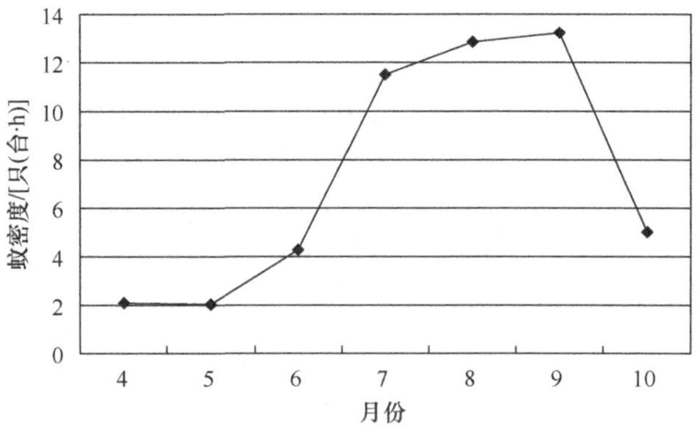

图 13-12　凭祥友谊关口岸成蚊季节消长

4. 蚊卵的监测

本次监测共布放诱卵器 400 个（次），阳性诱卵器 35 个，诱卵指数为 8.75%。

5. 病原体检测

按要求将所捕获蚊类样品送实验室进行寨卡病毒、甲病毒属、黄病毒属检测，检测结果均为阴性。

五、2016 年广西口岸鼠类监测数据

1. 种类组成

2016 年 1～12 月，经本次监测，广西口岸共捕获鼠形动物 2 目 2 科 4 属 7 种共 276 只，其名目如下：

啮齿目 Rodentia

　鼠科 Muridac

　　鼠属 *Rattus*

　　　褐家鼠 *Rattus norvegicus*

　　　黄胸鼠 *Rattus flavipetus*

　　　黄毛鼠 *Rattus losea*

　　　板齿鼠 *Bandicota indica*

　　小家鼠属 *Mus*

　　　小家鼠 *Mus musculus*

　　姬鼠属 *Apodemus*

　　　黑线姬鼠 *Apodemus agrarius*

食虫目 Insectivora

　臭鼩科 Soricidae

　　鼩鼱属 *Suncus*

　　　臭鼩鼱 *Suncus murinus*

2. 种群构成

广西 18 个口岸捕获的 276 只鼠形动物中，褐家鼠 150 只，占捕获总数的 54.35%，为优势种群；其次是黄胸鼠（68 只）和黄毛鼠（21 只），分别占捕获总数的 24.64%和 7.61%（表 13-20、图 13-13）。

表 13-20　2016 年广西口岸鼠形动物种群组成

种类				捕获数/只																		合计	构成比/%
				航空口岸			海港口岸						内河港口岸			公路口岸					铁路口岸		
				南宁机场	桂林机场	北海机场	北海	防城	钦州	石头埠	企沙	江山	柳州	贵港	梧州	东兴	友谊关	水口	龙邦	平孟	凭祥		
啮齿目	鼠科	鼠属	褐家鼠	2	6	2	10	15	6	15	6	0	7	2	6	13	18	1	22	8	11	150	54.35
			黄胸鼠	2	36	0	2	0	1	6	0	0	0	0	6	4	7	0	0	0	4	68	24.64
			黄毛鼠	0	0	0	0	0	0	0	0	0	17	0	0	0	4	0	0	0	0	21	7.61
			板齿鼠	0	0	0	0	0	0	0	0	0	0	0	0	0	2	0	0	0	0	2	0.72
		小家鼠属	小家鼠	1	0	0	0	1	1	4	0	0	3	0	0	0	4	0	2	2	0	18	6.52
		姬鼠属	黑线姬鼠	0	1	0	0	0	0	0	0	0	0	0	0	0	0	0	0	0	0	1	0.36
食虫目	鼩鼱科	鼩鼱属	臭鼩鼱	0	0	0	0	7	0	0	6	0	0	0	3	0	0	0	0	0	0	16	5.80
		合计（捕鼠数）		5	43	2	12	23	8	25	12	0	27	2	15	17	35	1	24	10	15	276	100

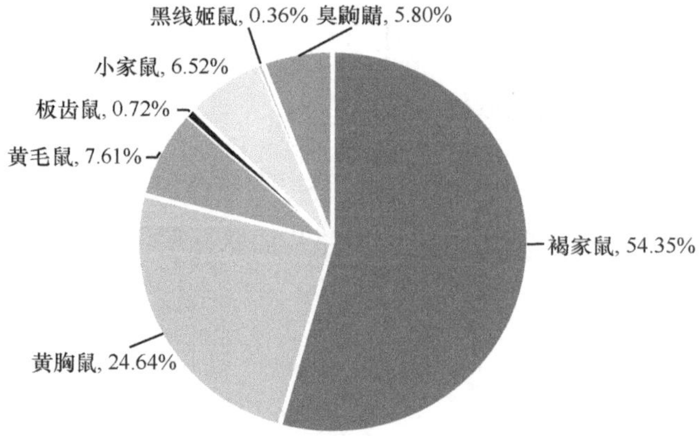

图 13-13　广西口岸鼠形动物种群分布

3. 季节消长

2016年广西18个一类口岸布有效笼数14 608个，捕鼠276只，平均鼠密度为1.89%。其中5月鼠密度最高为2.79%，2月鼠密度最低为1.31%（表13-21、图13-14）。

表 13-21　2016 年广西口岸鼠密度

时间		捕获数/只																			鼠密度/%
		航空口岸			海港口岸						内河港口岸			公路口岸					铁路口岸	合计	
		南宁机场	桂林机场	北海机场	北海	防城	钦州	石头埠	企沙	江山	柳州	贵港	梧州	东兴	友谊关	水口	龙邦	平孟	凭祥		
2月	捕鼠/只	0	15	0	2	4	1	3	1	0	4	0	3	0	5	0	6	3	1	48	1.31
	有效布笼（夹）/个	150	400	90	90	600	60	52	300	100	300	60	100	100	300	50	300	300	300	3652	
5月	捕鼠/只	1	10	2	3	10	2	6	6	0	12	1	5	3	15	1	13	4	7	102	2.79
	有效布笼（夹）/个	150	400	90	90	600	60	53	300	100	300	60	100	100	300	50	300	300	300	3653	
8月	捕鼠/只	2	8	0	4	4	5	9	3	0	8	0	3	7	9	0	5	2	2	71	1.94
	有效布笼（夹）/个	150	400	90	90	600	60	52	300	100	300	60	100	100	300	50	300	300	300	3652	
11月	捕鼠/只	2	10	0	3	5	0	7	2	0	3	1	4	7	6	0	0	1	5	55	1.51
	有效布笼（夹）/个	150	400	90	90	600	60	51	300	100	300	60	100	100	300	50	300	300	300	3651	
合计（捕鼠数）		5	43	2	12	23	8	25	12	0	27	2	15	17	35	1	24	10	15	276/14608	1.89

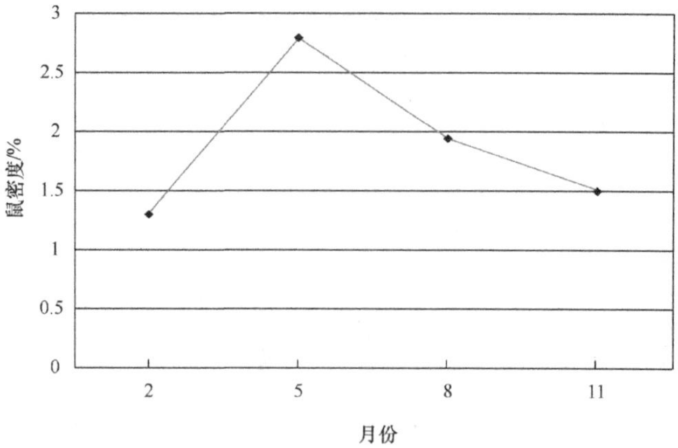

图 13-14　广西口岸鼠类动物季节消长

3. 鼠体表携带寄生虫

广西 18 个口岸捕获鼠体表寄生蚤 132 只，其中印鼠客蚤 70 只，占捕获总数的 53.03%，为优势种群；其次是伍氏病蚤 25 只和不等单蚤 11 只，分别占捕获总数的 18.94%和 8.33%；鼠体表寄生螨 85 只，全部为毒厉螨。鼠体表寄生蜱 14 只，其中粒形硬蜱 13 只，占捕获总数的 92.86%，为优势种群，亚洲血蜱 1 只，占捕获总数的 7.14%（图 13-15、表 13-22）。

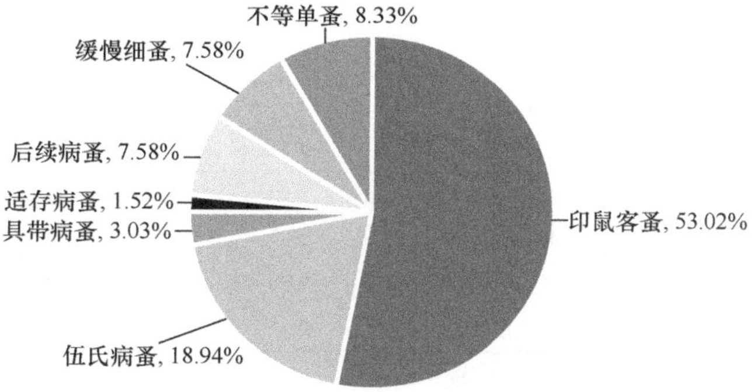

图 13-15　广西口岸鼠类体表寄生蚤种类构成

表 13-22　2016 年广西口岸鼠类体表寄生虫分类构成

种		检蚤总数/只	带蚤鼠数/只	鼠体染蚤率/%	鼠体蚤指数	构成比/%
蚤	印鼠客蚤	70	12	4.34	5.8	53.02
	伍氏病蚤	25	5	1.81	5	18.94
	具带病蚤	4	1	0.36	4	3.03
	适存病蚤	2	2	0.72	1	1.52
	后续病蚤	10	4	1.44	2.5	7.58
	缓慢细蚤	10	2	0.72	5	7.58
	不等单蚤	11	2	0.72	5.5	8.33
合计		132	28	10.14	4.71	100
种		检螨总数/只	带螨鼠数/只	鼠体染螨率/%	鼠体革螨指数	构成比/%
螨	毒厉螨	85	5	1.81	17	
合计		85	5	1.81	17	
种		检蜱总数/只	带蜱鼠数/只	鼠体染蜱率/%	鼠体蜱指数	构成比/%
蜱	粒形硬蜱	13	4	1.45	3.25	92.86
	亚洲血蜱	1	1	0.36	1	7.14
合计		14	5	1.81	2.8	100

4. 鼠形动物寄生虫（蚤、螨、蜱）染虫率及指数

广西口岸捕获寄生蚤 132 只。其中，褐家鼠寄生蚤最多（为 86 只），蚤指数最高（为 7.17）；其次是黄胸鼠寄生蚤（为 16 只）；蚤指数为 3.2。黄胸鼠寄生螨最多（为 47 只），染螨指数为 23.5。黄胸鼠寄生蜱最多（为 8 只），染蜱指数为 4（表 13-23）。

表 13-23　2016 年广西口岸不同鼠种的染虫率及指数

宿主鼠名称		褐家鼠	黄胸鼠	黄毛鼠	小家鼠	板齿鼠	黑线姬鼠	臭鼩鼱	合计
捕鼠数/只		150	68	21	18	2	1	16	276
蚤	染蚤鼠数/只	12	5	8	3	0	0	0	28
	获蚤数/只	86	16	23	7	0	0	0	132
	染蚤率/%	8.00	7.35	38.09	16.67	0	0	0	10.14
	蚤指数	7.17	3.2	2.88	2.33	0	0	0	4.71
革螨	染螨鼠数/只	2	2	1	0	0	0	0	5
	获螨数/只	27	47	11	0	0	0	0	85
	染螨率/%	1.33	2.94	4.76	0	0	0	0	1.81
	螨指数	13.5	23.5	11	0	0	0	0	17
蜱	染蜱鼠数/只	1	2	1	1	0	0	0	5
	获蜱数/只	3	8	1	2	0	0	0	14
	染蜱率/%	0.67	2.94	4.76	5.56	0	0	0	1.81
	蜱指数	3	4	1	2				2.8

5. 广西口岸蚤类或螨类种群名录

2016 年监测广西口岸共采集鼠表寄生虫蚤 132 只，其名录如下：

蚤目 Siphonaptera

蚤科 Pulicidae

客蚤属 *Xenopsylla*

印鼠客蚤 *Xenopsylla cheopis*

角叶蚤科 Ceratophyllidae

病蚤属 *Nosopsyllus*

伍氏病蚤 *Nosopsyllus wualis*

具带病蚤 *Nosopsyllus fasciatus*

后续病蚤 *Nosopsyllss wualis*

适存病蚤 *Nosopsyllss nicanus*

单蚤属 *Monopsyllus*

不等单蚤 *Monopsyllus anisus*

细蚤科 Leptopsyllidae

细蚤属 *Leptopaylla*

缓慢细蚤 *Leptopsylla segnis*

广西口岸共采集鼠体表寄生螨 1 科 1 属 1 种共 85 只，其名目为：毒厉螨 *Laelaps echidninus*；寄生蜱 1 科 2 属 2 种 14 头，其名目为：粒型硬蜱 *Ixodes granulatus*，亚洲血蜱 *Haemaphysalis asiatica*。

6. 病原体检测

对所捕获的鼠及其体表寄生虫进行鼠疫 F1 抗体、鼠疫耶尔森菌特异性基因、汉坦病毒特异性基因、伯氏疏螺旋体特异性基因检测，检测结果均为阴性。

六、2016 年广西口岸蚊类监测数据

1. 种类组成

2016 年，广西 18 个口岸共捕获蚊类 7407 只，经分类鉴定隶属于 1 目 1 科 2 亚科 4 属 12 种，其名录如下：

双翅目 Diptera

蚊科 Culicidae

按蚊亚科 Anophelinae

按蚊属 *Anopheles*

中华按蚊 *Anopheles sinensis*

棋斑按蚊 *Anopheles*（*Cellia*）*tessellatus*

库蚊亚科 Culicinae

伊蚊属 *Aedes*

白纹伊蚊 *Aedes albopictus*

窄翅伊蚊 *Aedes*（*Neomelaniconion*）*lineatopennis*

刺扰伊蚊 *Aedes*（*Aedimorphus*）*vexans*

库蚊属 *Culex*

致倦库蚊 *Culex quinquefasciatus*

三带喙库蚊 *Culex tritaeniorhynchus*

二带喙库蚊 *Culex bitaeniorhhynchus*

海滨库蚊 *Culex sitiens*

迷走库蚊 *Culex vagans*

环带库蚊 *Culex annulus*

阿蚊属 *Armigeres*

骚扰阿蚊 *Armigeres obturbans*

2. 种群构成

蚊类监测结果表明（表 13-24、图 13-16），广西口岸的优势蚊种是白纹伊蚊（34.94%）、三带喙库蚊（34.01%）、致倦库蚊（22.41%）。其中，空港口岸的优势蚊种是三带喙库蚊（60.83%）和白纹伊蚊（30.27%），海港口岸的优势蚊种是白纹伊蚊（40.90%）和致倦库蚊（41.07%），内河港口岸的优势蚊种是三带喙库蚊（33.50%）和致倦库蚊（31.59%），公路口岸的优势蚊种是白纹伊蚊（53.41%），铁路口岸的优势蚊种是致倦库蚊（61.67%）。

3. 季节消长

广西口岸蚊密度高峰期在 8 月、9 月（表 13-25、图 13-17），蚊密度低于《国境口岸病媒生物监测规定》（质检卫函［16］号）成蚊参考控制标准［60 只/（台·h）］。

表 13-24　广西口岸蚊类种群构成

种类			捕获数/只																		合计	构成比/%
			空港口岸			海港口岸						内河港口岸			公路口岸					铁路口岸		
			南宁机场	桂林机场	北海机场	北海	防城	钦州	企沙	江山	石头埠	柳州	梧州	贵港	东兴	友谊关	水口	龙邦	平孟	凭祥		
按蚊亚科	按蚊属	中华按蚊	71	13	0	0	0	0	0	0	0	7	54	0	0	61	6	9	0	0	221	2.98
		棋斑按蚊	0	0	0	0	0	0	0	0	0	0	0	0	0	21	0	0	0	0	21	0.28
库蚊亚科	伊蚊属	白纹伊蚊	889	123	53	292	97	18	0	0	83	39	160	0	5	56	572	18	30	153	2588	34.94
		刺扰伊蚊	0	0	0	0	0	0	0	0	0	0	0	0	1	0	0	0	0	0	1	0.01
		窄翅伊蚊	0	0	0	0	0	0	0	0	0	0	0	0	1	21	0	0	0	0	22	0.30
	库蚊属	致倦库蚊	10	39	178	186	196	20	34	0	56	63	184	0	115	48	120	20	0	391	1660	22.41
		三带喙库蚊	1505	635	0	0	0	10	0	0	0	0	262	0	0	102	5	0	0	0	2519	34.01
		二带喙库蚊	0	0	0	0	0	22	0	0	26	0	0	0	0	0	0	0	0	0	48	0.65
		海滨库蚊	0	0	0	0	0	0	0	0	124	0	0	0	0	0	0	0	0	0	124	1.67
		迷走库蚊	0	0	0	0	0	0	0	0	0	0	2	0	0	0	0	0	0	51	53	0.72
		环带库蚊	0	0	0	0	0	32	0	0	0	0	0	0	0	0	0	0	0	0	32	0.43
	阿蚊属	骚扰阿蚊	0	2	0	0	2	0	0	0	0	0	11	0	0	21	29	14	0	39	118	1.59
合计			2475	812	231	478	295	102	34	0	289	109	673	0	122	330	732	61	30	634	7407	100.00

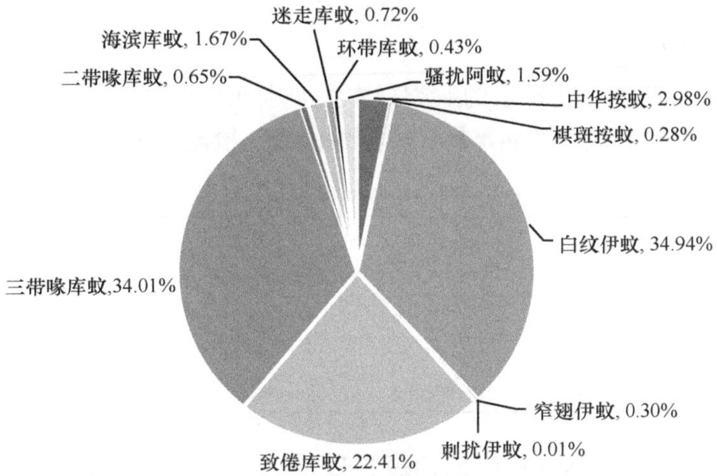

图 13-16　广西口岸蚊类种群分布

表 13-25　2016 年广西口岸蚊类季节消长调查结果

月份	蚊密度/［只/（台·h）］																	
	空港口岸			海港口岸						内河港口岸			公路口岸					铁路口岸
	南宁机场	桂林机场	北海机场	北海	防城	钦州	企沙	江山	石头埠	柳州	梧州	贵港	东兴	友谊关	水口	龙邦	平孟	凭祥
1					0.00													
2					0.00													
3					0.56													
4					3.06		1.50					0.00		0.42				1.00
5	2.66	4.75	12.00	5.67	4.88	3.13	2.00	0.00	14.00	9.00	15.63	0.00	2.58	1.75	10.13	4.50	0.00	6.33
6	1.70	9.83	12.75	7.17	4.69	2.38	3.00	0.00	15.25	10.00	23.63	0.00	2.92	6.33	19.88	4.00	2.75	16.17
7	2.49	7.58	14.25	8.50	2.19	1.63	4.00	0.00	13.50	6.00	7.75	0.00	1.33	5.08	21.88	2.00	2.50	12.17
8	5.23	34.25	9.50	7.67	0.88	1.63	2.50	0.00	15.75	3.00	6.38	0.00	2.58	5.33	17.00	3.50	1.50	38.33
9	9.84	8.58	4.75	5.92	1.13	2.88	1.50	0.00	9.00	2.00	15.88	0.00	0.50	7.33	14.88	1.25	0.75	24.33
10	3.86	2.67	4.50	4.92	1.06	1.13	1.00	0.00	4.75	6.00	14.88	0.00	0.25	1.08	7.75	0.00	0.00	6.67
11							1.50					0.00		0.17				0.67
合计	4.30	11.28	9.63	6.64	1.84	2.13	2.13	0.00	12.04	6.06	14.02	0.00	1.69	3.44	15.25	2.54	4.30	12.21

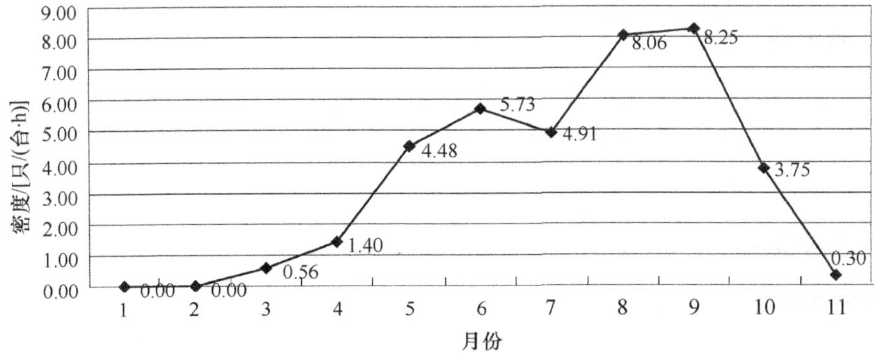

图 13-17　2016 年广西口岸蚊类季节消长图

4. 病原体检测

由各口岸分支机构对将捕获的蚊类样本按要求送广西局医学媒介生物监测区域性中心实验室进行甲病毒属、黄病毒属、疟原虫检测，检测结果均为阴性（表 13-26）。

表 13-26　广西口岸蚊类携带病原体检测结果

检测日期	检测项目	检测方法	检测结果		
			检测样品数	阳性样品数	检出率/%
2016.11.21	甲病毒属	PCR 法	982	0	0
2016.11.21	黄病毒属	PCR 法	982	0	0
2016.11.21	疟原虫检测	酶标法	982	0	0

七、2016 年广西口岸输入性病媒生物监测数据

1. 总体情况

2016 年 1～11 月，广西各口岸共截获输入性病媒生物 220 批次 51 093 只，其中，鼠类 4 批次 4 只、蚊类 5 批次 113 只、蝇类 125 批次 7276 只、蜚蠊类 85 批次 43 629 只、其他 2 批次 72 只。

2. 鼠类监测

共发现鼠类 4 批次 4 只，经鉴定隶属 1 科 1 属 2 种，其中黄胸鼠 2 只、小家鼠 1 只、无法鉴定 1 只。

3. 蚊类监测

共发现蚊类 5 批次 113 只，经鉴定隶属 1 科 1 属 1 种，均为致倦库蚊。

4. 蝇类监测

共发现蝇类 125 批次 7276 只，经鉴定隶属 3 科 3 属 3 种，其中，酪蝇 6283 只，占捕获总数的 86.35%；家蝇 917 只，占捕获总数的 12.60%；铜绿蝇 28 只，占捕获总数的 0.38%。

5. 蜚蠊监测

共发现蜚蠊 85 批次 43 629 只，经鉴定隶属 2 科 2 属 3 种，其中，德国小蠊 37 326 只，占捕获总数的 85.55%；美洲大蠊 5338 只，占捕获总数的 12.23%；澳洲大蠊 965 只，占捕获总数的 2.21%。

6. 其他种类监测

共发现蚤类 2 批次 72 只。

（万道正　叶海波　何成伟）

第十四章 广东口岸病媒生物及动物病媒病与监控

第一节 广东口岸蚊类种群结构及季节消长

一、总体概况

广东位于南海之滨，属亚热带海洋性气候，气候温和，雨量充沛，非常适宜各种蚊虫孳生繁殖。本地区作为潜在动物虫媒病毒传播媒介的蚊类主要有致倦库蚊、白纹伊蚊、三带喙库蚊、淡色库蚊、中华按蚊、骚扰阿蚊、埃及伊蚊、东乡伊蚊、刺扰伊蚊、窄翅伊蚊、海滨库蚊、二带喙库蚊等。蚊类密度随季节消长，与气候变化密切相关。广东大部分地区蚊虫活动常年不止，从3月下旬开始趋于活跃；蚊密度高峰期在6～10月，此时温度高、湿度大，蚊虫最为活跃。广东沿海地区冬季没有霜冻期，平均气温在15℃以上。每年不定期的冷空气会使气温下降至5～10℃，并保持一定时间的10℃以下天气。低温使越冬蚊虫产生滞育现象，此时自然界的蚊虫密度大量下降。但由于室外环境中具有稳定的血源和滋生场所，一旦出现气温的回升，蚊虫有能力迅速地大量滋生，可在整个冬季均存在成蚊的活动现象。

二、广东口岸地区蚊类种群结构

据广东省疾控中心网站公布资料，2006年中国疾控中心主持开展了我国埃及伊蚊分布边界的调查，发现广东省埃及伊蚊的分布区域大幅减少，仅在雷州乌石和企水发现埃及伊蚊。2008年湛江出入境检验检疫局对湛江口岸及周边海港进行埃及伊蚊分布调查，也只是在雷州乌石和企水发现埃及伊蚊。2008年对广州机场、江门和湛江等国境口岸蚊虫采样，采集到的蚊虫主要为致倦库蚊、三带喙库蚊、白纹伊蚊、中华按蚊、骚扰阿蚊。2012～2013年对广东从化地区蚊虫采样，其中淡色库蚊为优势蚊种（占50.66%），三带喙库蚊占32.12%、中华按蚊占3.61%、白纹伊蚊占0.62%；2016年广东各口岸采集的蚊种中，白纹伊蚊、致倦库蚊分布较多，各占口岸总数的80.77%、69.23%，其余为三带喙库蚊、淡色库蚊、中华按蚊、埃及伊蚊、骚扰阿蚊。2008年1～12月对梅州口岸进行蚊类监测调查，结果共捕获蚊类268只，经鉴定有3属4种，致倦库蚊为优势种，其次为白纹伊蚊和中华按蚊，7月为蚊类活动的最高峰。2005年1月至2006年12月，在珠海养猪场和各口岸、湛江、中山共捕获2763只成蚊，经鉴定隶属4属8种，其中，白纹伊蚊所占比例最高，为32.75%；其次为致倦库蚊，占26.06%；三带喙库蚊占25.30%；海滨库蚊占7.75%；中华按蚊占3.84%；骚扰阿蚊占3.18%；其他（常型曼蚊和巨型阿蚊等）各占1.12%。珠海养猪场主要以三带喙库蚊为主，口岸主要以白纹伊蚊为主。2008年4月至2009年3月，结合珠江水域内广州出入境检验检疫局所辖口岸的生境情况，选择黄埔港、新风港、河南港、萝岗、新沙港共 5 个口岸进行蚊虫调查，共捕获成蚊 7008 只，属于 1 科 4 属 6 种，分别为致倦库蚊（89.45%）、三带喙库蚊（1.07%）、二带喙库蚊（0.01%）、白纹伊蚊（7.93%）、骚扰阿蚊（1.43%）、中华按蚊（0.01%），其中致倦库蚊为优势蚊种。2002～2007 年对盐田口岸的查验场和住宅区开展医学昆虫监测，结果捕获成蚊 2 属 3 种，分别为致倦库蚊（84%）、三带喙库蚊（9%）、白纹伊蚊（7%），致倦库蚊为优势种。2002 年和 2007 年，蚊密度分别为 0.76 只/（人工·h）、0.28 只/（人工·h）。2008～2012 年对汕头市病媒生物进行全年监测，捕获蚊种主要为致倦库蚊、三带喙库蚊、白纹伊蚊、中华按蚊 4 种，致倦库蚊为优势种类，占 91.89%，各年间波动在 86.54%～96.14%；其次是三带喙库蚊，占 5.06%。2012 年深圳市蚊媒生物监测，年度共布放诱蚊灯 422 个，捕获蚊虫 4861 只，蚊密度为 11.52 只/灯，较 2011 年蚊类平均密度（16.64 只/（台·h））下降了 30.77%，捕获蚊种主要为致倦库蚊和白纹伊蚊，致倦库蚊为优势蚊种，占捕获总数的 97.61%。不同环境的蚊密度有所不同，以公园密度最高，为 14.19 只/（台·h），由高到低依次为居民区、医院，3～6 月蚊虫密度较高。

三、不同时间蚊类种群结构

不同蚊虫活动的时间不同，伊蚊主要选择白天活动，以竹林、香蕉园等半家栖环境为主；而库蚊主要选择清晨或夜晚，以人房、牛棚、猪舍为主。李荣彪等 2004 年 7～8 月对佛山市白纹伊蚊进行观察，发现白纹伊蚊全天均吸血，更多出现在夜间。白昼和夜间捕捉到的雌蚊比例分别为 39.05%和 60.95%，出现两个吸血高峰，分别在日落后和日出时。通过重复昼夜观察发现，佛山市的白纹伊蚊吸血活动与其他文献报道有所不同，24h 均吸血，夜间吸血活动多于白天。2013 年 5 月至 2014 年 4 月在广东省的广州、佛山、东莞、茂名的城区和郊区设点采蚊，调查显示广东省蚊媒平均密度为 11.80 只/(台·h)，其密度高峰在 4～5 月，生境中以牲畜棚中的密度最高。致乏库蚊/致倦库蚊占捕蚊总数的 89.90%，为优势蚊种。

四、蚊类季节消长规律

疾病流行的季节与媒介蚊虫的季节消长有关。蚊的季节消长与温度、湿度和雨量等气象因素密切相关。白纹伊蚊在广东潮州及佛山等地，每年 6 月出现高峰，可持续到 10～11 月；在佛山，3 月出现，12 月消失，4～11 月是高峰期。2005 年 8 月至 2006 年 7 月，对广州市新风港区白纹伊蚊幼虫的季节消长情况进行调查，共捕获白纹伊蚊幼虫 2081 条，容器指数 17.36%。一年四季均有白纹伊蚊生长繁殖，每年 5 月、6 月为密度高峰，12 月密度较低。汕头市冬天白纹伊蚊成蚊活动能力下降，12 月至次年 2 月期间密度最低，3 月开始上升，6～7 月达高峰，9～10 月再次高峰，11 月开始下降。2011 年 5～11 月，云浮口岸共捕获成蚊 42 367 只，经鉴定隶属 3 亚科 8 属 12 种，优势蚊种依次为三带喙库蚊、致倦库蚊和白纹伊蚊。成蚊季节消长呈双峰型，5 月、6 月为第一个高峰期，8 月为第二个高峰期。从 2002 年 3 月至 2003 年 2 月，对珠海口岸的蚊类进行采集调查，结果共捕获蚊类6属12种，其中致倦库蚊、白纹伊蚊和三带喙库蚊分别占捕获成蚊总数的54.4%、37.0%、3.25%。珠海口岸全年均有蚊类活动，成蚊密度高峰出现在3月，从3月至次年1月成蚊季节消长曲线基本呈逐月下降趋势；致倦库蚊和白纹伊蚊为优势蚊种。珠江水域广州口岸成蚊年平均密度为15.81只/（人工·h）（人工小时法）、0.20只/（台·h）（紫外灯诱蚊法），不同口岸成蚊月密度不同，萝岗口岸最高月密度达到85.56只/（人工·h）（5月），其中室内密度达130.40只/（人工·h），同期新沙港口岸月密度、室内密度则为4.20只/（人工·h）、4.67只/（人工·h）。季节消长呈单峰型，3～6月密度较高。蚊类幼虫年平均密度为0.03条/勺，季节消长呈双峰型，高峰期出现在5～7月和11～12月；年平均诱卵指数为0.33，高峰期在8月。深圳盐田港口岸区域蚊密度季节消长呈双峰形，第1个高峰出现在4月，第2个高峰出现在10月。2002～2007年，蚊类年平均密度呈下降趋势。汕头市蚊虫季节消长表现为单峰型，高峰期在3～6月，最高峰出现在5月，为33.44只/（台·h），最低密度出现在9月，为9.78只/灯。成蚊密度每年分别为17.02只/（台·h）、6.53只/（台·h）、14.45只/（台·h）、16.23只/（台·h）和27.25只/（台·h）。2012年深圳市蚊媒生物监测，4月出现最高峰（30.92只/（台·h）），次高峰在5月29.87只/（台·h），1月最低为2.02只/（台·h）。

五、蚊类携带病原体的情况

2013年5月至2014年4月，在广东省的广州、佛山、东莞、茂名的城区和郊区设点采蚊，用一步法逆转录-聚合酶链反应（RT-PCR）技术检测蚊媒携带的西尼罗病毒，结果未检测到西尼罗病毒阳性。2005年1月至2006年12月，在珠海养猪场和各口岸、湛江、中山捕获2763只成蚊，在132组蚊研磨液的病毒细胞培养中，有7份标本出现CPE病变，使用黄病毒通用引物，RT-PCR反应能扩增出相应的阳性条带，其中白纹伊蚊组阳性3份，致倦库蚊组阳性3份，三带喙库蚊组阳性1份，但用日本脑炎病毒、登革病毒Ⅰ～Ⅳ型和西尼罗病毒等特异性引物，未能扩增出相应的阳性条带，说明可能存在着其他黄病毒类的病毒感染；采用荧光定量PCR法，对蚊悬液和细胞培养液进行日本脑炎、登革和西尼罗病毒检测，从一组海滨库蚊标本中检出日本脑炎病毒核酸阳性，但强度较弱，这与珠海地区是日本脑炎低发地区相一致。2009年6月至2010年12月，研究深圳市龙岗区蚊虫流行性日本脑炎病毒自然感染状况，采用灯诱法捕捉蚊虫标本并进行分类鉴定，以JEV的*NS*3基因区段设计特异引物，通过实时荧光RT-PCR对蚊虫中流行性日本脑炎病毒进行检测，阳性标本经测序后再在GenBank中进行核苷酸序列的同源性比对。结果表明，捕获的蚊虫隶属3属5种，致倦库蚊是优势蚊种；1533只蚊虫分成25批，从3批致倦库蚊标本中检出JEV核酸阳性，阳性率为12%。阳性标本与GenBank中报道的JEV参考株间相应的核苷酸序列同源性达99%以上，均属于JEVⅠ型病毒。由此可知，龙岗区存在着蚊虫自然感染JEV，致倦库蚊是区内日本脑炎传播的主要蚊媒。

入境船舶蚊虫携带率高达18%～48%。

第二节　广东口岸蠓类种群结构及季节消长

一、广东口岸地区蠓种群结构及季节消长

（一）总体概况

广东地区地域广，地形气候复杂，属于亚热带地区，湿热的环境适宜蠓类昆虫的生长及繁殖。广东口岸已知蠓类有 4 亚科 11 属 119 种（表 14-1）。广东口岸的吸血蠓主要是库蠓属和蠛蠓属种类，细蠓属种类极少。吸血蠓已知 2 属 45 种（表 14-2）。香港地区吸血蠓主要为库蠓属、蠛蠓属和细蠓属 3 属 24 种（表 14-3）。

表 14-1　广东口岸蠓类昆虫种类

亚科	属	种类
细蠓亚科	细蠓属	海峡细蠓
毛蠓亚科	毛蠓属	角翼毛蠓，双钩毛蠓，泥污毛蠓，怪状毛蠓，山丘毛蠓，双尖毛蠓，欧洲毛蠓，超越毛蠓，宽带毛蠓，分叉毛蠓，棕色毛蠓，灰色毛蠓，多刺毛蠓，泸定毛蠓，小孢毛蠓，西部毛蠓，喜愿毛蠓，淡色毛蠓，小刺毛蠓，裂叶毛蠓，类常毛蠓，矛状毛蠓，拟黄毛蠓，无偶毛蠓
铗蠓亚科	裸蠓属	双扇裸蠓，短尾裸蠓，开裂裸蠓，美岛裸蠓，岛屿裸蠓，杰克裸蠓，中棘裸蠓，刺尾裸蠓，类瘦裸蠓
	铗蠓属	模糊铗蠓，附突铗蠓，具齿铗蠓，节结铗蠓，拜氏铗蠓，美雅铗蠓，灌丛铗蠓，横琴铗蠓，广东铗蠓，岭南铗蠓，南来铗蠓，尖锐铗蠓，落羽铗蠓，粗野铗蠓，美妙铗蠓，蛰肿铗蠓，中山铗蠓
	蠛蠓属	短喙蠛蠓，儋县蠛蠓，园圃蠛蠓，多感蠛蠓，趋光蠛蠓，台湾蠛蠓，曲茎蠛蠓，肿足蠛蠓，钩茎蠛蠓，混杂蠛蠓
蠓亚科	库蠓属	琉球库蠓，嗜蚊库蠓，荒川库蠓，黑脉库蠓，短须库蠓，环基库蠓，环斑库蠓，肠形库蠓，端斑库蠓，黄胸库蠓，吉氏库蠓，滴斑库蠓，原野库蠓，霍飞库蠓，屏东库蠓，肩宏库蠓，印度库蠓，连斑库蠓，南山库蠓，雷州库蠓，冷氏库蠓，马来库蠓，滨海库蠓，明边库蠓，北京库蠓，新须库蠓，日本库蠓，东方库蠓，尖喙库蠓，巴涝库蠓，抚须库蠓，趋黄库蠓，异域库蠓，似同库蠓，苏岛库蠓，条带库蠓，细须库蠓，黑带库蠓，武夷库蠓，珠海库蠓
	埃蠓属	环纹埃蠓，类环纹埃蠓，珠海埃蠓
	阿蠓属	弯曲阿蠓，龙州阿蠓，边缘阿蠓，棘刺阿蠓，淡黄阿蠓
	短蠓属	秸囊短蠓，珠海短蠓
	柱蠓属	毛背柱蠓，残肢柱蠓，普通柱蠓
	尼蠓属	曲茎尼蠓
	贝蠓属	章华贝蠓，双拳贝蠓，定海贝蠓，中华贝蠓

表 14-2　广东口岸吸血蠓类昆虫种类

属	亚属	吸血蠓种类
库蠓属	三囊亚属	嗜蚊库蠓，巴沙库蠓，黄胸库蠓，黄盾库蠓，吉氏库蠓，肩宏库蠓，明边库蠓，新须库蠓，抚须库蠓，趋黄库蠓，细须库蠓
	二囊亚属	琉球库蠓，短须库蠓，屏东库蠓，连斑库蠓，南山库蠓，马来库蠓，巴涝库蠓，异域库蠓，苏岛库蠓，条带库蠓
	带纹亚属	荒川库蠓，环斑库蠓，肠形库蠓，滴斑库蠓

续表

属	亚属	吸血蠓种类
库蠓属	库蠓亚属	黑脉库蠓，印度库蠓，冷氏库蠓，日本库蠓
	屋室亚属	霍飞库蠓，北京库蠓，端斑库蠓，尖喙库蠓，似同库蠓，黑带库蠓，武夷库蠓，珠海库蠓
	单囊亚属	原野库蠓
	尚未列入亚属	雷州库蠓，滨海库蠓，
蠛蠓属		混杂蠛蠓，南方蠛蠓，台湾蠛蠓，肿足蠛蠓，武夷蠛蠓

表 14-3　香港地区吸血蠓类昆虫种类

属	吸血蠓种类
库蠓属	嗜蚊库蠓，琉球库蠓，异域库蠓，荒川库蠓，环斑库蠓，珠海库蠓，环基库蠓，微黄库蠓，何微库蠓，南山库蠓，麦客库蠓，东方库蠓，细须库蠓，亚黄库蠓，肖特库蠓，冈库蠓
蠛蠓属	扩散蠛蠓，低飞蠛蠓，潮湿蠛蠓，混杂蠛蠓，台湾蠛蠓，扭曲蠛蠓，武夷蠛蠓
细蠓属	香港细蠓

（二）广东口岸地区蠓类种群结构

广东省大部分地区有蠓分布。珠海市发现的蠓种类最多，有 71 种，占总数的 60%；广州市次之，有 22 种，占 18%；湛江市有 20 种。台湾蠛蠓、尖喙库蠓、荒川库蠓、琉球库蠓、端斑库蠓是广布种，在多个县（市）均有发现。从分布看，沿海地区多于内地山区，分析其原因可能是沿海地区温度高于内陆地区，活动间长，物种较为丰富。

（三）不同时间蠓类种群结构

对牛栏中刺叮牲畜的库蠓进行观察显示：5 月中旬，日落后 1h 至日出前 1h，尖喙库蠓为主要的优势种，异域库蠓居第二位，其他蠓种数量很少，并于 19：00 形成一个很明显的高峰。早晨的数量虽多，但是远不如黄昏时的密度高，而白天则数量很少。9 月，牛栏中夜间的库蠓活动情况与 5 月有所不同，此时以抚须库蠓、嗜按库蠓等三囊亚属的库蠓为优势种，并出现晨、昏两个高峰，这与 5 月昏峰数量最多形成鲜明对比，说明在不同季节、同一场所中刺叮牲畜库蠓的数量和种类是不相同的。库蠓在一天中有两次活动高峰期：第一次是清晨，从 6：00 开始出现，至 6：30 达到高峰，持续至 7：30 慢慢减少，上午 9：00 后基本停止活动；第二次活动高峰从下午 17：30 开始，18：30 达到高峰，一直持续至日落后 1h，一般在 19：30 后停止活动。同时，库蠓的活动还受天气变化的影响，库蠓多在晴朗无风的日子活动，阴天、有风或雨后库蠓很少活动，下雨则基本停止活动。荒川库蠓在 7 月整个夜间都有活动，其间有两个活动高峰：第一个高峰在 19：00～21：00，随后库蠓活动减少，21：00～23：00 降至最低；之后库蠓的活动又慢慢增多，在次日 3：00～5：00 达到第二个活动高峰，且第二高峰库蠓的数量显著多于第一高峰。

（四）蠓类季节消长规律

在广东，吸血蠓在每年 5 月和 9 月分别形成两个高峰，并以 5 月的数量最多，9 月以后数量逐渐减少，10 月以后几乎绝迹。

对广州 4 个鸡场进行调查，共采集库蠓 295 只，其中，荒川库蠓和尖喙库蠓占总数的 99.38%，为鸡场的优势库蠓。库蠓活动季节在 3～11 月，荒川库蠓 3 月开始活动并迅速达到高峰，其活动主要集中在 3～6 月，这 4 个月捕获的荒川库蠓总数占当年荒川库蠓总数的 79.28%；尖喙库蠓的活动高峰迟于荒川库蠓，7～9 月是尖喙库蠓的活动高峰，这 3 个月尖喙库蠓的总数占全年总数的 70.99%。

二、蠓类媒携带病原体的情况

利用竞争性 ELISA 抗体检测方法，对潮汕地区和湛江地区两个牛场筛选出的阴性奶牛，定期监测 BTV、EHDV、BEFV 和 AKAV 抗体情况。结果发现，10 只监控奶牛 9 只 BTV 出现阳性；EHDV 全部为阳性；1 只为 BEF 阳性；AKAV 未出现阳性情况。对全部采集血样进行 BTV、EHDV、BEFV 核酸鉴定，发现 BTV 和 EHDV 鉴定有核酸阳性。对 BTV 和 EHDV 核酸阳性样品开展病毒分离工作，共分离到 3 株 BTV、6 株 EHDV、5 株 PLAV 属的 BCV；通过中和试验和种系遗传特性研究，得出 BTV 主要为 BTV-4 型、BTV-5 型、BTV-12 型；EHDV 主要流行血清型为 6 型，表明广东牛场除 EHDV-1 型感染外还存在 EHDV-6 型感染。

三、广东口岸地区动物蠓媒病的传播风险

广东省位于南海之滨，口岸数量多，旅游业和对外贸易发达，国际航行交通工具、出入境运输设备货物大幅增加，许多港口还接卸大量容易携带外来媒介生物的高风险货物，这使得传播媒介蠓类的传入风险急剧增大，是蠓媒性疾病高发区。

第三节　广东口岸蜱媒生物及动物蜱媒病的监控数据

一、广东口岸蜱媒种群结构

广东省是位于我国南部的沿海省份，地处亚热带地区，属于亚热带季风气候，日照充足，雨量充沛，温差较小，为蚊类、蠓类、蜱类、鼠类等病媒生物的孳生繁殖提供了适宜的条件。

广东省分布流行的蜱类有：硬蜱属的粒形硬蜱，花蜱属的龟形花蜱、爪哇花蜱、巴顿花蜱、厚体花蜱和变异花蜱，血蜱属的钝刺血蜱、台岛血蜱、豪猪血蜱、褐黄血蜱、具角血蜱、距刺血蜱、拉氏血蜱、台湾血蜱、微形血蜱和越原血蜱，革蜱属的金泽革蜱，牛蜱属的微小牛蜱，扇头蜱属的镰形扇头蜱和血红扇头蜱（陈泽等，2008）。

二、广东口岸蜱媒季节消长规律

硬蜱的活动有明显的季节性，多数种类的蜱在春季开始活动，一直延续到秋季。硬蜱成虫活动期在 4～8 月，高峰在 5～6 月初；幼虫和若虫的活动期较长，从早春 4 月持

续至 9～10 月，一般有两个高峰，主峰常在 6～7 月，次峰在 8～9 月。有些种类在夏季才出现成虫，如残缘璃眼蜱。残缘璃眼蜱在春季以若虫寄生在宿主身体上，以后下地蜕皮，到夏季成虫出现一个活动高峰。软蜱因躲在宿主洞巢内，故终年都可活动。

三、广东口岸不同蜱媒携带病原的检测结果

目前，广东省内已有莱姆病、Q 热、蜱传斑点热和人粒细胞无形体存在的报道。Hao 等从广东采集的蜱体内分离到伯氏疏螺旋体；张丽娟等研究发现，在广东连平除了存在已证实的西伯利亚斑点热外，还存在新的蜱传斑点热立克次体；姜东续等采用体表检视法和布旗法在广东省不同地区分别采集黄牛和水牛蜱样本 109 只，经鉴定为微小牛蜱，通过分子生物学方法从采集的蜱样本中检测到粒细胞无形体核酸阳性 6 例，阳性率为 5.5%（6/109）。

四、广东口岸地区蜱媒病的传播风险

广东省地处热带、亚热带地区，存在大面积的山地、森林、丘陵和湿地，野生动植物资源丰富，进而为蜱类的生存提供了丰富的宿主资源，为一些蜱传疾病提供了良好的自然疫源地，如广东省梅州市存在莱姆病的自然疫源地。此外，广东省位于中国南方的边界，距东南亚许多国家较近，非法狩猎、贩卖和自然迁徙到广东的外来野生动物种类较多，这也为新的蜱种和蜱媒病传入提供了方便。特别是目前国际上已知的 8 条候鸟迁徙路线中有 3 条途径我国，其中有 2 条经过广东及周边地区，而候鸟作为蜱的寄生宿主之一，对蜱及蜱媒病的扩散、传播具有重要的作用。候鸟的迁徙活动很容易打破蜱传疾病的自然疫源性特点，将蜱或蜱媒病原携带到途经地区，在一定程度上增加了疾病传播的风险。另外，广东省特殊的饮食习惯及其进出口口岸货物流通特点增加了与野生动物相互接触的机会，也为蜱及蜱传疾病的传播带来便利条件。江莉等（2014）从广东进口货物中截获肩突硬蜱，目前该蜱种在我国尚无检出报道，提示广东省存在外来蜱及蜱传病原入侵的危险性。

（杨俊兴　张彩虹　刘建利　孙　洁　花群义）

第十五章　辽宁口岸病媒生物及动物病媒病与监控

第一节　病媒生物种群结构及季节消长

一、辽宁地区及主要口岸的自然概况

辽宁省位于中国东北地区的南部，是中国东北经济区和环渤海经济区的重要结合部，地处118°53′～125°46′E、38°43′～43°26′N，位于欧亚大陆东岸，属于温带大陆型季风气候区。境内雨热同季，日照丰富，积温较高，冬长夏暖，春秋季短，雨量不均，东湿西干，全年平均气温为7～11℃。辽宁省是东北地区降水量最多的省份，年降水量为600～1100mm。

辽宁口岸是东北亚地区重要的进出口贸易通道，共19个口岸，其中海港口岸有大连港口岸、大窑湾港口岸、营口港口岸、葫芦岛港口岸、鲅鱼圈港口岸等，沈阳机场口岸、大连机场口岸为空港口岸，丹东港口岸、东港口岸等是中朝边境重要口岸。辽宁地区、朝鲜半岛是肾综合征出血热的主要疫源地，加强对辽宁口岸尤其是丹东、东港等中朝边境口岸鼠类监测、肾综合征出血热的风险分析及防控，对促进辽宁省经济社会发展、保障中朝边境地区的卫生安全均具有重要意义。

二、辽宁口岸地区病媒种群结构

在辽宁口岸的调查过程中，共采获各类病媒昆虫及啮齿动物50属128种。其中，蚊类3属15种，蝇类40属101种，鼠类2目2科4属4种，蚤类6属6种，螨类4属5种，蜚蠊2属4种，蜱类1属1种。

（一）蚊类

1. 蚊类名录

2006～2015年，对采集的蚊类和蚊类进行形态学分类鉴定。经分类鉴定及计数，蚊类共3属15种119 184只，名录如下：

按蚊属 *Anopheles*

　中华按蚊 *Anopheles sinensis*

库蚊属 *Culex*

　淡色库蚊 *Culex pipiens pallens*

　三带喙库蚊 *Culex tritaeniorhynchus*

　迷走库蚊 *Culex vagans*

　二带喙库蚊 *Culex bitaeniorhynchus*

凶小库蚊 *Culex modestus*

贪食库蚊 *Culex halifaxia*

伊蚊属 *Aedes*

背点伊蚊 *Aedes dorsalis*

东乡伊蚊 *Aedes togoi*

朝鲜伊蚊 *Aedes koreicus*

刺扰伊蚊 *Aedes vexans*

白纹伊蚊 *Aedes albopictus*

刺扰伊蚊日本亚种 *Aedes vexans nipponii*

普通伊蚊 *Aedes communis*

仁川伊蚊 *Aedes chemulpoensis*

2. 种群构成

辽宁口岸15个监测点共捕获蚊类3属15种119 184只（图15-1）。其中，库蚊属7种、伊蚊属6种、按蚊属2种。淡色库蚊为优势蚊种，共99 731只，为采集总数的82.0%（97 731/119 184）；其次为中华按蚊，共4912只，为采集总数的4.1%（4912/119 184）。

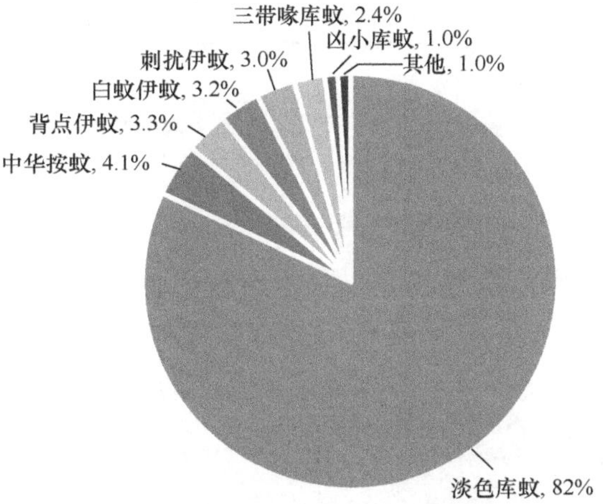

图15-1　2006～2015年辽宁口岸蚊类种群构成

3. 蚊类采集地分布

本次共调查15个主要口岸地区。各采集地中，以在大连地区采获的蚊类最多，共18 237只，占所采蚊类总数的15.3%（表15-1、图15-2）。

（二）蝇类

1. 蝇类名录

辽宁口岸15个监测点共捕获蝇类40属101种238 065只，名录如下：

表 15-1　2006～2015 年辽宁口岸蚊类采集地分布

监测地点	淡色库蚊		三带喙库蚊		白纹伊蚊		中华按蚊		其他蚊种		总计	
	数量/只	构成比/%	数量/只	构成比/%	数量/只	构成比/%	数量/只	构成比/%	数量/只	构成比/%	数量/只	构成比/%
大连港	14 369	78.8	255	1.4	505	2.8	235	1.2	2 873	15.8	18 237	15.3
沈阳机场	11 483	86.0	203	1.5	627	4.7	181	1.4	855	6.4	13 349	11.2
丹东港	7 237	77.9	156	1.7	260	2.8	578	6.2	1 059	11.4	9 290	7.8
东港	7 241	77.8	233	2.5	383	4.1	432	4.7	1 013	10.9	9 302	7.8
盘锦港	6 876	61.4	852	7.6	102	0.9	2 320	20.7	1 053	9.4	11 203	9.4
大连机场	8 159	91.3	93	1.0	102	1.1	51	0.6	534	6.0	8 939	7.5
鲅鱼圈港	7 572	87.0	259	3.0	98	1.1	276	3.2	495	5.7	8 700	7.3
营口港	6 937	86.9	187	2.3	80	1.0	239	3.0	542	6.2	7 985	6.7
庄河港	6 826	92.4	76	1.0	46	0.6	116	1.6	325	4.4	7 389	6.2
长兴岛港	6 137	93.6	27	0.4	93	1.4	44	0.7	254	3.9	6 555	5.5
大窑湾港	5 022	79.5	87	1.4	1 021	16.1	82	1.3	105	1.7	6 317	5.3
长海码头	4 629	90.3	78	1.5	116	2.3	45	0.9	257	5.0	5 125	4.3
香炉礁	2 568	77.0	162	4.9	181	5.4	221	6.6	205	6.1	3 337	2.8
旅顺港	1 652	86.6	39	2.0	72	3.8	37	2.0	107	5.6	1 907	1.6
葫芦岛港	1 023	66.0	119	7.7	137	8.8	55	3.6	215	13.9	1 549	1.3
合计	97 731	82.0	2 826	2.4	3 823	3.2	4 912	4.1	9 892	8.3	11 9184	100.0

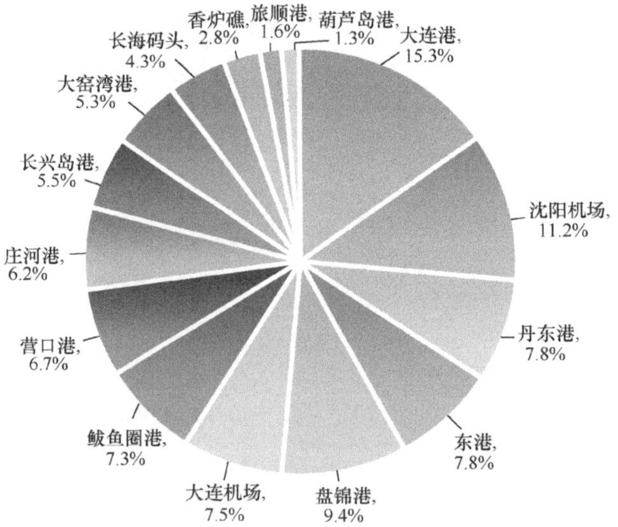

图 15-2　2006～2015 年辽宁口岸蚊类采集地分布

花蝇科 Anthomyiidae

　花蝇属 *Anthomyia*

　　横带花蝇 *Anthomyia illocata*

　　雨兆花蝇 *Anthomyia pluvialis*

　粪种蝇属 *Adia*

天山粪种蝇 *Adia alatavensis*
粪种蝇 *Adia cinerella*
拟花蝇属 *Calythea*
草原拟花蝇 *Calythea pratincola*
雪地种蝇属 *Chionomyia*
毛腹雪地种蝇 *Chionomyia vetula*
地种蝇属 *Delia*
灰地种蝇 *Delia platura*
葱地种蝇 *Delia antique*
海花蝇属 *Fucellia*
黑斑海花蝇 *Fucellia apicalis*
小笠原海花蝇 *Fucellia boninensis*
中华海花蝇 *Fucellia chinensis*
勘察加海花蝇 *Fucellia kamtchatica*
粪泉蝇属 *Emmesomyia*
类绒粪泉蝇 *Emmesomyia subvillica*
蝇科 Muscidae
裸池蝇属 *Brontaea*
黑灰裸池蝇 *Brontaea nigrogrisea*
纹蝇属 *Graphomya*
绯胫纹蝇 *Graphomya rufitibia*
角蝇属 *Haematobia*
东方角蝇 *Haematobia exigua*
血喙蝇属 *Haematobosca*
血刺蝇 *Haematobosca sanguinolenta*
齿股蝇属 *Hydrotaea*
常齿股蝇 *Hydrotaea dentipes*
溜蝇属 *Lispe*
肖溜蝇 *Lispe assimilis*
拟双条溜蝇 *Lispe bivittata subbivittata*
吸溜蝇 *Lispe consanguinea*
缺髭溜蝇 *Lispe loewi*
长条溜蝇 *Lispe longicollis*
单毛溜蝇 *Lispe monochaita*
东方溜蝇 *Lispe orientalis*
瘦须溜蝇 *Lispe pygmaea*
中华溜蝇 *Lispe sinica*
家蝇属 *Musca*

肖秋家蝇 *Musca amita*
北栖家蝇 *Musca bezzii*
肥喙家蝇 *Musca crassirostris*
家蝇 *Musca domestica*
黑边家蝇 *Musca hervei*
牲家蝇 *Musca seniorwhitei*
市蝇 *Musca sorbens*
骚家蝇 *Musca tempestiva*
腐蝇属 *Muscina*
狭额腐蝇 *Muscina angustifrons*
肖腐蝇 *Muscina assimilis*
日本腐蝇 *Muscina japonica*
牧场腐蝇 *Muscina pascuorum*
厩腐蝇 *Muscina stabulans*
莫蝇属 *Morellia*
园莫蝇 *Morellia hortensia*
翠蝇属 *Neomyia*
印度翠蝇 *Neomyia indica*
大洋翠蝇 *Neomyia laevifrons*
黑蝇属 *Ophyra*
斑跖黑蝇 *Ophyra chalcogaster*
银眉黑蝇 *Ophyra leucostoma*
厚环黑蝇 *Ophyra spnigera*
碧蝇属 *Pyrellia*
马粪碧蝇 *Pyrellia vivida*
螫蝇属 *Stomoxys*
厩螫蝇 *Stomoxys calcitrans*
丽蝇科 Calliphoridae
裸金蝇属 *Achoetandrus*
绯颜裸金蝇 *Achoetandrus rufifacies*
阿丽蝇属 *Aldrichina*
巨尾阿丽蝇 *Aldrichina grahami*
丽蝇属 *Calliphora*
宽丽蝇 *Calliphora nigribarbis*
红头丽蝇 *Calliphora vicina*
反吐丽蝇 *Calliphora vomitoria*
金蝇属 *Chrysomya*
大头金蝇 *Chrysomya megacephala*

广额金蝇 *Chrysomya phaonis*

蓝蝇属 *Cynomya*

尸蓝蝇 *Cynomya mortuorum*

绿蝇属 *Lucilia*

崂山壶绿蝇 *Lucilia ampullecea laoshanensis*

叉叶绿蝇 *Lucilia caesar*

秦氏绿蝇 *Lucilia chini*

铜绿蝇 *Lucilia cupurina*

亮绿蝇 *Lucilia illustris*

紫绿蝇 *Lucilia porphrina*

丝光绿蝇 *Lucilia sericata*

山西绿蝇 *Lucilia shansiensis*

沈阳绿蝇 *Lucilia shenyangensis*

伏蝇属 *Phormia*

伏蝇 *Phormia regina*

拟粉蝇属 *Poiieniopsis*

新月拟粉蝇 *Poiieniopsis menecnma*

原伏蝇属 *Protophormia*

新陆原伏蝇 *Protophormia terraenovae*

叉丽蝇属 *Triceratopyga*

叉丽蝇 *Triceratopyga calliphoroides*

麻蝇科 Sarcophagidae

粪麻蝇属 *Bercaea*

红尾粪麻蝇 *Bercaea cruentata*

麻蝇属 *Sarcophga*

棕尾别麻蝇 *Boettcherisca peregrina*

昭野蝇属 *Goniophyto*

本州沼野蝇 *Goniophyto honshuensis*

黑麻蝇属 *Helicophagella*

黑尾黑麻蝇 *Helicophagella melanura*

欧麻蝇属 *Heteronychia*

郭氏欧麻蝇 *Heteronychia quoi*

克麻蝇属 *Kramerea*

舞毒蛾克麻蝇 *Kramerea schuetzei*

蜂麻蝇属 *Miltogramma*

狭额长鞘蜂麻蝇 *Miltogramma angustifrons*

拉麻蝇属 *Ravinia*

红尾拉麻蝇 *Ravinia striata*

亚麻蝇属 *Parasarcophaga*

白头亚麻蝇 *Parasarcophaga albiceps*

短角亚麻蝇 *Parasarcophaga brevicornis*

肥须亚麻蝇 *Parasarcophaga crassipalpis*

酱亚麻蝇 *Parasarcophaga dux*

巨亚麻蝇 *Parasarcophaga gigas*

贪食亚麻蝇 *Parasarcophaga harpax*

波突亚麻蝇 *Parasarcophaga jaroschevskyi*

拟对岛亚麻蝇 *Parasarcophaga kanoi*

褐须亚麻蝇 *Parasarcophaga knabi*

巨耳亚麻蝇 *Parasarcophaga macroauriculata*

黄须亚麻蝇 *Parasarcophaga misera*

天山亚麻蝇 *Parasarcophaga pleskei*

多突亚麻蝇 *Parasarcophaga polystylata*

急钩亚麻蝇 *Parasarcophaga portschinskyi*

野亚麻蝇 *Parasarcophaga simillis*

细麻蝇属 *Pierretia*

鸡尾细麻蝇 *Pierretia caudagalli*

台南细麻蝇 *Pierretia josephi*

锡霍细麻蝇 *Pierretia sichotealini*

上海细麻蝇 *Pierretia ugamskii*

麻野蝇属 *Sarcophila*

蒙古麻野蝇 *Sarcophila mongolica*

厕蝇科 Fanniinae

厕蝇属 *Fannia*

夏厕蝇 *Fannia canicularis*

白纹厕蝇 *Fannia leucosticta*

元厕蝇 *Fannia prisca*

瘤胫厕蝇 *Fannia scalaris*

2. 种群构成

本次对从辽宁口岸采集到的蝇类进行鉴定，共采集到 42 属 101 种 238 065 只。蝇科的属及种数最多，为 13 属 35 种；其次为麻蝇科为 11 属 28 种；再次为麻蝇科，10 属 21 种；花蝇科 7 属 13 种，厕蝇科，1 属 4 种。在采集的各种蝇类中，丽蝇科数量最多，为优势种群，共 96 288 只，占采集总数的 40.4%（图 15-3）。

3. 蝇类采集地分布

本次调查共 15 个主要口岸地区。在各采集地中，以在大连地区采获的蝇类最多，共 108 216 只，占所有蝇类总数的 45.5%（表 15-2、图 15-4）。

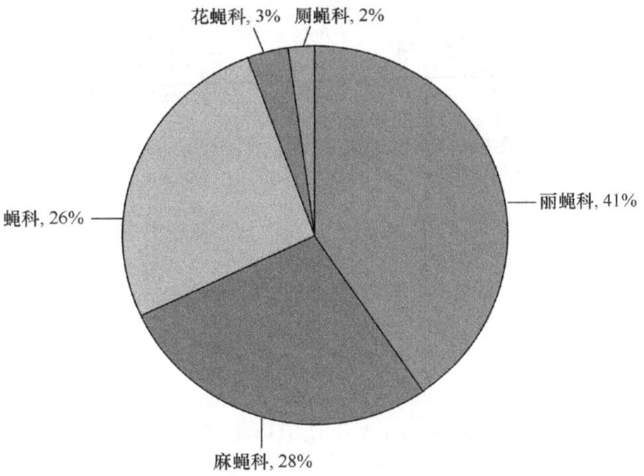

图 15-3　2006～2015 年辽宁口岸蝇类种群构成

表 15-2　2006～2015 年辽宁口岸蝇类采集地分布

监测地点	蝇科		丽蝇科		麻蝇科		厕蝇科		花蝇科		总计	
	数量/只	构成比/%	数量/只	构成比/%	数量/只	构成比/%	数量/只	构成比/%	数量/只	构成比/%	数量/只	构成比/%
大连港	32 681	30.2	35 603	32.9	31 166	28.8	3 247	3.0	5 519	5.1	108 216	45.5
沈阳机场	17 187	22.2	37 239	48.1	19 433	25.1	1 936	2.5	1 626	2.1	77 421	32.5
东港	3 835	31.3	3 332	27.2	4 496	36.7	208	1.7	380	3.1	12 251	5.1
大连机场	1 756	17.6	5 417	54.3	2 504	25.1	70	0.7	229	2.3	9 976	4.2
鲅鱼圈港	1 521	15.9	6 047	63.2	1 798	18.8	48	0.5	153	1.6	9 567	4.0
营口港	869	15.3	2 029	35.7	2 659	46.8	68	1.2	57	1.0	5 682	2.4
大窑湾港	787	18.2	1 781	41.2	1 673	38.7	30	0.7	52	1.2	4 323	1.8
丹东港	671	21.1	1 867	58.8	581	18.3	6	0.2	51	1.6	3 176	1.3
香炉礁	923	45.6	662	32.7	401	19.8	4	0.2	34	1.7	2 024	0.9
庄河港	529	28.3	1 046	56.0	258	13.8	19	1.0	17	0.9	1 869	0.8
旅顺港	614	39.2	667	42.5	264	16.8	9	0.6	14	0.9	1 568	0.7
长海码头	427	43.2	284	28.7	241	24.4	12	1.2	25	2.5	989	0.4
长兴岛港	264	48.8	174	32.1	94	17.2	4	0.7	6	1.2	542	0.2
葫芦岛港	181	54.3	96	28.7	46	13.6	4	1.2	7	2.2	334	0.2
盘锦港	57	45.2	44	34.3	19	15.3	4	2.8	3	2.4	127	0.1
合计	62 302	26.2	96 288	40.4	65 633	27.6	5669	2.4	8173	3.4	23 8065	100.0

（三）鼠类

1. 鼠类名录

2008 年 1～12 月，从辽宁口岸 19 个监测点采集到鼠类 965 只，隶属 2 目 2 科 4 属 4 种，名录如下：

啮齿目 Rodentia

　鼠科 Muridae

　　鼠属 *Rattus*

　　　褐家鼠 *Rattus norvegicus*

　　姬鼠属 *Apodemus*

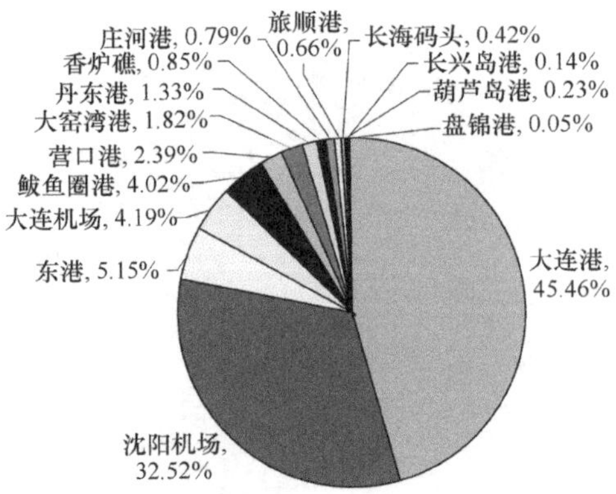

图 15-4　2006～2015 年辽宁口岸蝇类采集地分布

黑线姬鼠 *Apodemus agrarius*

小家鼠属 *Mus*

小家鼠 *Mus musculus*

食虫目 Insectivora

鼩鼱科 Soricidae

麝鼩属 *Crocidura*

小麝鼩 *Crocidura suaveolens*

2. 种群构成

辽宁口岸 19 个监测点共采集到鼠类 965 只。其中，褐家鼠为优势种，占捕获总数的 83.42%（805/965）；其次为小家鼠，占捕获总数的 11.50%（111/965）（图 15-5）。

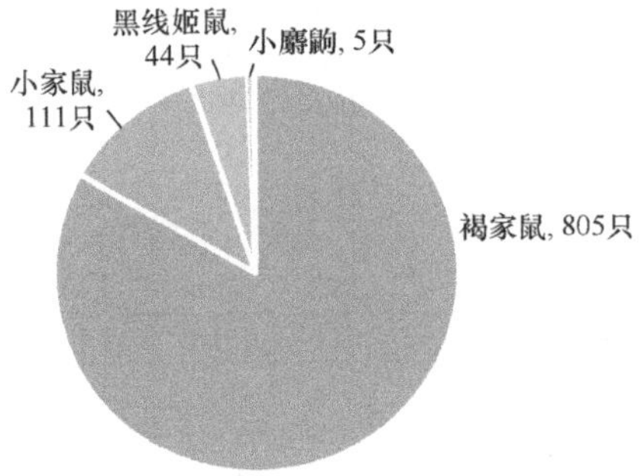

图 15-5　2008～2015 年辽宁口岸鼠类种群构成

3. 鼠类采集地分布

辽宁口岸 2008～2015 年鼠类采集地分布见表 15-3。

（四）蜚蠊

1. 蜚蠊名录

获得蜚蠊 1 科 2 属 4 种 26 246 只，名录如下：

表 15-3 2008～2015 年辽宁口岸鼠类采集地分布

监测地点	褐家鼠		小家鼠		黑线姬鼠		小麝鼩		合计	
	捕获数/只	构成比/%	捕获数/只	构成比/%	捕获数/只	构成比/%	捕获数/只	构成比/%	捕获数/只	构成比/%
大连保税区港	17	1.76	2	0.21	0	0.00	0	0.00	19	1.97
长海县四块石港	27	2.80	21	2.18	0	0.00	0	0.00	48	4.97
长兴岛港	185	19.17	14	1.45	0	0.00	0	0.00	199	20.62
大连湾港	27	2.80	0	0.00	0	0.00	0	0.00	27	2.80
大窑湾港	99	10.26	18	1.87	0	0.00	0	0.00	117	12.12
大连机场	34	3.52	15	1.55	0	0.00	5	0.52	54	5.60
旅顺港	90	9.33	2	0.21	0	0.00	0	0.00	92	9.53
松木岛港	9	0.93	1	0.10	0	0.00	0	0.00	10	1.04
庄河港	22	2.28	1	0.10	0	0.00	0	0.00	23	2.38
大连香炉礁	34	3.52	1	0.10	0	0.00	0	0.00	35	3.63
大连港	142	14.72	12	1.24	0	0.00	0	0.00	154	15.96
东港	9	0.93	6	0.62	10	1.04	0	0.00	25	2.59
丹东港	19	1.97	1	0.10	30	3.11	0	0.00	50	5.18
鲅鱼圈港	13	1.35	1	0.10	0	0.00	0	0.00	14	1.45
营口港	2	0.21	0	0.00	0	0.00	0	0.00	2	0.21
葫芦岛	30	3.11	0	0.00	0	0.00	0	0.00	30	3.11
沈阳机场	23	2.38	3	0.31	4	0.41	0	0.00	30	3.11
锦州港	22	2.28	13	1.35	0	0.00	0	0.00	35	3.63
盘锦港	1	0.10	0	0.00	0	0.00	0	0.00	1	0.10
合计	805	83.42	111	11.50	44	4.56	5	0.52	965	100.00

蜚蠊科 Blattidae

小蠊属 *Blattella*

德国小蠊 *Blattella germanica*

大蠊属 *Periplaneta*

美洲大蠊 *Periplaneta americana*

黑胸大蠊 *Periplaneta fuliginosa*

日本大蠊 *Periplaneta japonica*

2. 种群构成

辽宁口岸 11 个监测点共采集到蜚蠊 26 246 只。其中，德国小蠊为优势种，占捕获总数的 86.37%（22 668/26 246）。

3. 采集地分布

2008 年 1 月至 2016 年 12 月辽宁口岸蜚蠊采集地分布见表 15-4 和图 15-6。大连口岸捕获的数量最多，占捕获总数的 74.5%（19 565/26 246）。

表 15-4 2008～2016 年辽宁口岸蜚蠊采集地分布

口岸名称	黑胸大蠊		美洲大蠊		日本大蠊		德国小蠊		合计	
	捕获数/只	构成比/%	捕获数/只	构成比/%	捕获数/只	构成比/%	捕获数/只	构成比/%	捕获数/只	构成比/%
沈阳机场	81	0.31	178	0.68	54	0.2	1 682	6.41	1 995	7.6
大连港	561	2.14	1427	5.44	183	0.69	17 394	66.27	19 565	74.5
大窑湾港	9	0.03	13	0.05	7	0.03	113	0.43	142	0.5
沈阳局	196	0.75	578	2.2	221	0.84	3 031	11.55	4 026	15.3
鲅鱼圈港	4	0.02	13	0.05	7	0.03	296	1.13	320	1.2
东港	7	0.03	17	0.06	1	0.01	53	0.2	78	0.3
大连机场	3	0.01	8	0.03	2	0.01	45	0.17	58	0.2
营口港	0	0	0	0	0	0	11	0.04	11	0.1
长兴岛港	0	0	6	0.02	0	0	16	0.06	22	0.1
丹东港	0	0	0	0	0	0	10	0.04	10	0.1
锦州港	0	0	2	0.01	0	0	17	0.06	19	0.1
合计	861	3.28	2242	8.54	475	1.81	22 668	86.37	26 246	100

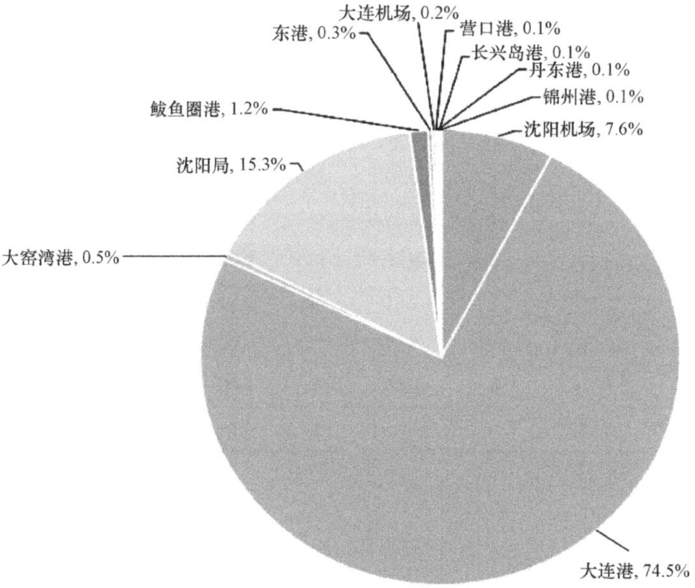

图 15-6 2008 年 1 月至 2016 年 12 月辽宁口岸蜚蠊采集地分布

（五）蜱

获得蜱类 1 科 1 属 1 种 5124 只，名录如下：

硬蜱科 Ixodidae

血蜱属 *Haemaphysalis*

长角血蜱 *Haemaphysalis longicornis*

（六）蚤

获得蚤类 4 科 6 属 6 种 5784 只（图 15-7），名录如下：

蚤科 Pulicidae

　蚤属 *Pulex*

　　人蚤 *Pulex irritans*

　客蚤属 *Xenopsylla*

　　印鼠客蚤 *Xenopsylla cheopis*

角叶蚤科 Ceratophyllidae

　单蚤属 *Monopsyllus*

　　不等单蚤 *Monopsyllus anisus*

　病蚤属 *Nosopsyllus*

　　具带病蚤 *Nosopsyllus fasciatus*

多毛蚤科 Hystichopsyllidae

　新蚤属 *Neopsylla*

　　二齿新蚤 *Neopsylla bidentatiformis*

细蚤科 Leptosyllidae

　细蚤属 *Leptopsylla*

　　缓慢细蚤 *Leptopsylla segnis*

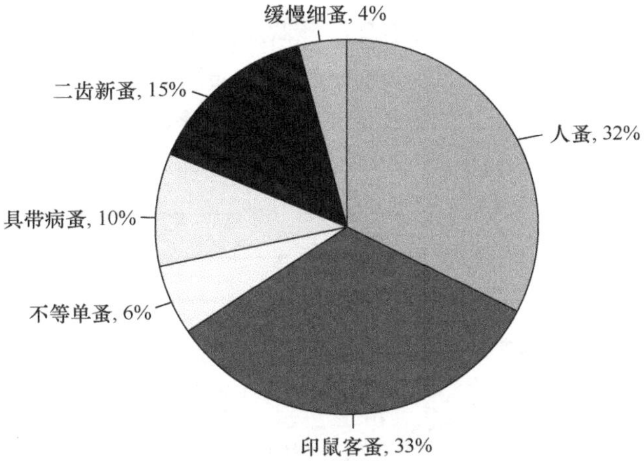

图 15-7　辽宁口岸蚤类种群结构

（七）螨

获得螨类 2 科 4 属 5 种 8539 只，名录如下：

厉螨科 Laelapidae

　厉螨属 *Laelaps*

　　耶氏厉螨 *Laelaps jettmari*

　　毒厉螨 *Laelaps echidninus*

　广厉螨属 *Cosmolaelaps*

　　兵广厉螨 *Cosmolaelaps miles*

血厉螨属 *Haemolaelaps*

格氏血厉螨 *Haemolaelaps glasgowi*

血革螨科 Haemogamasidae

真厉螨属 *Eulaelaps*

东方真厉螨 *Eulaelaps dongfangis*

（八）蠓

调查蠓类 1 科 1 属 1 种 394 只，名录如下：

蠓科 Ceratopogonidae

库蠓属 *Culicoides*

不显库蠓 *Culicoides obsoletus*

三、病媒季节消长规律

1. 蚊类的季节消长

蚊类在辽宁口岸具有明显的季节分布特征，最早出现于 4 月，至 7 月、8 月为高峰期，9 月开始下降（图 15-8）。所以应当在夏季通过环境治理、减少积水、控制蚊虫的孳生地、合理使用化学杀虫剂等有效手段消灭成蚊，降低疾病传播风险。

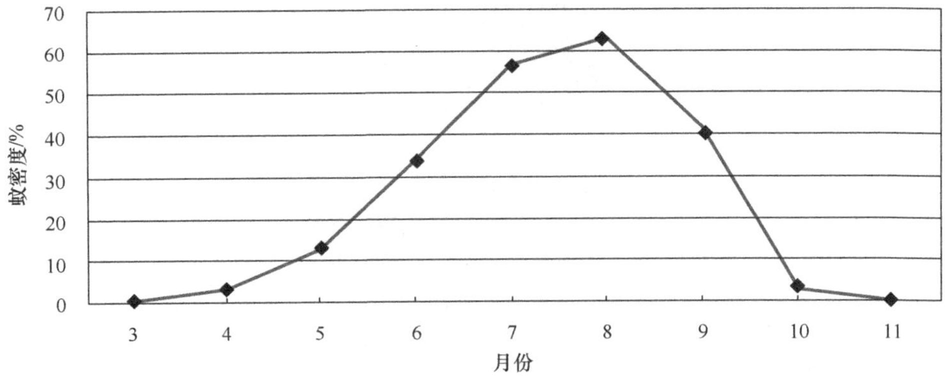

图 15-8　辽宁口岸蚊类季节消长

2. 蝇密度及季节消长情况

蝇类在辽宁口岸同蚊类一样，同样具有季节性分布特征，蝇最早出现于 4 月，至 7 月、8 月为高峰期，9 月开始下降（图 15-9）。

3. 鼠密度及季节消长情况

辽宁口岸全年均有鼠类活动，其活动高峰在 3 月、7 月、9 月，与正常的春秋两季高峰略有差异，主要原因是：①辽宁口岸各个地区之间在环境和气候上存在差异，使得鼠类的活动周期出现不同步现象；②近年来辽宁出入境检验检疫局加强口岸卫生监督力度，改善口岸及周边的环境卫生，通过清除口岸周边的杂草和垃圾等措施缩减了鼠类生境，限制了鼠类的活动和繁殖；③口岸内经常投放鼠药等灭鼠措施也影响了鼠类的活动。鼠的活动高峰主要集中于 3 月、7 月、9 月，各个口岸由于当地的环境和采取的灭鼠措施对这一曲线有很大的影响（图 15-10）。

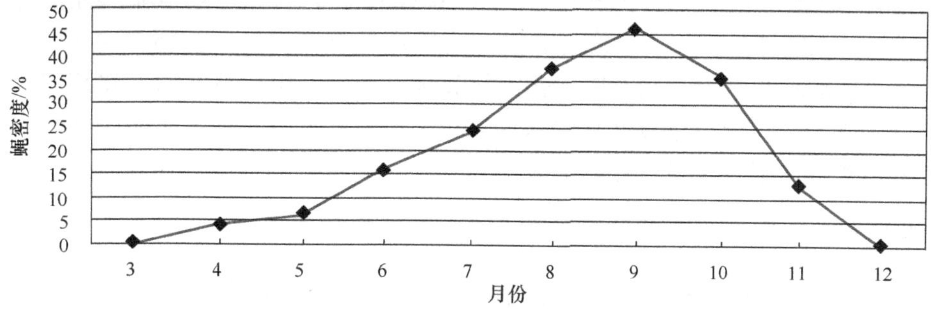

图 15-9　辽宁口岸蝇类季节消长

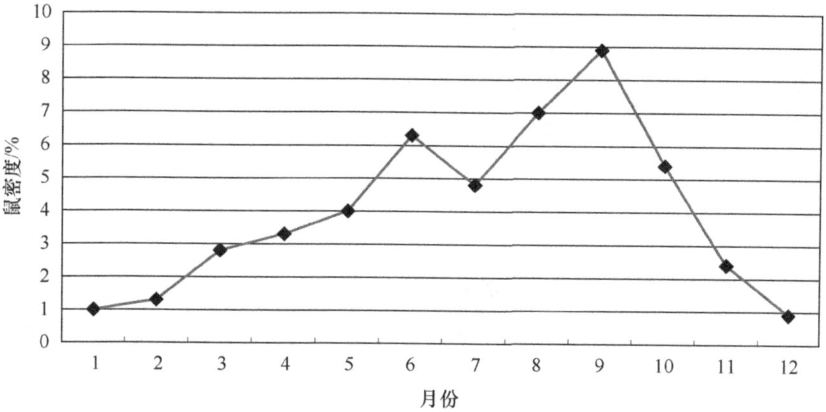

图 15-10　辽宁口岸鼠类季节消长

4. 鼠类体表寄生虫（蚤、蜱、螨）季节消长情况

鼠类体表寄生虫（蚤、蜱、螨）季节消长与鼠类的季节消长相关，其中，蜱类除了与鼠类的季节消长相关，还与其他种类哺乳动物宿主的情况相关。通常游离蜱类出现在 4 月末，在 6 月、7 月出现高峰，直至 8 月下降。

5. 蜚蠊季节消长情况

蜚蠊在全年均有活动，其季节消长及种群密度与温度、相对湿度和降水量等气象因素有着密切的关系，其中受温度的影响最大。蜚蠊消长情况同口岸监测力度具相关性。

第二节　病媒生物携带病原体的检测

（一）几例典型输入媒介生物病原检测

2005 年 9 月 27 日，辽宁口岸首次从输入性蝇类（大头金蝇，柬埔寨籍船舶“凯越”

号上捕获）中检测到寄生虫虫卵（肝吸虫卵和蛔虫卵）；2006 年 4 月 24 日，辽宁口岸首次从输入性蜚蠊（德国小蠊，某外轮上捕获）中培养出肺炎克雷伯菌；2009 年 2 月 27 日，辽宁口岸首次从输入性鼠类（褐家鼠，柬埔寨籍船舶“诺斯”号上捕获）中检测到莫氏立克次体（斑疹伤寒立克次体）；2012 年 6 月 12 日，辽宁口岸从输入性蜚蠊（德国小蠊，某外轮上捕获）中分离出海鱼弧菌，为国内外首次检出；2015 年 4 月 22 日，辽宁口岸首次从输入性鼠类（褐家鼠，韩国集装箱里捕获）中检测到嗜吞噬细胞无形体；2015 年 8 月 5 日，辽宁口岸首次从输入性蚊虫中检测到库蚊黄病毒［淡色库蚊，来自日本的船舶（柬埔寨籍“恒利”号）上捕获］。

（二）典型本底媒介生物病原检测

2006 年 8 月 24 日，从三带喙库蚊等蚊虫（辽宁营口港捕获）中检测到流行性乙型脑炎病毒；2006 年 8 月，从长角血蜱（辽宁大连开发区捕获）中检测到莱姆病螺旋体；2010 年 9 月 16 日，从大连地区采集的长角血蜱中检测到粒细胞无形体并进行了核酸序列测定，这是国境口岸第一次从媒介生物中检测到该病原体；2008 年 1 月至 2015 年 12 月，共从 120 只鼠类样品中检测到汉城型流行性出血热病毒；2005 年 10 月至 2008 年 11 月，从 63 只蜱类中检测到伯氏疏螺旋体；2015 年 1 月至今，从 31 份蜱类中检测到博卡病毒。

（三）鼠类检测情况

2008 年 1 月至 2015 年 12 月，对采自丹东港、东港、大连机场、沈阳机场等 18 个监测点的 787 只鼠类进行汉坦病毒检测，汉坦病毒阳性样品 120 只，阳性率 15.25%（120/787）。通过核酸序列测定和分析，结果表明均为汉城型汉坦病毒。

在辽宁口岸鼠类监测点中，从葫芦岛口岸采集的鼠类样品汉坦病毒感染率最高，为 43.33%（13/30）；其次为大连湾港和长兴岛港，汉坦病毒感染率分别为 25.00%（7/28）及 23.42%（37/158）。从大连保税区港、大连庄河港、鲅鱼圈港、锦州港和盘锦港捕获的鼠类样品中，未检测到汉坦病毒。

对中朝边境口岸地区（丹东港、东港）采集的 72 只鼠类进行汉坦病毒检测，汉坦病毒阳性样品 6 只，感染率为 8.33%（6/72）。中朝边境口岸地区褐家鼠、小家鼠及黑线姬鼠中均检测到汉坦病毒。

上述 787 只鼠类样品中，褐家鼠汉坦病毒感染率较高，为 16.37%（109/666）；其次为小家鼠，为 11.54%（9/78）；黑线姬鼠感染率为 4.76%（2/42）。2008～2015 年，2010 年度汉坦病毒感染率较高，为 38.89%（7/18）；其次为 2012 年度，感染率 27.16%（44/162）。

1. 流行性出血热病毒检测结果

2008 年 10 月 15 日，辽宁出入境检验检疫局利用分子生物学技术，在大连湾口岸送检的 4 只褐家鼠中检测到流行性出血热病毒。经基因序列分析，确定为汉城型流行性出血热病毒。

2. 莫氏立克次体（斑疹伤寒立克次体）检测情况

2006年1月至2009年2月，以莫氏立克次体为检测目标，共检测鼠类32只（褐家鼠28只、小家鼠4只），其中阳性褐家鼠1只，总感染率3.1%。

2009年2月27日，辽宁出入境检验检疫局利用分子生物学技术，从柬埔寨籍船舶"诺斯"号上捕获的一只褐家鼠体内，检测到莫氏立克次体（斑疹伤寒立克次体）。这是国境口岸首次从输入性鼠类中检测到该类病原体。

（四）蚊类检测情况

2006年1月至2015年12月，对蚊类携带日本脑炎病毒及黄病毒属病毒的检测采集了3688份库蚊样本（淡色库蚊、三带喙库蚊）。其中一组三带喙库蚊（采集于营口港）扩增到目的条带，核酸序列测定的结果确认为日本脑炎病毒。库蚊（淡色库蚊、三带喙库蚊）最小感染率为0.03%（1/3688）。

对采集的8118份淡色库蚊检测了黄病毒属病毒。其中16组淡色库蚊（采集于旅顺港、香炉礁、鲅鱼圈港）扩增到目的条带，核酸序列测定结果与GenBank数据库中已公布的黄病毒的核酸序列（AB262759、JQ409190）具有高度的相似性，相似度为98%～99%，确认为库蚊黄病毒，最小感染率为0.20%（16/8118）。

1. 流行性乙型脑炎病毒检测结果

2006年8月24日，辽宁出入境检验检疫局采用核酸检测技术，从蚊虫中检测到流行性乙型脑炎病毒（日本脑炎病毒）。本次检测对象包括日本脑炎病毒的传播媒介三带喙库蚊、淡色库蚊等蚊虫。30只蚊虫为一组，共检测12组、360只蚊虫。检测人员使用核酸提取、逆转录、基因扩增、凝胶电泳检测等技术手段，从1组蚊虫中检测到日本脑炎病毒的核酸片段。经复查，确认检测的蚊虫携带流行性日本脑炎病毒。样本蚊虫最小感染率为0.3%。

2. 黄病毒属毒检测情况

2015年8月5日，辽宁保健中心媒介生物实验室在对来自日本的船舶（柬埔寨籍"恒利"号）中捕获的蚊虫实施实验室检测时，从2只输入性淡色库蚊中检测到库蚊黄病毒（*Culex flavivirus*），为国境口岸首次从输入性蚊虫中检测到该病原体。

（五）蜱类检测情况

1. 伯氏疏螺旋体检测结果

2005年10月至2008年11月，对辽宁口岸蜱类携带伯氏疏螺旋体进行检测，共检测蜱类841只，其中阳性63只，总感染率7.5%。

2. 博卡病毒检测结果

2015年1月至今，对160份蜱类进行博卡病毒的检测，其中阳性31份，总感染率为19.4%。

（六）蝇类、蜚蠊检测情况

1. 细菌检测结果

2006年1月至2015年12月，对采集的3782份蝇类样品开展了致病菌（条件致病菌）检测，共分离到39种致病菌（条件致病菌）。监测地点分别为大连机场、葫芦岛港、营口港、沈阳机场、丹东大东港区、长海县船坞区、长海船厂、大连湾散粮码头、大连港油品码头、大窑湾港等口岸。从家蝇、厩腐蝇、大头金蝇、丝光绿蝇、亮绿蝇、巨尾阿丽蝇、黑尾黑麻蝇、棕尾别麻蝇等种类中分离到的革兰氏阳性菌有粪肠球菌、尿肠球菌、松鼠葡萄球菌、中间葡萄球菌、腐生葡萄球菌、缓慢葡萄球菌、铅黄肠球菌、变异库克菌，分离到的革兰氏阴性菌有大肠埃希氏菌、肺炎克雷伯菌、肺炎克雷伯菌肺炎亚种、产酸克雷伯菌、铜绿假单胞菌、少动鞘氨醇单胞菌、恶臭假单胞菌、生癌肠杆菌、创伤杆菌、阴沟肠杆菌、阿氏肠杆菌、产气肠杆菌、紫色杆菌、布氏柠檬酸杆菌、托尔豪特链球菌、中间克鲁瓦氏菌、奇异变形菌、斯氏普罗威登斯菌、雷氏普罗威登斯菌、摩氏摩根菌、摩氏摩根菌塞氏亚种、威斯康星米勒氏菌、黏质沙雷菌、普城沙雷菌、无花果沙雷菌、解鸟氨酸拉乌尔菌、植生拉乌尔菌、蜂房哈夫尼亚菌、泛菌属、液化沙雷菌群和沙雷菌属。

检测蜚蠊样本 1966 份，其中输入性蜚蠊样品包括德国小蠊、美洲大蠊，共 1819 份；本底蜚蠊样本为德国小蠊，共147份。监测地点分别为大连港、葫芦岛港、营口港、丹东港、大连湾港、大窑湾港等口岸地区。从输入性德国小蠊中分离出木糖葡萄球菌、松鼠葡萄球菌、海鱼弧菌等 28 种致病菌（条件致病菌），从本底蜚蠊样本中分离出粪肠球菌、尿肠球菌、解鸟氨酸拉乌尔菌等 11 种致病菌（条件致病菌）。

2. 寄生虫卵检测情况

2005年9月至2008年11月，以寄生虫虫卵为检测目标，共检测输入性蝇类、蜚蠊623只，其中阳性4只，总感染率0.6%。2005年9月 27日，辽宁口岸首次从输入性蝇类（大头金蝇，柬埔寨籍船舶“凯越”号上捕获）中检测到寄生虫虫卵（肝吸虫卵和蛔虫卵），这是国境口岸首次从输入性媒介中检测到寄生虫卵（图15-11）。

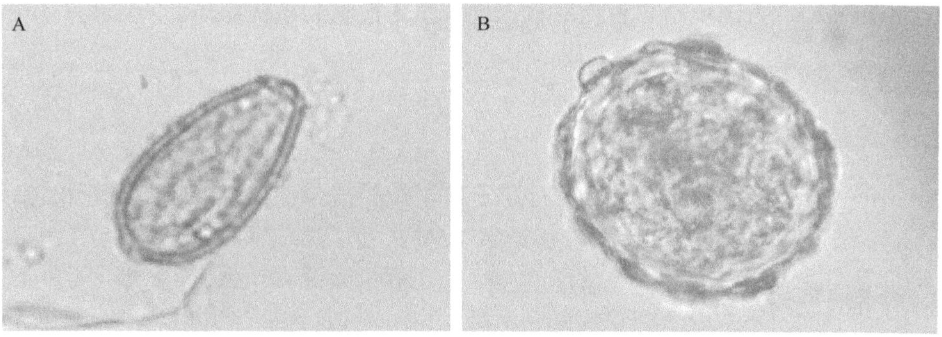

图 15-11 寄生虫虫卵检测结果

A. 肝吸虫虫卵；B. 受精蛔虫卵

第三节　辽宁口岸地区动物虫媒病的传播风险

监测资料显示，辽宁口岸全年均有鼠类活动，其活动高峰在 3 月、7 月、9 月，与正常的春秋两季高峰略有差异，主要原因可能为：①辽宁口岸各个地区之间在环境和气候上存在差异，使得鼠类的活动周期出现不同步现象；②口岸卫生监督力度加强，改善了口岸及周边的环境卫生，通过清除口岸周边的杂草和垃圾等措施缩减了鼠类生境，限制了鼠类的活动和繁殖；③口岸内经常投放鼠药等灭鼠措施也影响了鼠类的活动。监测结果还表明，大连有肾综合征出血热传播的风险。资料显示，大连市自 1996 年确诊首例肾综合征出血热患者后，疫情呈逐年上升趋势。1996～2003 年共发病 164 例，病例高度散发，带毒率监测结果显示褐家鼠为优势鼠种，带毒率 4.16%。另外有文献记载，中国医科大学附属盛京医院对 2009 年 1 月至 2013 年 12 月住院治疗的肾综合征出血热确诊的 276 例患者进行分析，研究指出近 5 年辽宁省肾综合征出血热（HFRS）发病仍呈现一定的季节性，全年各月均有不同程度的发病，但并非以往的双峰型发病高峰，而表现为秋冬季 1 月、11 月、12 月最高（共占 38.76%），夏季 7～9 月偏少（13.04%），其余时间则呈散发，即春季高峰并不明显。另外，吴伟等研究显示，辽宁省 2005～2007 年中国医科大学附属盛京医院 HFRS 发病时间分布呈现双峰—低谷形态，具有混合型疫区的季节特点，不同地区流行状况与当年气温、降水量、农村鼠密度及带病毒率密切相关。

由调查结果可知，褐家鼠是辽宁口岸上的优势鼠种，这会增加肾综合征出血热在口岸的传播风险，应当引起关注。

蚊类的监测结果表明，辽宁口岸的常见蚊种有淡色库蚊、三带喙库蚊、中华按蚊、白纹伊蚊和刺扰伊蚊等，可传播丝虫病、流行性乙型脑炎、疟疾和登革热等蚊媒传染病。同时在辽宁口岸蚊类有明显的季节分布特征，在夏季 7 月、8 月会出现活动高峰，所以应当在夏季通过环境治理，减少积水，控制蚊虫的孳生地，合理使用化学杀虫剂等有效手段消灭成蚊，降低疾病传播风险。

蝇类的监测结果表明，辽宁口岸蝇类分布也具有季节性分布特征，辽宁口岸蝇最早出现于 4 月，至 7 月、8 月为高峰期，9 月开始下降。辽宁口岸的常见蝇为丽蝇科丝光绿蝇、大头金蝇等。蝇类是霍乱、痢疾等肠道传染病的传播媒介，从春季 4 月开始，夏季 7～9 月口岸内的食堂、生活区和办公区的垃圾堆是其主要孳生环境，所以在其活动的高峰季节，应当在室内安放纱门、纱窗，室外的垃圾应当定时清理，或经常喷洒灭蝇药物，从源头降低其数量，从而降低传染病传播的风险。

（宋锋林　程晓兰）

第十六章　吉林口岸病媒生物及动物病媒病与监控

第一节　吉林省口岸总体概况

吉林省现有 30 个口岸通道和临时过货点，其中国家一类口岸 6 个，分别是长春龙嘉国际机场口岸、延吉航空口岸、珲春公路口岸、珲春铁路口岸、圈河公路口岸、图们铁路公路口岸；国家二类口岸 9 个，分别是开山屯口岸、三合口岸、南坪口岸、临江口岸、集安口岸、大安水运口岸、长白口岸、古城里口岸、沙坨子口岸（长白、古城里、沙坨子 3 个口岸原为地方二类口岸，后经国务院批准为国家口岸，只允许双边客货通行）；原地方二类口岸 3 个，分别是老虎哨口岸、长春铁路货运口岸、吉林铁路货运口岸；公务通道 1 个，即双目峰—双头峰公务通道；另有 11 个临时过货点。

全省 30 个口岸通道和临时过货点中，边境口岸分布在延边、通化、白山境内；内陆和内河口岸分布在长春、吉林和白城境内。

吉林省口岸具有以下特点：

（1）边境口岸多。全省各类口岸通道和临时过货点共有 30 个，分布在中俄、中朝边境的有 25 个，边境口岸占全省口岸总数的 83%。

（2）口岸各管理部门涉外工作频繁。由于边境口岸相邻两国需对等设置，双方口岸的开放建设及开闭关时间等必须同步进行，因此，双方口岸管理部门须定期会谈会晤，通报交流情况，研究解决工作中存在的问题，形成共识，才能保证口岸畅通。

（3）口岸客货通行量较少。据不完全统计，吉林省口岸年吞吐能力，货物估计在 1000 万 t 以上，人员在 1000 万人次左右，而实际年过货量最高年份也仅在 300 万 t 以内，人员则在百万人次以内。分析其主要原因，一是对应国家欠发达，物资匮乏、交通落后；二是口岸多设在边远山区，距离中心城市较远；三是对方国家改革开放程度不高，人们思想观念相对滞后。

（4）老口岸居多，基础设施陈旧。中朝共有 12 个边境口岸，有 11 个设立于 20 世纪 30 年代末期，设施简陋，坐落在鸭绿江、图们江上的 6 座公路国境桥和 2 座铁路国境桥已经使用了近 70 年。

第二节　长春龙嘉国际机场口岸

长春龙嘉国际机场于 2005 年 8 月投入使用，位于长春市九台区龙嘉镇，占地 280 万 km^2，西距长春市 32km，东离吉林市 79km；43°51′～44°32′N、125°24′～126°30′E；东南部多山且地势较高，西北部多平原，中部丘陵起伏，海拔 200～250m；主要河流有松花江、沐石河、饮马河、雾开河等；属半湿润温带大陆性季风气候，年均气温 4.7℃，年日照时数 2615.5h，无霜期 139 天左右，年平均降水量 573.2mm。

一、蚊类

1. 种群构成

口岸蚊类种群构成见表 16-1、图 16-1。

表 16-1 长春龙嘉国际机场口岸蚊类种群构成

蚊种	数量/只	组成/%
中华按蚊	71	70.30
淡色库蚊	24	23.76
刺扰伊蚊	6	5.94
合计	101	100

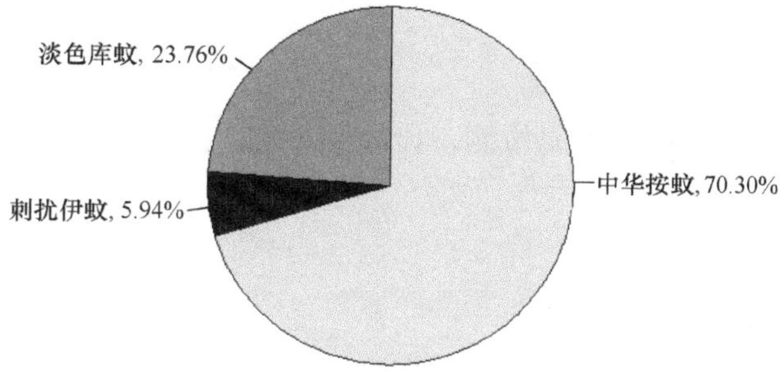

图 16-1 长春龙嘉国际机场口岸蚊类种群构成

2. 种群名录

口岸蚊类种群名录：

按蚊属 *Anopheles*

中华按蚊 *Anopheles sinensis*

伊蚊属 *Aedes*

刺扰伊蚊 *Aedes vexans*

库蚊属 *Culex*

淡色库蚊 *Culex pipiens pallens*

3. 不同生境种群分布

不同生境蚊类种群分布见表 16-2。

表 16-2 不同生境蚊类种群分布 （单位：只）

生境	蚊的种类			合计
	中华按蚊	淡色库蚊	刺扰伊蚊	
生活区	47	16	5	68
绿化带	24	8	1	33
合计	71	24	6	101

4. 季节消长

口岸蚊类季节消长见图 16-2。

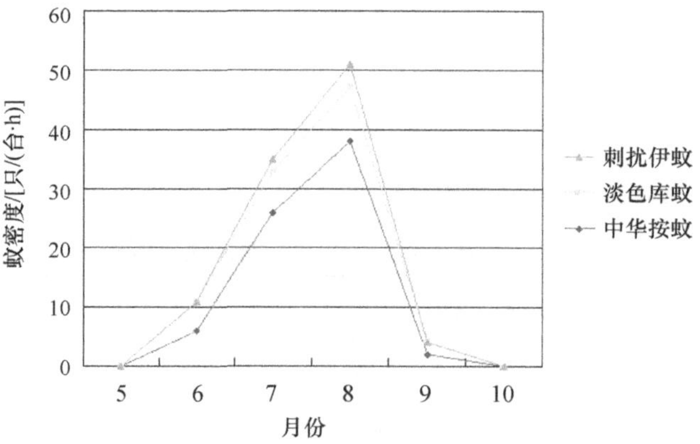

图 16-2 长春龙嘉国际机场口岸蚊类季节消长

5. 病原体检测

对捕获的成蚊进行了黄病毒属检测，检测结果均为阴性。

二、蝇类

1. 种群构成

长春龙嘉国际机场口岸蝇类种群构成见表 16-3。

表 16-3 长春龙嘉国际机场口岸蝇类种群构成

蝇种	数量/只	组成/%
麻蝇	153	31.55
家蝇	152	31.34
绿蝇	101	20.82
丽蝇	76	15.67
厩腐蝇	3	0.62
合计	485	100

2. 种群名录

口岸蝇类种群名录：

蝇科 Muscidae

家蝇属 *Musca*

家蝇 *Musca domestica*

腐蝇属 *Muscina*

厩腐蝇 *Muscina stabulans*

丽蝇科 Calliphoridae

丽蝇属 *Calliphora*

宽丽蝇 *Calliphora nigribarbis*

绿蝇属 *Lucilia*

丝光绿蝇 *Lucilia sericata*

麻蝇科 Sarcophagidae

麻蝇属 *Sarcophaga*

麻蝇 *Sarcophaga naemorrhoidalis*

3. 季节消长

夏季为蝇类密度高峰期，6 月出现波峰，7 月因天气状况（雨）未能捕获到（图 16-3），但仍不容忽视，在蝇类活跃季节仍需密切关注。

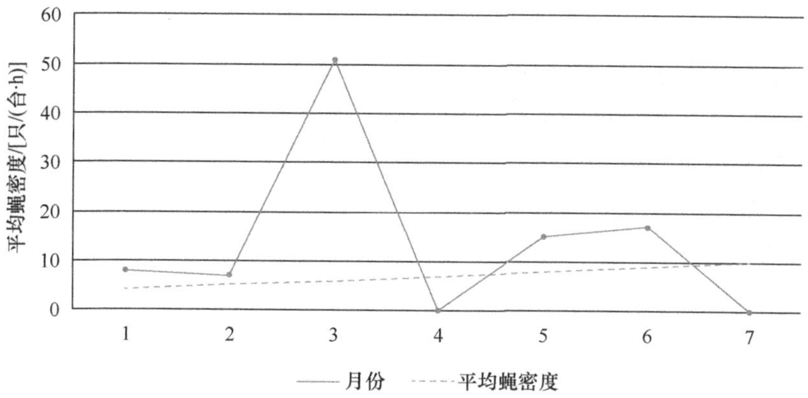

图 16-3　长春龙嘉国际机场蝇类季节消长

三、鼠类

1. 种群构成

在长春龙嘉国际机场的鼠类中（表 16-4），黑线姬鼠是优势鼠种，占 39.78%；其次为褐家鼠和小家鼠，分别占 25.81%和 15.05%；然后依次为莫氏田鼠（占 8.60%）、东方田鼠（占 6.45%）、普通田鼠（占 3.23%）、普通鼩鼱（占 1.08%）。

表 16-4　长春龙嘉国际机场口岸鼠类种群构成

鼠种	捕获数/只	组成/%
黑线姬鼠	37	39.78
褐家鼠	24	25.81
小家鼠	14	15.05
莫氏田鼠	8	8.60
东方田鼠	6	6.45
普通田鼠	3	3.23
普通鼩鼱	1	1.08
合计	93	100.00

2. 种群名录

各鼠类种群名录如下：

啮齿目 Rodentia

鼠科 Muridae

鼠属 *Rattus*

褐家鼠 *R. norvegicus*

姬鼠属 *Apodemus*

黑线姬鼠 *A. agrarius*

小家鼠属 *Mus*

小家鼠 *Mus musculus*

田鼠亚科 Microtinae

田鼠属 *Microtus*

东方田鼠 *M. fortis*

莫氏田鼠 *M. maximowiczii*

普通田鼠 *M. arvalis*

食虫目 Insectivora

鼩鼱科 Soricidae

鼩鼱属 *Sorex*

普通鼩鼱 *Sorex araneus*

3. 季节消长

一个调查年度的结果分析中，鼠类年平均密度为 0.86%，7 月、8 月为鼠类密度高峰（表 16-5）。

表 16-5　长春龙嘉国际机场口岸鼠类季节消长

时间	捕获数/只	有效夹数/只	鼠密度/%
2014 年 5 月	15	900	1.67
2014 年 6 月	13	900	1.44
2014 年 7 月	20	900	2.22
2014 年 8 月	22	898	2.45
2014 年 9 月	3	899	0.33
2014 年 10 月	4	900	0.44
2014 年 11 月	7	898	0.78
2014 年 12 月	2	900	0.22
2015 年 1 月	0	900	0.00
2015 年 2 月	0	900	0.00
2015 年 3 月	2	899	0.22
2015 年 4 月	5	900	0.56
合计	93	10 794	0.86

注：χ^2=86.51，P<0.001。

4. 病原体检测

将样品进行实验室检测，结果如下：在 1 只鼠体（为褐家鼠）上检测出汉坦病毒阳性，平均带毒率为 1.08%；12 只鼠体上检出抗汉坦病毒 IgG 抗体阳性，阳性率为 12.90%；

鼠疫菌、伯氏疏螺旋体未检出。

第三节　延吉朝阳川国际机场口岸

延吉朝阳川国际机场口岸位于延吉市西南郊，南部靠长白山脉帽儿山，西部为农田，东部和北部与市区相连。延吉市位于吉林省东部、长白山脉北麓，地理坐标为42°50′～43°23′N、129°01′～129°48′E，平均海拔150m，年平均气温5.5℃，属于中温带湿润季风气候区。东直距中俄边境仅60km，直距日本海80km，南直距中朝边境十余千米。

一、鼠类

1. 鼠密度及季节消长

2014年5月至2015年4月共布放鼠夹3600夹次，捕获鼠类62只，年平均鼠密度为1.72%，高于《国境口岸医学媒介生物控制标准》（<1%）；鼠密度高峰期出现7～8月和10月。

2. 种群构成

截至2015年4月30日共捕获鼠62只，其中黑线姬鼠53只，占85.48%，其次为褐家鼠9只，占14.52%。在本次调查中未发现新属种。种群分析显示黑线姬鼠为优势种，延边朝鲜族自治州是吉林省出血热高发地区，黑线姬鼠是传播出血热的重要储存宿主。

二、蚊类

1. 蚊类密度及季节消长

2014年5～10月共捕获成蚊299只，平均蚊密度为8.31只/（台·h）。根据蚊密度季节消长结果显示，7月为蚊密度高峰。

2. 种类组成

经种属鉴定，蚊类隶属于3属3种，其名录如下：

按蚊属 *Anopheles*

　中华按蚊 *Anopheles sinensis*

库蚊属 *Culex*

　淡色库蚊 *Culex pipiens pallens*

伊蚊属 *Aedes*

　刺扰伊蚊 *Aedes vexans*

3. 种群构成

捕获的蚊类中以淡色库蚊为优势种，共221只，占73.91%；其次为中华按蚊，共45只，占15.05%；刺扰伊蚊，共33只，占11.04%。

第四节　开山屯口岸

开山屯口岸位于吉林省延边州龙井市开山屯镇，与朝鲜咸镜北道三峰口岸对接，距原延边检验检疫局本部70km。开山屯口岸为陆路货运口岸。

一、鼠类

1. 鼠密度及季节消长

2014年5月至2015年4月共布放鼠夹3400夹次，捕获鼠类10只，年平均鼠密度为0.3%，低于《国境口岸医学媒介生物控制标准》（<1%）。

2. 种类组成

经种属鉴定，捕获的鼠类隶属1目1科2属2种，具体名录如下：

啮齿目 Rodentia

　鼠科 Muridae

　　鼠属 *Rattus*

　　　褐家鼠 *Rattus norvegicus*

　　姬鼠属 *Apodemus*

　　　黑线姬鼠 *Apodemus agrarius*

3. 种群构成

截至2015年4月30日共捕获鼠10只，其中黑线姬鼠6只，占60%；其次为褐家鼠4只，占40%。未发现新属种，无病原体检测阳性。

二、蚊类

1. 蚊类密度及季节消长

2014年5～10月共捕获成蚊406只，平均蚊密度为11.28只/（台·h）。根据蚊密度季节消长结果显示，7月为蚊密度高峰。

2. 种类组成

经种属鉴定，隶属于3属3种，其名录如下：

按蚊属 *Anopheles*

　中华按蚊 *Anopheles sinensis*

库蚊属 *Culex*

　淡色库蚊 *Culex pipiens pallens*

伊蚊属 *Aedes*

　刺扰伊蚊 *Aedes vexans*

3. 种群构成

捕获的蚊类中以淡色库蚊为优势种，共 380 只，占 93.60%；其次为中华按蚊，共 21 只，占 5.17%；刺扰伊蚊，共 5 只，占 1.23%。

三、蜱类

2014 年 5～9 月共捕获蜱 20 只，平均密度为 0.67 只/（人工·h），以 6 月蜱密度最高。种群分析显示均为嗜群血蜱，目前已对捕获标本进行镜下拍照分析，无病原检测阳性。

第五节　三 合 口 岸

三合口岸位于吉林省延边州龙井市三合镇，与朝鲜咸镜北道会宁口岸对接，距原延边检验检疫局本部 85km。三合口岸为陆路货运口岸。

一、鼠类

1. 鼠密度及季节消长

2014 年 5 月至 2015 年 4 月共布放鼠夹 3600 夹次，捕获鼠类 12 只，年平均鼠密度为 0.33%，低于《国境口岸医学媒介生物控制标准》（＜1%）。

2. 种类组成

经种属鉴定，捕获的鼠类隶属 1 目 2 科 3 属 3 种，具体名录如下：

啮齿目 Rodentia
　鼠科 Muridae
　　鼠属 *Rattus*
　　　褐家鼠 *Rattus norvegicus*
　　姬鼠属 *Apodemus*
　　　黑线姬鼠 *Apodemus agrarius*
　仓鼠科 Cricetidae
　　仓鼠属 *Cricetulus*
　　　大仓鼠 *Cricetulus triton*

3. 种群构成

截至 2015 年 4 月 30 日，共捕获鼠 12 只，其中黑线姬鼠 6 只，占 50%；其次为褐家鼠，4 只，占 33.33%；仓鼠 2 只，占 16.67%。未发现新属种，无病原体检测阳性。

二、蚊类

1. 蚊类密度及季节消长

2014 年 5 月至 2014 年 10 月共捕获成蚊 316 只。蚊密度季节消长结果显示，7 月为蚊密度高峰。

2. 种类组成

经种属鉴定，隶属于 3 属 3 种，其名录如下：

按蚊属 *Anopheles*

中华按蚊 *Anopheles sinensis*

库蚊属 *Culex*

淡色库蚊 *Culex pipiens pallens*

伊蚊属 *Aedes*

刺扰伊蚊 *Aedes vexans*

3. 种群构成

捕获的蚊类中以淡色库蚊为优势种，共 166 只，占 52.53%；其次为中华按蚊，共 94 只，占 29.75%；刺扰伊蚊，共 56 只，占 17.72%。

三、蜱类

2014 年 5～9 月共捕获蜱 14 只，平均密度为 0.23 只/（人工·h），以 6 月蜱密度最高。种群分析显示均为嗜群血蜱，目前已对捕获标本进行镜下拍照分析，无病原检测阳性。

第六节　南 坪 口 岸

南坪口岸属国家一类口岸，位于吉林省延边州和龙市南坪镇，与朝鲜咸镜北道七星里口岸对接，距原延边检验检疫局本部 130km。南坪口岸为陆路货运口岸。

一、鼠类

1. 鼠密度及季节消长

2014 年 5 月至 2015 年 4 月共布放鼠夹 3600 夹次，捕获鼠类 12 只，年平均鼠密度为 0.33%，低于《国境口岸医学媒介生物控制标准》（＜1%）。

2. 种类组成

经种属鉴定，捕获的鼠类隶属 1 目 1 科 3 属 3 种，具体名录如下：

啮齿目 Rodentia

鼠科 Muridae

鼠属 *Rattus*

褐家鼠 *Rattus norvegicus*

姬鼠属 *Apodemus*

黑线姬鼠 *Apodemus agrarius*

小家鼠属 *Mus*

小家鼠 *Mus musculus*

3. 种群构成

截至 2015 年 4 月 30 日，共捕获鼠 12 只，其中黑线姬鼠 8 只，占 66.7%；其次为褐家鼠，3 只，占 25%；小家鼠 1 只，占 8.33%。未发现新属种，无病原体检测阳性。

二、蚊类

1. 蚊类密度及季节消长

2014 年 5～10 月共捕获成蚊 24 只，平均蚊密度为 0.67 只/（台·h）。根据蚊密度季节消长结果显示，7 月为蚊密度高峰。

2. 种群组成

经种属鉴定，隶属于 3 属 3 种，其名录如下：

按蚊属 *Anopheles*

中华按蚊 *Anopheles sinensis*

库蚊属 *Culex*

淡色库蚊 *Culex pipiens pallens*

伊蚊属 *Aedes*

刺扰伊蚊 *Aedes vexans*

3. 种群构成

捕获的蚊类中以淡色库蚊为优势种，共 18 只，占 75%；其次为中华按蚊，4 只，占 16.7%；刺扰伊蚊，2 只，占 8.33%。

三、蜱类

2014 年 5～9 月共捕获蜱 8 只，平均密度为 0.27 只/（人工·h），以 6 月蜱密度最高。种群分析显示均为嗜群血蜱。

第七节　古城里口岸

古城里口岸为公路口岸，位于吉林省延边朝鲜族自治州和龙市崇善镇，与朝鲜两江道三长里口岸对接，距原延边检验检疫局本部 180km，距和龙市 80km，距大红丹郡 24km，距朝鲜惠山市 175km，是延边朝鲜族自治州通往两江道的唯一口岸（地方二类口岸）。地理坐标为 41°59′～42°16′N、128°26′～129°4′E，气候冷凉，无霜期短，常年无霜期在 110～120 天，积温 2200～2500℃，年降水量为 430～530mm，属于冷凉山区气候。

一、蚊类

1. 种类组成

经种属鉴定，隶属于 2 属 3 种。古城里口岸蚊类种群名录为：

库蚊属 *Culex*

淡色库蚊 *Culex pipiens pallens*

致卷库蚊 *Culex quinquefasciatus*

按蚊属 *Anopheles*

中华按蚊 *Anopheles sinensis*

2. 种群构成

古城里口岸成蚊的种群构成见表 16-6 和图 16-4。

表 16-6　古城里口岸成蚊的种群构成

种类	数量/只	构成/%
淡色库蚊	83	45.60
致卷库蚊	53	29.12
中华按蚊	46	25.27
合计	182	100

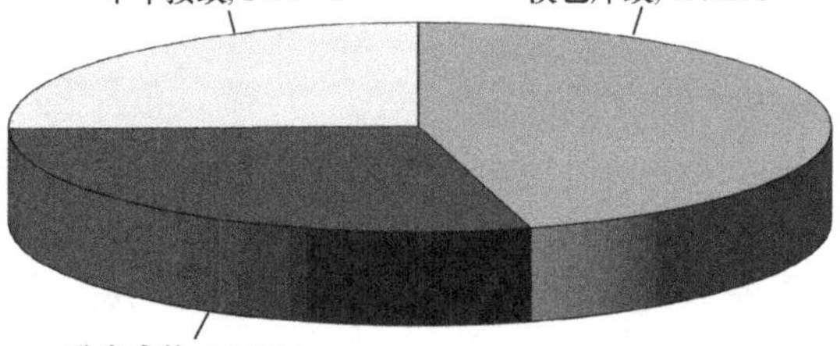

图 16-4　古城里口岸蚊类种群构成分布

3. 不同生境种群分布

古城里口岸不同生境成蚊的分布见表 16-7。

表 16-7　古城里口岸不同生境成蚊的种群分布　　（单位：只）

生境	成蚊的种类			合计
	淡色库蚊	致卷库蚊	中华按蚊	
办公场所	51	42	27	120
周边场所	32	11	19	62
合计	83	53	46	182

4. 季节消长

2016 年 5～10 月共捕获成蚊 182 只，平均蚊密度为 7.58 只/（台·h），低于《国境口岸病媒生物监测规定》中的控制标准［<60 只/（台·h）］，见图 16-5。

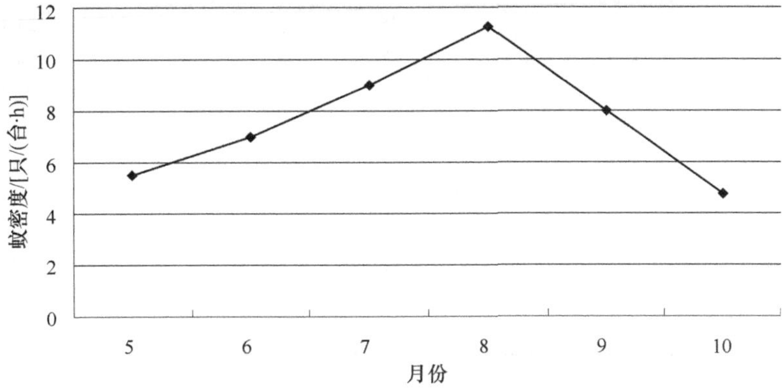

图 16-5　古城里口岸蚊密度

5. 病原体检测

古城里口岸成蚊病原体检测无病原携带。

二、蝇类

1. 种类组成

经种属鉴定，古城里口岸蝇类隶属于 2 科 6 属 9 种，具体名录如下：

蝇科 Muscidae

　家蝇属 *Musca*

　　家蝇 *Musca domestica*

　　市蝇 *Musca sorbens*

　绿蝇属 *Lucilia*

　　丝光绿蝇 *Lucilia sericata*

　　铜绿蝇 *Lucilia cuprina*

　　亮绿蝇 *Lucilia illustris*

　腐蝇属 *Muscina*

　　厩腐蝇 *Muscina stabulans*

　别麻蝇属 *Boettcherisca*

　　棕尾别麻蝇 *Boettcherisca peregrina*

丽蝇科 Calliphoridae

　阿丽蝇属 *Aldrichina*

　　巨尾阿丽蝇 *Aldrichina grahami*

　金蝇属 *Chrysomya*

　　大头金蝇 *Chrysomya megacephala*

2. 种群构成

古城里口岸蝇类种群构成见表 16-8、图 16-6。

表 16-8 古城里口岸蝇类种群构成

种类	数量/只	构成/%
家蝇	75	37.13
市蝇	49	24.26
丝光绿蝇	6	2.97
铜绿蝇	13	6.44
亮绿蝇	9	4.46
厩腐蝇	11	5.45
棕尾别麻蝇	17	8.42
巨尾阿丽蝇	19	9.41
大头金蝇	3	1.49
合计	202	100

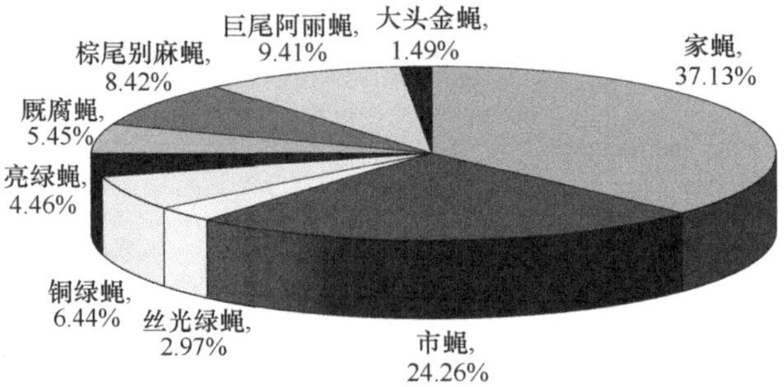

图 16-6 古城里口岸蝇类种群构成分布

3. 不同生境种群分布

古城里口岸不同生境蝇类分布见表 16-9。

表 16-9 古城里口岸不同生境蝇类种群分布 （单位：只）

生境	蝇的种类									合计
	家蝇	市蝇	丝光绿蝇	铜绿蝇	亮绿蝇	厩腐蝇	棕尾别麻蝇	巨尾阿丽蝇	大头金蝇	
职工食堂	51	36	1	2	3	1	9	3	0	106
周围环境	24	13	5	11	6	10	8	16	3	96
合计	75	49	6	13	9	11	17	19	3	202

4. 季节消长

2016 年 5～10 月共捕获蝇 202 只，平均蝇密度为 6.73 只/（笼·日），低于《国境口岸病媒生物监测规定》中的控制标准［＜200 只/（笼·日）］，见图 16-7。

三、鼠类

1. 种类组成

经种属鉴定，隶属于 1 目 1 科 2 属 2 种，具体种群名录：

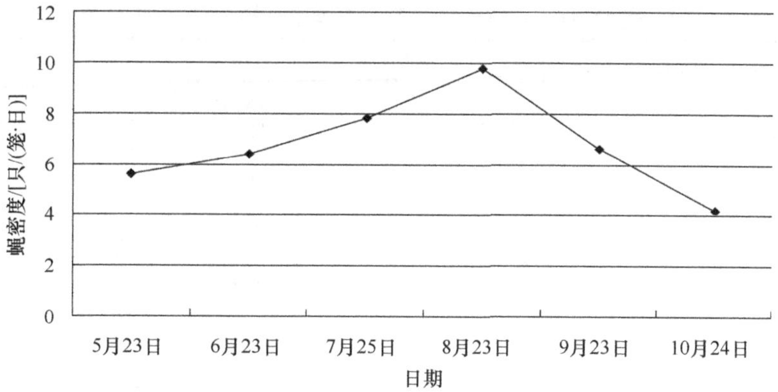

图 16-7　古城里口岸蝇密度

啮齿目 Rodentia

　鼠科 Muridae

　　鼠属 *Rattus*

　　　褐家鼠 *Rattus norvegicus*

　　姬鼠属 *Apodemus*

　　　黑线姬鼠 *Apodemus agrarius*

2. 种群构成

2016 年 4～11 月供布放鼠夹 1050 夹次，捕获鼠类 7 只（表 16-10、图 16-8）。

表 16-10　古城里口岸鼠的种群构成

种类	数量/只	构成/%
褐家鼠	5	71.43
黑线姬鼠	2	28.57
合计	7	100

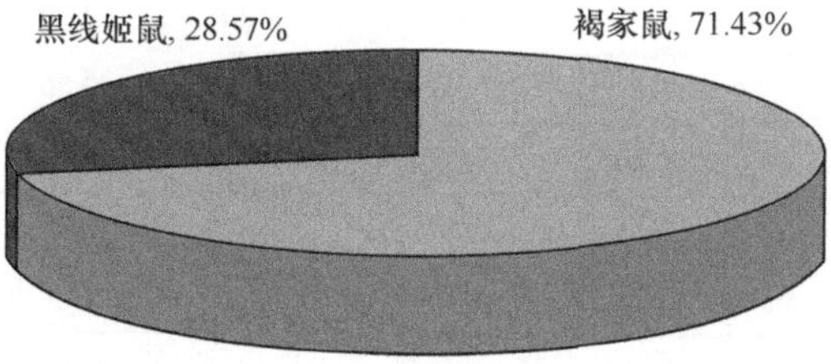

图 16-8　古城里口岸鼠类种群构成

3. 不同生境种群分布

古城里口岸不同生境鼠类的分布（表 16-11）。

4. 季节消长

2016 年 4～11 月共捕获鼠类 7 只，平均鼠密度为 0.67%（图 16-9），低于《国境口岸病媒生物监测规定》中的控制标准（<1%）。

表 16-11 古城里口岸不同生境鼠类的分布 （单位：只）

生境	鼠的种类		合计
	褐家鼠	黑线姬鼠	
办公场所	0	0	0
周边草地	3	2	5
垃圾堆	2	0	2
合计	5	2	7

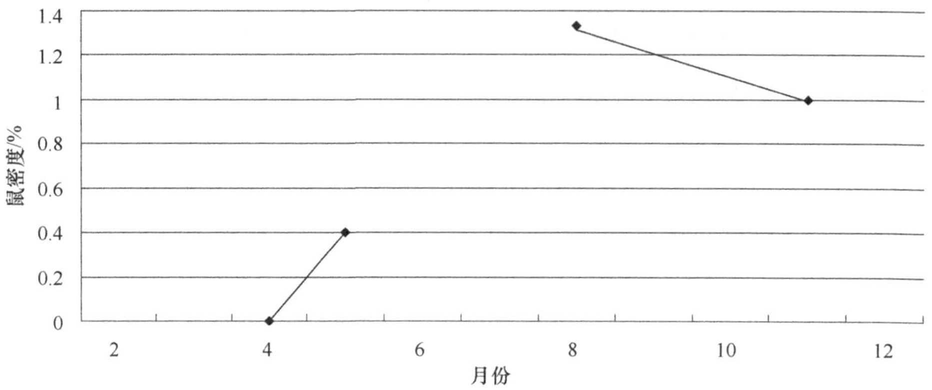

图 16-9 古城里口岸鼠类季节消长

四、鼠体携带的寄生虫

古城里口岸鼠类体表寄生虫种类组成见表 16-12，不同鼠种的染虫率及指数见表 16-13。

表 16-12 鼠类体表寄生虫种类组成

	名称	检蚤总数/只	带蚤鼠数/只	鼠体染蚤率/%	鼠体蚤指数/（个/只）
蚤	同源栉眼蚤	3	2	28.57	1.5
	二齿新蚤	2	1	14.29	2.00
	合计	5	3	42.86	1.67
螨	名称	检螨总数/只	带螨鼠数/只	鼠体革螨指数/（个/只）	
	耶历螨	5	4	0.75	
	东北血革螨	3	2	0.50	
	合计	8	6	0.67	

表 16-13 不同鼠种的染虫率及指数

宿主名称	蚤					革螨			
	捕鼠数/只	染蚤鼠数/只	获蚤数/只	染蚤率/%	蚤指数/（个/只）	染革螨鼠数/只	获革螨数/只	染革螨率/%	革螨指数/（个/只）
褐家鼠	5	3	5	60.00	1.67	4	3	80.00	0.75
黑线姬鼠	2	0	0	0	0	2	5	100	2.50
合计	7	3	5	42.86	1.67	6	8	85.71	1.33

第八节 图们口岸

吉林省延边朝鲜族自治州图们市位于长白山脉东麓、图们江下游左岸，地理位置为42°46′～43°43′N、129°39′～130°46′E，平均海拔100m左右，有铁路、公路与朝鲜相连，与朝鲜咸境北道稳城郡隔江相望，地处大小“金三角”结合部，距朝鲜罗津—先锋自由商业区160km，距珲春通往俄罗斯的长岭子口岸80km，距图们江入海口150km，素有“地理之要冲，交通之咽喉”之称，是吉林、黑龙江两省通往朝鲜北部的重要门户。

图们市属于中温带半湿润气候区。春季干燥多风，夏季炎热多雨，秋季凉爽少雨，冬季雪少寒冷，年平均气温为5.4℃，年降水量为542mm，多集中在6～8月，占全年降水量的57.4%，具有雨热同季的特点，有利于作物生长。图们口岸区域周围植被丰富、生态环境复杂，为媒介生物孳生提供了有利的环境。

一、鼠类

1. 种类组成

2014年5～10月共监测到鼠类样本112只，经鉴定隶属1目2科5属6种。名录如下：

啮齿目 Rodentia
　鼠科 Muridae
　　鼠属 *Rattus*
　　　褐家鼠 *Rattus norvegicus*
　　姬鼠属 *Apodemus*
　　　黑线姬鼠 *Apodemus agrarius*
　　　朝鲜姬鼠 *Apodemus peninsulae*
　　小家鼠属 *Mus*
　　　小家鼠 *Mus musculus*
　仓鼠科 Cricetidae
　　仓鼠属 *Cricetulus*
　　　大仓鼠 *Cricetulus triton*
　　　灰仓鼠 *Cricetulus migratorius*
　　䶄属 *Myodes*
　　　棕背䶄 *Myodes rufocanus*

2. 种群构成

黑线姬鼠为图们口岸优势种群（占78.69%），其余依次为灰仓鼠（占6.56%）、褐家鼠（占4.92%）、大仓鼠（占4.1%）、棕背䶄（占3.28%）、小家鼠（占1.64%）、朝鲜姬鼠（占0.82%）（表16-14、图16-10）。

3. 季节消长

通过12个月的监测，图们口岸鼠类季节消长规律见表16-15、图16-11。

表 16-14　图们口岸鼠类种群构成（2014 年 5 月～2015 年 4 月）

鼠种	捕获数/只	组成/%
褐家鼠	6	4.92
小家鼠	2	1.64
黑线姬鼠	96	78.69
朝鲜姬鼠	1	0.82
大仓鼠	5	4.10
棕背䶄	4	3.28
灰仓鼠	8	6.56
合计	122	100

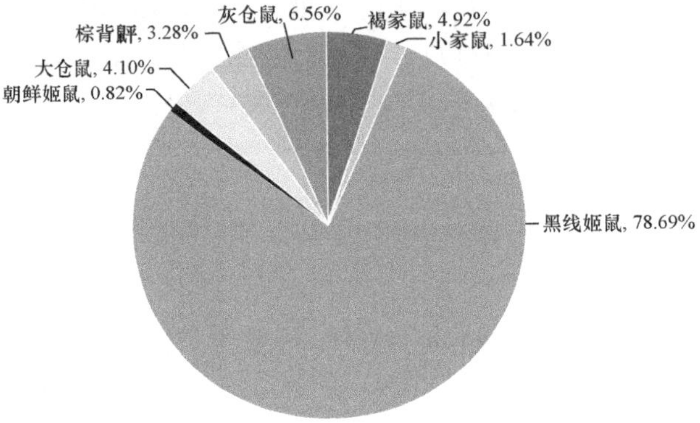

图 16-10　图们口岸鼠类种群构成

表 16-15　图们口岸鼠类季节消长

月份	捕获数量/只	月份	捕获数量/只
5	19	翌年 1	0
6	19	2	0
7	30	3	1
8	19	4	2
9	12		
10	13		
11	6		
12	2		

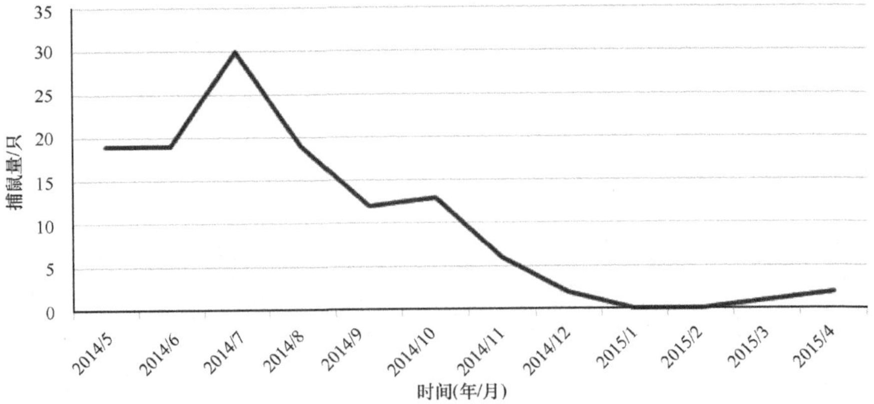

图 16-11　图们口岸鼠类季节消长曲线

二、蚊类

1. 种群构成

2016 年 5～10 月，共捕获蚊 150 只，经鉴定分别为淡色库蚊、东方库蚊和刺扰伊蚊，其中以淡色库蚊居多，可见淡色库蚊始终是图们口岸地区蚊媒优势种群（表 16-16、图 16-12）。

表 16-16　图们口岸各月份蚊种群构成

月份	淡色库蚊/只	东方库蚊/只	刺扰伊蚊/只	合计/只
5	3	0	0	3
6	9	0	0	9
7	35	11	0	46
8	37	11	2	50
9	36	4	1	41
10	1	0	0	1
合计	121	26	3	150
组成/%	80.67	17.33	2.00	100

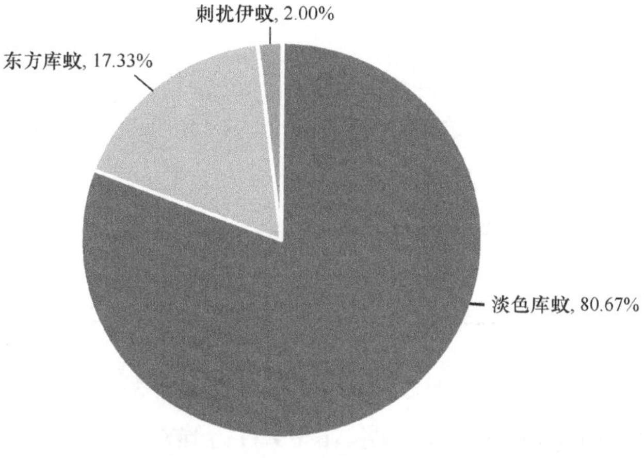

图 16-12　图们口岸累计捕获蚊数量与其种群构成

2. 季节消长

6 个月（5～10 月）的监测结果表明，7～9 月为蚊密度高峰（图 16-13），提示我们应该在密度高的季节加大媒介控制力度。

三、蝇类

1. 种群构成

2016 年 5～10 月，共捕获蝇 110 只，经鉴定主要分为三种：家蝇、厩腐蝇、丝光绿蝇。三种蝇的数量分布较均匀，数量差异不具有统计学意义（$P>0.05$），可见三种蝇均为图们当地优势种群（表 16-17、图 16-14）。

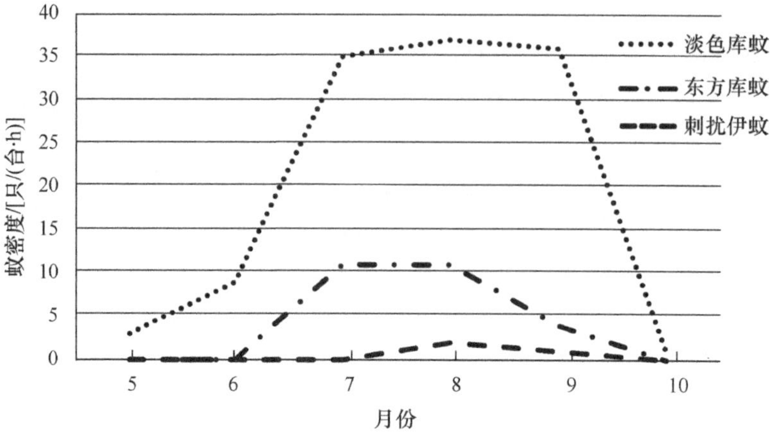

图 16-13　图们口岸蚊密度季节消长

表 16-17　图们口岸各月份蝇种群构成

月份	家蝇/只	厩腐蝇/只	丝光绿蝇/只	合计/只
5	5	2	2	9
6	9	10	7	26
7	12	12	13	37
8	7	7	8	22
9	4	4	3	11
10	3	2	0	5
合计	40	37	33	110
组成/%	36.36	33.64	30.00	100

2. 季节消长

6 个月（5～10 月）的监测结果表明，6～9 月为蝇密度高峰（图 16-15），提示我们应该在密度高的季节加大媒介控制力度。

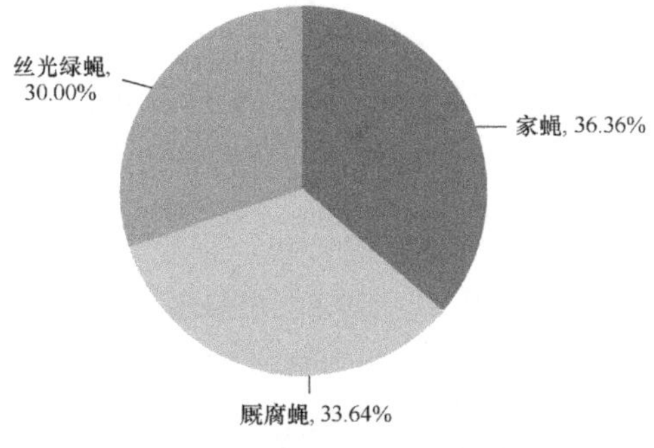

图 16-14　图们口岸累计捕获蝇数量与其种群构成

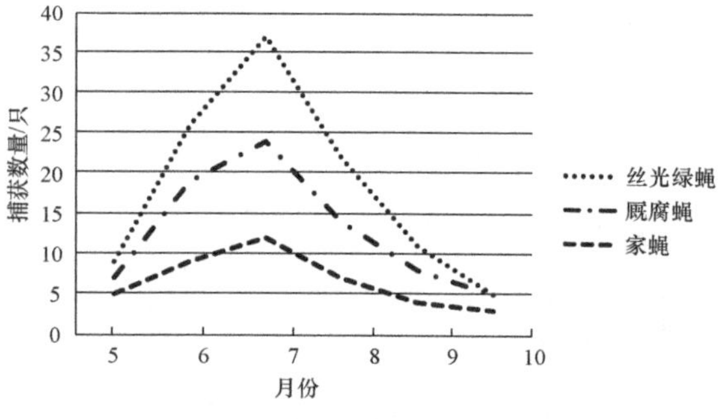

图 16-15　图们口岸蝇密度季节消长

第九节　集安局口岸

集安局位于吉林省最南部，在长白山脉南部，地理位置为 40°52′～41°35′N、125°34′～126°32′E，边境线长 203.5km，因为有长白山脉—老岭的屏障作用，使集安地区常年温湿度高、无霜期长、植被茂密，是一个天然的媒介生物孳生地。

一、蚊类

1. 种群构成

经鉴定分析，集安主要以淡色库蚊、朝鲜伊蚊、中华按蚊、刺扰伊蚊等，其中淡色库蚊为优势种（图 16-16）。

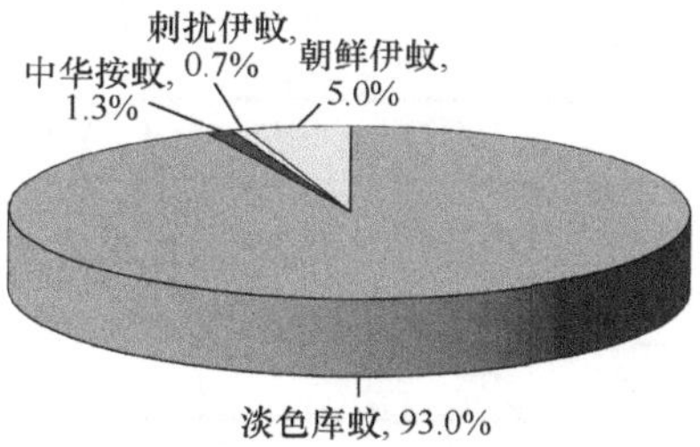

图 16-16　集安口岸蚊类种群构成

2. 季节消长

7 月、8 月是全年气温最高、降水最丰富的月份，蚊密度也达到全年高峰（图 16-17）。

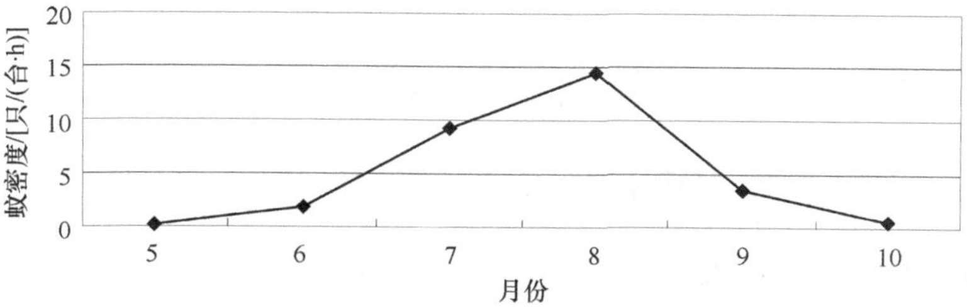

图 16-17　集安车站口岸蚊密度季节消长

二、鼠类

从 2016 年 9 月开始，将捕获的鼠用低温冰箱冷冻后，低温运输到大连出入境检验检疫局技术中心卫生检疫实验室进行病原体检测。2016 年 9～10 月，共送检了 32 只鼠（9 月 13 只、10 月 19 只），检出汉坦病毒阳性 11 只，带毒率 34%，其中 1 只大麝鼩、3 只褐家鼠样本检出博卡病毒阳性。

1. 种群构成

集安口岸鼠类种群构成见表 16-18。

表 16-18　集安口岸鼠类种群构成

种类	数量/只	构成比/%
褐家鼠	57	56
黑线姬鼠	29	29
大麝鼩	10	10
小家鼠	2	2
大林姬鼠	2	2
棕背䶄	1	1

2. 季节消长

春夏秋高峰期，6 月最高，1 月、2 月最低（图 16-18）。

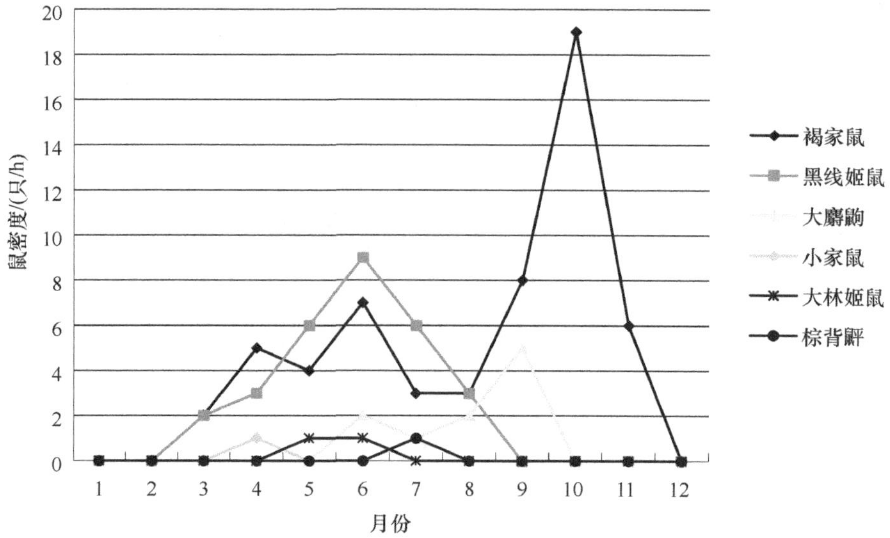

图 16-18　集安口岸鼠密度季节消长

第十节　珲 春 口 岸

珲春地处吉林省东部，位于延边朝鲜族自治州东南，地理位置在 42°25′～43°30′N、130°3′～130°18′E。珲春市气候属中纬度、中温带、近海洋性季风气候区，又因西部、北部有高山作天然屏障，形成了冬暖夏凉的气候特点，全年日照时数为 2322h，历年平均气温为 5.65℃，无霜期为 140～160 天，霜多在 9 月下旬出现，平均降水量为 617.9mm，年平均风速为 3.6m/s。由于靠近日本海，所以冬夏气候受海洋的影响十分显著。

一、蜱类

珲春口岸地区蜱虫共计 3 属 3 种，主要有全沟硬蜱、长角血蜱、森林革蜱。

二、蚊

1. 种类组成

口岸蚊类种群名录：

按蚊属 *Anopheles*

　中华按蚊 *An. sinensis*

伊蚊属 *Aedes*

　刺扰伊蚊 *Aedes vexans*

库蚊属 *Culex*

　淡色库蚊 *Culex pipiens pallens*

　迷走库蚊 *Culex vagans*

2. 种群构成

蚊虫主要有中华按蚊、刺扰伊蚊、淡色库蚊、迷走库蚊。刺叮吸血蚊类有 3 属 4 种；主要蚊种为中华按蚊，其次是淡色库蚊和刺扰伊蚊（表 16-19、图 16-19）。

表 16-19　珲春口岸蚊类种群构成

种类	数量/只	组成/%
中华按蚊	51	31.88
刺扰伊蚊	45	28.12
淡色库蚊	46	28.75
迷走库蚊	18	11.25
合计	160	100

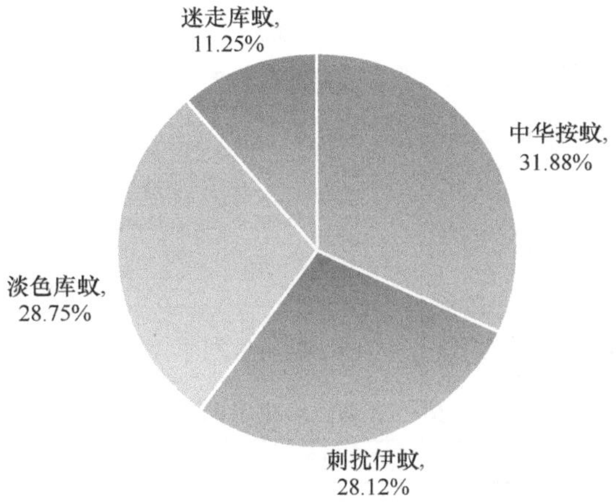

图 16-19　珲春口岸蚊类种群构成

3. 季节消长

8 月出现一次高峰，各月蚊密度明显不同，说明蚊子的季节消长与气温、雨量、环境变化有直接关系（图 16-20）。

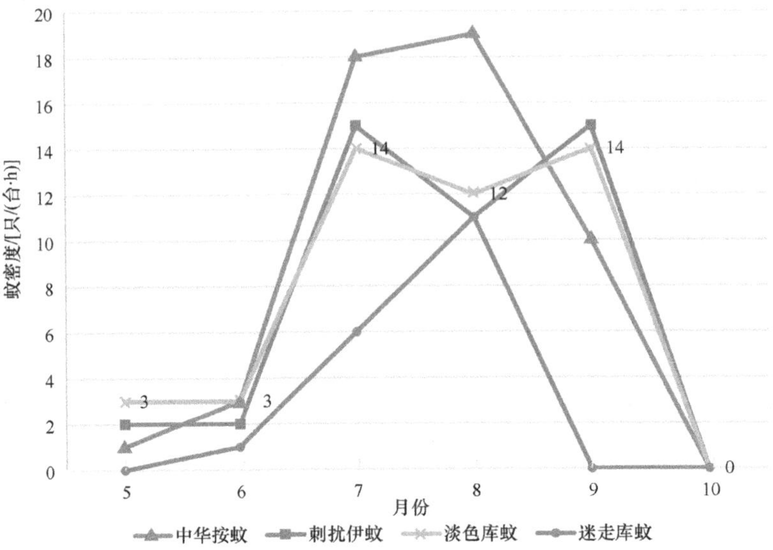

图 16-20　珲春口岸蚊类季节消长

三、鼠类

截至 2015 年 4 月 30 日，珲春公路口岸共捕获鼠 9 只，经鉴定共计 2 属 2 种。经检测，抗汉坦病毒抗体阳性鼠共计 1 只。

1. 种类组成

口岸鼠类种群名录：

啮齿目 Rodentia

　鼠科 Muridae

　　鼠属 *Rattus*

　　　褐家鼠 *Rattus norvegicus*

　　姬鼠属 *Apodemus*

　　　黑线姬鼠 *Apodemus agrarius*

2. 种群构成

珲春口岸鼠类的种群组成见表 16-20、图 16-21。

表 16-20　珲春口岸鼠类的种群构成

种类	数量/只	组成/%
褐家鼠	5	71
黑线姬鼠	2	29
合计	7	100

3. 不同生境种群分布

珲春口岸不同生境鼠类的分布见表 16-21。

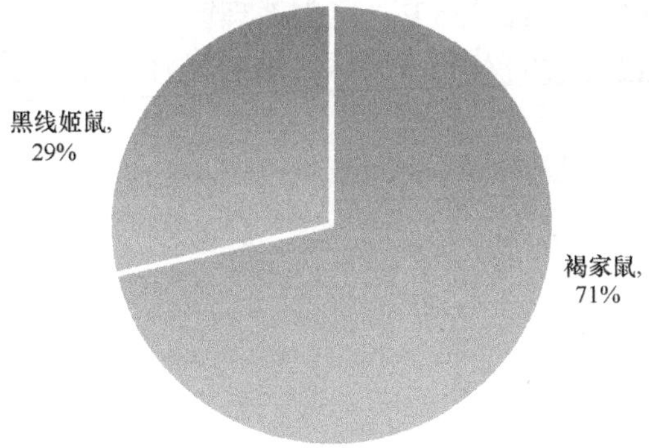

图 16-21　珲春口岸鼠类种群构成

表 16-21　珲春口岸不同生境鼠类的分布　（单位：只）

生境	褐家鼠	黑线姬鼠	合计
货物查验场	1	2	3
办公区	4	0	4
合计	5	2	7

4. 季节消长

黑线姬鼠在 9 月份出现高峰，而褐家鼠在 11 月份出现高峰。

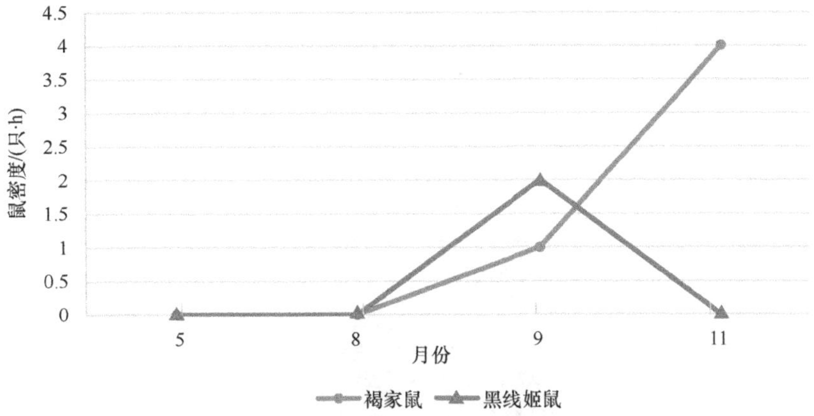

图 16-22　珲春口岸鼠类季节消长

5. 鼠体携带寄生虫情况

捕获的鼠体表未发现携带蚤、螨。

第十一节　临 江 口 岸

临江口岸现为中朝国际客货公路运输口岸，位于吉林省东南部临江市鸭绿江畔，地处 41°27′～42°4′N、126°11′～127°35′E。昆虫地理区划属于东北长白山亚区。该地区多为次生森林区，其次是已开发的农业耕种区，地势低洼潮湿，溪流纵横，是蚊虫孳生栖息的良好场所。

一、蚊类

1. 种类组成

口岸蚊类种群名录：

按蚊属 *Anopheles*

中华按蚊 *An. sinensis*

伊蚊属 *Aedes*

刺扰伊蚊 *Aedes vexans*

背点伊蚊 *Aedes dorsalis*

库蚊属 *Culex*

淡色库蚊 *Culex pipiens pallens*

凶小库蚊 *Culex modestus*

2. 种群构成

临江口岸蚊类种群构成见表 16-22、图 16-23。

表 16-22　临江口岸蚊类种群构成

种类	数量/只	构成比/%
中华按蚊	21	28.77
刺扰伊蚊	15	20.55
淡色库蚊	16	21.92
凶小库蚊	13	17.81
背点伊蚊	8	10.96
合计	73	100

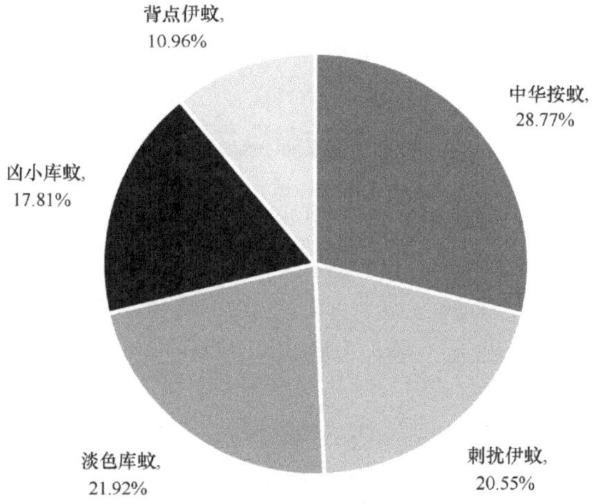

图 16-23　临江口岸蚊类种群构成

3. 不同生境种群分布

临江口岸不同生境蚊类种群分布见表 16-23。

表 16-23　临江口岸不同生境蚊的种群分布　　（单位：只）

生境	蚊的种类					合计
	中华按蚊	背点伊蚊	刺扰伊蚊	淡色库蚊	凶小库蚊	
货物查验场	7	3	8	11	6	35
办公区	14	5	7	5	7	38
合计	21	8	15	16	13	73

4. 季节消长

8 月出现一次高峰。各月蚊密度不同（图 16-24）。

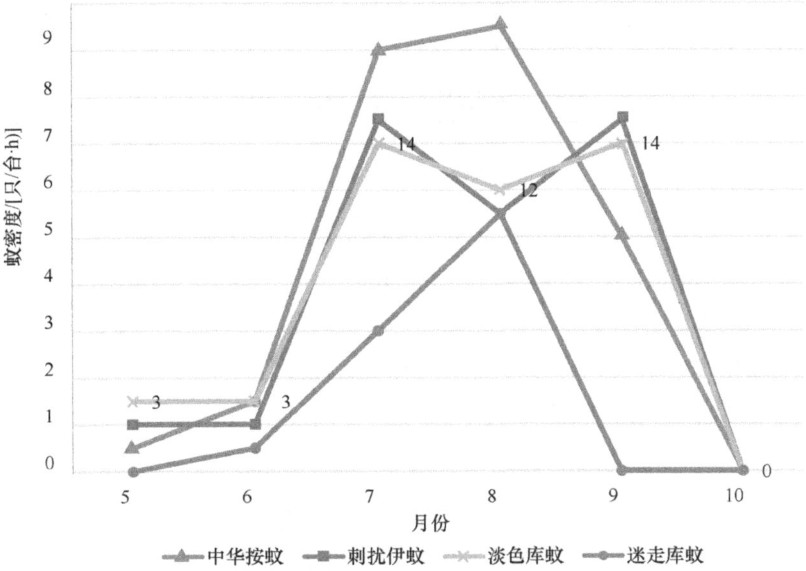

图 16-24　临江口岸蚊类季节消长

二、鼠类

1. 种类组成

口岸鼠类种群名录：

啮齿目 Rodentia

鼠科 Muridae

鼠属 *Rattus*

褐家鼠 *Rattus norvegicus*

姬鼠属 *Apodemus*

黑线姬鼠 *Apodemus agrarius*

小家鼠属 *Mus*

小家鼠 *Mus musculus*

2. 种群构成

临江口岸鼠类种群组成见表 16-24。

表 16-24　临江口岸鼠类种群组成

种类	数量/只	组成/%
褐家鼠	7	70
黑线姬鼠	1	10
小家鼠	2	20
合计	10	100

3. 种群分布

临江口岸不同生境鼠类分布见表 16-25。

表 16-25　临江口岸不同生境鼠类种群分布

生境	褐家鼠	黑线姬鼠	小家鼠	合计
货物查验场	6	1	2	9
办公区	1	0	0	1
合计	7	1	2	10

4. 季节消长

临江口岸鼠类季节消长规律见图 16-25。

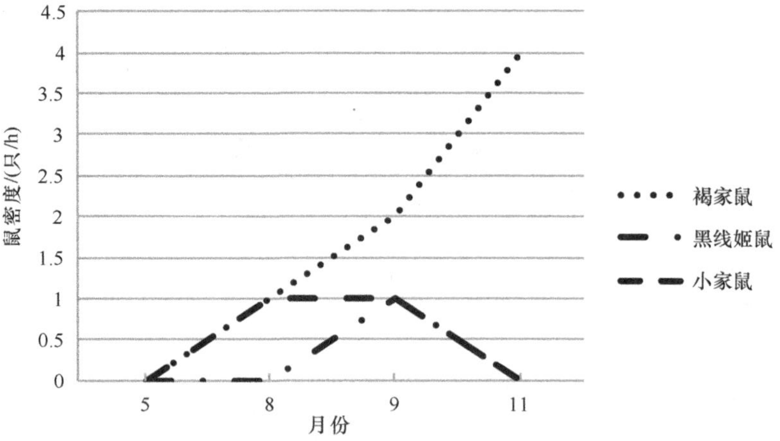

图 16-25　临江口岸鼠类季节消长

第十二节　长 白 口 岸

长白朝鲜族自治县位于吉林省东南部山区，东与朝鲜两江道惠山市以鸭绿江为界，隔江相望，边境线长 260.5km。在动物地理区划上，该地区属古北界、东北区、长白山地亚区。长白口岸位于 41°21′N、128°10′E，平均海拔 710m，气温较低，冬夏、昼夜温差大，年平均最高气温 29℃，年平均最低气温–30.8℃，年平均降水量 135.7mm，无霜期 112 天。森林覆盖率高，植被系针叶林、阔叶林混交林，农作物以玉米、大豆为主。

一、蚊类

1. 种类组成

长白口岸成蚊类种群名录：

伊蚊属 *Aedes*

　刺扰伊蚊 *Aedes vexans*

　朝鲜伊蚊 *Aedes koreicus*

2. 种群构成

长白口岸成蚊类种群组成见表 16-26、图 16-26。

表 16-26　长白口岸成蚊类种群组成

种类	数量/只	组成/%
刺扰伊蚊	7	77.78
朝鲜伊蚊	2	22.22
合计	9	100

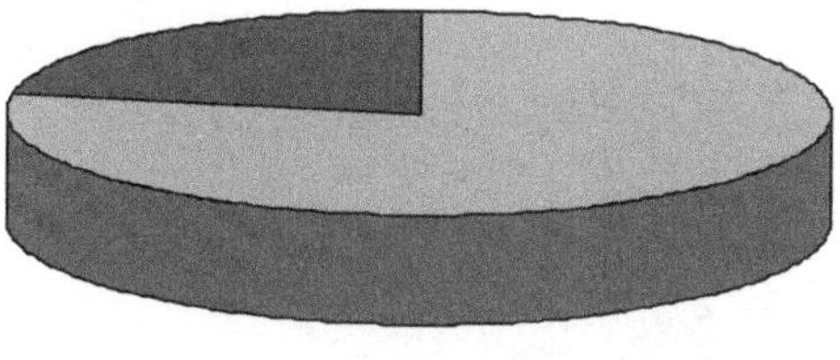

图 16-26　长白口岸蚊类种群构成

3. 不同生境种群分布

长白口岸不同生境成蚊类分布见表 16-27。

4. 季节消长

6 个月（5～10 月）的监测结果分析，长白口岸蚊类活动较少，这与长白口岸自然条件及口岸区域环境有关（表 16-28、图 16-27）。

表 16-27　长白口岸不同生境成蚊类分布　（单位：只）

生境	刺扰伊蚊	朝鲜伊蚊	合计
办公区	2	1	3
绿化带	5	1	6
合计	7	2	9

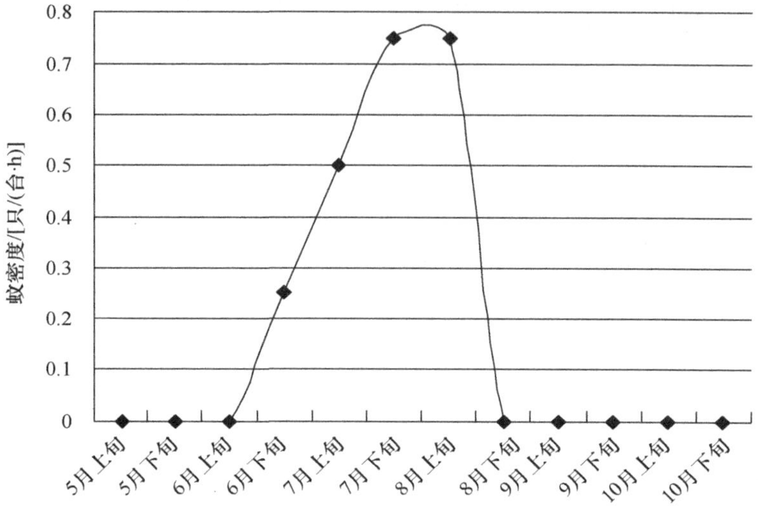

图 16-27　长白口岸成蚊季节消长

表 16-28　长白口岸蚊密度季节消长表

时间	诱蚊灯数/台	捕获蚊数/只	蚊密度/［只/（台·h）］
5 月上旬	2	0	0.00
5 月下旬	2	0	0.00
6 月上旬	2	0	0.00
6 月下旬	2	1	0.25
7 月上旬	2	2	0.50
7 月下旬	2	3	0.75
8 月上旬	2	3	0.75
8 月下旬	2	0	0.00
9 月上旬	2	0	0.00
9 月下旬	2	0	0.00
10 月上旬	2	0	0.00
10 月下旬	2	0	0.00
合计	24	9	

二、鼠类

1. 种类组成

口岸鼠类种群名录：

啮齿目 Rodentia

　鼠科 Muridae

　　鼠属 *Rattus*

　　　褐家鼠 *Rattus norvegicus*

2. 种群构成

共捕获鼠类 3 只，隶属于 1 目 1 科 1 属 1 种，为褐家鼠。

3. 不同生境种群分布

长白口岸不同生境鼠类种群分布见表 16-29。

表 16-29　长白口岸不同生境鼠类种群分布　（单位：只）

生境	褐家鼠	合计
办公区	3	3
绿化带	0	0

4. 季节消长

长白口岸鼠类季节消长规律见图 16-28。

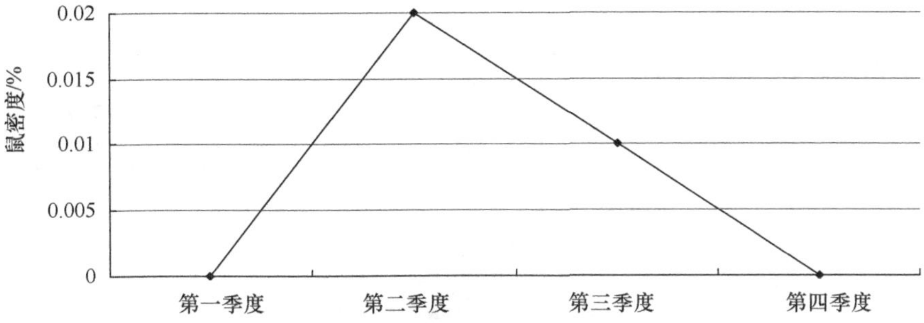

图 16-28　长白口岸鼠类季节消长

三、蝇类

1. 种类组成

长白口岸蝇类种群名录：

花蝇科 Anthomyiidae

　粪种蝇属 *Adia*

　　粪种蝇 *Adia cinerella*

蝇科 Muscidae

　厕蝇属 *Fannia*

　　元厕蝇 *Fannia prisca*

　腐蝇属 *Muscina*

　　厩腐蝇 *Muscina stabulans*

丽蝇科 Calliphoridae

阿丽蝇属 *Aldrichina*

巨尾阿丽蝇 *Aldrichina grahami*

绿蝇属 *Lucilia*

丝光绿蝇 *Lucilia sericata*

沈阳绿蝇 *Lucilia shenyanggensis*

麻蝇科 Sarcophagidae

亚麻蝇属 *Parasarcophaga*

白头亚麻蝇 *Parasarcophaga albiceps*

2. 种群构成

长白口岸蝇类种群组成见表 16-30、图 16-29。

表 16-30 长白口岸蝇类种群组成

种类	数量/只	组成/%
巨尾阿丽蝇	215	37.52
厩腐蝇	133	23.21
白头亚麻蝇	72	12.57
元厕蝇	57	9.95
沈阳绿蝇	45	7.85
粪种蝇	20	3.49
丝光绿蝇	12	2.09
其他	19	3.32
合计	573	100

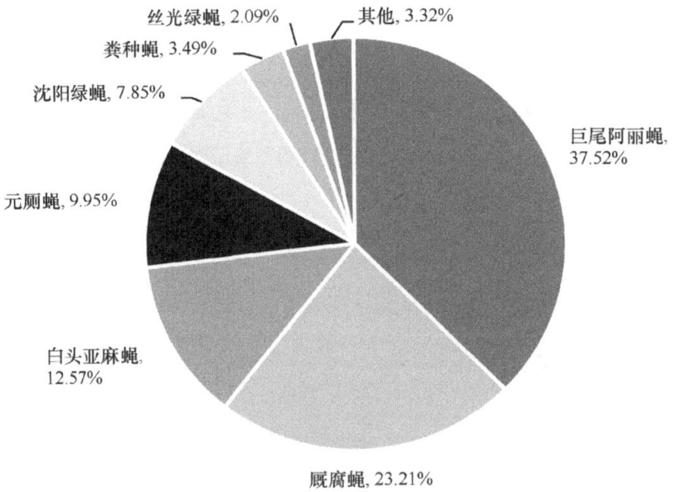

图 16-29 长白口岸蝇类种群构成

3. 种群分布

长白口岸不同生境蝇类种群分布见表 16-31。

表 16-31　长白口岸不同生境蝇类种群分布　（单位：只）

生境	巨尾阿丽蝇	厩腐蝇	白头亚麻蝇	其他	合计
办公区	65	34	29	45	173
绿化带	8	5	0	17	30
垃圾存放区	142	94	43	91	370

4. 季节消长

长白口岸由于地处长白山高寒山区冬春季节较长，从 5 月有蝇入笼，7 月达高峰，10 月消失（图 16-30）。

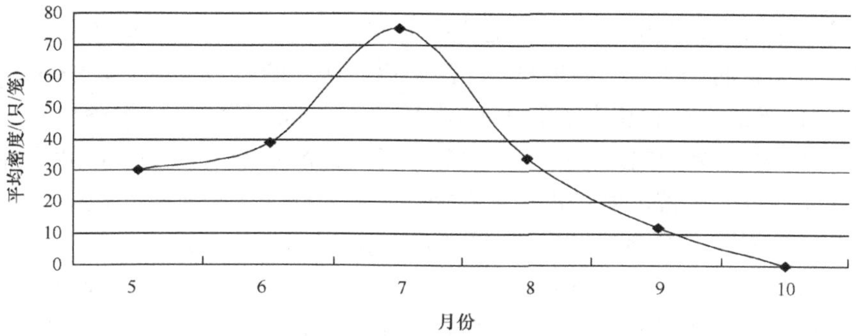

图 16-30　长白口岸蝇类季节消长

（孟日增　刘　阳）

第十七章　黑龙江口岸病媒生物及动物病媒病与监控

黑龙江省位于中国东北部，是中国位置最北、纬度最高的省份，其北部、东部与俄罗斯为界，西部与内蒙古自治区相邻，南部与吉林省接壤。地势大致是西北部、北部和东南部高，东北部、西南部低，主要由山地、平原和水面构成。西北部为东北—西南走向的大兴安岭山地，北部为西北—东南走向的小兴安岭山地，东南部为东北—西南走向的张广才岭—老爷岭、完达山脉。土地约占全省总面积的 24.7%；海拔在 300m 以上的丘陵地带约占全省的 35.8%；东北部的三江平原、西部的松嫩平原，是中国最大的东北平原的一部分，平原占全省总面积的 37%，海拔 50～200m。黑龙江省地理位置为 43°25′～53°33′N、121°11′～135°05′E，南北跨 10 个纬度、2 个热量带，东西跨 14 个经度、3 个湿润区。黑龙江属中温带、寒温带大陆性季风气候，四季分明，夏季短促，冬季漫长寒冷，全省年平均气温多在–4～5℃，年平均降水量 400～650mm。

黑龙江省按动物界分区为古北界东北区，地形复杂多样，自然地理植被条件复杂。东、北部隔黑龙江、乌苏里江与俄罗斯隔江相望，具有相同或相近的自然生态环境，动植物物种较为接近，虫媒疾病的发生具有很多相同点。近年来，国际交往日益频繁，开展口岸及其周边媒介生物的调查与监测工作尤显重要。2006～2009 年，黑龙江出入境检验检疫局在辖区内的空港（哈尔滨机场、齐齐哈尔、佳木斯）、陆港（东宁、绥芬河、富锦）、海（江）港（黑河、漠河、逊克、同江、萝北、抚远、虎林、密山、饶河）中，选取相应的口岸按照《国境口岸及出入境交通工具医学媒介生物监测规定》要求，开展了鼠、蚤、蚊、蝇、蜚蠊、蜱、螨、蠓等八类医学媒介生物的本底调查工作，积累了大量基础数据，基本摸清了其种类组成、优势种群及季节消长等情况。本章正是基于上述工作数据，统计整理完成。

第一节　蜱

蜱类不仅刺吸人、禽、畜等动物血液，许多种类还是疾病的传播媒介，对人、畜危害极大。尤其是各类疾病的病原体在蜱体内不但有生物性的发育循环，在多数情况下还可以经历变态期或经卵传递。所以，蜱类是重要的医学节肢动物，是国境口岸媒介监测重要对象之一。

黑龙江省为古北界东北区，山脉、丘陵、平原交替分布，全省森林覆盖率 45.7%。针叶与落叶混交林地带、森林草原与草甸草原地带众多，生态环境适宜蜱类生长繁殖和栖息。随着当前自然条件的变化，以及国际交通、贸易和旅游业的发展，蜱及其携带的病原体可借助交通工具、集装箱、货物、动物等在国际口岸间传播，使原本局限于一定地域范围内的蜱媒传染病突破国境或自然地理的界限，在全球范围内广泛传播与流行，对输入国的卫生安全特别是口岸地区的卫生安全构成极大的威胁，对国际经贸和人员健康产生严重影响。黑龙江省与俄罗斯边境线近3000km，有12个边境口岸与俄罗斯远东地区通过铁路、公路、水路相通。中国于1986年首次在黑龙江少林县林区发现并证实莱姆病自然疫源的存在地，流行病学调查显示，莱姆病的高发人群是从事野外作业的人员。近年来，中国对俄罗斯劳务输出日益增多，输出劳务人员中很大一部分从事林业采伐、农业种植、养殖等野外工作，接触蜱媒概率较高，感染蜱传疾病的风险较大。在口岸开展蜱类监测，准确掌握各口岸蜱的种群动态情况并据此开展科学防控，对防止蜱传疾病在国际间传播、扩散，维护口岸卫生安全具有重要意义。

一、黑龙江口岸蜱类种群结构

（一）调查方法

1. 调查样地

依据《全国口岸及相邻边境线医学媒介生物本底调查和监测专项工作方案》，选择以口岸为中心400m范围内的草坡、灌木丛、农田、荒地、针阔混交林、阔叶林、口岸（站台）绿化带作为调查样地。

2. 具体方法

采用人工布旗小时法采集蜱，布旗为白绒布100cm×80cm。于晴日10：00～16：00在各生境中拖蜱，每次以2～3面旗同时拖蜱1h，记录获蜱的只数。将采获的蜱带回实验室，依据文献在实体显微镜下进行分类鉴定。

（二）结果

1. 蜱种组成及分布

10个边境口岸，即海港（黑河、漠河、抚远、虎林、萝北、密山、同江、逊克）和陆港（绥芬河、东宁），共采获蜱7837只，计1科3属4种。具体包括：硬蜱属 *Ixodes* 1种，全沟硬蜱 *I. persulcatus*；革蜱属 *Dermacentor* 1种，森林革蜱 *D. silvarum*；血蜱属 *Haemaphysalis* 2种，嗜群血蜱 *Ha. concinna*、日本血蜱 *Ha. japonica*。各口岸的蜱种分布调查结果表明，黑龙江10个边境口岸蜱种分布如下：

硬蜱属 *Ixodes*

　全沟硬蜱 *Ixodes persulcatus*

　分布：黑河、绥芬河、漠河、抚远、虎林、萝北、密山、同江、逊克。

革蜱属 *Dermacentor*

　森林革蜱 *Dermacentor silvarum*

　分布：黑河、绥芬河、漠河、东宁、抚远、虎林、萝北、密山、逊克、同江。

血蜱属 *Haemaphysalis*

　嗜群血蜱 *Haemaphysalis concinna*

　分布：东宁、黑河、绥芬河、萝北、密山、同江、逊克。

日本血蜱 *Haemaphysalis japonica*

分布：绥芬河、抚远、萝北、同江、逊克。

2. 蜱的种群数量

10 个边境口岸共采获游离蜱 7837 只，其中森林革蜱（4263 只）最多，占 54%；其次是全沟硬蜱（2054 只），占 26%。不同口岸采获蜱的种群及数量有所不同，蜱种构成比见表 17-1、图 17-1。

表 17-1　黑龙江 10 个边境口岸蜱种群采获数量　　（单位：只）

口岸	全沟硬蜱	森林革蜱	嗜群血蜱	日本血蜱	合计
东宁	102	423	90	30	645
绥芬河	1289	1259	542	93	3183
密山	459	194	13	0	666
虎林	14	47	0	0	61
抚远	0	95	0	18	113
萝北	60	343	151	60	630
黑河	15	404	43	0	462
漠河	21	26	0	0	47
同江	69	502	368	51	990
逊克	25	970	29	16	1040
合计	2054	4263	1236	284	7837
构成/%	26	54	16	4	100

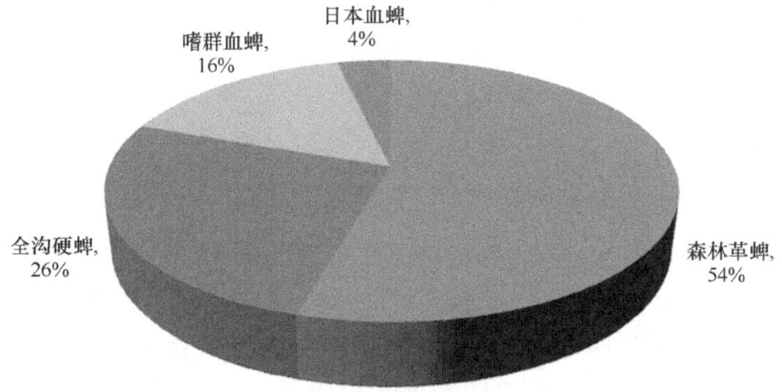

图 17-1　黑龙江边境口岸蜱种构成比

二、黑龙江口岸蜱类季节消长规律

从图 17-2 可以看出，硬蜱活动有明显季节性，森林革蜱的活动季节在 4～6 月；全沟硬蜱的活动季节在 4～7 月，森林革蜱和全沟硬蜱的高峰期均在 5 月；嗜群血蜱活动季节在 4～8 月，高峰期在 6 月。6 月为上述三种蜱的种群交替时期，8 月后活动大幅减弱。日本血蜱活动季节在 4～6 月，高峰期在 4～5 月。

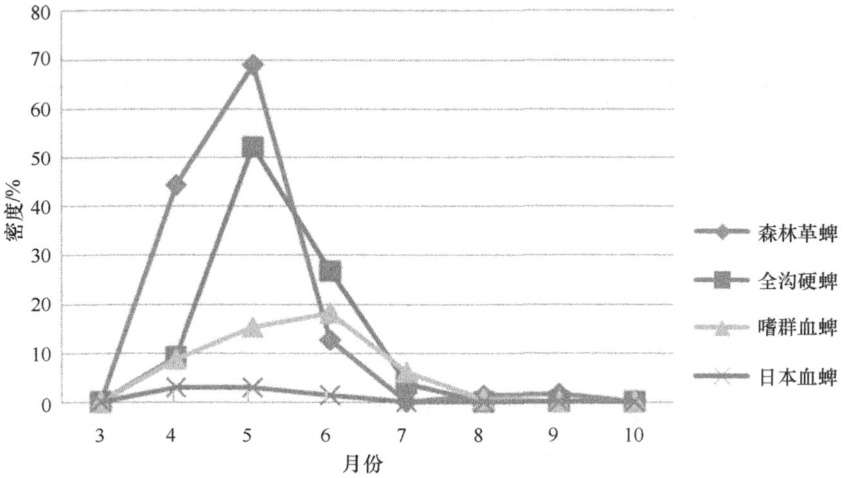

图 17-2　黑龙江口岸蜱季节消长

根据我国蜱种分布研究文献记载，黑龙江省可能还有以下蜱种分布，在以后的监测中应加以注意：草原硬蜱 *Ixodes crenulatus*；中华革蜱 *Dermacentor sinicus*；草原血蜱 *Haemaphysalis verticalis*；铃头血蜱 *Haemaphysalis campanulata*；长角血蜱 *Haemaphysalis longicornis*；盾糙璃眼蜱指名亚种 *Hyalomma scupense scupense*。各口岸监测所采获的蜱种种类较少，可能与采集地点局限在口岸周围地带、生境较为单一有关。

第二节　鼠

鼠类不但是传染病的储存宿主，也是鼠媒传染病的传播媒介，目前已证实能携带和传播的疾病达百种之多，给人类健康带来严重危害。

黑龙江动物地理分区属古北界、东北亚界、东北区、长白山亚区。大兴安岭、长白山、松辽平原三个亚区相连。哈尔滨是日本侵占东北时留下的人为鼠疫疫源地，历史上曾有过人间鼠疫大流行。该地区为松嫩平原，鼠疫杆菌的主要储存宿主为达乌尔黄鼠。位于黑龙江、吉林、内蒙古交界处的齐齐哈尔泰来县是鼠疫自然疫源地，该地区鼠疫杆菌的主要储存宿主是达乌尔黄鼠。哈尔滨、泰来县均为国家鼠疫重点监测点。除达乌尔黄鼠外，逊克口岸还发现了鼠疫杆菌另一储存宿主——长尾黄鼠。

1910 年末，处于中、俄、蒙交界的蒙古旱獭鼠疫自然疫源地的俄罗斯外贝加尔发生鼠疫，传入我国满洲里，沿中东铁路扩散到哈尔滨，蔓延整个东三省，时间长达半年，死亡 6 万余人，是 20 世纪世界上发生的最大的一次鼠疫灾害，1920～1921 年，该疫源地又引发一次东北肺鼠疫大流行，波及哈尔滨、绥芬河。

俄罗斯远东地区与黑龙江省仅一江之隔，沿线漫长，具有相同或相近的自然生态环境，动植物物种较为接近，虫媒疾病的发生具有很多相同点，且鼠种没有国界，容易通过交通工具携带入境，环境适宜时大量繁殖，造成疾病扩散，故查清对俄口岸及其周边地区鼠及其体外寄生物的种类、分布、数量动态及与人类的关系十分重要。2016 年 8 月，俄罗斯西伯利亚地区发生一例感染腺鼠疫病例，可见俄罗斯鼠疫疫情不容轻视，我国在国境口岸开展日常鼠防的同时，加强鼠监测工作尤其重要。

一、黑龙江口岸鼠类种群结构

（一）调查方法

1. 调查地点

根据各口岸地区的景观特征，选择耕地、林缘草地和口岸储存仓库作为调查生境。

2. 具体方法

采用夹日法捕鼠，每月布夹 1 次，每次布放 100 个 4 号标准鼠夹，连续布夹 12 个月。将 2006～2009 年各口岸捕获鼠类依据文献进行分类鉴定，并制作保存部分标本。

（二）结果

1. 鼠种组成

黑龙江各口岸共捕鼠 3212 只，计 4 科 13 属 16 种。鼠科 3 属 4 种，仓鼠科 6 属 7 种，松鼠科 2 属 3 种，鼩鼱科 2 属 2 种。鼠种名录及分布如下：

啮齿目 Rodentia

鼠科 Muridae

鼠属 *Rattus*

褐家鼠 *R. norvegicus*

分布口岸：饶河、密山、萝北、抚远、东宁、漠河、逊克、绥芬河、嘉荫、黑河、齐齐哈尔、佳木斯、富锦、哈尔滨机场。

小家鼠属 *Mus*

小家鼠 *M. musculus*

分布口岸：饶河、密山、萝北、抚远、东宁、漠河、逊克、绥芬河、嘉荫、黑河、佳木斯、富锦、哈尔滨机场。

姬鼠属 *Apodemus*

黑线姬鼠 *A. agrarius*

分布口岸：饶河、密山、萝北、抚远、东宁、漠河、逊克、绥芬河、嘉荫、黑河、齐齐哈尔、哈尔滨机场。

大林姬鼠 *A. speciosus*

分布口岸：饶河、密山、萝北、东宁、漠河、逊克、绥芬河、黑河

仓鼠科 Cricetidae

仓鼠属 *Cricstulus*

黑线仓鼠 *C. barabensis*

分布口岸：萝北、抚远、东宁、逊克、黑河、齐齐哈尔、哈尔滨机场。

大仓鼠属 *Tscherskia*

大仓鼠 *T. triton*

分布口岸：萝北、东宁、绥芬河、佳木斯、富锦、哈尔滨机场。

田鼠属 *Microtus*

东方田鼠 *M. fortis*

分布口岸：密山、萝北、抚远、东宁、绥芬河、黑河。

䶄鼠属 *Clethrionomys*

棕背䶄*C. rufocanns*

分布口岸：饶河、密山、萝北、东宁、逊克、绥芬河、嘉荫、黑河。

红背䶄*C. rutilus*

分布口岸：逊克。

麝鼠属 *Ondatra*

麝鼠 *O. zibethicus*

分布口岸：饶河、逊克、嘉荫。

鼢鼠属 *Myospalax*

东北鼢鼠 *M. psilurus*

分布口岸：东宁。

松鼠科 Sciuridal

花鼠属 *Eutamias*

花鼠 *E. sibiricus*

分布口岸：抚远、东宁、逊克、绥芬河、黑河。

黄鼠属 *Citeilus*

长尾黄鼠 *C. undulates*

分布口岸：逊克、黑河。

达乌尔黄鼠 *C. dauricus*

分布口岸：齐齐哈尔、哈尔滨机场。

鼩鼱科 Soricidae

臭鼩属 *Sorex*

普通鼩鼱 *S. araneus*

分布口岸：逊克、饶河。

麝鼩属 *Crocidura*

大麝鼩 *C. lasiura*

分布口岸：哈尔滨机场。

2. 鼠种构成

优势种群为黑线姬鼠（41.10%）和褐家鼠（17.13%），常见种是小家鼠（8.27%）、大林姬鼠（7.42%）、红背䶄（6.72%），东北鼢鼠、大麝鼩为相对稀有种类。各鼠种构成比见图 17-3。

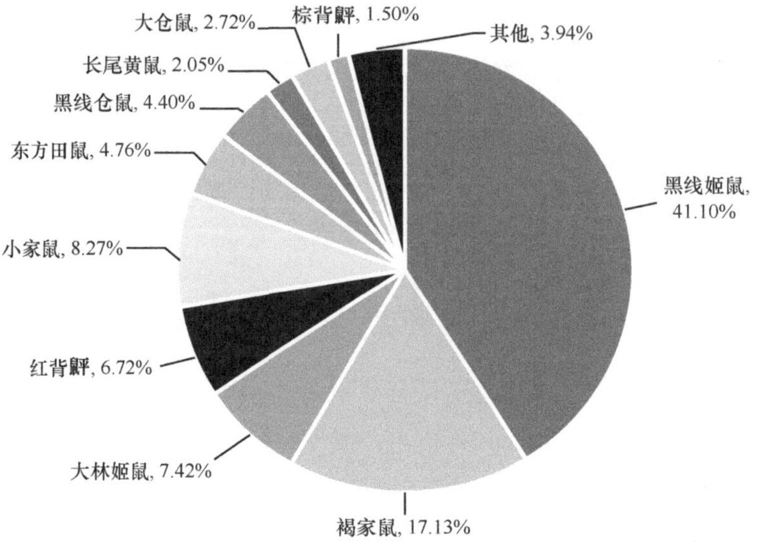

图 17-3　黑龙江各口岸鼠种构成

二、黑龙江口岸不同时间鼠类种群结构

从黑龙江各口岸不同时间鼠种统计表（表 17-2）中可以看到，活动时间，黑线姬鼠、红背䶄、大林姬鼠、褐家鼠、小家鼠为 12 个月；东方田鼠为 8 个月；黑线仓鼠、大仓鼠为 7 个月；长尾黄鼠和棕背䶄、达乌尔黄鼠均为 6 个月。

表 17-2　黑龙江各口岸不同时间鼠种数量　（单位：只）

鼠种	月份												合计
	1	2	3	4	5	6	7	8	9	10	11	12	
黑线姬鼠	14	24	39	39	31	82	176	46	172	247	268	208	1346
红背䶄	3	5	6	67	38	31	17	15	11	13	8	6	220
大林姬鼠	2	4	7	14	24	42	50	38	28	26	5	3	243
褐家鼠	4	7	62	42	34	85	54	91	93	23	20	46	561
小家鼠	1	2	36	10	11	65	25	30	44	8	5	34	271
东方田鼠				21	23	4	12	5	7	26	28	30	156
黑线仓鼠				6	12	23	49	35	12	7			144
大仓鼠				1	2	10	22	24	23	7			89
长尾黄鼠				3	21	19	12	7	5				67
棕背䶄				2	5	18	14	9	1				49
达乌尔黄鼠				4	6	6	10	11	3				40
花鼠					9	18	14	10	5				56
麝鼠					12	3	1	2					18
普通鼩鼱											7	4	11
东北鼢鼠							2	1					3
大麝鼩							1						1
合计	24	42	150	209	228	406	459	324	404	357	341	331	3275

高峰期，在整个活动季节中，黑线姬鼠在7月、9月、10月、11月、12月出现5次高峰；褐家鼠在3月、6月、7月、8月、9月出现4次高峰；小家鼠在3月、6月、9月出现三次高峰；红背䶄在4月、5月，大林姬鼠在6月、7月，长尾黄鼠在5月、6月，黑线仓鼠在7月、8月，均出现2次高峰。

三、黑龙江口岸鼠类季节消长规律

各口岸捕获鼠类优势种、常见种的高峰期集中在6～9月，黑线姬鼠出现两个高峰值，除7月出现一次高峰外，11月再次出现高峰值，此结果与其传播疾病发病季节相吻合（图17-4）。

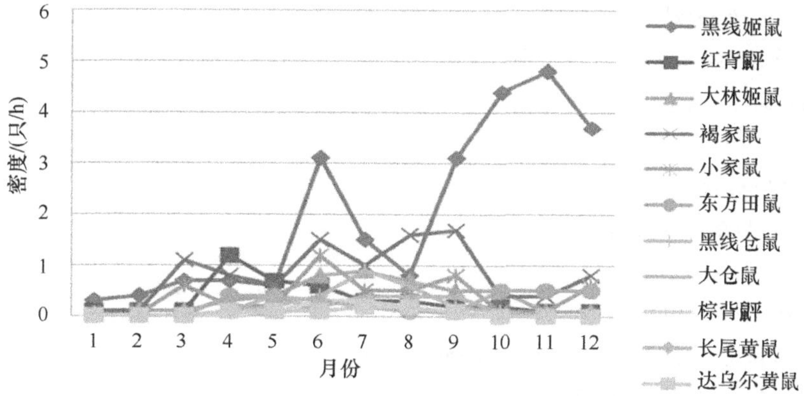

图17-4　黑龙江鼠密度季节消长曲线

四、黑龙江口岸鼠类携带寄生虫情况

1. 蚤

此次调查中，在海港（逊克、黑河）、空港（佳木斯）、陆路（绥芬河、东宁）5个口岸检获鼠体寄生虫——蚤，共计518只，属于4科11属13种，名录如下：

蚤目

多毛蚤科

新蚤属 *Neopsylla*

二齿新蚤 *N. bidentatiformis*

检获口岸：绥芬河、东宁、逊克。

栉眼蚤属 *Ctrnocephalides*

同源栉眼蚤 *Ct. congeneroides*

检获口岸：绥芬河、佳木斯、东宁、逊克、黑河。

猫栉首蚤指名亚种 *Ctenocephalides felis felis*

检获口岸：黑河。

纤蚤属 *Rhadinopsylla*

宽圆纤蚤 *Rhadinopsylla rothschildi*

检获口岸：黑河、逊克。

细蚤科

细蚤属 *Leptopsylla*

栉头细蚤 *L. pectiniceps*

检获口岸：绥芬河、东宁、逊克。

缓慢细蚤 *L. segnis*

检获口岸：黑河。

额蚤属 *Frontopsylla*

升额蚤波蒂斯亚种 *F. elata botis*

检获口岸：东宁、逊克。

双蚤属 *Amphipsylla*

鼢双蚤 *A. aspalacis*

检获口岸：东宁。

角叶蚤科

槽蚤属 *Megabothrisn*

具刺巨槽蚤 *M. calcarifer*

检获口岸：东宁。

黄鼠蚤属 *Citellophilus*

方形黄鼠蚤松江亚种 *C. tesquorum sungaris*

检获口岸：黑河、逊克。

单蚤属 *Monopsyllus*

花鼠单蚤 *Monopsyllus indages*

检获口岸：逊克。

巨槽蚤属 *Magabothris*

新来巨槽蚤指名亚种 *M. advenarius advenarius*

检获口岸：逊克。

多毛蚤科

无栉蚤属 *Catallagia*

孔大无栉蚤指名亚种 *Catallagia dacenkoi dacenkoi*

检获口岸：逊克。

2. 螨

此次调查中，黑河、逊克、东宁 3 个口岸在捕获的鼠类中检获鼠体寄生虫螨共计 263 只，2 目 4 科 7 属 16 种。名录如下：

寄螨目

厉螨科

厉螨属 *Laelaps*

耶氏厉螨 *L. jettmari*

检获口岸：黑河、逊克、东宁。

血厉螨属 *Haemolaelaps*

格氏血历螨 *H. glasgowi*

检获口岸：黑河。

巴氏阳历螨 *H. pavlovskii*

检获口岸：黑河。

真厉螨属 *Eulaelaps*

厩真厉螨 *E. stabularis*

检获口岸：逊克、东宁。

血革螨科

血革螨属 *Haemogamasus*

东北血革螨 *H. mandschuricus*

检获口岸：黑河、逊克。

赛氏血革螨 *H. serdjukovae*

检获口岸：黑河、逊克。

按布血革螨 *H. ambulans*

检获口岸：东宁。

脂刺血革螨 *H. liponyssoides*

检获口岸：东宁。

巨螯螨科

巨螯螨属 *Macrocheles*

褪色巨螯螨 *M. decoloratus*

检获口岸：逊克。

宫卵巨螯螨 *M. matrius*

检获口岸：东宁。

真螨目

恙螨科

纤恙螨属 *Leptotrombidium*

苍白纤恙螨 *L. palladium*

检获口岸：黑河。

须纤恙螨 *L. palpale*

检获口岸：黑河。

巴氏纤恙螨 *L. pavlovskyi*

检获口岸：黑河、逊克。

林姬纤恙螨 *L . linji*

检获口岸：逊克。

亚中纤恙螨 *L. subintermedium*

检获口岸：逊克。

真棒恙螨属 *Euschoengastia*

高山真棒恙螨 *E. alpine*

检获口岸：逊克。

3. 不同鼠种染虫率

从表 17-3 中可以看出，染蚤率从高至低的鼠种依次为：褐家鼠、大仓鼠、棕背䶄、小家鼠、大林姬鼠、东方田鼠、黑线姬鼠；染革螨率从高至低依次为：棕背䶄、大林姬鼠、小家鼠、黑线姬鼠；褐家鼠、大仓鼠、东方田鼠染革螨率相同。

表 17-3 不同鼠种染虫的染虫率及指数

	宿主鼠名称	黑线姬鼠	大仓鼠	棕背䶄	小家鼠	褐家鼠	东方田鼠	大林姬鼠
	捕鼠数/只	169	25	12	16	51	32	44
蚤	染蚤鼠数/只	18	9	3	3	19	4	8
	获蚤数 /只	25	21	4	8	17	8	8
	染蚤率/%	10.7	36.0	25.0	18.8	37.3	12.5	18.2
	蚤指数	0.15	0.84	0.30	0.50	0.33	0.25	0.18
革螨	染革螨鼠数/只	6	1	5	2	2	1	8
	获革螨数/只	14	2	17	3	17	2	21
	染革螨率/%	9.5	8.3	41.6	28.5	8.3	8.3	40.0
	革螨指数	0.22	0.16	1.40	0.43	0.71	0.17	1.10

鼠类可通过接触、被排泄物污染、咬伤、被体外寄生虫叮咬等途径传播一些自然疫源性疾病。在我国东北地区，鼠传疾病主要有鼠疫、肾综合征出血热（HFRS）、莱姆病等，且分布广、发病率较高。黑龙江省是 HFRS 的老疫区和重疫区，HTN 型和 SEO 型为流行型，其中以 HTN 型为主。近几年，尽管黑龙江省疫情呈现下降趋势，但发病率仍然名列全国前列。20 世纪 30 年代初，中国首次在黑龙江下游、中俄边境地区发现 HFRS。近年，已证实俄罗斯远东地区的 HV 自然疫源地中循环的 HV 血清型和基因型存在明显的多样性，黑龙江中俄口岸 HFRS 的危害一直受到广泛关注。调查显示，黑线姬鼠、褐家鼠、小家鼠为黑龙江口岸的优势鼠种，同时是 HFRS 的优势宿主。黑龙江省与俄罗斯远东地区仅一江之隔，一旦疫情输入，突发的可能性较大，因此黑龙江中俄边境口岸作为重点监测地区，倍受检验检疫部门的重视。

除此之外，中国现有 10 种鼠，即黑线姬鼠、大林姬鼠、棕背䶄、褐家鼠、小家鼠、高山姬鼠、白腹鼠、麝鼠、黄胸鼠、川西鼠兔为莱姆病螺旋体的动物宿主。此次调查在黑龙江各口岸捕获的鼠种中占了 6 种，分别是黑线姬鼠、大林姬鼠、棕背䶄、褐家鼠、小家鼠、麝鼠。可见，莱姆病螺旋体动物宿主在黑龙江口岸占据着重要地位。

蚤类是重要的医学昆虫，不仅叮刺吸血、骚扰人畜，而且可以携带并传播多种传染病。鼠疫是以蚤为传播媒介的危害人类的严重烈性传染病，在我国被定为一类法定传染病。鼠疫的储存宿主和其主要寄生蚤在自然疫源地内可以长期保存疫源性，且北方气候寒冷干燥，蚤类在宿主体表寄生时间较长。因此，开展防鼠灭鼠工作的同时，防蚤除蚤工作不容忽视。

螨是节肢动物门仅次于昆虫的一大类，属于蛛形纲、蜱螨亚纲。在口岸医学媒介生物中，与虫媒传染病关系密切的有寄螨目中的革螨和真螨目中的恙螨等。其危害包括两大类：一类是由于螨本身直接的寄生、叮刺或致变态反应，引起蜱螨源性疾病；另一类是间接地作为媒介传播病原体，引起蜱螨媒性疾病。而由螨传播病原体所引起的疾病是医学节肢动物对人类最严重的危害。革螨种类多、分布广，与人类关系密切，除可寄生于人、畜、禽、啮齿动物等体表直接造成危害外，还可传播多种病原体所致的疾病。通过叮咬宿主，革螨可传播病毒、立克次氏体、细菌、螺旋体、原虫和蠕虫等。三个口岸检获鼠带寄生螨中均检出耶利氏螨，其数量的高峰在 9 月，与流行性出血热秋季高峰相吻合，也有学者在耶利氏螨体内分离到流行性出血热病毒，这充分说明耶利氏螨与流行性出血热有着密切的关系，在口岸监测工作中需格外重视。

第三节　蚊

蚊类是重要的媒介昆虫，不仅骚扰吸血，而且是多种疾病（疟疾、丝虫病、黄热病、登革热、日本脑炎、寨卡等）的传播媒介。黑龙江边境地区森林茂密，丘陵起伏，山麓之间地势低洼，湿草甸漫布，溪流纵横，是蚊虫滋生栖息的良好场所。近些年，中俄经济贸易不断发展，口岸出入境人员与货物日益频繁，蚊虫及其携带的病原体可借助交通工具、集装箱、货物、邮件等在国际口岸间传播，虫媒传染病也能突破国境或自然地理界限在国际间传播。2016 年，我国发现的黄热病、登革热、寨卡病毒病、疟疾病例均为输入性蚊媒传染病，在国境口岸加强对蚊虫监测，预防和控制虫媒病监测的需要日益迫切。

一、黑龙江口岸蚊类种群组成及分布情况

（一）调查方法

1. 调查地点

依据《全国口岸及相邻边境线医学媒介生物本底调查和监测专项工作方案》，选择以空港（哈尔滨、齐齐哈尔、佳木斯）、海（江）港（饶河、密山、萝北、抚远、漠河、逊克、黑河）、陆路（绥芬河、东宁、富锦）口岸为中心，半径 400m 范围内的林缘、住区及住室作为调查样地。

2. 具体方法

（1）灯诱法：是采用特制 25W、波长 360～400nm 的紫外光诱虫灯，将诱虫灯悬挂于住室、住区和野外林缘，距地面高 1.5m，每次设 1 盏灯，每半月观察 1 次，于日落时诱集 1h。

（2）挥网采集：以 60 目绢纱制作的锥形网，网口直径 20cm、柄长 60cm，采集者手持网柄，边走边以“X”形交叉挥网，在各类生境和场所进行广泛采集。将采获的蚊虫制作针插标本，进行鉴定。

（二）结果

2006～2009年，黑龙江口岸共计捕获蚊虫35 425只，依据文献进行分类鉴定，属1科2亚科4属19种。其中，伊蚊属9种；按蚊属3种；脉毛蚊属2种；库蚊属5种。各口岸蚊类种群组成名录及分布如下：

蚊科

库蚊亚科

伊蚊属 *Aedes*

刺扰伊蚊 *Aedes vexans*

分布口岸：饶河、密山、萝北、佳木斯、东宁、漠河、逊克、绥芬河、黑河。

刺螫伊蚊 *Aedes punctor*

分布口岸：饶河、密山、萝北、漠河、逊克、绥芬河、黑河。

刺痛伊蚊 *Aedes excrucians*

分布口岸：饶河、密山、东宁、漠河、绥芬河、黑河。

背点伊蚊 *Aedes dorsalis*

分布口岸：齐齐哈尔、佳木斯、漠河、绥芬河、黑河。

长柄伊蚊 *Aedes mercurator*

分布口岸：漠河、逊克、绥芬河、黑河。

叮刺伊蚊 *Aedes sticticus*

分布口岸：漠河、逊克、绥芬河、黑河。

灰色伊蚊 *Aedes cinereus*

分布口岸：萝北、黑河。

黑海伊蚊 *Aedes cyprius*

分布口岸：逊克、黑河。

真憎伊蚊 *Aedes euedes*

分布口岸：黑河。

脉毛蚊属 *Culiseta*

日本脉毛蚊 *Culiseta nipponica*

分布口岸：逊克。

黑须脉毛蚊 *Culiseta bergrothi*

分布口岸：黑河。

库蚊属 *Culex*

凶小库蚊 *Culex modestus*

分布口岸：齐齐哈尔、萝北、东宁、哈尔滨机场、漠河、逊克、绥芬河。

淡色库蚊 *Culex pipiens pallens*

分布口岸：齐齐哈尔、萝北、佳木斯、抚远、东宁、哈尔滨机场、逊克、绥芬河、黑河。

三带喙库蚊 *Culex tritaeniorhynchus*

分布口岸：齐齐哈尔、哈尔滨机场、饶河。

迷走库蚊 *Culex vagans*

分布口岸：齐齐哈尔、萝北、抚远、东宁、逊克、黑河。

白胸库蚊 *Culex pallidothorax*

分布口岸：哈尔滨机场。

按蚊亚科

按蚊属 *Anopheles*

中华按蚊 *Anopheles sinensis*

分布口岸：齐齐哈尔、萝北、佳木斯、东宁、哈尔滨机场、漠河、逊克、绥芬河。

八代按蚊 *Anopheles yatsushiroensis*

分布口岸：哈尔滨机场。

米赛按蚊 *Anopheles messeae*

分布口岸：漠河。

二、黑龙江口岸蚊类种群构成

1. 种群构成

捕获的蚊虫中，数量上从多至少依次为伊蚊属、库蚊属、按蚊属、脉毛蚊属，其数量比例分别为 89.6%（31 746/35 425）、8.4%（2986/35 425）、1.9%（687/35 425）、0.1%（6/35 425），见图 17-5。

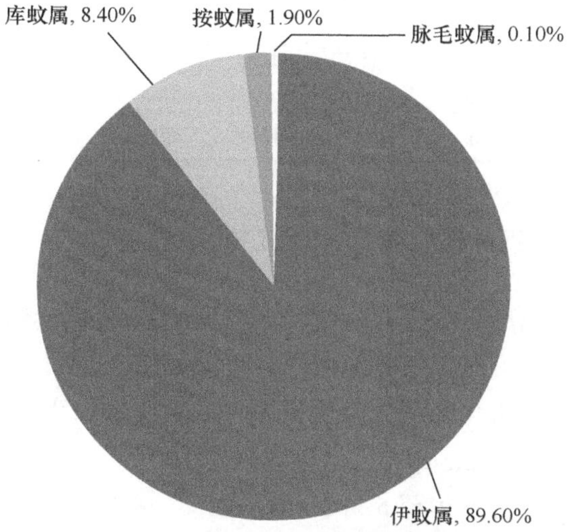

图 17-5　黑龙江口岸捕获蚊类种属数量构成

以蚊种分析，刺扰伊蚊、刺螫伊蚊的捕获数量占优，其数量比例分别为 76.50%（27 105/35 425）、6.70%（2359/35 425）；其次为淡色库蚊，其数量比例为 5.60%（1990/35 425），见图 17-6。

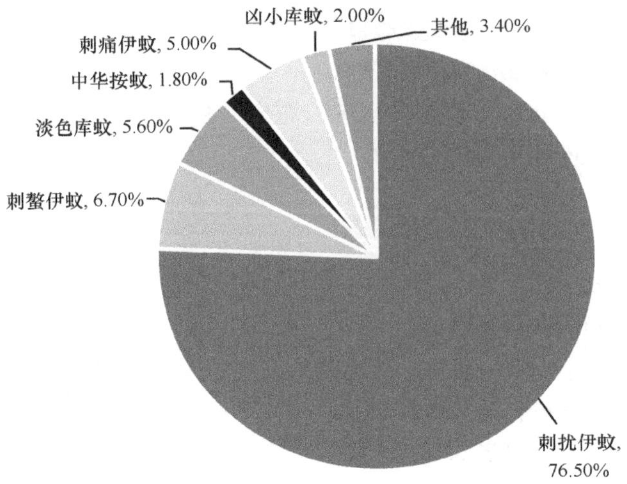

图 17-6　黑龙江口岸蚊类优势种及常见种构成

2. 不同生境蚊种组成

蚊虫种群结构受一定地域范围内孳生地类型的影响。表 17-4 中不同生境的蚊种组成观察结果显示，刺扰伊蚊是湿草地、针阔混交林、林缘、口岸室内的优势种群；淡色库蚊在口岸室内的数量较多；其他蚊种在各类生境中的数量均较少。

表 17-4　不同生境蚊种组成

生境场所	刺扰伊蚊		刺螯伊蚊		淡色库蚊		其他蚊种		合计	
	数量/只	百分比/%	数量/只	百分比/%	数量/只	百分比/%	数量/只	百分比/%	数量/只	百分比/%
针阔混交林	7269	93.5	434	5.6	0	0	72	0.9	7775	100
林缘	7623	79.8	1533	16.1	21	0.2	371	3.9	9548	100
湿草地	9210	94.8	392	4.0	0	0	118	1.2	9720	100
口岸室内	921	43.4	0	0	1022	48.2	179	8.4	2122	100

三、黑龙江口岸蚊类季节消长规律及相关分析

蚊虫的季节消长受温度、湿度、雨量和光周期的综合变化影响，其中温度影响最为重要。黑龙江省处于中纬度欧亚大陆东沿、太平洋西岸，北部邻近寒冷的西伯利亚，南北跨中温带与寒温带，属于高纬度大陆性季风气候。四季分明，冬季漫长而寒冷，夏季短暂而炎热，年平均气温为 2.6℃。无霜冻期平均 100～150 天，大部分地区初霜冻在 9 月下旬出现，终霜冻在 4 月下旬至 5 月上旬结束。7～8 月最热，平均气温在 22℃左右，且雨量较多，气候潮湿，为蚊虫的繁殖提供了良好的条件。

从图 17-7 可以看出，2009 年黑龙江各口岸捕获的蚊虫中，刺扰伊蚊是 6～9 月的优势种群，5 月就可捕获，5～9 月的数量呈现逐渐上升的趋势，8 月采获数量最多；刺螯伊蚊 5 月即可捕获，5～7 月的数量呈现逐渐下降的趋势；刺痛伊蚊、中华按蚊、淡色库

蚊均在 6 月才出现，7 月的采获数量达到高峰；除刺扰伊蚊、淡色库蚊在 9 月有捕获外，其余蚊种在 9 月均无捕获。

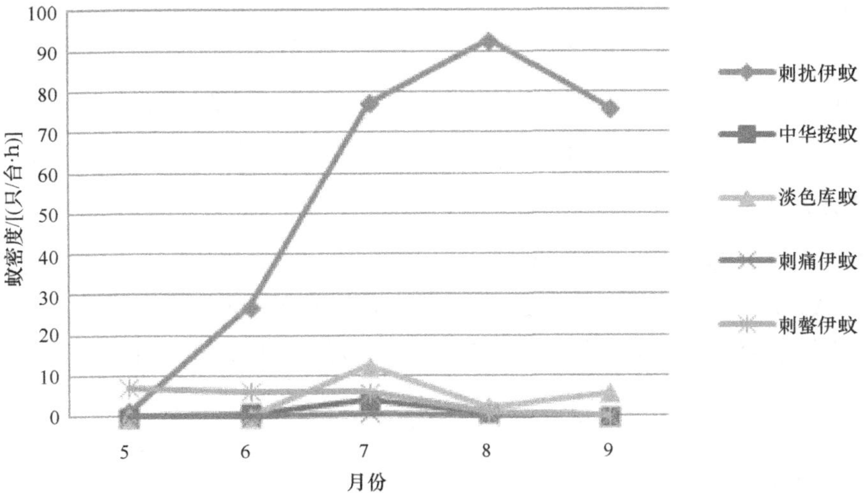

图 17-7　黑龙江口岸蚊类优势种群季节消长

本次调查结果显示，刺扰伊蚊是黑龙江口岸的优势种，也是不同生境 6～9 月的优势种群，是黑龙江省中俄边境口岸地区吸血骚扰的主要蚊种，这一研究结果与文献记载基本一致。淡色库蚊是我国北方地区班氏丝虫病的主要媒介，本次调查采获的淡色库蚊为室内的主要蚊种，与人接触密切，在今后的媒介蚊种监测中应引以重视。中华按蚊为疟疾的主要传播媒介，此次调查除抚远外，其他各口岸均有采获。流行性乙型脑炎（日本脑炎）的主要媒介三带喙库蚊，本次调查中哈尔滨机场、齐齐哈尔均有分布，2013 年饶河口岸亦采获此蚊种，对该媒介蚊种在其他口岸的分布应开展全面深入的调查研究。近年来，有学者在黑龙江省伊春地区检测到辛德毕斯病毒抗体，其中日本脑炎抗体广泛分布于东北三省。更有学者在黑龙江省哈尔滨松花江北的刺扰伊蚊体内分离到日本脑炎病毒。这一研究结果表明，今后应进一步加强黑龙江蚊虫的监测与防控。

第四节　蠓

吸血蠓是重要的医学昆虫类群之一，其不仅可能通过刺叮吸血而引起过敏性反应，而且是病毒病、丝虫病和原虫病等多种人畜共患病的传播媒介。世界上已知吸血蠓共 4 属，即库蠓属、蠛蠓属、细蠓属、澳蠓属，我国现知的吸血蠓包括前 3 属。

随着国际间的交往日益频繁，蠓及其传播的病原体可借助交通工具、货物、集装箱、邮件等在国际间传播，使原本局限于一定范围内的虫媒传染病突破地理界线，在国际间传播流行，对输入国的卫生安全造成极大威胁。黑龙江省与俄罗斯远东地区仅一江之隔，自然生态系统较为接近，一旦条件适合，生物物种容易越界生活繁衍。2009 年萝北口岸捕获似蕨库蠓 *Culicoides filicinus*（♀），就为俄罗斯在册蠓种，而在中国则为首次纪录。因此，系统地开展蠓类调查及监测，对保障口岸的卫生安全具有重要意义。

一、黑龙江口岸蠓类的种群组成

（一）调查方法

1. 调查地点

海（江）港（饶河、萝北、抚远、漠河、逊克、黑河）、陆路口岸（东宁、绥芬河）、空港（佳木斯）9个口岸，选择林缘、住区及住室作为观察点。

2. 具体方法

灯诱法：采用特制25W、波长360～400nm的紫外光诱虫灯，将诱虫灯悬挂于住室、住区和野外林缘，距地面高1.5m，每次设1盏灯，每半月观察1次，于日落时诱集1h。将采获的吸血蠓浸渍于70%乙醇液中，带回实验室制作玻片标本，进行分类鉴定。

（二）结果

1. 蠓种分布

2009～2013年9个口岸共采区吸血蠓144 736只，经沈阳军区疾病预防控制中心刘国平老师依据文献进行分类鉴定，共计1属38种，占黑龙江已知吸血蠓47种的80.8%。其中，逊克库蠓、丽炜库蠓、萝北库蠓、红星库蠓为新种；似蕨库蠓、阿拉库蠓为中国新纪录；大和库蠓、哈尔巴岭库蠓、东港库蠓为黑龙江省新纪录（表17-5）。

表17-5　黑龙江口岸蠓类名录及分布

亚科	属	种名	拉丁学名	分布口岸
蠓亚科	库蠓属	似蕨库蠓	*Culicoides filicinus*（♀）	萝北
		大和库蠓	*C. japonicas*	萝北
		哈尔巴岭库蠓	*C. haerbalingensis*	萝北、逊克、绥芬河、黑河、佳木斯
		边缘库蠓	*C. pictimargo*	萝北
		西伯利亚库蠓	*C. sibiricus*	萝北、绥芬河、佳木斯
		长角库蠓	*C. sphagnumensis*	萝北
		类环斑库蠓	*C. subcircumscriptus*	萝北
		薄明库蠓	*C. alatavicus*	萝北
		自带库蠓	*C. albifascia*	萝北
		亚历山大库蠓	*C. alexandrae*	萝北
		雪翅库蠓	*C. chiopterus*	萝北、绥芬河
		环斑库蠓	*C. circumscriptus*	萝北、佳木斯
		端斑库蠓	*C. erairai*	萝北、逊克、绥芬河、黑河
		单带库蠓	*C. fascipennis*	萝北
		秀茎库蠓	*C. festivipennis*	萝北、逊克、绥芬河、黑河
		原野库蠓	*C. homotomus*	萝北
		光胸库蠓	*C. impunctatus*	萝北、绥芬河
		朝鲜库蠓	*C. koreensis*	逊克
		格林库蠓	*C. kelinensis*	萝北

续表

亚科	属	种名	拉丁学名	分布口岸
蠓亚科	库蠓属	东北库蠓	*C. manchuriensis*	萝北、逊克、黑河、佳木斯
		新替库蠓	*C. newsteadi*	萝北、饶河、逊克、绥芬河、黑河
		不显库蠓	*C. obsoletus*	萝北、饶河、绥芬河
		淡角库蠓	*C. pallidicornis*	萝北、东宁
		灰黑库蠓	*C. pulicaris*	萝北、饶河、逊克、绥芬河、黑河、抚远、东宁、漠河
		刺螯库蠓	*C. punctatuc*	萝北、饶河、逊克、绥芬河、黑河、佳木斯、东宁、漠河
		兴安库蠓	*C. sinanoensis*	萝北、饶河、逊克、绥芬河、黑河、佳木斯、东宁、漠河
		长角库蠓	*C. sphagnumensis*	萝北
		类环斑库蠓	*C. subcircuscriptus*	萝北
		亚单带库蠓	*C. subfascipennis*	萝北
		原野库蠓	*C. homotomus*	逊克
		暗藏库蠓	*C. opertus*	绥芬河
		阿拉库蠓	*C.*（*oecacta*）*alazanicus*	萝北
		黑龙江库蠓	*C. heilongjiangensis*	萝北
		丽炜库蠓	*C. liweiae*	萝北
		逊克库蠓	*C. xunkeensis*	逊克、萝北
		萝北库蠓	*C. luobeiensis*	萝北
		红星库蠓	*C. hongxingensis*	逊克
		东港库蠓	*C. donggangensis*	逊克

2. 蠓种构成

捕获的 36 种蠓种中，数量上以兴安库蠓、刺螯库蠓、不显库蠓占优，其数量比例分别为（39.90%）、（31.70%）、（10.90%）。新替库蠓、灰黑库蠓、淡角库蠓所占比例分别为 8.00%、7.40%、1.30%；其余各蠓种采区数量极少，占总数量的 0.80%（图 17-8）。

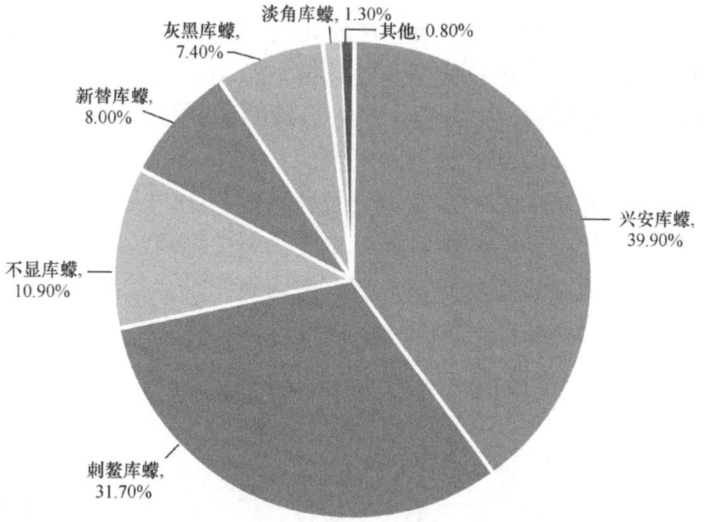

图 17-8　黑龙江口岸蠓类优势种常见种构成

二、不同时间内蠓种的季节消长

黑龙江省四季分明，冬季漫长寒冷，夏季短暂炎热，蠓类除生殖发育周期是各蠓种的生物学特性外，数量的变动必是受到环境各自然因素的影响。雨量与温度对不同蠓种的活动起重要作用。从图 17-9 可以看出，以萝北口岸为例，刺螯库蠓 5 月上旬至 9 月下旬均可捕获，6 月达到高峰；不显库蠓、灰黑库蠓 5 月下旬出现，即达到高峰，随后数量骤减，进入 7 月不曾捕获；兴安库蠓 6 月上旬出现，6 月出现高峰，随后呈现逐渐下降趋势，9 月不曾捕获；新替库蠓 6 月上旬出现，6 月下旬达高峰后下降，8 月上旬再次出现小高峰后，随即下降。除刺螯库蠓、新替库蠓可在 9 月捕获外，其他蠓种 9 月未曾捕获。

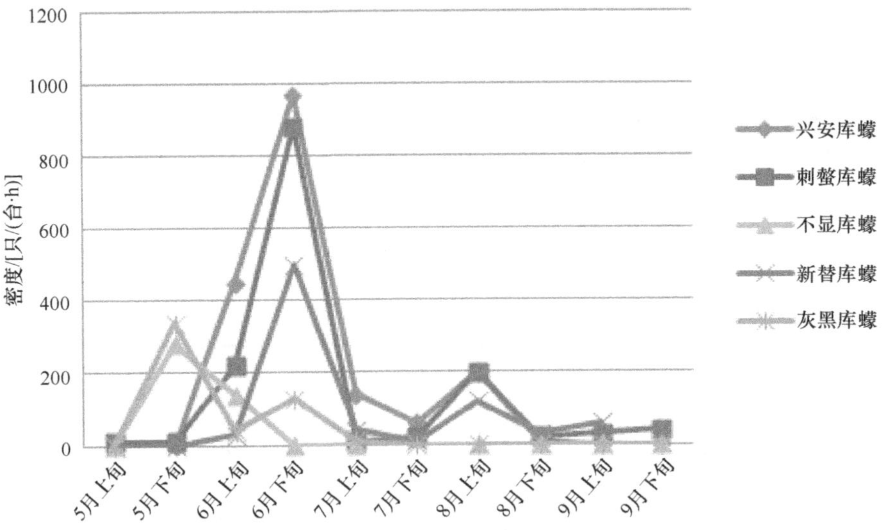

图 17-9 黑龙江萝北口岸蠓类 2009 年蠓优势种种群季节消长

灰黑库蠓为黑龙江口岸的常见蠓种，其刺吸人、畜血液，刺叮局部肿痒等反应明显。苏联学者从该虫体中分离到野兔热病原土拉化菌。蠓类已成为人、畜、禽疾病等多种病原体的传播媒介，由于其影响日益明显，对吸血蠓的研究和流行病学意义的探讨日趋重视，应加强国境口岸对蠓类的深入调查和研究。

黑龙江各口岸在近几年的蠓类本底调查及监测过程中，成绩斐然。2009 年至今，饶河口岸、逊克口岸、萝北口岸不断刷新各口岸蠓类历史纪录。同时，逊克口岸和萝北口岸在监测过程中发现黑龙江省首次纪录 3 次、中国新纪录 2 次，新种 4 次。不断发现国境口岸吸血蠓种类的增加，种群组成变化，将为口岸监测方案的制订和蠓传疾病的预防提供有力科学依据。

第五节　蝇

有瓣蝇类隶属节肢动物门、昆虫纲、双翅目、环裂亚目，是重要的医学媒介昆虫类群之一。除可以通过骚扰、叮刺引起过敏和烦躁等外，还由于有瓣蝇类大都具有粪生和食尸性，特别是一些住区性蝇类，因与人类活动场所、食品关系密切而传播霍乱、肝炎、痢疾、脊髓灰质炎等多种疫病，是一类重要的医学媒介生物。近年来，随着全球化、城市化的发展，各国贸易往来频繁，国际间交通工具的运输快捷便利，在带动经济发展的同时，也造成了包括在病媒性疾病传播中起重要作用的医学媒介生物的传入或传出，医学媒介生物携带的虫媒传染病的风险亦日益严峻。

2009 年，选择黑龙江海（江）港（饶河、抚远、黑河）、陆路口岸（东宁、富锦）、空港（哈尔滨机场、佳木斯、齐齐哈尔）共 8 个口岸开展有瓣蝇类这一重要医学媒介生物的调查、监测工作，通过对上报数据的统计整理，基本摸清了上述口岸有瓣蝇类的种群及构成，以及季节消长规律。同时，将 2010 年至今各口岸在监测过程中发现的有瓣蝇类进行整理，发现黑龙江口岸有瓣蝇类名录存在一定的变化，一些原本未在名录中的种类得以补充，特别是绥芬河口岸捕获的黄足裸变丽蝇经专家鉴定为黑龙江省内新纪录蝇种。基于上述数据完成本章节内容。这些监测结果为口岸有瓣蝇类的监测和控制、防止蝇传疾病的发生和传播、防止外来有瓣蝇类的入侵提供了基础的数据。

一、黑龙江口岸蝇类种群组成及分布

（一）调查方法

1. 调查地点

海（江）港（饶河、抚远、黑河）、陆路口岸（东宁、富锦）、空港（哈尔滨机场、佳木斯、齐齐哈尔）8 个口岸，国境口岸及周边 400m 环境范围选择林缘、住区及住室作为观察点。

2. 调查时间

2009 年 4 月开始至 10 月结束，每月上、下旬各调查 1 次，每次放笼 12h，晨放晚收。

3. 具体方法

诱蝇笼诱捕法：蝇笼为圆形天幕布式不锈钢纱网笼，直径为 25cm，笼体高为 35cm，笼脚高为 4cm，网眼大小为 1.5mm×1.5mm。诱饵为发酵鱼、鱼杂，捕获的蝇用氯仿杀死，带回实验室分类计数鉴定。

（二）结果

1. 种类组成

此次调查共捕获成蝇 20 727 只，经分类鉴定，共计 4 科 20 属 35 种。其中，蝇科 10 属 17 种，丽蝇科 4 属 9 种，花蝇科 3 属 3 种，麻蝇科 3 属 6 种。黑龙江口岸有瓣蝇类种群组成及分布如下：

花蝇科 Anthomyiidae

　花蝇属 *Anthomyia*

雨兆花蝇 *Anthomyia plurialis*

分布口岸：黑河。

地种蝇属 *Delia*

灰地种蝇 *Delia platura*

分布口岸：黑河、哈尔滨机场、饶河。

粪种蝇属 *Adia*

粪种蝇 *Adia cinerella*

分布口岸：黑河、东宁、哈尔滨机场、饶河。

蝇科 Muscidae

溜蝇属 *Lispe*

吸溜蝇 *Lispe consaguinea*

分布口岸：黑河。

池蝇属 *Limmophra*

显斑池蝇 *Limmophra tigrina*

分布口岸：黑河。

腐蝇属 *Muscina*

厩腐蝇 *Muscina stabulans*

分布口岸：黑河、抚远、哈尔滨机场、东宁、富锦、饶河。

肖腐蝇 *Muscina assimilis*

分布口岸：黑河。

齿股蝇属 *Hydrotaea*

常齿股蝇 *Hydrotaea dentipes*

分布口岸：黑河。

家蝇属 *Musca*

家蝇 *Musca domestica*

分布口岸：黑河、东宁、抚远、佳木斯、齐齐哈尔、东宁、富锦、饶河。

莫蝇属 *Morellia*

济州莫蝇 *Morellia asetosa*

分布口岸：黑河。

翠蝇属 *Ortheooia*

绿翠蝇 *Ortheooia cornicina*

分布口岸：黑河。

大洋翠蝇 *Ortheooia laevifrons*

分布口岸：黑河。

厕蝇科 Fanniinae

厕蝇属 *Fannia*

瘤胫厕蝇 *Fannia scalaris*

分布口岸：黑河。

夏厕蝇 *Fannia canicularis*

分布口岸：黑河、东宁、佳木斯、哈尔滨机场、富锦、饶河。

棘蝇属 *Phaonia*

黄腹棘蝇 *Phaonia kowarzii*

分布口岸：黑河。

棕胫棘蝇 *Phaonia fucitibia*

分布口岸：黑河。

阳蝇属 *Helina*

毛胸阳蝇 *Helina subvittata*

分布口岸：黑河。

四点阳蝇 *Helina puadrum*

分布口岸：黑河。

圆蝇属 *Mydaea*

美丽圆蝇 *Mydaea urbana*

分布口岸：黑河。

丽蝇科 Calliphoridae

丽蝇属 *Calliphora*

红头丽蝇 *Calliphora vicina*

分布口岸：黑河、哈尔滨机场、富锦、饶河。

宽丽蝇 *Calliphora nigribarbis*

分布口岸：黑河。

绿蝇属 *Lucilia*

崂山壶绿蝇 *Lucilia ampullecea*

分布口岸：黑河。

叉叶绿蝇 *Lucilia caesar*

分布口岸：黑河。

亮绿蝇 *Lucilia illustris*

分布口岸：黑河、东宁、抚远、佳木斯、东宁、富锦、饶河。

丝光绿蝇 *Lucilia sericata*

分布口岸：黑河、抚远、齐齐哈尔、哈尔滨机场、东宁、富锦、饶河。

铜绿蝇 *Lucilia cupurina*

分布口岸：黑河、东宁、饶河。

伏蝇属 *Phormia*

伏蝇 *Phormia regina*

分布口岸：黑河。

原伏蝇属 *Protophormia*

新陆原伏蝇 *Protophormia terraenovae*

分布口岸：黑河。

麻蝇科 Sarcophagidae

黑麻蝇属 *Helicophagella*

黑尾黑麻蝇 *Helicophagella melanura*

分布口岸：黑河、哈尔滨机场、饶河。

亚麻蝇属 *Parasarcophaga*

白头亚麻蝇 *Parasarcophaga albiceps*

分布口岸：黑河。

拟对岛亚麻蝇 *Parasarcophaga kanoi*

分布口岸：黑河。

多突亚麻蝇 *Parasarcophaga polystylata*

分布口岸：黑河。

野亚麻蝇 *Parasarcophaga simillis*

分布口岸：哈尔滨机场。

拉麻蝇属 *Ravinia*

红尾拉麻蝇 *Ravinia striata*

分布口岸：黑河。

2. 种群构成

从蝇种数量计，丝光绿蝇（10 322/20 727）、家蝇（4814/20 727）、厩腐蝇（1802/20 727）占优，所占比例分别为49.80%、23.2%、8.70%；其次是粪种蝇4.90%（1012/20 727）、黑尾黑麻蝇3.90%（814/20 727）、灰地种蝇3.10%（638/20 727）、亮绿蝇2.00%（413/20 727）、红头丽蝇1.30%（262/20 727）、夏厕蝇1.00%（197/20 727）；其余蝇种所占比率均少于1%（图17-10）。

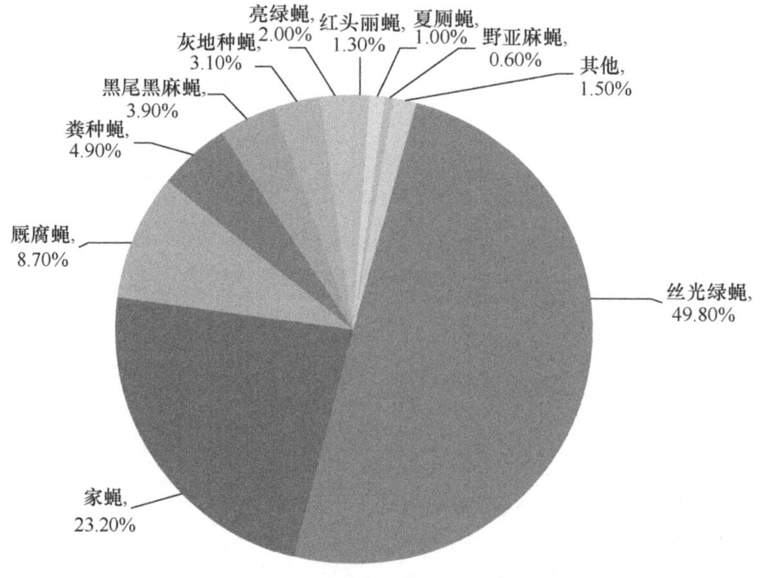

图 17-10 黑龙江口岸蝇类种群组成

二、黑龙江口岸有瓣蝇类季节消长规律

从图 17-11 中可以看出，5～8 月，有瓣蝇类的密度呈上升趋势，8 月达到高峰；自 8 月开始至 10 月，蝇密度逐渐下降，11 月不再有有瓣蝇类活动。

经查阅相关文献，2010 年至今，黑龙江各口岸在有瓣蝇类的监测过程中曾捕获了以下蝇种。绥芬河口岸：伪叉麻蝇、红尾粪麻蝇、红尾拉麻蝇、亚西污蝇、反吐丽蝇、黄足裸变丽蝇、元厕蝇、狭额腐蝇，其中黄足裸变丽蝇为黑龙江省新纪录蝇种。逊克口岸：花蝇科地种蝇属三条地种蝇、隰蝇属乡隰蝇；蝇科溜蝇属月纹溜蝇、池蝇属显斑池蝇和波斯池蝇、黑蝇属银眉黑蝇。但本次调查中未捕获上述有瓣蝇类，可能与调查地点的局限性及采用的诱饵单一性有关。

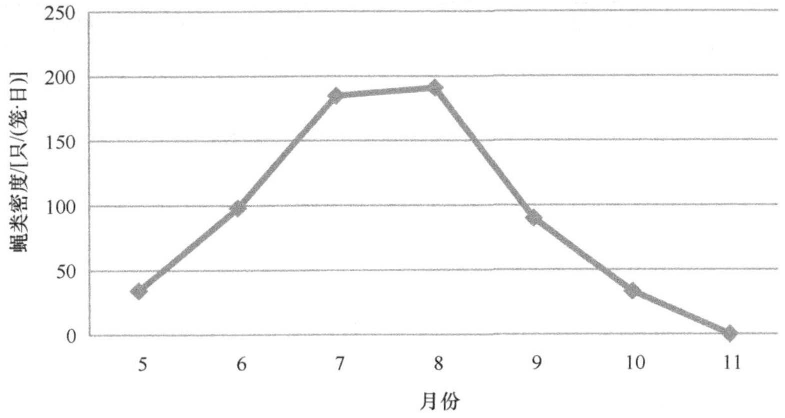

图 17-11　黑龙江部分口岸有瓣蝇类季节消长

第六节　不同虫媒携带病原的检测结果

2014 年黑龙江国际旅行卫生保健中心按照原国家质检总局、原黑龙江出入境检验检疫局媒介监测方案的要求，接收了黑龙江省口岸的媒介样本，开展鼠携带鼠疫菌、汉坦病毒、莱姆病螺旋体检测，蜱携带莱姆病螺旋体、森林脑炎检测，此外还开展了斑点热群立克次体的检测，具体检测结果见表 17-6、表 17-7。

2015～2016 年在 2014 年检测项目的基础上又相继开展了嗜吞噬细胞无形体、巴尔通体、巴贝斯原虫、恙虫立克次体、埃立克次体、钩端螺旋体等蜱传和鼠传病原体检测，结果见表 17-8～表 17-11。

表 17-6　2014 年黑龙江省口岸鼠汉坦病毒检测结果

地区	鼠总数量/只	汉坦病毒测出数量/只	测出病毒鼠种数量
同江	81	6	黑线姬鼠 3 只，褐家鼠 3 只
机场办	103	9	黑线姬鼠 5 只，褐家鼠 1 只，黑家鼠 1 只，大仓鼠 2 只
密山	117	2	黑线姬鼠 1 只，大仓鼠 1 只
绥芬河	46	13	黑线姬鼠 7 只，褐家鼠 3 只，大林姬鼠 3 只
佳木斯	106	8	黑线姬鼠 2 只，褐家鼠 6 只
嘉荫	81	2	黑线姬鼠 1 只，小家鼠 1 只

续表

地区	鼠总数量/只	汉坦病毒测出数量/只	测出病毒鼠种数量
东宁	21	7	褐家鼠 1 只，黑线姬鼠 6 只
富锦	20	4	褐家鼠 4 只
虎林	37	1	黑线姬鼠 1 只
萝北	8	0	—
牡丹江	57	2	褐家鼠 1 只，东方田鼠 1 只
齐齐哈尔	6	0	—
饶河	79	11	黑线姬鼠 9 只，褐家鼠 2 只
合计	762	65	黑线姬鼠 35 只，褐家鼠 21 只，东方田鼠 1 只，小家鼠 1 只，大林姬鼠 3 只，大仓鼠 3 只，黑家鼠 1 只

表 17-7　2014 年黑龙江省口岸蜱携带病原体检测结果

地区	蜱总数量/只	莱姆病螺旋体测出数量（只）及蜱种	斑点热群立克次体测出数量（只）及蜱种
黑河	148	0	108（森林革蜱 108）
密山	185	4（全钩硬蜱 3，嗜群血蜱 1）	未检测
同江	153	0	未检测
绥芬河	1154	6（全钩硬蜱 6）	21（全钩硬蜱 16，嗜群血蜱 5）
萝北	57	0	未检测
东宁	137	1（森林革蜱 1）	未检测
牡丹江	15	0	未检测
虎林	39	0	31（森林革蜱 31）
嘉荫	58	0	未检测
逊克	257	0	86（森林革蜱 26，全沟硬蜱 24，嗜群血蜱 36）
合计	2263	11（全沟硬蜱 9，嗜群血蜱 1，森林革蜱 1）	246（全沟硬蜱 40，嗜群血蜱 41，森林革蜱 165）

表 17-8　2015 年黑龙江省口岸鼠携带病原体检测结果

地区	鼠总数量/只	汉坦测出数量（只）及鼠种	巴尔通体测出数量（只）及鼠种
嘉荫	6	1（东方田鼠 1）	0
密山	14	0	0
富锦	7	2（褐家鼠 2）	0
绥芬河	25	10（大林姬鼠 2，黑线姬鼠 6，褐家鼠 2）	0
同江	6	0	0
佳木斯	37	1（黑线姬鼠 1）	0
饶河	19	5（黑线姬鼠 3 褐家鼠 2）	0
虎林	35	0	0
东宁	100	1（黑线姬鼠 1）	2（黑线姬鼠 2）
合计	249	10（黑线姬鼠 5，褐家鼠 4，东方田鼠 1）	2（黑线姬鼠 2）

表 17-9　2015 年黑龙江省口岸蜱携带病原体检测结果

地区	蜱总数量/只	斑点热群立克次体测出数量（只）及蜱种	无形体测出数量（只）及蜱种	巴尔通体测出数量（只）及蜱种
萝北	38	20（森林革蜱 20）	0	0
虎林	84	44（森林革蜱 44）	2（森林革蜱 2）	6（森林革蜱 6）
饶河	84	23（全沟硬蜱 23）	0	0

续表

地区	蜱总数量/只	斑点热群立克次体测出数量（只）及蜱种	无形体测出数量（只）及蜱种	巴尔通体测出数量（只）及蜱种
东宁	92	2（森林革蜱 2）	0	0
绥芬河	200	38（嗜群血蜱 7，全钩硬蜱 30，日本血蜱 1）	6（嗜群血蜱 1，全钩硬蜱 5）	0
逊克	257	86（森林革蜱 26，嗜群血蜱 36，全沟硬蜱 24）	0	5（森林革蜱 5）
合计	755	213（嗜群血蜱 43，全钩硬蜱 77，日本血蜱 1，森林革蜱 92）	8（嗜群血蜱 1，全钩硬蜱 5，森林革蜱 2）	11（森林革蜱 11）

表 17-10　2016 年黑龙江省口岸鼠携带病原体检测结果

地区	鼠总数量/只	汉坦病毒测出数量（只）及鼠种	无形体测出数量（只）及鼠种	巴尔通体测出数量（只）及鼠种	钩端螺旋体测出数量（只）及鼠种	斑点热群立克次体测出数量（只）及鼠种
漠河	91	0	0	0	0	0
同江	113	8（黑线姬鼠，7 大林姬鼠 1）	1（花鼠 1）	74（黑线姬鼠，64 花鼠 2，大林姬鼠 8）	0	0
密山	3	0	0	0	0	0
虎林	27	6（褐家鼠 5，黑线姬鼠 1）	0	0	1（黑线姬鼠 1）	1（黑线姬鼠 1）
萝北	12	2（褐家鼠 1，黑线姬鼠 1）	0	2（褐家鼠 2）	0	3（褐家鼠 2，黑线姬鼠 1）
嘉荫	9	0	0	0	0	0
合计	255	16（黑线姬鼠 9，褐家鼠 6，大林姬鼠 1）	1（花鼠 1）	76（黑线姬鼠 64，花鼠 2，大林姬鼠 8，褐家鼠 2）	1（黑线姬鼠 1）	4（褐家鼠 2 黑，线姬鼠 2）

表 17-11　2016 年黑龙江省口岸蜱携带病原体检测结果

地区	蜱总数量/只	斑点热群立克次体	巴贝斯原虫
黑瞎子岛	157	24	2

（李　明　梁慧杰　程　成）

第十八章　内蒙古口岸病媒生物及动物病媒病与监控

内蒙古与俄罗斯、蒙古毗邻，边境线长 4261km，占全国陆地边境线的 19.4%，有 16 个对外开放口岸。在这 16 个经国务院批准的对外开放口岸中，含边境铁路口岸 2 个，边境公路口岸 11 个，国际航空口岸 3 个；与沿海港口对接实现“属地查验、直通放行”模式的陆港（无水港）口岸有 5 个，已形成铁路、公路、航空等多种通关方式并存的口岸开放格局，跨入全国多口岸省（自治区）的行列。在对外开放口岸中，对俄边境口岸 4 个，对蒙边境口岸 9 个，分别承担着中俄陆路运输货物总量的 65%和中蒙间货运总量的 95%，其中满洲里和二连浩特分别是我国对俄和对蒙最大口岸。

2006～2014 年，内蒙古口岸建设资金投入约 27.56 亿元。经过近几年的建设，全区口岸基础设施日臻完善，特别是现代化通关手段的运用，使得口岸通过能力明显提高，在全国边境陆路口岸中处于领先地位，充分发挥了口岸基础设施补助资金在加强和改善口岸及陆港基础设施建设中的作用。

随着内蒙古自治区经济的快速发展，以及与俄、蒙经贸合作的不断深入，口岸进出境客货运量逐年提高。“十一五”时期口岸进出境货运量累计 18 725 万 t，进出境客运量累计 1860 万人次。“十二五”前 4 年，全区口岸进出境货运量累计 26 786.6 万 t，进出境客运量 1870.8 万人次，进出境交通工具 528.5 万列（辆/架/次），已超过“十一五”时期总和。2014 年全区口岸进出境货运量为 7085.7 万 t，同比增长 4.2%。其中，对俄口岸进出境货运量为 3038.7 万 t，同比增长 0.2%；对蒙口岸进出境货运量为 4047 万 t，同比增长 22.9%。进出境客运量为 467.6 万人次，同比增长 2.9%。进境交通工具为 67.8 万列（辆/架/次），同比增长 6.6%。2015 年 1～3 月，全区口岸进出境货运量为 1280.82 万 t，同比下降 1.0%；全区口岸进出境客运量为 81.14 万人次，同比下降 13.8%；进出境交通工具为 25.25 万列（辆/架/次），同比下降 0.6%。

第一节　内蒙古口岸媒介生物概况及消长规律

一、蜱

根据历年口岸媒介监测调查及文献资料，内蒙古现有蜱类 2 科 7 属 27 种。

（一）硬蜱科（Ixodidae）

1. 革蜱属（*Dermacentor*）

（1）达吉克斯坦革蜱 *D. daghestanicus*，旧称银盾革蜱。分布：策克公路口岸。宿主：马、牛、羊、骆驼、鹿、獾、啮齿动物。

（2）草原革蜱 *D. nuttalli*。分布：呼和浩特航空口岸、阿尔山公路口岸、策克公路口岸。宿主：马、牛、羊、骆驼、小型哺乳动物。

（3）森林革蜱 *D. silvarum*。分布：呼和浩特航空口岸、阿尔山公路口岸。宿主：马、牛、羊、骆驼、刺猬、啮齿动物。

（4）中华革蜱 *D. sinicus*。分布：阿尔山公路口岸及周边地区。宿主：马、牛、羊、野兔、刺猬。

（5）边缘革蜱 *D. marginatus*。分布：策克公路口岸及周边地区。宿主：马、羊、小型哺乳动物。

2. 血蜱属（*Haemaphysalis*）

（1）铃头血蜱 *Ha. campanulata*。分布：阿尔山公路口岸。宿主：狗、马、牛、鹿、啮齿动物。

（2）嗜群血蜱 *Ha. concinna*。分布：呼和浩特航空口岸及周边地区、阿尔山公路口岸及周边地区、策克公路口岸。宿主：马、牛、羊、骆驼、小型哺乳动物。

（3）日本血蜱 *Ha. japonica*。分布：呼和浩特航空口岸及周边地区。宿主：马、牛、山羊、啮齿动物。

（4）草原血蜱 *Ha. verticalis*。分布：呼和浩特航空口岸及周边地区、满都拉公路口岸、二连浩特铁路口岸、珠恩嘎达布其公路口岸、阿尔山公路口岸。宿主：黄鼠、沙鼠、跳鼠、仓鼠等。

（5）长角血蜱 *Ha. longicornis*。分布：满洲里公路、铁路、航空口岸；额布都格公路口岸、黑山头公路口岸、室韦公路口岸。宿主：马、牛、羊等家畜，鹿、獾、熊、狐。

3. 璃眼蜱属（*Hyalomma*）

（1）亚洲璃眼蜱 *Hyalomma asiaticum*。分布：满都拉公路口岸、二连浩特公路和铁路口岸、甘其毛都公路口岸、策克公路口岸。宿主：马、牛、羊等家畜，野兔、刺猬和啮齿动物。

（2）麻点璃眼蜱 *Hy. rufipes*。分布：策克公路口岸及周边地区。宿主：马、牛、羊等家畜，野兔、刺猬和啮齿动物。

（3）盾糙璃眼蜱 *Hy. scupense*。分布：策克公路口岸及周边地区。宿主：马、牛、羊、骆驼、驴。

（4）小亚璃眼蜱 *Hy. anatolicum*。分布：策克公路口岸及周边地区、甘其毛都公路口岸。宿主：马、牛、羊等家畜。

（5）嗜驼璃眼蜱 *Hy. dromedarii*。分布：策克公路口岸及周边地区。宿主：马、牛、羊、骆驼等家畜，犬、啮齿动物。

4. 硬蜱属（*Ixodes*）

（1）嗜鸟硬蜱 *I. arboricola*。分布：锡林郭勒。宿主：鸟类。

（2）草原硬蜱 *I. crenulatus*。分布：二连浩特公路口岸、二连浩特铁路口岸、珠恩嘎达布其公路口岸。宿主：穴居动物。

（3）全沟硬蜱 *I. persulcatus*。分布：二连浩特公路口岸、二连浩特铁路口岸、珠恩嘎达布其公路口岸、满洲里公路口岸、满洲里铁路口岸、满洲里航空口岸、额布都格公路口岸、黑山头公路口岸、室韦公路口岸、阿尔山公路口岸。宿主：鸟类。

（4）长蝠硬蜱 *I. vespertilionis*。分布：呼和浩特航空口岸。宿主：蝙蝠。

5. 扇头蜱属（*Rhipicephalus*）

（1）短小扇头蜱 *R. pumilio*。分布：策克公路口岸。宿主：野兔、刺猬。

（2）血红扇头蜱 *R. sanguineus*。分布：呼和浩特航空口岸、满都拉公路口岸。宿主：狗、野兔、绵羊。

（二）软蜱科（Argasidae）

1. 锐缘蜱属（*Argas*）

（1）北京锐缘蜱 *A. beijingensis*。分布：二连浩特公路口岸、二连浩特铁路口岸、珠恩嘎达布其公路口岸、甘其毛都公路口岸。宿主：麻雀。

（2）波斯锐缘蜱 *A. persicus*。分布：满洲里公路口岸、满洲里铁路口岸、满洲里航空口岸、额布都格公路口岸、黑山头公路口岸、室韦公路口岸、二连浩特公路口岸、二连浩特铁路口岸、珠恩嘎达布其公路口岸。宿主：麻雀。

（3）拉合尔锐缘蜱 *A. lahorensis*。分布：二连浩特公路口岸、二连浩特铁路口岸、珠恩嘎达布其公路口岸、甘其毛都公路口岸。宿主：麻雀。

（4）普通锐缘蜱 *A. vulgaris*。分布：二连浩特公路口岸、二连浩特铁路口岸、珠恩嘎达布其公路口岸、甘其毛都公路口岸。宿主：麻雀。

2. 钝缘蜱属（*Ornithodoros*）

（1）左氏钝缘蜱 *O. tholozani*。分布：满都拉公路口岸及周边地区。宿主：沙狐、蒙古兔、普通刺猬。

（2）特突钝缘蜱 *O. tartakovskyi*。分布：二连浩特公路口岸、二连浩特铁路口岸。宿主：啮齿动物。

（三）部分口岸蜱季节消长记录

1. 满洲里口岸监测结果分析

（1）满洲里口岸及周边地区 2012～2015 年蜱的调查结果见表 18-1。

（2）2012～2015 年满洲里口岸及周边地区 1～12 月蜱类季节消长总体呈现单峰变化。全年平均蜱密度以 1～3 月最低，因为冬季寒冷（1～3 月属于冰冻期），没有做本底调查。4～6 月平均蜱密度较高，最高峰出现在 5 月（16.32 只/布旗 100m），7～12 月平均蜱密度逐渐下降（图 18-1）。对不同年度蜱密度季节消长进行方差分析，结果显示，4 年间不同月份蜱密度差异有统计学意义（$P<0.05$）。

表 18-1 满洲里口岸及周边地区蜱类调查表

蜱种	2012年			2013年			2014年			2015年		
	捕获数/只	平均密度/（只/布旗100m）	构成比/%	捕获数/只	平均密度/（只/布旗100m）	构成比/%	捕获数/只	平均密度/（只/布旗100m）	构成比/%	捕获数/只	平均密度/（只/布旗100m）	构成比/%
草原革蜱	157	12.56	37.47	204	16.32	56.67	81	6.48	37.85	159	12.72	45.95
森林革蜱	69	5.52	16.47	70	5.6	19.44	26	2.08	12.15	43	3.44	12.43
全沟硬蜱	188	15.04	44.87	79	6.32	21.95	107	8.56	50	133	10.64	38.44
嗜群血蜱	5	0.4	1.19	7	0.56	1.94	0	0	0	11	0.88	3.18
合计	419	33.52	100	360	28.8	100	214	17.12	100	346	27.68	100

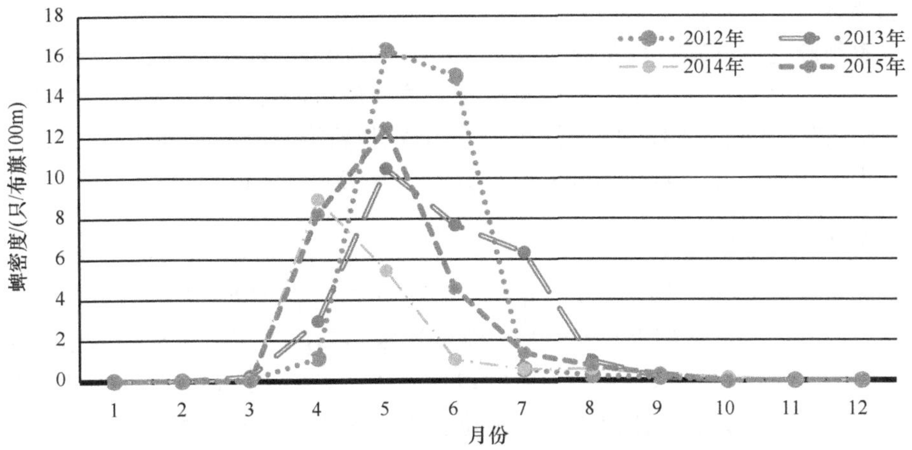

图 18-1 2012～2015 年满洲里口岸地区蜱密度季节消长曲线

2. 二连浩特口岸监测结果

2011～2015 年二连浩特口岸及周边地区 1～12 月蜱类季节消长总体情况与满洲里口岸相同。

二、蚊

（一）蚊类名录及各口岸分布情况

迄今为止，内蒙古地区共发现蚊科昆虫 4 属 35 种。

1. 按蚊属（*Anopheles*）

（1）米赛按蚊 *Anopheles messeae*。分布：二连浩特公路口岸、二连浩特铁路口岸、珠恩嘎达布其公路口岸、满洲里公路口岸、满洲里铁路口岸、黑山头水运口岸、室韦水运口岸、阿日哈沙特公路口岸、满洲里航空口岸、额布都格水运口岸、海拉尔航空口岸。

（2）中华按蚊 *Anopheles sinensis*。分布：呼和浩特航空口岸、阿尔山公路口岸、二连浩特公路口岸、二连浩特铁路口岸、珠恩嘎达布其公路口岸、满洲里公路口岸、满洲里铁路口岸、黑山头水运口岸、室韦水运口岸、阿日哈沙特公路口岸、满洲里航空口岸、额布都格水运口岸、海拉尔航空口岸。

（3）帕氏按蚊 *Anopheles patoni*。分布：甘其毛都公路口岸、呼和浩特航空口岸。

2. 脉毛蚊属（*Culiseta*）

（1）日本脉毛蚊 *Culiseta nipponica*。分布：满洲里公路口岸、满洲里铁路口岸、黑山头水运口岸、室韦水运口岸、阿日哈沙特公路口岸、满洲里航空口岸、额布都格水运口岸、海拉尔航空口岸、阿尔山公路口岸。

（2）阿拉斯加脉毛蚊 *Culiseta alaskaensis*。分布：满洲里公路口岸、满洲里铁路口岸、黑山头水运口岸、室韦水运口岸、阿日哈沙特公路口岸、满洲里航空口岸、额布都格水运口岸、海拉尔航空口岸、阿尔山公路口岸、二连浩特公路口岸、二连浩特铁路口岸、珠恩嘎达布其公路口岸。

（3）黑须脉毛蚊 *Culiseta bergrothi*。分布：满洲里公路口岸、满洲里铁路口岸、黑山头水运口岸、室韦水运口岸、阿日哈沙特公路口岸、满洲里航空口岸、额布都格水运口岸、海拉尔航空口岸、阿尔山公路口岸、呼和浩特航空口岸。

（4）大叶脉毛蚊 *Culiseta megaloba*。分布：甘其毛都公路口岸。

3. 库蚊属（*Culex*）

（1）凶小库蚊 *Culex modestus*。分布：二连浩特公路口岸、二连浩特铁路口岸、珠恩嘎达布其公路口岸、满洲里公路口岸、满洲里铁路口岸、黑山头水运口岸、室韦水运口岸、阿日哈沙特公路口岸、满洲里航空口岸、额布都格水运口岸、海拉尔航空口岸、甘其毛都公路口岸、策克公路口岸、满都拉公路口岸、阿尔山公路口岸、呼和浩特航空口岸。

（2）二带喙库蚊 *Culex bitaeniorhynchus*。分布：呼和浩特航空口岸、二连浩特公路口岸、二连浩特铁路口岸、珠恩嘎达布其公路口岸、阿尔山公路口岸。

（3）棕盾库蚊 *Culex jacksoni*。分布：呼和浩特航空口岸。

（4）淡色库蚊 *Culex pipiens pallens*。分布：二连浩特公路口岸、二连浩特铁路口岸、珠恩嘎达布其公路口岸、满洲里公路口岸、满洲里铁路口岸、黑山头水运口岸、室韦水运口岸、阿日哈沙特公路口岸、满洲里航空口岸、额布都格水运口岸、海拉尔航空口岸、甘其毛都公路口岸、策克公路口岸、满都拉公路口岸、阿尔山公路口岸、呼和浩特航空口岸。

（5）三带喙库蚊 *Culex tritaeniorhynchus*。分布：二连浩特公路口岸、二连浩特铁路口岸、珠恩嘎达布其公路口岸、甘其毛都公路口岸、满都拉公路口岸、呼和浩特航空口岸。

（6）迷走库蚊 *Culex vagans*。分布：二连浩特公路口岸、二连浩特铁路口岸、珠恩嘎达布其公路口岸、满洲里公路口岸、满洲里铁路口岸、黑山头水运口岸、室韦水运口岸、阿日哈沙特公路口岸、满洲里航空口岸、额布都格水运口岸、海拉尔航空口岸、甘其毛都公路口岸、策克公路口岸、满都拉公路口岸、阿尔山公路口岸、呼和浩特航空口岸。

4. 伊蚊属（*Aedes*）

（1）灰色伊蚊 *Aedes cinereus*。分布：二连浩特公路口岸、二连浩特铁路口岸、珠恩嘎达布其公路口岸、满洲里公路口岸、满洲里铁路口岸、黑山头水运口岸、室韦水运口岸、阿日哈沙特公路口岸、满洲里航空口岸、额布都格水运口岸、海拉尔航空口岸、阿尔山公路口岸。

（2）刺扰伊蚊 *Aedes vexans*。分布：二连浩特公路口岸、二连浩特铁路口岸、珠恩嘎达布其公路口岸、满洲里公路口岸、满洲里铁路口岸、黑山头水运口岸、室韦水运口岸、阿日哈沙特公路口岸、满洲里航空口岸、额布都格水运口岸、海拉尔航空口岸、甘其毛都公路口岸、策克公路口岸、满都拉公路口岸、阿尔山公路口岸、呼和浩特航空口岸。

（3）朝鲜伊蚊 *Aedes koreicus*。分布：满洲里公路口岸、满洲里铁路口岸、黑山头水运口岸、室韦水运口岸、阿日哈沙特公路口岸、满洲里航空口岸、额布都格水运口岸、海拉尔航空口岸、甘其毛都公路口岸、策克公路口岸、呼和浩特航空口岸。

（4）里海伊蚊 *Aedes caspius*。分布：策克公路口岸、呼和浩特航空口岸、甘其毛都公路口岸、满都拉公路口岸。

（5）丛林伊蚊 *Aedes cataphyla*。分布：满洲里公路口岸、满洲里铁路口岸、黑山头水运口岸、室韦水运口岸、阿日哈沙特公路口岸、满洲里航空口岸、额布都格水运口岸、海拉尔航空口岸、阿尔山公路口岸。

（6）普通伊蚊 *Aedes communis*。分布：满洲里公路口岸、满洲里铁路口岸、黑山头水运口岸、室韦水运口岸、阿日哈沙特公路口岸、满洲里航空口岸、额布都格水运口岸、海拉尔航空口岸、阿尔山公路口岸。

（7）黑海伊蚊 *Aedes cyprius*。分布：满洲里公路口岸、满洲里铁路口岸、黑山头水运口岸、室韦水运口岸、阿日哈沙特公路口岸、满洲里航空口岸、额布都格水运口岸、海拉尔航空口岸、阿尔山公路口岸。

（8）橙色伊蚊 *Aedes diantaeus*。分布：满洲里公路口岸、满洲里铁路口岸、黑山头水运口岸、室韦水运口岸、阿日哈沙特公路口岸、满洲里航空口岸、额布都格水运口岸、海拉尔航空口岸、阿尔山公路口岸。

（9）背点伊蚊 *Aedes dorsalis*。分布：二连浩特公路口岸、二连浩特铁路口岸、珠恩嘎达布其公路口岸、满洲里公路口岸、满洲里铁路口岸、黑山头水运口岸、室韦水运口岸、阿日哈沙特公路口岸、满洲里航空口岸、额布都格水运口岸、海拉尔航空口岸、甘其毛都公路口岸、策克公路口岸、满都拉公路口岸、阿尔山公路口岸、呼和浩特航空口岸。

（10）真憎伊蚊 *Aedes euedes*。分布：满洲里公路口岸、满洲里铁路口岸、黑山头水运口岸、室韦水运口岸、阿日哈沙特公路口岸、满洲里航空口岸、额布都格水运口岸、海拉尔航空口岸、阿尔山公路口岸。

（11）刺痛伊蚊 *Aedes excrucians*。分布：满洲里公路口岸、满洲里铁路口岸、黑山头水运口岸、室韦水运口岸、阿日哈沙特公路口岸、满洲里航空口岸、额布都格水运口岸、海拉尔航空口岸、阿尔山公路口岸。

（12）黄色伊蚊 *Aedes flavescens*。分布：满洲里公路口岸、满洲里铁路口岸、黑山头水运口岸、室韦水运口岸、阿日哈沙特公路口岸、满洲里航空口岸、额布都格水运口岸、海拉尔航空口岸、阿尔山公路口岸。

（13）黄背伊蚊 *Aedes flavidorsalis*。分布：呼和浩特航空口岸、策克公路口岸、满都拉公路口岸、甘其毛都公路口岸。

（14）六齿伊蚊 *Aedes hexodontus*。分布：满洲里公路口岸、满洲里铁路口岸、黑山头水运口岸、室韦水运口岸、阿日哈沙特公路口岸、满洲里航空口岸、额布都格水运口岸、海拉尔航空口岸。

（15）侵袭伊蚊 *Aedes intrudens*。分布：满洲里公路口岸、满洲里铁路口岸、黑山头水运口岸、室韦水运口岸、阿日哈沙特公路口岸、满洲里航空口岸、额布都格水运口岸、海拉尔航空口岸。

（16）撮毛伊蚊 *Aedes implicates*。分布：满洲里公路口岸、满洲里铁路口岸、黑山头水运口岸、室韦水运口岸、阿日哈沙特公路口岸、满洲里航空口岸、额布都格水运口岸、海拉尔航空口岸、阿尔山公路口岸。

（17）白黑伊蚊 *Aedes leucomelas*。分布：满洲里公路口岸、满洲里铁路口岸、黑山头水运口岸、室韦水运口岸、阿日哈沙特公路口岸、满洲里航空口岸、额布都格水运口岸、海拉尔航空口岸、阿尔山公路口岸。

（18）长柄伊蚊 *Aedes mercurator*。分布：满洲里公路口岸、满洲里铁路口岸、黑山头水运口岸、室韦水运口岸、阿日哈沙特公路口岸、满洲里航空口岸、额布都格水运口岸、海拉尔航空口岸、阿尔山公路口岸。

（19）肥大伊蚊 *Aedes pionips*。分布：满洲里公路口岸、满洲里铁路口岸、黑山头水运口岸、室韦水运口岸、阿日哈沙特公路口岸、满洲里航空口岸、额布都格水运口岸、海拉尔航空口岸、阿尔山公路口岸。

（20）黑头伊蚊 *Aedes pulatus*。分布：满洲里公路口岸、满洲里铁路口岸、黑山头水运口岸、室韦水运口岸、阿日哈沙特公路口岸、满洲里航空口岸、额布都格水运口岸、海拉尔航空口岸。

（21）刺螯伊蚊 *Aedes punctor*。分布：满洲里公路口岸、满洲里铁路口岸、黑山头水运口岸、室韦水运口岸、阿日哈沙特公路口岸、满洲里航空口岸、额布都格水运口岸、海拉尔航空口岸、阿尔山公路口岸、二连浩特公路口岸、二连浩特铁路口岸、珠恩嘎达布其公路口岸、策克公路口岸。

（22）叮刺伊蚊 *Aedes sticticus*。分布：满洲里公路口岸、满洲里铁路口岸、黑山头水运口岸、室韦水运口岸、阿日哈沙特公路口岸、满洲里航空口岸、额布都格水运口岸、海拉尔航空口岸。

分布最广且数量最多的是背点伊蚊、骚扰伊蚊、凶小库蚊；另有一些蚊种虽然分布较广，但数量不多。可见不同种类蚊虫对地貌、气候的适应性决定了其在不同地区的分布。

（二）部分口岸蚊季节消长情况调查

1. 满洲里口岸及周边地区监测结果分析

（1）满洲里口岸及周边地区 2012～2015 年蚊类的调查结果见表 18-2。

表 18-2　满洲里口岸及周边地区蚊类调查表

蚊种	2012 年			2013 年			2014 年			2015 年		
	捕获数/只	平均密度/[只/(台·h)]	构成比/%	捕获数/只	平均密度/[只/(台·h)]	构成比/%	捕获数/只	平均密度/[只/(台·h)]	构成比/%	捕获数/只	平均密度/[只/(台·h)]	构成比/%
刺扰伊蚊	1366	341.5	44.16	1946	486.5	48.93	2133	533.25	52.20	3765	941.25	57.85
背点伊蚊	1247	311.75	40.32	1597	399.25	40.16	1668	417	40.82	2307	576.75	35.45
黄色伊蚊	21	5.25	0.68	11	2.75	0.28	18	4.5	0.44	37	9.25	0.57
凶小库蚊	347	86.75	11.22	269	67.25	6.76	155	38.75	3.79	264	66	4.06
淡色库蚊	112	28	3.62	154	38.5	3.87	112	28	2.74	135	33.75	2.07
合计	3093		100	3977		100	4086		100	6508		100

（2）2012～2015 年满洲里口岸及周边地区 1～12 月蚊类季节消长总体呈现单峰变化。全年平均蚊密度以 1～5 月最低，因为冬季寒冷（1～4 月属于冰冻期），没有做蚊类的本底调查。6～7 月平均蚊密度较高，最高峰出现在 6 月［761.75 只/（台·h）]，8～12 月平均蚊密度逐渐下降（图 18-2）。对不同年度蚊密度季节消长进行方差分析，结果显示，4 年间不同月份蚊密度差异有统计学意义（$P<0.05$）。

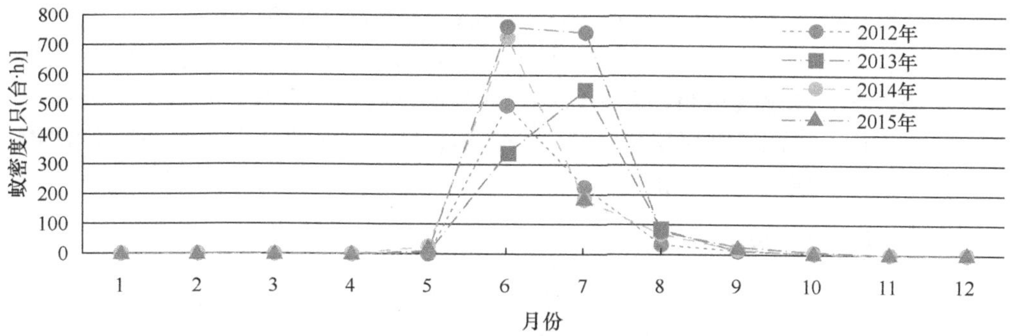

图 18-2　2012～2015 年满洲里口岸地区蚊密度季节消长曲线

2. 二连浩特口岸及周边地区监测结果分析

2011～2015 年二连浩特口岸及周边地区 1～12 月蚊类季节消长与满洲里口岸相同。

三、蚤

蚤类名录及各口岸分布情况如下。

（一）蚤类

1. 客蚤属（*Xenopsylla*）

（1）印鼠客蚤 *Xenopsylla cheopis*。分布：满洲里公路口岸、满洲里铁路口岸、黑山头水运口岸、室韦水运口岸、阿日哈沙特公路口岸、满洲里航空口岸、额布都格水运口岸、海拉尔航空口岸。

（2）同形客蚤指名亚种 *Xenopsylla conformis conformis*。分布：二连浩特公路口岸、二连浩特铁路口岸、甘其毛都公路口岸、满都拉公路口岸。

（3）簇鬃客蚤 *Xenopsylla skrjabini* Ioff，1928。分布：甘其毛都公路口岸、满都拉公路口岸。

2. 蚤属（*Pulex*）

人蚤 *Pulex irritans*。分布：二连浩特公路口岸、二连浩特铁路口岸、珠恩嘎达布其公路口岸、满洲里公路口岸、满洲里铁路口岸、黑山头水运口岸、室韦水运口岸、阿日哈沙特公路口岸、满洲里航空口岸、额布都格水运口岸、海拉尔航空口岸、甘其毛都公路口岸、策克公路口岸、满都拉公路口岸、阿尔山公路口岸、呼和浩特航空口岸。

3. 新蚤属（*Neopsylla*）

（1）二齿新蚤 *Neopsylla bidientatiformis*。分布：二连浩特公路口岸、二连浩特铁路口岸、珠恩嘎达布其公路口岸、呼和浩特航空口岸、阿日哈沙特航空口岸、甘其毛都公路口岸、满洲里公路口岸、满洲里铁路口岸、黑山头水运口岸、室韦水运口岸、额布都格水运口岸、海拉尔航空口岸。

（2）阿巴盖新蚤 *Neopsylla abagaitui*。分布：甘其毛都公路口岸。

（3）近代新蚤东方亚种 *Neopsylla pleskei orientalis*。分布：二连浩特公路口岸、二连浩特铁路口岸、珠恩嘎达布其公路口岸、阿日哈沙特航空口岸、甘其毛都公路口岸、满洲里公路口岸、满洲里铁路口岸、黑山头水运口岸、室韦水运口岸、额布都格水运口岸、海拉尔航空口岸、甘其毛都公路口岸。

4. 纤蚤属（*Rhadinopsylla*）

（1）吻短纤蚤 *Rhadinopsylla dives*。分布：满洲里公路口岸、满洲里铁路口岸、黑山头水运口岸、室韦水运口岸、额布都格水运口岸、海拉尔航空口岸、阿日哈沙特航空口岸。

（2）不常纤蚤 *Rhadinopsylla insolita*。分布：二连浩特公路口岸、二连浩特铁路口岸、珠恩嘎达布其公路口岸、呼和浩特航空口岸。

（3）弱纤蚤 *Rhadinopsylla tenella*。分布：二连浩特公路口岸、二连浩特铁路口岸、珠恩嘎达布其公路口岸。

（4）五侧纤蚤指名亚种 *Rhadinopsylla dahurica dahurica*。分布：二连浩特公路口岸、二连浩特铁路口岸、珠恩嘎达布其公路口岸。

5. 狭蚤属（*Stenoponia*）

独狭蚤 *Stenoponia singularis*。分布：二连浩特公路口岸、二连浩特铁路口岸、珠恩嘎达布其公路口岸。

6. 细蚤属（*Leptopsylla*）

（1）缓慢细蚤 *Leptopsylla segnis*。分布：二连浩特公路口岸、二连浩特铁路口岸、珠恩嘎达布其公路口岸、满洲里公路口岸、满洲里铁路口岸、黑山头水运口岸、室韦水运口岸、额布都格水运口岸、海拉尔航空口岸、阿日哈沙特航空口岸。

（2）栉头细蚤指名亚种 *Leptopsylla pectiniceps pectiniceps*。分布：阿日哈沙特公路口岸。

（3）多刺细蚤 *Leptopsylla pavlovskii*。分布：满洲里公路口岸、满洲里铁路口岸、黑山头水运口岸、室韦水运口岸、额布都格水运口岸、海拉尔航空口岸、阿日哈沙特航空口岸、满都拉公路口岸。

7. 二刺蚤属（*Peromyscopsylla*）

西伯二刺蚤 *Peromyscopsylla ostsibirica*。分布：满洲里公路口岸、满洲里铁路口岸、黑山头水运口岸、室韦水运口岸、额布都格水运口岸、海拉尔航空口岸、阿日哈沙特航空口岸、满都拉公路口岸。

8. 额蚤属（*Frontopsylla*）

（1）圆指额蚤指名亚种 *Frontopsylla wagneri wagneri*。分布：满洲里公路口岸、满洲里铁路口岸、黑山头水运口岸、室韦水运口岸、额布都格水运口岸、海拉尔航空口岸、阿日哈沙特航空口岸、二连浩特公路口岸、二连浩特铁路口岸、珠恩嘎达布其公路口岸。

（2）光亮额蚤 *Frontopsylla luculenta*。分布：满洲里公路口岸、满洲里铁路口岸、黑山头水运口岸、室韦水运口岸、额布都格水运口岸、海拉尔航空口岸、阿日哈沙特航空口岸、二连浩特公路口岸、二连浩特铁路口岸、珠恩嘎达布其公路口岸。

（3）升额蚤波蒂斯亚种 *Frontopsylla elata botis*。分布：满洲里公路口岸、满洲里铁路口岸、黑山头水运口岸、室韦水运口岸、额布都格水运口岸、海拉尔航空口岸、阿日哈沙特航空口岸、二连浩特公路口岸、二连浩特铁路口岸、珠恩嘎达布其公路口岸、满都拉公路口岸。

（4）棕形额蚤指名亚种 *Frontopsylla spadix spadix*。分布：二连浩特公路口岸、二连浩特铁路口岸、珠恩嘎达布其公路口岸。

9. 双蚤属（*Amphipsylla*）

（1）丛鬃双蚤指名亚种 *Amphipsylla vinogradovi vinogradovi*。分布：二连浩特公路口岸、二连浩特铁路口岸、珠恩嘎达布其公路口岸、满洲里公路口岸、满洲里铁路口岸、满洲里航空口岸。

（2）凶双蚤 *Amphipsylla daea*。分布：二连浩特公路口岸、二连浩特铁路口岸、珠恩嘎达布其公路口岸。

（3）原双蚤指名亚种 *Amphipsylla primaris primaris*。分布：二连浩特公路口岸、二连浩特铁路口岸、珠恩嘎达布其公路口岸、阿日哈沙特公路口岸。

10. 中蚤属（*Mesopsylla*）

迟钝中蚤指名亚种 *Mesopsylla hebes hebes*。分布：二连浩特公路口岸、二连浩特铁路口岸、珠恩嘎达布其公路口岸、满都拉公路口岸。

11. 眼蚤属（*Ophthalmopsylla*）

（1）短跗鬃眼蚤 *Ophthalmopsylla kukuschkini*。分布：二连浩特公路口岸、二连浩特铁路口岸、珠恩嘎达布其公路口岸、满洲里公路口岸、满洲里铁路口岸、满洲里航空口岸。

（2）角尖眼蚤指名亚种 *Ophthalmopsylla praefecta praefecta*。分布：二连浩特公路口岸、二连浩特铁路口岸、珠恩嘎达布其公路口岸、阿日哈沙特公路口岸、甘其毛都公路口岸、满都拉公路口岸、满洲里公路口岸、满洲里铁路口岸、黑山头水运口岸、室韦水运口岸、阿日哈沙特公路口岸、满洲里航空口岸、额布都格水运口岸、海拉尔航空口岸。

（3）长突眼蚤 *Ophthalmopsylla kiritschenkoi*。分布：甘其毛都公路口岸、二连浩特公路口岸、二连浩特铁路口岸、珠恩嘎达布其公路口岸。

12. 怪蚤属（*Paradoxopsyllus*）

喉瘪怪蚤 *Paradoxopsyllus kalabukhovi*。分布：二连浩特公路口岸、二连浩特铁路口岸、珠恩嘎达布其公路口岸。

13. 栉叶蚤属（*Ctenophyllus*）

丛鬃栉叶蚤 *Ctenophyllus hirticrus*。分布：满洲里公路口岸、满洲里铁路口岸、黑山头水运口岸、室韦水运口岸、阿日哈沙特公路口岸、满洲里航空口岸、额布都格水运口岸、海拉尔航空口岸。

14. 病蚤属（*Nosopsyllus*）

秃病蚤蒙冀亚种 *Nosopsyllus laeviceps lcuzenlcovi*。分布：二连浩特公路口岸、二连浩特铁路口岸、珠恩嘎达布其公路口岸、甘其毛都公路口岸、满都拉公路口岸。

15. 黄鼠蚤属（*Citellophilus*）

（1）方形黄鼠蚤蒙古亚种 *Citellophilus tesquorum mongolicus*。分布：二连浩特公路口岸、二连浩特铁路口岸、珠恩嘎达布其公路口岸、满洲里公路口岸、满洲里铁路口岸、黑山头水运口岸、室韦水运口岸、阿日哈沙特公路口岸、满洲里航空口岸、额布都格水运口岸、海拉尔航空口岸、甘其毛都公路口岸、满都拉公路口岸。

（2）方形黄鼠蚤阿尔泰亚种 *Citellophilus tesquorum altaicus*。分布：二连浩特公路口岸、二连浩特铁路口岸、珠恩嘎达布其公路口岸。

（3）方形黄鼠蚤松江亚种 *Citellophilus tesquorum sungaris*。分布：满洲里公路口岸、满洲里铁路口岸、满洲里航空口岸。

16. 山蚤属（*Oropsylla*）

（1）谢氏山蚤 *Oropsylla silantiewi*。分布：满洲里公路口岸、满洲里铁路口岸、满洲里航空口岸、阿日哈沙特公路口岸。

（2）阿州山蚤 *Oropsylla alaslcensis*。分布：满洲里公路口岸、满洲里铁路口岸、满洲里航空口岸。

17. 倍蚤属（*Amphalius*）

鼠兔倍蚤 ***Amphalius runatus***。分布：满洲里公路口岸、满洲里铁路口岸、满洲里航空口岸、阿日哈沙特公路口岸。

（二）部分口岸蚤种类调查记录

内蒙古地区蚤种呈多样性，蚤类群落复杂。2011～2015 年统计数据显示其中二连浩特口岸蚤类（18 种）最多；其次是满洲里口岸蚤类（11 种）。在蚤类的分类鉴定和病原体检测工作中，二连浩特口岸依托鼠疫国家重点实验室项目，一直以来对鼠蚤的监测、检测工作有很大的指导作用。

（1）2012～2015 年满洲里鼠体蚤调查结果表明，主要优势种有方形黄鼠蚤、丛鬃双蚤指名亚种，占总蚤数的 53.76%（表 18-3、图 18-3）。

表 18-3　满洲里口岸及周边地区蚤类调查表

蚤种	2012 年		2013 年		2014 年		2015 年	
	数量/只	构成比/%	数量/只	构成比/%	数量/只	构成比/%	数量/只	构成比/%
丛鬃双蚤指名亚种	37	11.08	24	5.57	33	11.70	27	12.50
栉头细蚤	9	2.69	11	2.55	21	7.45	6	2.78
光亮额蚤	18	5.39	6	1.39	33	11.70	21	9.72
二齿新蚤	18	5.39	23	5.34	8	2.84	11	5.09
方形黄鼠蚤	175	52.40	244	56.61	98	34.75	59	27.31
多齿细蚤	17	5.09	23	5.34	11	3.90	15	6.94
鼠兔倍蚤	1	0.30	7	1.62	8	2.84	4	1.85
圆指额蚤	15	4.49	21	4.87	30	10.64	20	9.26
阿巴盖新蚤	23	6.89	52	12.06	35	12.41	26	12.04
角尖眼蚤	15	4.49	9	2.09	4	1.42	18	8.33
丛鬃栉叶蚤	6	1.80	11	2.55	1	0.35	9	4.17
合计	334	100.00	431	100.00	282	100.00	216	100.00

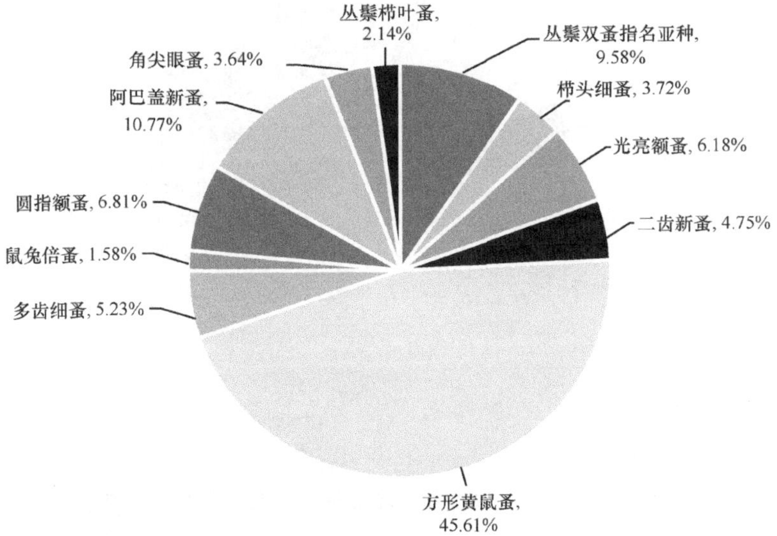

图 18-3　2012～2015 年满洲里口岸及周边地区蚤种比例分布

（2）2011～2015年二连浩特鼠体蚤调查：对各种啮齿动物进行梳检，获蚤3168只，主要优势种有方形黄鼠蚤、同型客蚤、秃病蚤，占总蚤数76.80%。平均蚤指数3.08（表18-4、图18-4）。

表18-4　二连浩特口岸2011～2015年蚤种分布比例

蚤种	数量/只	构成比/%
方形黄鼠蚤	1000	31.57
同型客蚤	950	29.99
秃病蚤	483	15.25
迟钝中蚤	165	5.21
二齿新蚤	145	4.58
近代新蚤	125	3.95
光亮额蚤	99	3.13
长吻角头蚤	92	2.90
角尖眼蚤	45	1.42
长突眼蚤	15	0.47
喉瘪怪蚤	14	0.44
弱纤蚤	13	0.41
多刺细蚤	9	0.28
圆指额蚤	5	0.16
原双蚤	3	0.09
端平双蚤	3	0.09
阿拉套怪蚤	1	0.03
吻短纤蚤	1	0.03
合计	3168	100

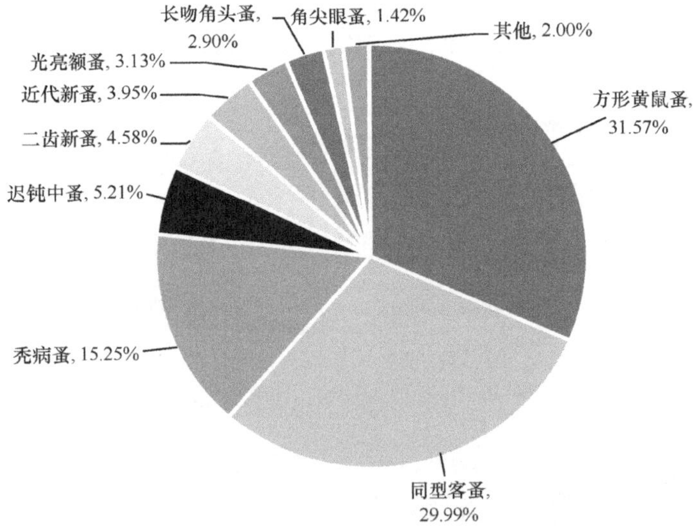

图18-4　2011～2015年二连浩特口岸蚤种比例分布图

四、吸血蠓

（一）内蒙古部分口岸蠓种的分布情况

据现场调查和文献统计，内蒙古地区共发现蠓2属2亚属20种。

1. 细蠓属（*Leptoconops*）

1）细蠓亚属 *Leptoconops*

（1）二齿细蠓 *L. bidentatus*。分布：策克公路口岸。

（2）明背细蠓 *L. lucidus*。分布：二连浩特公路口岸、二连浩特铁路口岸、珠恩嘎达布其公路口岸。

2）全蠓亚属 *Leptoconops*

北域细蠓 *L. borealis*。分布：策克公路口岸。

2. 库蠓属（*Culicoides*）

（1）薄明库蠓 *C. alatavicus*。分布：阿日哈沙特公路口岸、黑山头水运口岸、室韦水运口岸。

（2）环斑库蠓 *C. circumscriptus*。分布：黑山头水运口岸、室韦水运口岸、阿尔山公路口岸、策克公路口岸。

（3）巴沙库蠓 *C. desertorum*。分布：呼和浩特航空口岸、甘其毛都公路口岸、策克公路口岸。

（4）端斑库蠓 *C. erairai* Kono et。分布：满洲里公路口岸、满洲里铁路口岸、黑山头水运口岸、室韦水运口岸、额布都格水运口岸。

（5）亚单带库蠓 *C. subfascipennis*。分布：黑山头水运口岸、室韦水运口岸、阿日哈沙特公路口岸、额布都格水运口岸。

（6）渐灰库蠓 *C. grisescens*。分布：黑山头水运口岸、室韦水运口岸、阿日哈沙特公路口岸、满洲里航空口岸、额布都格水运口岸、阿尔山公路口岸。

（7）原野库蠓 *C. homotomus*。分布：满洲里公路口岸、满洲里铁路口岸、黑山头水运口岸、室韦水运口岸、阿日哈沙特公路口岸、满洲里航空口岸、额布都格水运口岸、海拉尔航空口岸、阿尔山公路口岸、二连浩特公路口岸、二连浩特铁路口岸、珠恩嘎达布其公路口岸、满都拉公路口岸、甘其毛都公路口岸、策克公路口岸。

（8）光胸库蠓 *C. impunctatus*。分布：阿尔山公路口岸、黑山头水运口岸、室韦水运口岸。

（9）贵船库蠓 *C. kibunensis*。分布：策克公路口岸。

（10）东北库蠓 *C. manchuriensis*。分布：策克公路口岸。

（11）北京库蠓 *C. morisitai*。分布：策克公路口岸。

（12）不显库蠓 *C. obsoletus*。分布：黑山头水运口岸、室韦水运口岸、呼和浩特航空口岸。

（13）淡角库蠓 *C. pallidicornis*。分布：黑山头水运口岸、室韦水运口岸。

（14）灰黑库蠓 *C. pulicaris*。分布：黑山头水运口岸、室韦水运口岸、策克公路口岸、甘其毛都公路口岸、满都拉公路口岸。

（15）曲囊库蠓 *C. puncticollis*。分布：珠恩嘎达布其公路口岸、满都拉公路口岸。

（16）暴刺库蠓 *C. saevus*。分布：策克公路口岸。

（17）尖喙库蠓 *C. oxystoma*。分布：满洲里公路口岸、满洲里铁路口岸、黑山头水运口岸、室韦水运口岸、阿日哈沙特公路口岸、满洲里航空口岸、额布都格水运口岸、海拉尔航空口岸。

（二）内蒙古部分口岸蠓种类调查记录

2012～2015 年满洲里口岸及周边地区蠓种类调查记录及季节消长见图 18-5。

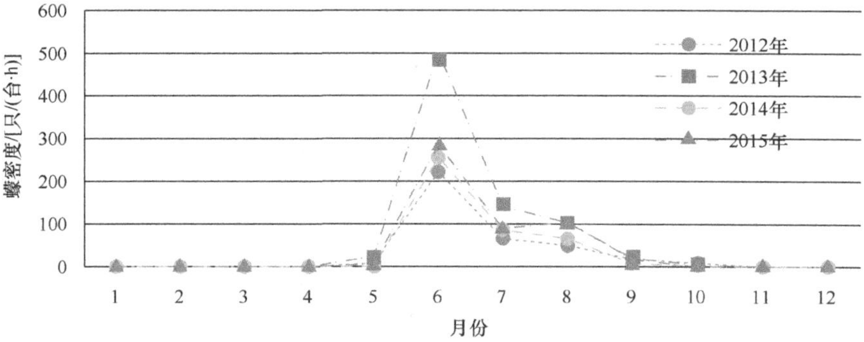

图 18-5　2012～2015 年满洲里口岸地区蠓密度季节消长曲线

第二节　病媒生物携带病原体的情况

一、2012～2014 年满洲里口岸蜱携带病原体检测情况

（一）不同种类蜱携带病原体情况

草原革蜱的检出率分别为：伯氏疏螺旋体 7.60%、无形体 11.78%、立克次体 19.77%、巴通体 0.76%，Q 热 1.14%、克里米亚-刚果出血热病毒 15.59%、新型布尼亚病毒 0.76%、森林脑炎病毒 3.42%，土拉菌和巴贝斯原虫未检出；全沟硬蜱的检出率分别为：无形体 28%、立克次体 20%、Q 热 2.4%，其他病原体未检出。经统计学分析，两种蜱病原检出率存在显著差异（$P<0.05$）的有伯氏疏螺旋体、无形体、巴通体、克里米亚-刚果出血热病毒、新型布尼亚病毒、森林脑炎病毒等；病原检出率无显著差异（$P>0.05$）的有立克次体、Q 热；未检出土拉菌及巴贝斯原虫（表 18-5）。

（二）不同年份病原体检测情况

由表 18-6 可见，2012 年的样品检测显示：伯氏疏螺旋体检出率为 6.58%，无形体检出率 21.05%，立克次体检出率 14.47%，巴通体检出率 0.66%，克里米亚-刚果出血热病毒检出率 1.97%，新型布尼亚病毒检出率 0.66%，森林脑炎检出率 2.96%；2013 年的

表 18-5　不同种类蜱携带病原体情况

蜱种	检测数目	病原体检出阳性数									
		B.b	*F.t*	*AP*	*Rickettsia*	*Bartonella*	*C.b*	CCHFV	NTB	TBE	*Babesia*
草原革蜱	263	20（7.60%）	0	31（11.78%）	52（19.77%）	2（0.76%）	3（1.14%）	41（15.59%）	2（0.76%）	9（3.42%）	0
全沟硬蜱	125	0	0	35（28%）	25（20%）	0	3（2.4%）	0	0	0	0
χ^2		10.022		15.776	0.002	16.448	0.883	21.789	16.448	16.871	
P		0.000		0.000	0.958	0.000	0.347	0.000	0.000	0.000	

注：*B.b*，伯氏疏螺旋体；*F.t*，土拉菌；*AP*，无形体；*Rickettsia*，立克次体；*Bartonella*，巴通体；*C.b*，Q 热；CCHFV，克里米亚-刚果出血热病毒；NTB，新型布尼亚病毒；TBE，森林脑炎病毒；*Babesia*，巴贝斯原虫。

表 18-6　不同年份蜱携带病原体情况

年份	检测数目	*B.b*	*F.t*	*Ap*	*Rickettsia*	*Bartonella*	*C.b*	CCHFV	NTB	TBE	*Babesia*
2012	304	20（6.58%）	0	64（21.05%）	44（14.47%）	2（0.66%）	6（1.97%）	18（5.92%）	2（0.66%）	9（2.96%）	0
2013	48	0	0	0	1（2.08%）	0	0	0	0	0	0
2014	36	0	0	2（5.56%）	32（88.89%）	0	0	23（63.89%）	0	0	0
合计	388	20（5.15%）	0	66（17.01%）	77（19.85%）	2（0.52%）	6（1.55%）	41（10.57%）	2（0.52%）	9（2.32%）	0
χ^2		5.827		16.703	122.919	0.555	1.684	120.923	0.555	2.546	
P		0.054		0.000	0.000	0.757	0.431	0.000	0.757	0.280	

注：*B.b*，伯氏疏螺旋体；*F.t*，土拉菌；*AP*，无形体；*Rickettsia*，立克次体；*Bartonella*，巴通体；*C.b*，Q 热；CCHFV，克里米亚-刚果出血热病毒；NTB，新型布尼亚病毒；TBE，森林脑炎病毒；*Babesia*，巴贝斯原虫。

样品检测显示：仅立克次体检出率为 2.08%；2014 年的样品检测显示：无形体检出率 5.56%，立克次体检出率 88.89%，克里米亚-刚果出血热病毒检出率为 63.89%。经统计学分析，病原检出率在三年间存在显著性差异（$P<0.05$＝的有无形体、立克次体、克里米亚-刚果出血热病毒等；病原检出率在三年间无显著性差异（$P>0.05$）的有伯氏疏螺旋体、巴通体、Q 热、新型布尼亚病毒、森林脑炎等。在 2012～2014 年，同样都检出土拉菌及巴贝斯原虫。

（三）不同生境病原体检测情况

本次调查涉及蜱的生境有动物体表寄生和野外游离两种。由表 18-7 可以发现，寄生在野生黄羊体表的蜱携带病原体的检测率分别为：伯氏疏螺旋体 20.93%、无形体 11.63%、立克次体 23.26%、Q 热 2.33%、克里米亚-刚果出血热病毒 6.98%、森林脑炎病毒 4.65%，土拉菌、巴通体、新型布尼亚病毒和巴贝斯原虫未检出；野外捕获游离蜱携带病原体的检测率分别为：伯氏疏螺旋体 3.19%、无形体 17.68%、立克次体 19.42%、巴通体 0.58%、Q 热 1.45%、克里米亚-刚果出血热病毒 11.01%、新型布尼亚病毒 0.58%、森林脑炎病毒 2.03%，土拉菌和巴贝斯原虫未检出。经统计学分析，病原检出率在两种生境中存在显著性差异（$P<0.05$）的只有伯氏疏螺旋体；立克次体、巴通体、克里米亚-刚果出血热病毒、新型布尼亚病毒、森林脑炎病毒等、无形体、Q 热等病原体检出率均无显著性差异；土拉菌和巴贝斯原虫均没有检出。

表 18-7 不同生境蜱携带病原体情况

生境	检测数目	*B.b*	*F.t*	*AP*	*Rickettsia*	*Bartonella*	*C.b*	CCHFV	NTB	TBE	*Babesia*
寄生	43	9（20.93%）	0	5（11.63%）	10（23.26%）	0	1（2.33%）	3（6.98%）	0	2（4.65%）	0
游离	345	11（3.19%）	0	61（17.68%）	67（19.42）	2（0.58%）	5（1.45%）	38（11.01%）	2（0.58%）	7（2.03%）	0
合计	388	20（5.15%）	0	66（17.01%）	77（19.85%）	2（0.52%）	6（1.55%）	41（10.57%）	2（0.52%）	9（2.32%）	0
χ^2		24.617		0.992	0.353	0.251	0.193	0.660	0.251	1.161	
P		0.000		0.319	0.552	0.616	0.661	0.417	0.617	0.281	

注：*B.b*，伯氏疏螺旋体；*F.t*，土拉菌；*AP*，无形体；*Rickettsia*，立克次体；*Bartonella*，巴通体；*C.b*，Q 热；CCHFV，克里米亚-刚果出血热病毒；NTB，新型布尼亚病毒；TBE，森林脑炎病毒；*Babesia*，巴贝斯原虫。

二、蚊携带病原体

2012～2015 年满洲里口岸媒介调查结果显示地方优势种为背点伊蚊、刺扰伊蚊，有报道显示背点伊蚊、刺扰伊蚊有携带日本脑炎病毒。四年累计捕捉蚊 17 664 只，未检出日本脑炎、疟原虫等病原体。

三、蚤携带病原体

内蒙古自治区自 1955 年在呼伦贝尔市牙克石市北部的图里河镇发现首例流行性出血热病例以来，到 2001 年底累计发生 6387 例，平均年发病率为 0.78/10 万，死亡 233 例，平均年死亡率为 0.03/10 万。内蒙古地区流行性出血热流行特征：病例分布相对的集中与稳固；主要疫区分布具有明显的自然疫源性，流行性出血热发生和流行与地理景观关系密切，呼伦贝尔市的 9 个疫区间相互毗邻，其中 7 个主要疫区分布在 48°～51°N、120°～126°E，该区大兴安岭山脉纵贯其中，属山岳和丘陵地带。气候区划属大兴安岭温带湿润林业区和大兴安岭东麓温凉湿润农区，均适合耐湿性啮齿动物生存繁殖，尤其在莫力达瓦旗、鄂伦春旗两旗交界处建立国家粮食基地以来，更为鼠类生存提供了游离条件，不仅黑线姬鼠活动猖獗，褐家鼠数量也较其他地方多；近 10 年疫情严重，病区逐年增多，截止到 2001 年，报道流行性出血热病例地区与 20 世纪 80 年代比较，盟（市）新增 4 个，旗（县）新增 25 个。另外，1980～1986 年监测证实了 12 个潜在疫区，预计本区流行出血热疫区还会进一步扩大，使防治工作日趋严峻，病例逐年上升，不同年代累计流行性出血热病例统计显示出明显的逐年上升趋势。

（高艳菲　邓　华）

第十九章　福建口岸病媒生物及动物病媒病与监控

福建省地处中国东南沿海，与台湾省隔海相望，属亚热带海洋性气候，动物地理区划跨古北、东洋两界，地理和气候条件适宜多种宿主动物和病媒生物繁衍孳生，是流行性乙型脑炎、登革热、肾综合征出血热等虫媒病的流行区或自然疫源地，一直受到病媒工作者的广泛关注。

第一节　常见重要病媒生物种群结构及季节消长

一、蚊虫

（一）总体概况

据文献报道，福建省共查获蚊虫 3 亚科 12 属 101 种，其中白纹伊蚊、致倦库蚊、中华按蚊等为主要优势种。

（二）福建辖区口岸蚊虫种群结构（2014~2015 年）

1. 长乐机场口岸

2014 年 5～10 月，共捕获雌性成蚊 306 只，2 属 2 种。其中，致倦库蚊（*Culex quinquefasciatus*）184 只，占 60.13%；白纹伊蚊（*Aedes albopictus*）122 只，占 39.87%。（表 19-1）。

表 19-1　长乐机场口岸蚊类种属组成

序号	种类名录				调查方法	构成/%
	科	属	种	拉丁文名称	人工小时法/只	
1	蚊科	库蚊属	致倦库蚊	*Culex quinquefasciatus*	184	60.13
2	蚊科	伊蚊属	白纹伊蚊	*Aedes albopictus*	122	39.87
合计					306	100

2. 福州港口

2014 年 5～10 月设立 3 个调查点，位于荒地、绿化带、港区作业区，每月监测两次，共计捕获 187 只，经鉴定为 1 科 3 属 3 种。其中，白纹伊蚊 176 只，占 95.72%，致倦库蚊 9 只，占 4.81%，骚扰阿蚊 2 只，占 1.07%（表 19-2）。

3. 宁德口岸

2014 年 5～10 月宁德口岸共捕获成蚊 68 只，经鉴定为 1 科 3 属 4 种。其中，白纹伊蚊 42 只，占 62.07%，为优势种群；致倦库蚊 23 只，占 34.48%；骚扰阿蚊 2 只，占 2.30%；三带喙库蚊 1 只，占 1.15%（表 19-3）。

表 19-2　福州港口蚊类种属构成

序号	种类名录				调查方法		构成/%
	科	属	种	拉丁文名称	诱蚊灯法/（只/h）	网捕法/只	
1	蚊科	伊蚊属	白纹伊蚊	*Aedes albopictus*	176	0	95.72
2	蚊科	库蚊属	致倦库蚊	*Culex quinquefasciatus*	9	0	4.81
3	蚊科	阿蚊属	骚扰阿蚊	*Armigeres obturbans*	2	0	1.07
合计					187	0	100

表 19-3　宁德口岸成蚊类种属构成

序号	种类名录				调查方法			构成/%
	科	属	种	拉丁文名称	CO_2 诱蚊灯法/只	电动吸器法/只	合计/只	
1	蚊科	伊蚊属	白纹伊蚊	*Aedes albopictus*	42	12	54	62.07
2	蚊科	库蚊属	致倦库蚊	*Culex quinquefasciatus*	23	7	30	34.48
3	蚊科	阿蚊属	骚扰阿蚊	*Armigeres obturbans*	2	0	2	2.30
4	蚊科	库蚊属	三带喙库蚊	*Culex tritaeniorhynchus*	1	0	1	1.15
合计					68	19	87	100

4. 莆田秀屿口岸

莆田秀屿口岸本次监测共捕蚊虫 169 只。其中，致倦库蚊为优势种群，共捕获 107 只，占捕获总数的 63.31%；白纹伊蚊 34 只，占 20.12%；骚扰阿蚊 28 只，占 16.57%（表 19-4）。

表 19-4　莆田秀屿口岸蚊类种属构成

序号	种类名录				调查方法	构成/%
	科	属	种	拉丁文名称	诱蚊灯法/（只/h）	
1	蚊科	库蚊属	致倦库蚊	*Culex quinquefasciatus*	107	63.31
2	蚊科	伊蚊属	白纹伊蚊	*Aedes albopictus*	34	20.12
3	蚊科	阿蚊属	骚扰阿蚊	*Armigeres obturbans*	28	16.57
合计					169	100

5. 泉州港口

本次调查泉州港口共有成蚊 1 科 2 属 3 种，捕获成蚊 164 只，具体种属构成详见表 19-5。

表 19-5　泉州港口成蚊种属构成

序号	种类名录				调查方法	构成/%
	科	属	种	拉丁文名称	CO_2 诱蚊灯法/（只/h）	
1	蚊科	库蚊属	致倦库蚊	*Culex quinquefasciatus*	149	90.85
2	蚊科	库蚊属	三带喙库蚊	*Culex tritaeniorhynchus*	5	3.05
3	蚊科	阿蚊属	骚扰阿蚊	*Armigeres obturbans*	10	6.10
合计					164	100

6. 晋江机场口岸

2014 年 5～10 月晋江机场口岸共有成蚊 1 科 1 属 1 种，捕获成蚊 668 只，全部为致倦库蚊（表 19-6）。

表 19-6 晋江机场口岸成蚊种属构成

种类名录				调查方法	构成/%
科	属	种	拉丁文名称	CO_2 诱蚊灯法/（只/h）	
蚊科	库蚊属	致倦库蚊	*Culex quinquefasciatus*	668	100

7. 肖厝口岸

本次调查，肖厝口岸 2014 年 5～10 月共捕获蚊类 231 只，均为致倦库蚊，为优势种群，占捕获总数 100%，见表 19-7。

表 19-7 肖厝口岸成蚊种属构成

种类名录				调查方法	构成/%
科	属	种	拉丁文名称	CO_2 诱蚊灯法/（只/h）	
蚊科	库蚊属	致倦库蚊	*Culex quinquefasciatus*	231	100

8. 松下口岸

松下口岸 2014 年 5～10 月捕获成蚊 1 科 2 属 2 种，共 43 只，分别为致倦库蚊 6 只、白纹伊蚊 37 只（表 19-8）。

表 19-8 松下口岸成蚊种属构成

序号	种类名录				调查方法	构成/%
	科	属	种	拉丁文名称	CO_2 诱蚊灯法/（只/h）	
1	蚊科	库蚊属	致倦库蚊	*Culex quinquefasciatus*	6	13.95
2	蚊科	伊蚊属	白纹伊蚊	*Aedes albopictus*	37	86.05
合计					43	100

9. 东山口岸

2014 年 5 月至 2015 年 4 月，东山口岸捕获蚊虫 162 只，共 3 种。其中，致倦库蚊 101 只，占 62.3%；白纹伊蚊 48 只，占 29.6%；三带喙库蚊 13 只，占 8.0%（表 19-9）。

表 19-9 东山口岸蚊类种群构成

序号	种类名录				数量/只	构成/%
	科	属	种	拉丁文名称		
1	蚊科	库蚊属	致倦库蚊	*Culex quinquefasciatus*	101	62.3
2	蚊科	库蚊属	三带喙库蚊	*Culex tritaeniorhynchus*	13	8.0
3	蚊科	伊蚊属	白纹伊蚊	*Aedes albopictus*	48	29.6
合计					162	100

（三）福州辖区口岸蚊虫季节消长规律

1. 长乐机场口岸

长乐国际机场蚊类活动呈典型的单峰型。5 月处于高峰期，随着气温逐渐降低，整个长乐机场蚊虫活动呈逐渐减弱趋势（图 19-1）。

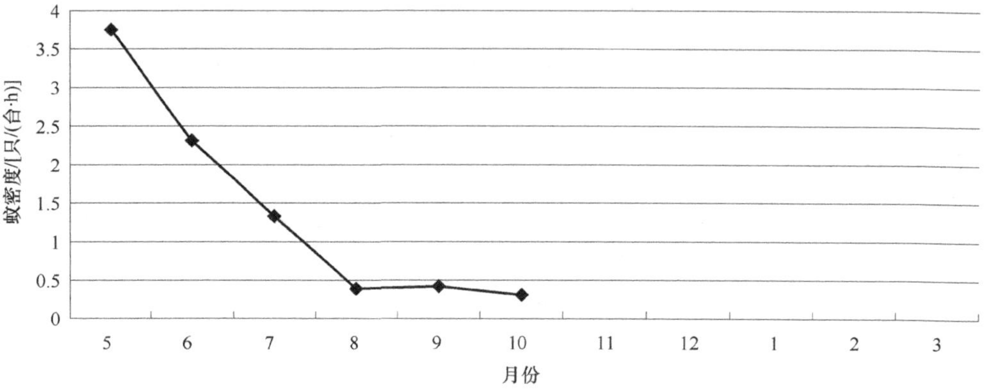

图 19-1　长乐机场口岸蚊类季节消长

2. 福州港口

7 月为蚊类密度最高，5 月的蚊类密度最低，7～9 月为蚊类密度的高峰期（图 19-2）。

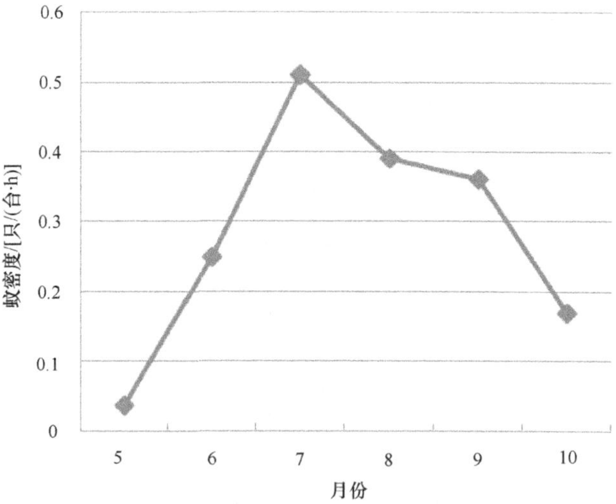

图 19-2　福州港口蚊类季节消长

3. 宁德口岸

2014 年 5～10 月，宁德口岸共布放 CO_2 诱蚊灯 108 台，每台诱蚊 2h，成蚊月平均蚊密度为 0.314 只/（台·h）；成蚊密度在 9 月最高，为 0.75 只/（台·h）；其次为 8 月，密度为 0.39 只/（台·h）；密度最低的为 5 月，0.028 只/（台·h），详见图 19-3。

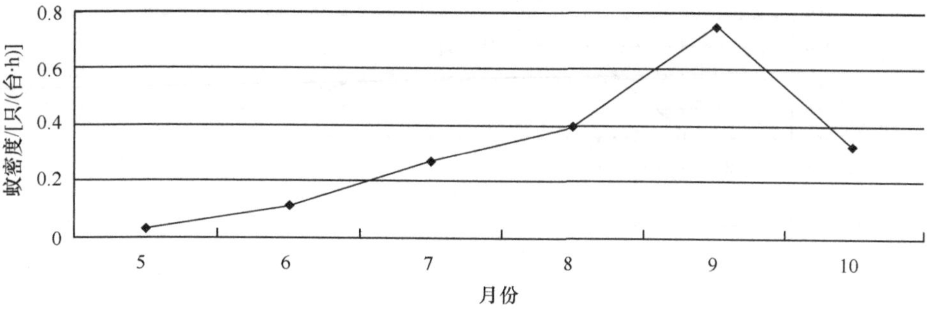

图 19-3 宁德口岸成蚊季节消长

4. 莆田秀屿口岸

2014 年 5～10 月，莆田秀屿口岸共布放 CO_2 诱蚊灯 36 台。成蚊密度在 7 月最高，为 3.58 只/(台·h)；其次为 10 月，密度为 2.92 只/(台·h)；密度最低的为 5 月，0.42 只/(台·h)，如图 19-4 所示。

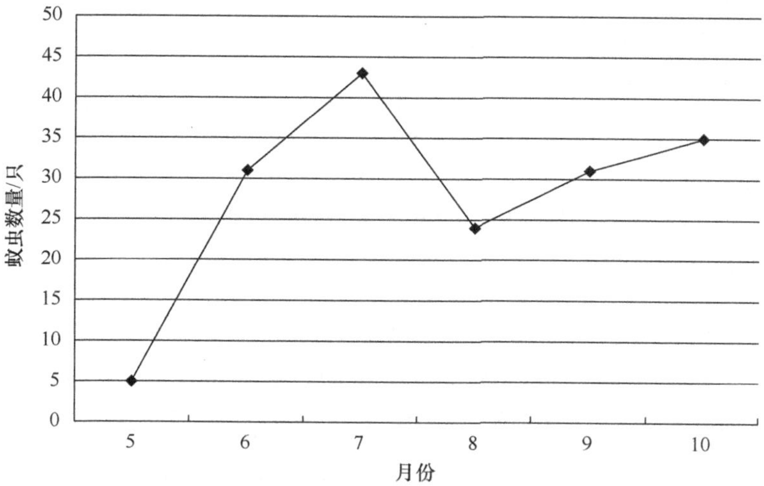

图 19-4 莆田秀屿口岸蚊虫季节消长

5. 泉州港口

2014 年 5～10 月，泉州港口共布放 CO_2 诱蚊灯 108 台，每台诱蚊 2h，成蚊月平均蚊密度为 0.61 只/（台·h）；成蚊密度在 7 月最高，为 0.83 只/（台·h）；其次为 6 月，密度为 0.72 只/（台·h）；密度最低的为 5 月和 10 月，为 0.39 只/（台·h），如图 19-5 所示。

6. 晋江机场口岸

2014 年 5～10 月，晋江机场口岸共布放 CO_2 诱蚊灯 108 台，每台诱蚊 2h，成蚊月平均蚊密度为 3.09 只/（台·h）；成蚊密度在 5 月最高，为 14.39 只/（台·h）；其次为 6 月，密度为 3.42 只/（台·h）；密度最低的在 10 月，为 0.06 只/（台·h），如图 19-6 所示。

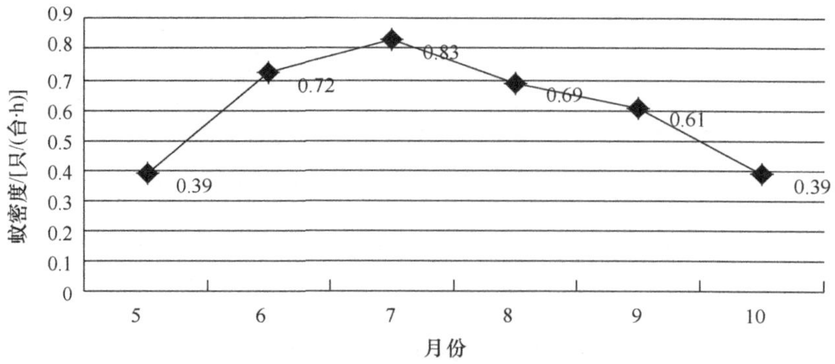

图 19-5　泉州港口成蚊季节消长

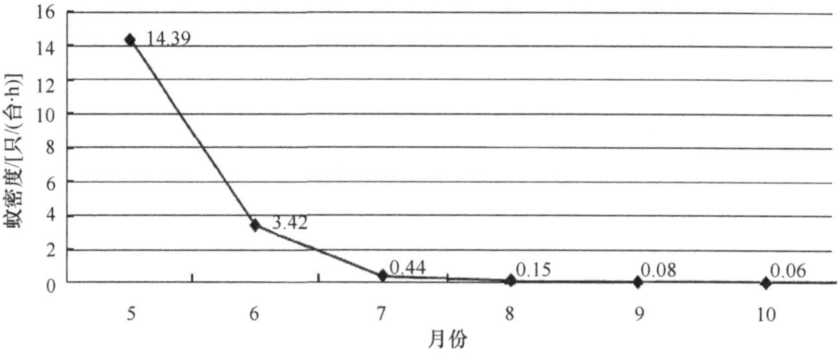

图 19-6　晋江机场口岸成蚊季节消长

7. 肖厝口岸

2014 年 5～10 月，肖厝口岸共布放 CO_2 诱蚊灯 108 台，每台诱蚊 2h，成蚊月平均蚊密度为 0.47 只/（台·h）。成蚊活动高峰为 10 月，密度为 0.75 只/（台·h）；其次为 5 月和 9 月，密度为 0.72 只/（台·h）和 0.47 只/（台·h），如图 19-7 所示。

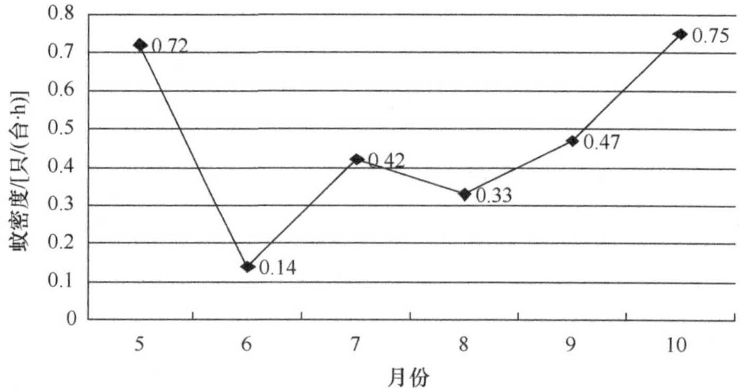

图 19-7　肖厝口岸成蚊季节消长

8. 松下口岸

2014 年 5～10 月，松下口岸共布放 CO_2 诱蚊灯 108 台，每台诱蚊 2h，成蚊月平均蚊密度为 0.20 只/（台·h）。成蚊密度在 6 月最高，为 0.28 只/（台·h）；其次为 5 月，密度为 0.22 只/（台·h）；密度最低在 9 月，为 0.17 只/（台·h），如图 19-8 所示。

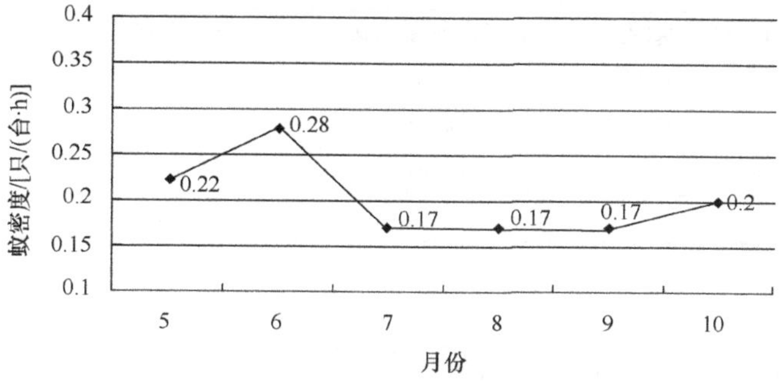

图 19-8 松下口岸成蚊季节消长

9. 东山口岸

东山口岸蚊类种群结构和季节消长见图 19-9。

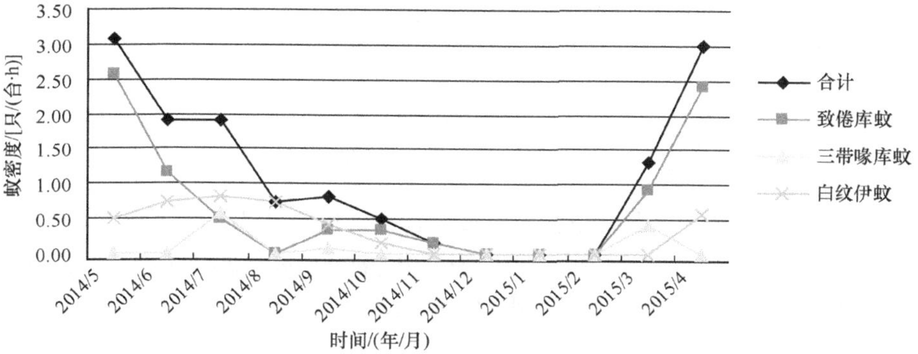

图 19-9 东山口岸蚊类种群结构

二、鼠类及体表寄生虫

（一）总体概况

福建是我国黄胸鼠鼠疫疫源地之一，在近代历史上发生过多次鼠疫大流行。据福建省防疫站调查，福建省的啮齿动物隶属于 7 科 14 属 28 种，鼠疫的主要动物宿主为黄胸鼠和褐家鼠。

（二）福建辖区口岸鼠类种群结构

1. 长乐机场口岸

捕获鼠形动物 2 目 2 科 4 种 104 只，不同生境分布见表 19-10。

长乐机场口岸鼠形动物以臭鼩鼱为优势种，其捕获数量占总捕获量的 70.2%；其次为小家鼠，约占总量的 12.5%。褐家鼠和黄胸鼠位居第 3 和第 4，所占比例分别为 9.6% 和 7.7%（图 19-10）。

表 19-10　长乐机场口岸鼠类不同生境分布

序号	种类名录				不同生境分布/只		
	科	属	种	拉丁文名称	口岸园区	大鹤村	机场货站
1	鼩鼱科	臭鼩属	臭鼩鼱	*Suncus murinus*	41	21	11
2	鼠科	鼠属	褐家鼠	*Rattus norvegicus*	3	5	2
3	鼠科	鼠属	黄胸鼠	*Rattus flavipectus*	3	3	2
4	鼠科	小鼠属	小家鼠	*Mus musculus*	2	3	8
合计					49	32	23

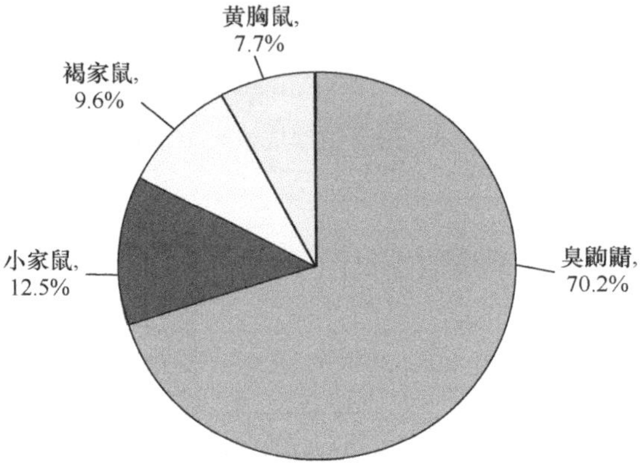

图 19-10　长乐机场口岸鼠类种群结构分布

本次调查共收集鼠体外寄生虫共 17 只。其中，蚤类 1 属 1 种 1 只，为缓慢细蚤（*Leptopsylla segnis*）；蜱类 1 属 1 种 2 只，为粒型硬蜱（*Ixodes granulatus*）；革螨 2 属 2 种 14 只，为毒厉螨（*Laelaps echidninus*）和柏氏禽刺螨（*Ornithonyssus bacoti*）；恙螨未发现。

2. 福州港口

2014 年 5~10 月，福州港口共捕获鼠类属 2 目 2 科 2 属 3 种，未检出体表寄生虫（表 19-11）。

表 19-11　鼠类种属组成

序号	种类名录				方法			组成/%	年龄结构（成幼比）	性比（雄/雌）	妊娠率	平均胎仔数/只
	科	属	种	拉丁文名称	鼠夹法	鼠笼法	合计					
1	鼩鼱科	臭鼩属	臭鼩鼱	*Suncus murinus*	0	20	20	66.7	20∶0	3∶2	0	0
2	鼠科	鼠属	黄胸鼠	*Rattus flavipectus*	0	2	2	6.7	2∶0	2∶0	0	0
3	鼠科	鼠属	褐家鼠	*Rattus norvegicus*	1	7	8	26.6	8∶0	1∶1	0	0
合计					1	29	30	100	30∶0	3∶2	0	0

3. 宁德口岸

2014 年 5 月～2015 年 4 月，宁德口岸共有鼠类 2 目 2 科 2 属 3 种。捕获的 39 只鼠类中，褐家鼠 31 只，占 79.5%，为优势种属；其次为黄胸鼠和臭鼩鼱各 4 只，各占 10.3%。捕获的鼠类雌雄比为 8∶31。其中，褐家鼠雌雄比 3∶28，黄胸鼠雌雄比 1∶1，臭鼩鼱雌雄比 3∶1。捕获的鼠类均为成年鼠，发现孕鼠 2 只（都为褐家鼠），胎仔数各 5。检获螨 8 只，蜱蚤未捕获，未见其他寄生虫（表 19-12）。

表 19-12　宁德口岸病原体检测

宿主鼠种	螨类分类鉴定				数量/只	带螨鼠数/只	染螨率/%	螨指数
	科	属	种	拉丁文名称				
黄胸鼠	巨刺螨科	禽刺螨属	柏氏禽刺螨	*Ornithonyssus bacoti*	7	1	2.86（25）	0.2（1.75）
	厉螨科	厉螨属	纳氏厉螨	*Laelaps nuttqlli*	1	1	2.86（25）	0.03（0.25）

4. 莆田秀屿口岸

捕获老鼠 10 只，其中臭鼩鼱共捕获 2 只，占捕获总数的 20.0%；其次是褐家鼠 7 只，占 70.0%，最后是黄胸鼠 1 只，占 10.0%（表 19-13）。

表 19-13　莆田秀屿口岸鼠类种属组成

序号	种类名录				采集方法	数量/只	组成/%	年龄结构（成幼比）	雌：雄比例
	科	属	种	拉丁文名称					
1	鼩鼱科	臭鼩属	臭鼩鼱	*Suncus murinus*	鼠笼法	2	20.0	2∶0	0∶2
					鼠夹法	0	0	0	0
2	鼠科	鼠属	褐家鼠	*Rattus norvegicus*	鼠笼法	7	70.0	7∶0	0∶2
					鼠夹法	0	0	0	0
3	鼠科	鼠属	黄胸鼠	*Rattus flavipectus*	鼠笼法	1	10.0	1∶0	0∶2
					鼠夹法	0	0	0	0
合计						10	100	10∶0	2∶8
						0	0	0	0

5. 泉州港口

泉州港口共有鼠类 2 目 2 科 3 属 4 种。捕获的 58 只鼠类中，褐家鼠 35 只，占 60.35%，为优势种；黄胸鼠 15 只，占 25.86%；小家鼠 5 只，占 8.62%；臭鼩鼱 3 只，占总数的 5.17%。捕获的鼠类雌雄比为 0.53∶1，其中褐家鼠雌雄比 0.59∶1，黄胸鼠雌雄比 0.50∶1，小家鼠雌雄比 5∶0，臭鼩鼱雌雄比 2∶1。捕获的鼠类成年鼠 54 只，幼鼠 4 只，未发现孕鼠。未检获蜱类，检获印鼠客蚤 2 只、毒厉螨 2 只（表 19-14）。

表 19-14　泉州港口鼠体寄生虫组成

序号	宿主鼠种	鼠类体表寄生虫分类				数量/只	带蚤/螨鼠数/只	鼠体染蚤/螨率/%	鼠体蚤/螨指数
		科	属	种	拉丁文名称				
1	黄胸鼠	蚤科	客蚤属	印鼠客蚤	*Xenopsylla cheopis*	2	1	6.67%	0.13
2	黄胸鼠	革螨科	厉螨属	毒厉螨	*Laelaps echidninus*	2	1	6.67%	0.13

6. 晋江机场

泉州晋江机场口岸共有鼠类2目2科3属5种。捕获的25只鼠类中，褐家鼠13只，占52.00%，为优势种属；其次为黄胸鼠8只，占32.00%；臭鼩鼱2只，占8.00%；黄毛鼠和小家鼠各1只，占4.00%。捕获的鼠类雌雄比为13∶12，其中黄胸鼠雌雄比1∶1，褐家鼠雌雄比0.625∶1，臭鼩鼱雌雄比2∶0，小家鼠及黄毛鼠雌雄比1∶0。捕获的鼠类中，褐家鼠有3只幼鼠，其余均为成年鼠，未发现孕鼠。未检获鼠体寄生虫。

7. 肖厝口岸

2014年5月～2015年4月，肖厝口岸共捕获鼠类2目2科3属5种（图19-11）。捕获的21只鼠类中，臭鼩鼱13只，占61.90%，为优势种群；其次为褐家鼠4只，占19.05%。捕获的鼠类雌∶雄=1.1∶1，捕获的鼠类均为成年鼠，仅1只雌鼠孕有3胎仔。检获螨类10只，均为纳氏厉螨（*Laelaps nuttalli*）。

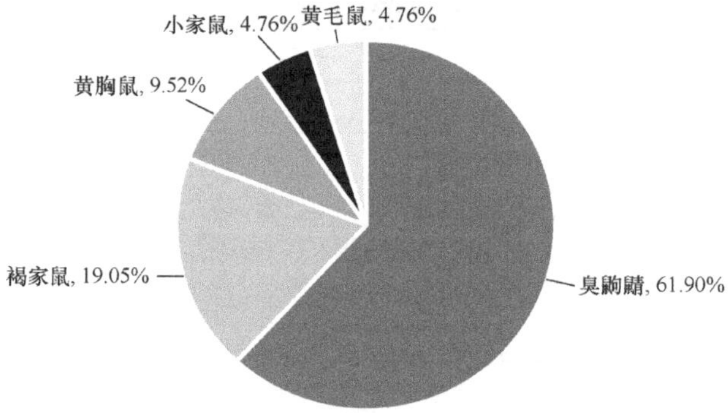

图19-11　肖厝口岸鼠类种属组成

8. 松下口岸

松下口岸共捕获鼠类1目1科1属1种。捕获的9只鼠类中，全部为褐家鼠，占100%。捕获的鼠类雌雄比为1∶3。捕获的鼠类均为成年鼠，未发现孕鼠。未检获鼠体寄生虫。

9. 东山口岸

东山口岸捕获鼠类2种15只，其中黄胸鼠1只，占6.7%；褐家鼠14只，占93.3%。未捕获鼠体寄生虫。

（三）季节消长

1. 长乐机场口岸

长乐机场口岸啮齿动物监测结果，主要呈单峰型，其主要活动高峰是在6月（图19-12）。

2. 福州港口

由于监测环境相对单一、荒地与绿化面积较少，福州港口主要为非鼠类活动区域，鼠类密度较低无明显的季节消长（图19-13）。

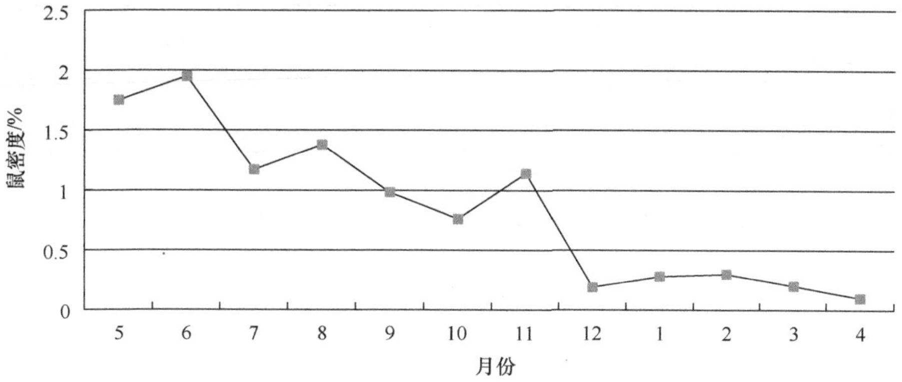

图 19-12　长乐机场口岸鼠类季节消长

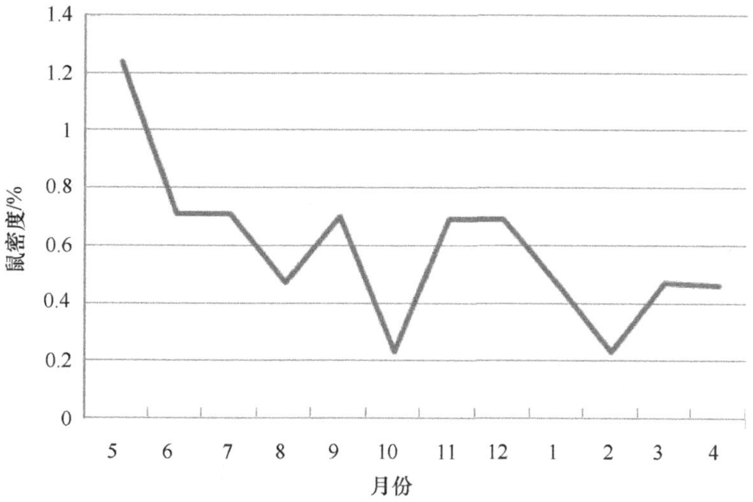

图 19-13　福州港口鼠类季节消长

3. 宁德口岸

2014 年 5 月～2015 年 4 月，宁德口岸共捕获鼠类 35 只，月平均鼠密度 0.83%。鼠密度在 2 月达到高峰，为 1.71%；其次为 1 月、5 月，分别为 1.14%、1.11%；密度最低的在 3 月，为 0.28%（图 19-14）。

4. 莆田秀屿口岸

2014 年 5 月～2015 年 4 月，莆田秀屿口岸共捕获鼠类 10 只，鼠密度在 9 月、2 月、4 月达到高峰，为 2.0%（图 19-15）。

5. 泉州港口

2014 年 5 月～2015 年 4 月，泉州港口共捕获鼠类 40 只，月平均鼠密度 1.11%。鼠密度在 5 月、6 月达到高峰，为 2.33%；其次为 8 月，为 1.98%；密度最低的为 7 月，为 0.00%（图 19-16）。

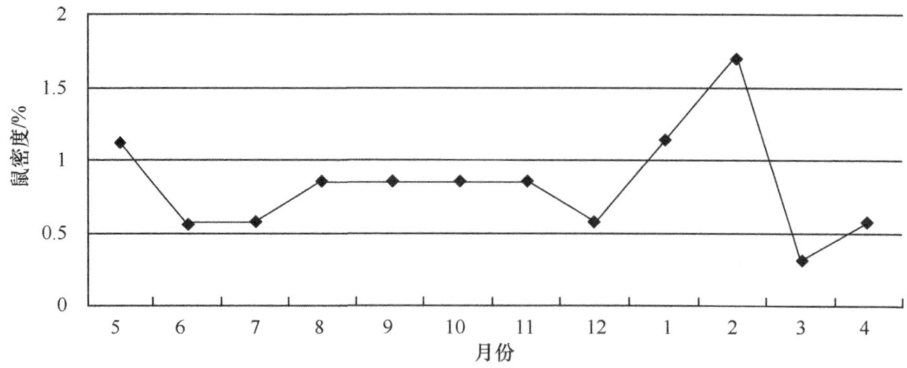

图 19-14　宁德口岸鼠类季节消长

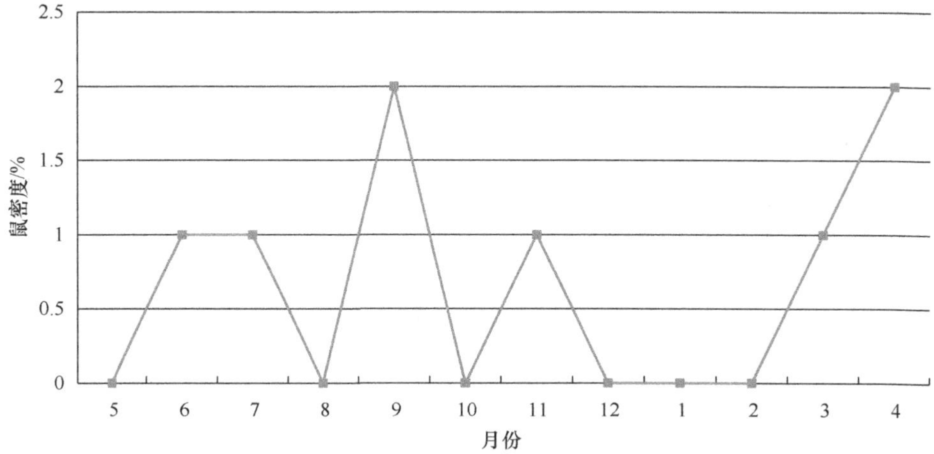

图 19-15　莆田秀屿口岸鼠类季节消长曲线

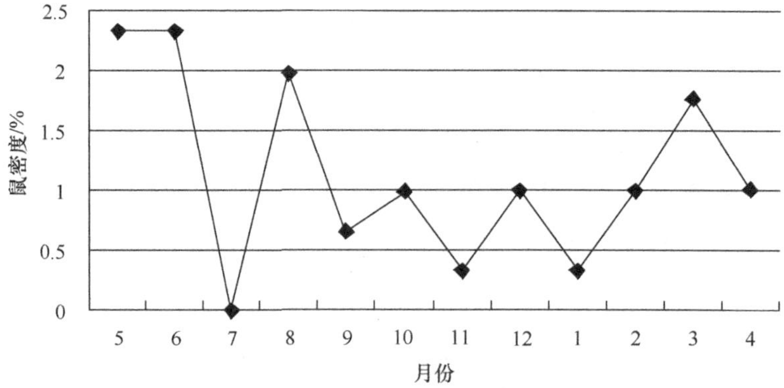

图 19-16　泉州港口鼠类季节消长

6. 晋江机场

2014 年 5 月～2015 年 4 月，晋江机场共捕获鼠类 25 只，月平均鼠密度 0.60%。鼠密度在 6 月达到高峰，为 1.12%；其次为 3 月，为 0.86%；密度最低的为 1 月、2 月，为 0.28%（图 19-17）。

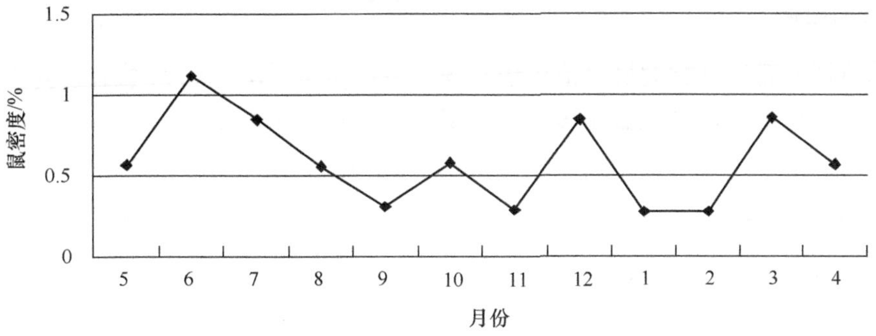

图 19-17　晋江机场鼠类季节消长

7. 肖厝口岸

鼠类捕获数量较少，只在 2014 年 6 月、8 月、9 月、11 月以及 2015 年 1 月、2 月、3 月各捕获到鼠类，其中 2015 年 1 月捕获到 2 只，其余月份捕获到 1 只，未呈现明显的季节消长（图 19-18）。

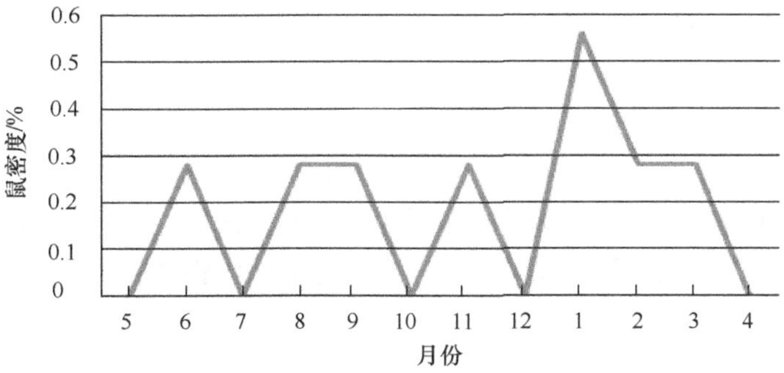

图 19-18　肖厝口岸鼠类季节消长

8. 松下口岸

共捕获鼠类 9 只，月平均鼠密度 0.25%。鼠密度在 8 月、9 月达到高峰，为 0.68%；其次为 2 月、3 月、5 月、7 月、11 月，为 0.34%；密度最低的为 4 月、6 月、10 月、12 月，为 0.00%（图 19-19）。

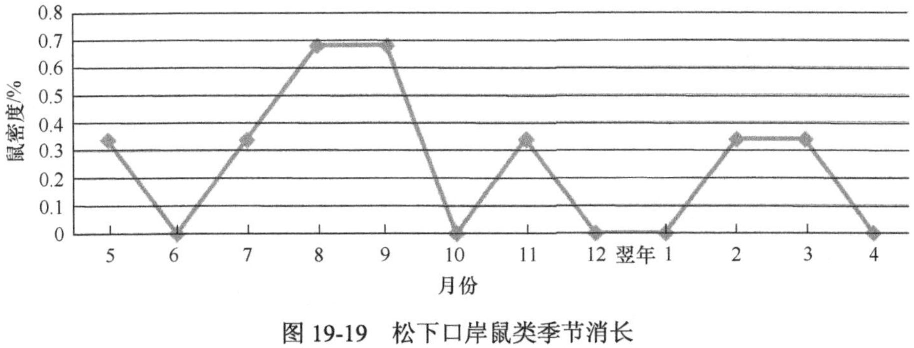

图 19-19　松下口岸鼠类季节消长

9. 东山口岸

从季节消长看，鼠类数量峰值出现在 8 月，提示鼠类活动活跃季节为夏季，因此应在夏季开展灭鼠活动，降低鼠密度，消除其危害（图 19-20）。

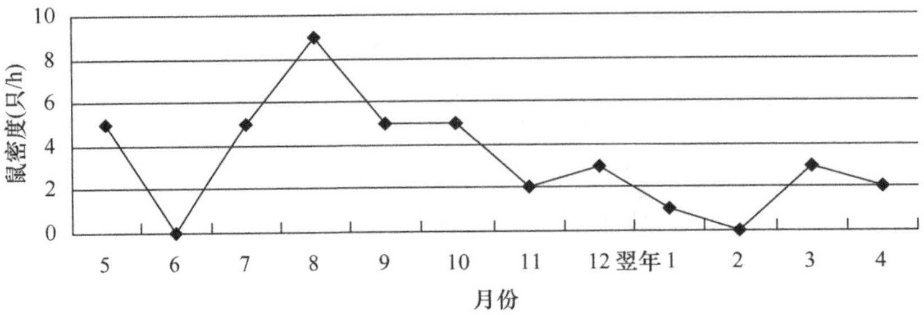

图 19-20　东山口岸鼠类季节消长

第二节　病媒生物携带病原体的检测

不同虫媒携带病原的检测结果如下。

1. 汉坦病毒

宁德口岸检出汉坦病毒核酸阳性 1 例；莆田秀屿口岸检出 2 例；泉州口岸从褐家鼠和黄胸鼠脏器共检出 19 例，均为家鼠型，阳性率为 32.76%，其中黄胸鼠阳性率达 60.00%，褐家鼠阳性率达 28.57%；东山口岸检出汉坦病毒核酸阳性 2 例。

2. 钩端螺旋体

东山口岸检出钩端螺旋体核酸阳性 1 例。

（黄恩炯　杨美琼）

第二十章　新疆口岸病媒生物及动物病媒病与监控

新疆维吾尔自治区位于我国的西北边陲，是中国拥有最大面积的省级行政区，约占全国总面积的1/6。其不仅地域范围广，而且地理位置特殊，位于广大内陆的中亚板块，在我国属于国境线最长、毗邻国家最多的行政省区。其与俄罗斯、蒙古、吉尔吉斯斯坦、哈萨克斯坦、巴基斯坦、塔吉克斯坦、印度、阿富汗等8个国家相邻，边境线长达5300多公里。新疆的地理位置和气候都很特殊，从地理位置上看，其属于中温带极端干旱的荒漠地带；从气候上看，新疆四周高山环绕，远离海洋，自然地理环境封闭。新疆境内阿尔泰山居于北部，天山横贯中部，昆仑山居于南部；北部的阿尔泰山与天山之间是准噶尔盆地，南部的天山与昆仑山之间为塔里木盆地，其地势形成典型的“三山夹两盆”的地貌格局。在辽阔的疆域内，高山占27.5%，沙漠占22.4%，低山丘陵占21.8%，平原戈壁占24.0%，而平原天然绿洲仅占4.0%，且以串珠状镶嵌在2万多公里的交通线上，横贯中部的天山使南北疆形成在气候、水文、土壤、生物资源方面分异的两大域。所以新疆独特的地理位置和环境造就了新疆境内媒介种类和传播病毒种类与东部省份的极大差异；南北疆由于天山的自然分割又形成了截然不同的地理环境和气候，造成了疆内的媒介昆虫种类和分布也有很大的不同。

第一节　新疆地区蚊类种群结构

蚊类起源于中生代，于白垩纪末进化出喙，对动物及人类的危害很大。其刺叮吸血不仅对人类生活具有严重的骚扰，而且更能机械性携带并通过叮刺传播多种病原，对人类健康造成很大的威胁。蚊类可以传播寄生虫病，如班氏丝虫病、疟疾等；同时蚊类还可以传播多种虫媒病毒。到目前为止，全球范围内已经发现500多种虫媒病毒，其中130多种可引起人类和牲畜发病。对于新疆蚊传虫媒病毒的调查较少，但是自20世纪90年代，陆陆续续有对于新疆新发现蚊传虫媒病毒的报道。从近年来的报道可见，新疆地区的蚊虫中存在着多种虫媒病毒，尽管暂时未能发现感染病例，但是其存在着在人群中暴发流行的潜在风险，应该更进一步开展全面广泛的调查。

一、标本采集与保存

1. 监测时间

选择病媒种群密度高峰季节开始监测，通常在6～9月，于日落天黑前挂灯、日出前收灯，蝇类于白天约9∶00布笼，下午日落前收笼。捕获标本用氯仿或乙醚麻醉，也可冰柜急冻杀死。标本须记录采集地、采集时间或采集者。

2. 监测方法

蚊、蠓监测采用灯光诱捕法，蝇类用笼诱法。蚊、蠓孳生地主要为积水或潮湿的环境，如沼泽地、水塘、积水池、河沟、树林、草地等环境，故诱蚊蠓灯须挂灯于孳生环境附近的阴暗处，避开周围照明灯影响诱捕效果。通常蚊、蠓等吸血昆虫主要趋吸动物血，也可在牛、马、羊、猪圈等处挂灯诱捕。

3. 标本的保存

捕获标本如保存于乙醇中，标本鉴定特征将被破坏，尤其是蚊类标本的鳞片一旦被浸湿破坏即无法鉴定，库蠓种类的翅斑也将褪色而影响鉴定。因此，捕获标本须分装于指管内干保存，用棉球封管口以利于通风干燥，棉花轻抵标本，以免运送时标本晃动损坏。蝇类个体较大、水分较多，标本须保存于较大玻璃管内以免潮湿霉变，故管口须以棉球或纱布封口避免霉变。所有捕获标本可干保存，也可保存于冰箱急冻室，但切不可保存于冷藏室，时间长将霉变。

二、结果

（1）带棒按蚊 *Anopheles claviger*

分布：阿拉山口口岸、阿勒泰、塔城、霍城、察布查尔、阿图什、叶城、阿克苏、喀什、泽普。

（2）刺扰伊蚊 *Aedes vexans*

分布：阿拉山口口岸、阿勒泰、霍城、察布查尔、伊宁、新源、库尔勒、尉利、阿图什、阿克陶、若羌、巴楚、阿克苏、喀什。

（3）里海伊蚊 *Aedes caspius*

分布：阿拉山口口岸、阿勒泰、塔城、霍城、察布查尔、伊宁、新源、和硕、博湖、焉耆、库尔勒、轮台、库车、阿克苏、阿瓦提、沙雅、乌什、麦盖提、阿图什、乌恰、阿克陶、拜城、叶城、皮山、墨玉、洛浦、民丰、若羌、和田、泽普、莎车、伽师、塔什库尔干。

（4）凶小库蚊 *Culex modestus*

分布：阿拉山口口岸、阿勒泰、塔城、霍城、察布查尔、伊宁、昭苏、和静、和硕、博湖、焉耆、库尔勒、轮台、尉利、若羌、库车、阿克苏、阿瓦提、乌什、阿图什、阿克陶。

（5）尖音库蚊 *Culex pipiens*

分布：准噶尔盆地与塔里木盆地及其周缘，伊犁、哈密、伽师、和田、阿拉山口口岸。

（6）迷走库蚊 *Culex vagans*

分布：阿拉山口口岸。

（7）阿拉斯加脉毛蚊 *Culicella alaskaensis*

分布：阿拉山口口岸。

（8）日本脉毛蚊 *Culiseta nipponica*

分布：阿拉山口口岸。

第二节　新疆地区蜱类种群结构

蜱是重要的医学媒介，可自然感染及传播森林脑炎、莱姆病、巴贝西虫病等多种疾病。蜱传疾病呈显著的自然疫源性疾病特点，媒介蜱的生态分布及数量动态影响其分布和流行特征。调查不同生境蜱的种类、数量组成、景观分布特点及病原体自然感染情况，对蜱传疾病流行特征及蜱传疾病预警有重要意义。新疆地区地域广阔，生态类型多样，蜱种类丰富且分布广泛，蜱传疾病危害严重，存在新疆出血热、森林脑炎、莱姆病和西伯利亚立克次体斑疹热等疾病。

新疆地区蜱种类丰富，包括 9 属 42 种，其中软蜱科 2 属 6 种、硬蜱科 7 属 36 种。近年关于新疆塔里木盆地、准噶尔盆地和阿勒泰地区蜱类区系研究发现，准噶尔盆地硬蜱有 5 属 21 种，以草原革蜱（*D. nuttalli*）、亚洲璃眼蜱和银盾革蜱为优势种；阿勒泰地区的蜱有 4 属 15 种，优势种为草原革蜱和银盾革蜱；塔里木盆地有 5 属 10 种，以亚东璃眼蜱（*Hy. Asiaticum kozlovi*）和亚洲璃眼蜱为优势种，不同地理景观和生态环境中蜱的群落结构差异极大，东部地区寄生蜱中以图兰扇头蜱（*Rh. turanicus*）为主，且血红扇头蜱的数量也较多，游离蜱以亚洲璃眼蜱为主。主要种属包括：

（1）扇头蜱属（*Rhipicephalus*）4 种，分别为短小扇头蜱（*Rh. pumilio*）、图兰扇头蜱（*Rh. turanicus*）、血红扇头蜱（*Rh. sanguineus*）和俄扇头蜱（*Rh. rossicus*）；

（2）璃眼蜱属（*Hyalomma*）2 种，分别为亚洲璃眼蜱（*Hy. asiaticum asiaticum*）和盾糙璃眼蜱（*Hy. scupense*）；

（3）革蜱属（*Dermacentor*）3 种，分别为森林革蜱（*D. silvarum*）、边缘革蜱（*D. marginatus*）和银盾革蜱（*D. niveus*）；

（4）血蜱属（*Haemaphysalis*）3 种，分别为嗜群血蜱（*Ha. concinna*）、具沟血蜱（*Ha. sculcata*）和刻点血蜱（*Ha. punctata*）；

（5）硬蜱属（*Ixodes*）1 种，为全沟硬蜱（*I. persulcatus*）。

第三节　新疆地区蠓类种群结构

新疆地区主要蠓类及其分布如下。

（1）沙漠库蠓 *Culicoides desertorum*

分布：新疆（阿拉山口口岸、阿克苏、吐鲁番、鄯善、于田、和田、洛清、墨玉、皮山、民丰）、辽宁、内蒙古、甘肃、宁夏。

（2）簇感库蠓 *Culicoides disperses*

分布：新疆（阿拉山口口岸、鄯善、清河、和田）。

（3）秀茎库蠓 *Culicoides festivipennis*

分布：新疆（阿拉山口口岸、塔城、额敏）、黑龙江、吉林、辽宁、西藏、陕西、山东、浙江、四川、福建、宁夏、甘肃。

（4）原野库蠓 *Culicoides homotomus*

分布：新疆（阿拉山口口岸、霍城）、黑龙江、辽宁、吉林、河北、山西、内蒙古、山东、河南、陕西、甘肃、青海、宁夏、江苏、上海、浙江、安徽、湖北、湖南、四川、重庆、贵州、云南、西藏、江西、福建、台湾、广东、广西、海南。

（5）东北库蠓 *Culicoides manchuriensis*

分布：新疆（阿拉山口口岸、阿克苏、霍城、清河、叶城）、黑龙江（模式产地）、吉林、辽宁、内蒙古、山东、甘肃、宁夏。

（6）蒙古库蠓 *Culicoides monkolensis*

分布：内蒙古（模式产地）、新疆（阿拉山口口岸、塔城、额敏、吐鲁番、鄯善、伊吾）、甘肃。

（7）伪盐库蠓 *Culicoides pseudosalinarius*

分布：新疆（阿拉山口口岸）、山东（模式产地）。

（8）曲囊库蠓 *Culicoides puncticollis*

分布：新疆（阿拉山口口岸、阿克苏、吐鲁番、伊吾、博乐、于田、若羌）、辽宁、内蒙古、山东、甘肃、青海、宁夏、湖北、云南。

（9）盐生库蠓 *Culicoides salinarius*

分布：新疆（阿拉山口口岸、吐鲁番、鄯善、和田）、内蒙古、甘肃、宁夏、山东。

（10）亚刺螯库蠓 *Culicoides subpunctatus*

分布：新疆（模式产地：塔城；阿拉山口口岸、哈巴河、博乐、霍城）、甘肃、宁夏。

第四节　新疆主要虫媒病病原

（一）黄病毒科

1. 日本脑炎病毒（*Japanese encephalitis virus*，JEV）

日本脑炎是我国最主要的病毒性脑炎，是一种分布广、发病多、危害性大的虫媒病毒病，可由近20种蚊虫传播，其中三带喙库蚊是最主要的传播媒介。刘昊等于2008年7～8月在新疆维吾尔自治区石河子地区某猪场采集猪脑组织样品，经乳鼠接种法分离病毒，利用RT-PCR方法进行JEV的*NS1*基因检测，获得了1株JEV。吕志等于2008年在新疆部分地区采集的发热患者急性期血清标本中检测到了日本脑炎病毒IgM阳性抗体。新疆地区此前并未发现日本脑炎病例，这些发现表明新疆地区存在日本脑炎病毒的潜在威胁。

2. 蜱传脑炎病毒（*Tick-borne encephalitis virus*，TBEV）

TBEV 又称森林脑炎病毒，经蜱叮咬人、畜进行传播，主要分布于新疆、东北和云南等地。该病毒在 1986 年由孔昭敏等在新疆首先发现。随后，谢杏初等从全沟硬蜱中分离 3 株该病毒。张桂林等于 2011 年夏季在新疆夏尔希里自然保护区采集的全沟硬蜱和森林革蜱，通过研磨液接种实验小鼠与细胞分离到 TBEV，同时对 2 例疑似病毒性脑炎患者确诊为 TBEV 感染并对本地居民进行了流行病学调查，显示当地健康人群中病毒 IgG 血清阳性率为 35.4%。

3. 西尼罗病毒（*West Nile virus*，WNV）

在自然界中，WNV 主要通过蚊子传播，其重要宿主为鸟类。WNV 能感染人与脊椎动物引起严重的脑炎并可能导致死亡。2004 年在新疆伽师县出现了发烧和脑膜炎病例，并引起死亡，利用 ELISA 方法初步诊断为日本脑炎病毒。随后李新兰等再次对样本检测时确定感染病毒为 WNV，这是中国首次确认 WNV 感染人的病例。2011 年吕志等首次从喀什地区采集的蚊子中分离获得 5 株 WNV，同时对当地发热和脑炎患者的血清进行 ELISA 检测，部分患者呈病毒 IgM 阳性。

（二）披膜病毒科

1. 辛德毕斯病毒（*Sindbis virus*，SINV）

1952 年首先在中东地区分离到辛德毕斯病毒，此后非洲、欧洲、亚洲和大洋洲也相继从蚊虫及鸟类血清中分离到病毒。该病毒为披膜病毒科甲病毒属的代表株，目前已知蚊虫是其传播媒介，因此人的感染一般在夏季蚊虫密度较高时发生，多为散发。1990 年夏，梁国栋等从新疆伊犁地区捕获的一组按蚊中分离到 1 株虫媒病毒，经组织培养、细胞病变、电镜观察、血清学鉴定为甲病毒属辛德毕斯病毒，并命名为 XJ-160 病毒株。李蕾等对 XJ-160 病毒全基因组核苷酸序列进行了测定，并分析了该病毒在甲病毒属中的进化地位与亲缘关系，确定该毒株为辛德毕斯病毒新亚型。

2. 西方马脑炎病毒（*Western equine encephalomyelitis virus*，WEEV）

西方马脑炎病毒对人畜均致病，对人致病主要表现为发热和中枢神经系统症状，病死率可达 10%，婴幼儿往往留有后遗症，主要是智力低下和行为失常。主要传播媒介为库蚊，并有从虱、蜱和螨等分离到该病毒的报道。野鸟是该病毒的主要储存宿主，对病毒的传播有重要意义。吕新军等从新疆乌苏市境内采集的赫坎按蚊中分离到 1 株病毒，可引起 BHK21 与 Vero 细胞病变。进一步的分子生物学鉴定表明，该毒株基因组 3′非编码区核苷酸序列具有典型的西方马脑炎病毒特征，与标准西方马脑炎病毒（California 株）的一致性为 99%。

3. 东方马脑炎病毒（*Eastern equine encephalomyelitis virus*，EEEV）

李其平等于 1992 年从新疆捕获的全沟硬蜱中分离到 1 株病毒，血清学鉴定与东方马脑炎病毒的中和效价最高，初步鉴定为 EEEV。随后对新疆部分地区进行了人血清东方马脑炎抗体检测，发现新疆伊犁地区阳性率达到 37.1%，显示新疆人群中存在该病毒抗体阳性者，提示该病毒在该地区存在。李其平等于 1990 年从新疆赫坎按蚊中分离到 3 株、尖音库蚊中分离到 2 株、凶小库蚊中分离到 2 株、全沟硬蜱中分离 11 株、边缘革蜱中分离到 2 株病毒，经鉴定均为披膜病毒科甲病毒属。

（三）呼肠孤病毒科

1. 辽宁病毒（*Liaoning virus*，LNV）

LNV 是 1997 年首先从中国东北地区采集的背点伊蚊中分离的一种病毒，有 2 个血清型，原型株分别为 NE9712 和 NE9731。对该病毒的媒介宿主和地域分布范围所知非常有限。吕新军等于 2005 年 7 月、8 月在新疆喀什地区从采集的一批蚊虫标本中检测到辽宁病毒核酸阳性率为 23%，且在库蚊标本中分离到 1 株病毒。这是首次在东北以外的地区分离到该病毒。由于样本是在居民区及家畜棚中采集，有可能对人员造成感染，因此今后有必要对该地区辽宁病毒开展流行病学调查。

2. 新环状病毒（*New orbivirus*）

该病毒由多种蜱和蚊类传播，并在我国广泛分布。1987 年夏季，徐普庭等在云南省西双版纳地区从无名热和脑炎患者的脑脊液及血清标本中分离到一种新环状病毒，并根据分离地将其命名为版纳病毒（*Banna virus*，BAV）。1992 年 5～8 月，李其平等在新疆维吾尔自治区 98 份无名热患者血清中分离到 8 株版纳病毒样环状病毒。同时期，又在新疆采集的 3 份病牛血清中分离到 1 株版纳病毒样环状病毒，在 2132 只蜱中的全沟硬蜱、银盾革蜱、森林革蜱、边缘革蜱、草原革蜱、残缘璃眼蜱中分离到 17 株版纳病毒样环状病毒。

（四）布尼亚病毒科

1. Tahyna 病毒（*Tahyna virus*，TAHV）

TAHV 自然界中的传播媒介众多。吕志等在 2006 年从新疆喀什地区伽师县的库蚊中分离到我国第一株 Tahyna 病毒株，对该病毒进行生物学特性及分子进化特征分析，发现该病毒与国际流行的 TAHV 的 Bardos92 株处于同一个进化分支。同时，对 2007 年与 2008 年在新疆南部喀什地区不明原因发热患者血清样本的采集进行抗体检测，研究证实新疆南部地区不明原因发热人群存在 Tahyna 病毒的急性感染和既往感染。此后，在新疆巴音郭楞蒙古自治州的背点伊蚊中相继分离到该病毒，提示该病毒在新疆南部广泛分布，且传播媒介多样。

2. 新疆出血热病毒（*Xinjiang hemorrhagic fever virus*，XHFV）

新疆出血热（Xinjiang hemorrhagic fever，XHF）因感染克里米亚-刚果出血热病毒（CCHFV）引起，该病毒经蜱传播，从 1965 年在我国新疆发现至今，在新疆地区时有流行发生。1966 年分别从新疆出血热急性期患者血液、尸检脏器和亚洲璃眼蜱中分离到 XHFV。2001 年 5～6 月 XHF 在新疆巴楚县再次严重流行，并且这次流行是在我国首次发现至今流行最重、病例数最多的一次。流行病学调查结果表明，XHF 集中发生在新疆南部地区的环塔里木盆地荒漠区域，如巴楚、阿瓦提、伽师、柯坪、库车、轮台、库尔勒和尉犁县等地区。2004～2005 年张渝疆等调查了新疆塔里木盆地 26 个县及地区与新疆出血热相关的蜱类，发现自然感染 XHFV 的蜱为亚洲璃眼蜱、亚东璃眼蜱、小亚璃眼蜱、短小扇头蜱、高山革蜱、血红扇头蜱，其中塔里木地区 XHFV 主要传播媒介为亚洲璃眼蜱。

（徐新龙　季新成　田延河　刘伯华　王慧煜）

第二十一章　河北口岸病媒生物及动物病媒病与监控

河北省环抱首都北京，地处36°05′～42°40′N、113°27′～119°50′E，横跨华北、东北两大地区，总面积18.85万km^2，省会石家庄市。北距北京283km，东与天津市毗邻并紧傍渤海，东南部、南部衔山东、河南两省，西倚太行山与山西省为邻，西北部、北部与内蒙古自治区交界，东北部与辽宁省接壤。河北省地势西北高、东南低，由西北向东南倾斜。地貌复杂，植被多样，属于全国动物地理区划中东北、蒙新及华北三个动物地理区域的交界地带，因而是许多南方、北方类型动物分布的北界与南界。许多南北类型动物相互混处，区系组成极其丰富。

新中国成立初期，河北省曾在个别地区开展过某些吸血双翅目，如蚊、虻、白蛉的调查。近30年来，只是在局部地区做过一些种类调查。张志珍等调查了白洋淀地区的蚊虫种类，共发现4属7种。陈晓宁等调查了承德市避暑山庄地区的蚊虫种类，共发现3属11种。虞以新在河北省易县和承德采获了贝蠓属（*Bezzia*）2个新种。媒介昆虫本底资料不清将对有效预防和控制媒介生物性疾病工作带来极大困难，对社会经济生活产生极大影响。2015～2017年，原河北出入境检验检疫局根据《国境口岸病媒生物监测规定》等有关文件要求，在辖区内选择曹妃甸、黄骅港、京唐港、秦皇岛、石家庄机场开展了鼠、蚤、蚊、蝇、蜚蠊、蜱、螨、蠓8类医学媒介生物的本底调查工作，基本摸清了其种类组成、优势种群及季节消长等情况，为国门生物安全提供了技术支撑。

第一节　蚊

一、概况

蚊类属节肢动物门昆虫纲双翅目长角亚目的蚊科。它们不仅对人和动物吸血骚扰，还是多种重要虫媒疾病（如流行性乙型脑炎、疟疾、登革热等）的传播媒介，并由于其种类多样和分布的广泛性，是目前对人和动物健康危害最大的医学昆虫。

国际交通运输工具及进口集装箱、货物等携带蚊类等医学媒介生物所致的国际间扩散危害问题曾引发严重的公共卫生事件。例如，1902年，从塞内加尔起航的一艘法国军舰将非洲疟疾的主要媒介冈比亚按蚊携带到巴西，导致1930年巴西的疟疾爆发；亚洲白纹伊蚊经旧轮胎携带从亚洲传入美国；近年来澳大利亚多次从国外驶来的船舶上捕获白纹伊蚊等多种输入性蚊类，均为典型事例。

近年来中国从入境交通工具、集装箱、货物中多次发现大量输入性医学媒介生物。例如，2009年福建出入境检验检疫局在入境外轮上发现埃及伊蚊幼虫；广东出入境检验检疫局白云机场在来自越南的入境飞机上捕获活蚊；河南出入境检验检疫局新郑机场在来自印度的入境飞机上捕获二带喙库蚊。秦皇岛出入境检验检疫局自2000年以来对入境船舶携带输入性蚊类情况进行连续系统的监测调查，捕获输入性蚊类1.5万余只，已鉴定确认的蚊种达22种，其中多数为重要传播媒介蚊种，如在来自西尼罗热疫区的入境船舶上捕获的三带喙库蚊等蚊种就是西尼罗热主要传播媒介蚊种。入境船舶携带输入性蚊类阳性率平均为53.68%（744/1386），月最高达93%。同时研究掌握了其在入境船舶上的栖息分布规律和与微小气候因素的关系特点。2006年环渤海湾港口对入境船舶联合开展的调查共发现输入性蚊类24种。更为重要的是秦皇岛出入境检验检疫局在国际上首次从输入性蚊体内分离出13株重要虫媒病毒，其中8株Ⅲ型流行性乙型脑炎（乙脑）病毒株，证明输入性蚊类可携带重要虫媒病毒等病原体。

随着中国改革开放力度的不断加强，对外贸易和交往正在迅速增加，输入性蚊类等医学媒介生物及其传播疾病来自国外传入中国的风险性也在激增。而积极开展输入性蚊类等医学媒介生物及其传播疾病的监测和控制研究，在预防蚊类及其传播疾病传入的作用尤其重要。为此有必要制定完善的科学防控措施体系，确保中国口岸卫生安全。

二、河北省口岸蚊类种群组成及分布情况

1. 调查地点

依据《国境口岸病媒生物监测规定》等有关文件要求，选择曹妃甸、黄骅港、京唐港、秦皇岛口岸和石家庄机场的林缘、住区及住室作为调查点。

2. 调查方法

诱蚊器法：定点放置二氧化碳诱蚊器，晚放晨收，分类计数，并计算不同生境蚊类密度。每月的上旬、下旬各监测一次。将采获的蚊虫制作针插标本，进行鉴定。

3. 结果

2015～2017年，河北省口岸共计捕获蚊虫2630只，分类鉴定1科2亚科2属5种。即伊蚊属2种；按蚊属1种；库蚊属2种。各口岸蚊类种群组成及分布如下。

蚊科

库蚊亚科

伊蚊属 *Aedes*

（1）背点伊蚊 *Aedes dorsalis*

分布口岸：曹妃甸、京唐港。

（2）白纹伊蚊 *Aedes albopictus*

分布口岸：曹妃甸、黄骅港、京唐港、秦皇岛、石家庄机场。

库蚊属 *Culex*

（3）淡色库蚊 *Culex pipiens pallens*

分布口岸：曹妃甸、黄骅港、京唐港、秦皇岛、石家庄机场。

（4）三带喙库蚊 *Culex tritaeniorhynchus*

分布口岸：曹妃甸、黄骅港、京唐港、石家庄机场。

按蚊亚科

按蚊属 *Anopheles*

（5）中华按蚊 *Anopheles sinensis*

分布口岸：京唐港。

三、河北省口岸蚊类种群构成比

捕获的蚊虫中，数量比从高到低为库蚊属 88.50%、伊蚊属 11.47%、按蚊属 0.03%（图 21-1）。

从监测结果看，淡色库蚊数量占优，其数量比率为 81.67%；其次为白纹伊蚊及三带喙库蚊，其数量比率分别为 10.50%、7.83%。河北省口岸蚊类优势种及常见种构成比见图 21-2。

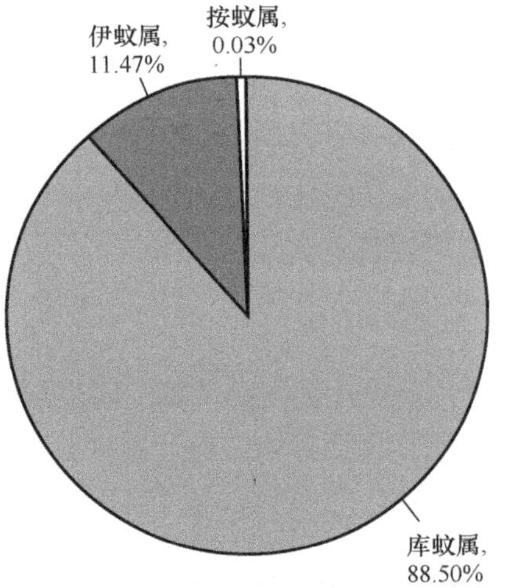

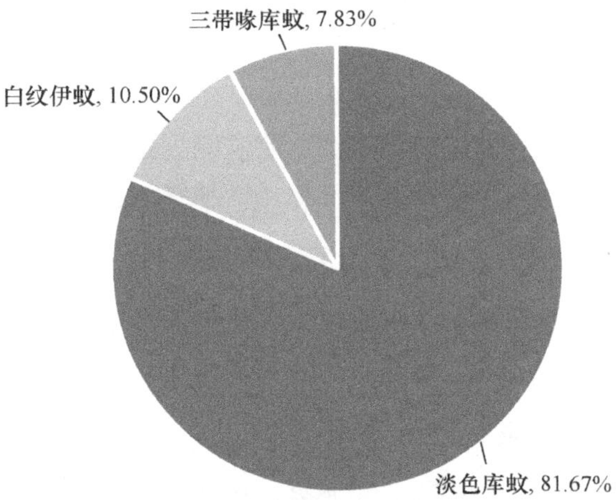

图 21-1　河北口岸蚊类种属构成比　图 21-2　河北口岸蚊类优势种及常见种构成

四、河北省口岸蚊类季节消长规律及相关分析

从图 21-3 可以看出，2015～2017 年河北省各口岸捕获的蚊虫中，淡色库蚊是 6～9 月的优势种群，8 月捕获数量最多；白纹伊蚊和三带喙库蚊为常见种，6～7 月的数量呈现逐渐上升趋势。

本次调查显示，淡色库蚊是河北省口岸的优势种，也是不同生境、场所和 6～9 月的优势种群，是我国北方地区班氏丝虫病的主要媒介，在媒介蚊种监测中应引以重视。中华按蚊为疟疾的主要传播媒介，仅在京唐港有捕获；三带喙库蚊是流行性乙型脑炎的主要媒介，也是本次调查中常见种，在曹妃甸、黄骅港、京唐港、石家庄机场均有分布。

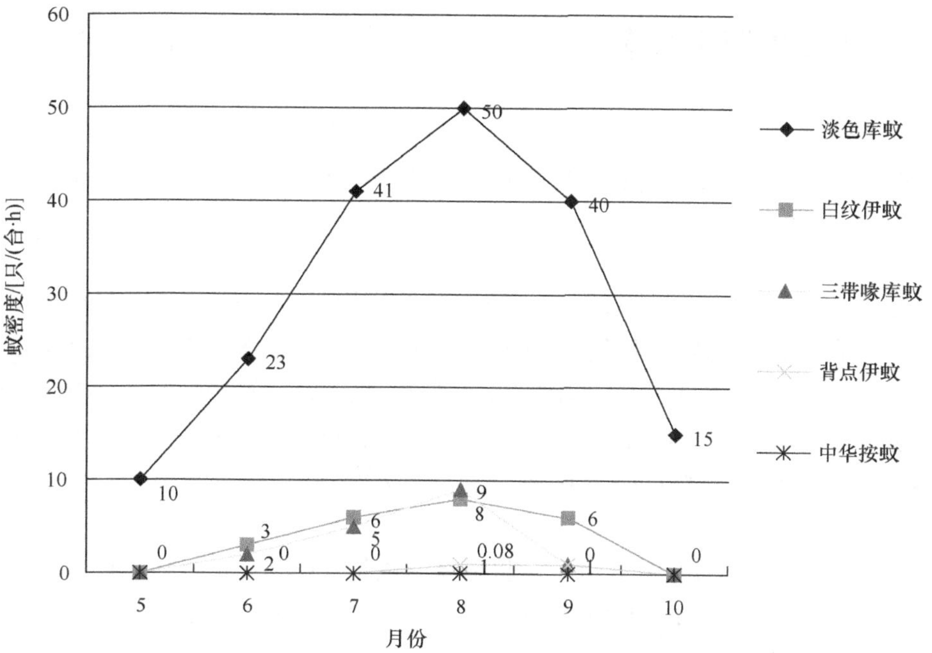

图 21-3　河北口岸蚊密度季节消长

第二节　鼠

一、概况

鼠类属啮齿类动物，广泛分布于世界各个地方，种类众多，数量巨大。目前世界上已知啮齿类达 2800 余种，我国有 160 余种，在国境口岸发现鼠类等医学动物 75 种。鼠类可携带 200 余种病原体，其中可使人类致病的病原体达 56 种，包括细菌 14 种；病毒 31 种；立克次体 5 种；寄生虫 7 种。

河北省北部被松辽平原达乌尔黄鼠鼠疫自然疫源地和内蒙古高原长沙鼠鼠疫自然疫源地包围。20 世纪 50 年代前达乌尔黄鼠为优势种，由于降水量的减少、草场的退化，现在长沙鼠逐渐成为优势种。历史上，河北省曾多次发生过人间鼠疫的流行，死亡人数达 1576 人。

内蒙古高原长爪鼠鼠疫自然疫源地动物间鼠疫流行连年不断，并偶有人间鼠疫病例的发生。松辽平原达乌尔黄鼠鼠疫自然疫源地静息多年来也出现了动物间鼠疫的流行，对河北省的尚义、康保、沽源、丰宁、围场等县构成了威胁。河北省鼠疫自然疫源地距北京仅 250km，张家口、承德、秦皇岛三市是内蒙古高原长爪鼠鼠疫自然疫源地和松辽平原达乌尔黄鼠鼠疫自然疫源地通往北京及内地的必经之路，人员来往频繁，因此存在人间鼠疫病例传入的可能。我国部分国境口岸即位于鼠疫自然疫源地内，已发现多种鼠疫主要宿主动物的存在，特别是二连浩特口岸连续多次在疫鼠中检出鼠疫杆菌，表明国境口岸鼠疫疫情仍相当严重，防治任务任重道远。

二、河北省口岸鼠类种群组成

1. 调查地点

根据各口岸地区的景观特征，选择耕地、林缘草地和口岸储存仓库作为调查生境。

2. 方法

（1）夹夜法（室外）：采用二号鼠夹，诱饵选用火腿肠。室外沿直线每隔 5m 布放一个，鼠夹与墙基垂直，紧贴墙基，每次不少于 100 个，连续布放 3 天，晚放晨收。

（2）粘鼠板法（室内）：室内监测采用粘鼠板法，选用胶面规格为 150mm×200mm 的粘鼠板，紧靠墙基放置于鼠类经常活动或栖息的场所，每 15m^2 房间对角放置 2 张。粘鼠板应避免放置于阳光直射、水淋、地面潮湿的场所，并防止尘土等污物对粘鼠板的污染。

蚤、螨、蜱监测与鼠类同时进行，将捕获活鼠装入白布袋，每袋一只，放入有盖塑料桶内，用乙醚麻醉，然后翻白布袋（用毛刷、白瓷托盘、湿棉签等）从鼠体上检蚤、螨、蜱进行分类鉴定，并统计分析。

（3）时间：每月布夹一次，每次连续三天，遇风雨天气顺延。

3. 结果

河北省各口岸共捕鼠 98 只，计 1 科 1 属 2 种。鼠种名录及分布如下。

（1）褐家鼠 *R. norvegicus*

分布口岸：曹妃甸、黄骅港、京唐港、秦皇岛。

小家鼠属 *Mus*

（2）小家鼠 *Mus musculus*

分布口岸：曹妃甸、黄骅港、京唐港、石家庄机场。

优势种群为褐家鼠（60.2%），常见种是小家鼠（39.8%）。各鼠种构成比见图 21-4。

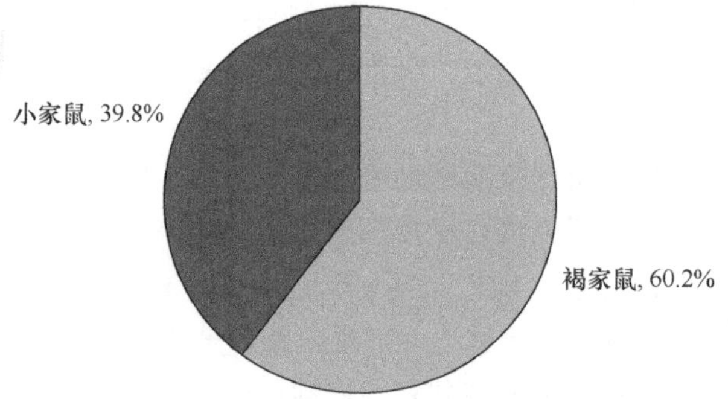

图 21-4　河北省口岸鼠类构成比

三、河北省口岸不同时间鼠类种群结构

从表 21-1 中可以看出，活动季节，小家鼠为 12 个月；褐家鼠为 8 个月。在整个活动季节中，褐家鼠在 3 月、5 月、9 月出现 3 次高峰；小家鼠在 3 月、9 月出现 2 次高峰。

表 21-1　河北省口岸不同时间鼠种数量

鼠种	月份												合计
	1	2	3	4	5	6	7	8	9	10	11	12	
褐家鼠	0	0	2	0	4	4	4	5	8	5	0	1	33
小家鼠	2	2	3	3	4	6	7	8	9	2	2	2	50
合计	2	2	5	3	8	10	11	13	17	7	2	3	83

四、河北省口岸鼠类季节消长规律

从图 21-5 可以看出，各口岸捕获鼠类优势种、常见种集中在 6～9 月，9 月为褐家鼠和小家鼠的高峰期，此结果与其传播疾病发病季节相吻合。

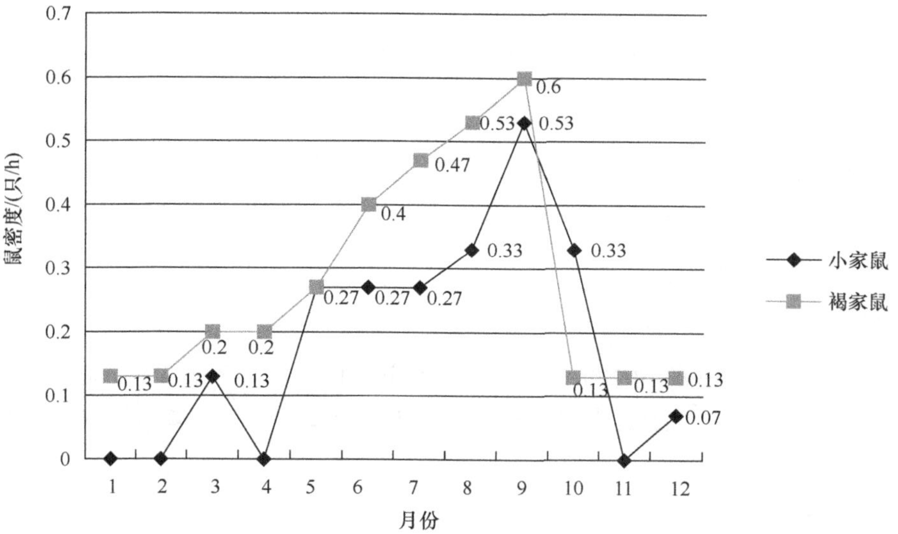

图 21-5　河北省口岸鼠密度季节消长

第三节　蝇

一、概况

蝇类在生物分类上的地位隶属于动物界节肢动物门昆虫纲双翅目。蝇类是肠道传染病的重要传播媒介，其密度指数和季节消长情况与肠道传染病的传播与流行有着密

切关系。

蝇类种类多，活动范围广，除骚扰人畜外，还携带病原体传播疾病，包括霍乱（国家法定甲类传染病）、伤寒、副伤寒、菌痢、霍乱、细菌性食物中毒、炭疽、破伤风、气性坏疽及化脓性球菌感染等。蝇类的幼虫进入人体引起某些器官致病，包括眼、耳、皮肤、胃和尿道的蝇蛆病。1997 年保定市阜平县曾暴发过伤寒；2007～2008 年秦皇岛市报告肠道传染病 4072 例；2007 年张家口曾报告鼻腔蝇蛆病 1 例。

随着口岸城市化进程的加快，蝇类滋生和栖息的生态环境不断变化，出入境船舶、集装箱运输和人员往来的迅猛发展可能导致输入性蝇种的侵入。本节主要分析河北省口岸蝇类季节消长和长期趋势等时间分布特征，为口岸蝇类监测和控制、防止疾病的发生提供数据支撑。

二、河北省口岸蝇类种群组成及分布

1. 调查地点

选择曹妃甸、黄骅港、京唐港、秦皇岛口岸和石家庄机场 5 个口岸的林缘、住区及住室作为观察点。

2. 调查时间

2015～2017 年每年 5～10 月，每月上、下旬各调查 1 次，晨放晚收。

3. 调查方法

诱蝇笼诱捕法：蝇笼为圆形天幕布式不锈钢纱网笼，直径为 25cm，笼体高为 35cm，笼脚高为 4cm，网眼大小为 1.5mm×1.5mm。诱饵为臭豆腐，捕获的蝇用氯仿杀死，带回实验室分类计数鉴定。

4. 种群组成

此次调查共捕获成蝇 13 273 只，经分类鉴定，共计 4 科 7 属 9 种。其中蝇科 3 属 3 种，丽蝇科 1 属 3 种，花蝇科 1 属 1 种，麻蝇科 2 属 2 种。河北省口岸蝇类种群组成及分布如下。

蝇科 Muscidae

腐蝇属 *Muscina*

（1）厩腐蝇 *Muscina stabulans*

分布口岸：秦皇岛、石家庄机场。

家蝇属 *Musca*

（2）家蝇 *Musca domestica*

分布口岸：曹妃甸、黄骅港、京唐港、秦皇岛、石家庄机场。

绿蝇属 *Lucilia*

（3）丝光绿蝇 *Lucilia sericata*

分布口岸：曹妃甸、黄骅港、京唐港、秦皇岛、石家庄机场。

麻蝇科 Sarcophagidae

麻蝇属 *Sarcophaga*

（4）棕尾别麻蝇 *Boettcherisca peregrine*

分布口岸：曹妃甸、黄骅港、京唐港、秦皇岛、石家庄机场。

黑麻蝇属 *Helicophagella*

（5）黑尾黑麻蝇 *Helicophagella melanura*

分布口岸：秦皇岛。

丽蝇科 Calliphoridae

金蝇属 *Chrysomya*

（6）大头金蝇 *Chrysomya megacephala*

分布口岸：曹妃甸、黄骅港、京唐港、秦皇岛、石家庄机场。

阿丽蝇属 *Aldrichina*

（7）广额金蝇 *Chrysomya phaonis*

分布口岸：黄骅港。

（8）巨尾阿丽蝇 *Aldrichina grahami*

分布口岸：曹妃甸、黄骅港、京唐港、石家庄机场。

花蝇科 Anthomyiidae

雪种蝇属 *Chionomyia*

（9）毛腹雪种蝇 *Chionomyia vetula*

分布口岸：石家庄机场。

5. 种群构成比

从蝇种数量计（图 21-6），丝光绿蝇（3643/13 273）、家蝇（3523/13 273）占优，所占比率分别为 27.45%、26.54%；其次是棕尾别麻蝇（2409/13 273）18.15%、大头金蝇 16.81%(2231/13 273)、厩腐蝇 5.57%(740/13 273)、巨尾阿丽蝇 2.44%(326/13 273)、黑尾黑麻蝇 1.39%（185/13 273）、广额金蝇 0.89%（118/13 273）、毛腹雪种蝇 0.74%（98/13 273）。

三、河北省口岸蝇类季节消长规律

从图 21-7 中可以看出，5～8 月，蝇类密度总体呈现上升趋势，8 月蝇密度达到高峰；8～10 月，蝇密度逐渐下降。

监测结果表明，河北省的优势种为丝光绿蝇、家蝇、棕尾别麻蝇、大头金蝇和厩腐蝇，与各市优势蝇种分布情况基本相同。蝇类密度每年 7～8 月较高，优势种家蝇是肠道传染病的重要媒介之一，大头金蝇是携带病原的重要蝇种，均在 7～8 月出现密度高峰。

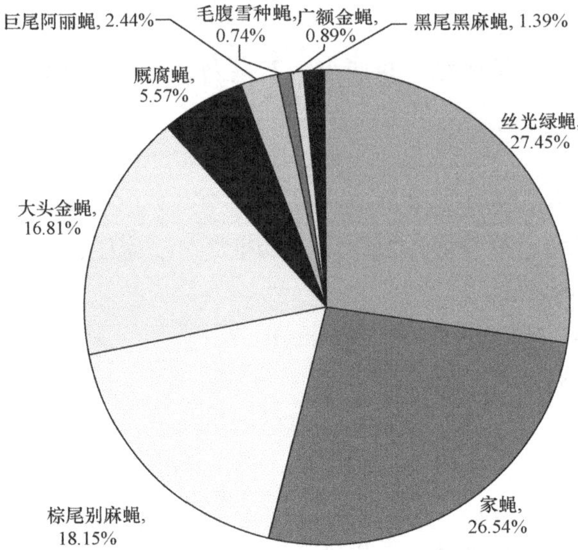

图 21-6 河北口岸蝇类种群组成构成比

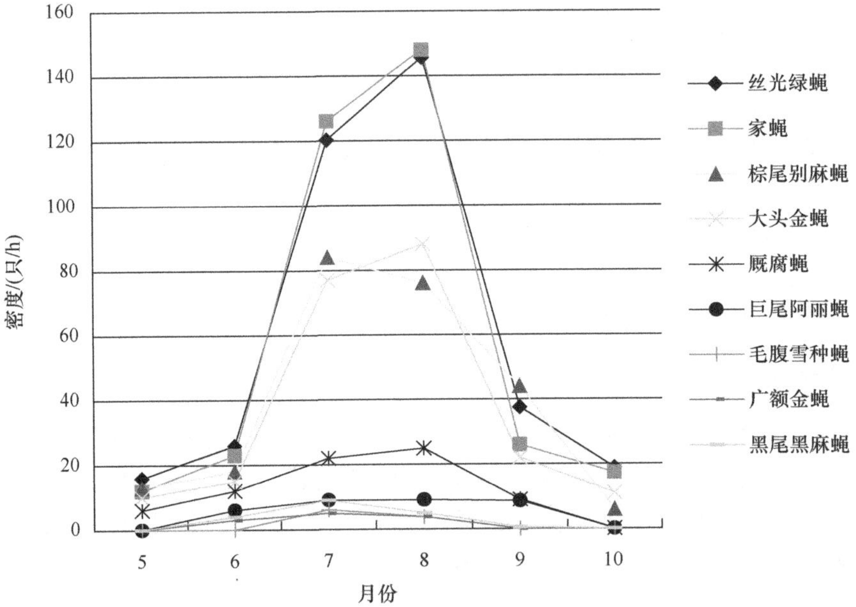

图 21-7 河北口岸蝇类季节消长

（王国柱 安鹏天）

参 考 文 献

艾承绪, 温玉欣, 张永国, 等. 1986. 黑龙江省海林地区发现一种新的蜱传螺旋体——莱姆病. 中国公共卫生(基层版), 2(6): 6.

安淑一, 刘家松, 任毅, 等. 2012. 辽宁发现库蚊黄病毒. 病毒学报, 28(5): 511-516.

曹鑫. 2010. 国境口岸输入性虫媒传染病及媒介生物风险分析和风险管理系统研究. 北京: 军事医学科学院微生物流行病研究所硕士学位论文.

陈辉华, 陈晓光. 2007. 蚊虫防治技术新进展. 中国热带医学, 7(10): 1886-1889.

陈家龙, 陈汝达, 梁志华, 等. 2007. 香港地区吸血蠓类初记(双翅目: 蠓科).寄生虫与医学昆虫学报, 14(3): 169-173.

陈锚锚, 邓成玉, 黄燕. 2014. 云南蠓类名录及地理分布. 中华卫生杀虫药械, 20(2): 174-178.

陈泽, 杨晓军, 杨晓红, 等. 2008. 中国蜱类地理分布及区系分析. 四川动物, 27(5): 820-823.

程晓兰, 宋锋林, 孙时, 等. 2015. 国境口岸首次从输入性蚊虫中检测到库蚊黄病毒. 中国国境卫生检疫杂志, S1: 19-21.

程晓兰, 王光, 陈雪松, 等. 2016. 2006～2015 年辽宁口岸蚊、蝇种群结构及其携带病原体监测检测. 中国国境卫生检疫杂志, 39(6): 385-391.

褚宏亮, 周明浩. 2006. 乙型脑炎病毒及其传播媒介的研究进展. 中国媒介生物学及控制杂志, 17(2): 160-162.

邓国藩. 1978. 中国经济昆虫志, 第十五册, 蜱总科. 北京: 科学出版社: 1-174.

邓国藩, 姜在阶. 1991. 中国经济昆虫志, 蜱螨亚纲硬蜱科. 北京: 科学出版社: 43-344.

董学书. 2010. 云南蚊类志. 昆明: 云南科技出版社.

段金花, 蔡松武, 吴军, 等. 2015. 广东省蚊媒西尼罗病毒携带情况调查研究.中国媒介生物学及控制杂志, 26(6): 558-564.

段忠辉, 刘洪文, 樊德海. 2011. 2006～2009 年辽宁口岸医学媒介生物本底调查及分析. 中国国境卫生检疫杂志, 34(4): 242-245.

范明远. 2004. 内蒙古蜱传斑点热的发现.实用预防医学, 11(6): 1310-1312.

范滋德. 1992. 中国常见蝇类检索表. 北京: 科学出版社: 1-992.

方美玉, 林立辉, 刘建伟. 2005. 虫媒传染病. 北京: 军事医学科学出版社: 1-471.

高玉峰, 程晓兰, 孙时, 等. 2015. 辽宁口岸蝇类、蜚蠊携带致病菌的检测分析. 中国国境卫生检疫杂志, 38: 22-25.

高增祥. 2003. 外来种入侵的过程、机理和预测. 生态学报, 3: 561-567.

龚正达, 自登云, 冯锡光, 等. 2001. 云南西部横断山区蝉类的组成及其分布. 医学动物防制, 17(1): 31-33.

郭天宇, 张丽杰, 郭惠琳, 等. 2016. 中国国境口岸地区蚤类调查. 中国媒介生物学及控制杂志, 27(6): 600-606.

郝宝善. 1990. 广东省珠海地区吸血蚊蠓调查研究. 医学动物防制, 6(3): 41-44.

黄恩炯. 2005. 白纹伊蚊及其天敌褐尾库蚊的研究. 福州: 福建农林大学硕士学位论文.

黄海楠. 2006. 我国部分省区蜱传斑点热及其与莱姆病复合感染的流行病学调查研究. 长春: 吉林大学硕士学位论文: 1-2.

黄海楠, 丁壮, 何静, 等. 2006. 吉林省珲春地区蜱中伯氏疏螺旋体与斑点热群立克次体复合感染研究. 中华流行病学杂志, 27(5): 379-383.

贾莹, 于岩岩. 2010. 人粒细胞无形体病研究进展. 传染病信息, 23(1): 47-51.

江佳富, 吴晓明, 王日明, 等. 2006. 北京市部分人群和农产品集散地鼠间汉坦病毒感染的研究. 中华流行病学杂志, 27(2): 145-149.
江莉, 龚劲聪, 胡龙飞, 等. 2014. DNA 条形码技术应用于进口货物中肩突硬蜱的鉴定. 中国国境卫生检疫杂志, 37(1): 33-36.
姜陆, 王有, 宋锋林. 2012. 辽宁口岸 2006～2010 年鼠形动物本底调查分析. 口岸卫生控制, 18(5): 48-50.
进军, 张国英, 赵中夫, 等. 2001. 乙脑病毒核酸诊断方法的建立及应用. 中国人兽共患病杂志, 17(5): 67-69.
李朝品. 2006. 医学蜱螨学. 北京: 人民军医出版社: 1-406.
李朝品. 2009. 医学节肢动物学. 北京: 人民卫生出版社: 283-408.
李国清, 林辉环, 翁亚彪, 等. 1998. 卡氏住白细胞虫在鸡体内的发育及与库蠓的关系.中国家禽, 20(6): 13-15.
李娟, 姜东续, 吴大成, 等. 2014. 广东省蜱及蜱传播疾病流行概况. 动物医学进展, 35(12): 144-147.
李兰娟. 2013. 传染病学高级教程. 北京: 人民军医出版社: 247-251.
廉国胜, 莫秋华, 柯明剑, 等. 2015. 国境口岸 13 蚊种 CO I 部分基因序列分析及应用.热带医学杂志, 15(10): 1321-1325.
梁江明, 邓秋云, 曾竣, 等. 2008. 广西 2000～2006 年钩端螺旋体病流行病学分析.中国热带医学, 8(6): 906-908.
林良强, 张韶华, 梁焯南, 等. 2014. 深圳市 2012 年病媒生物调查与分析. 中国媒介生物学及控制杂志, 25(2): 180-182.
刘传鸽, 罗琳, 胡龙飞, 等. 2012. 云浮口岸蚊类种群及密度首次调查.中国媒介生物学及控制杂志, 23(3): 246-248.
刘春晓. 2013. 口岸蚊类信息化数据平台构建及其在实验室质控的应用. 广州: 南方医科大学博士论文.
刘琪, 王伟利, 孟庆峰. 2013. 蜱及蜱传病的研究进展. 安徽农业科学, 41(3): 1107-1109.
刘胜利, 黄冠胜, 赵增连, 等. 2011. 动物虫媒病与检验检疫技术. 北京: 科学出版社: 1-582.
龙振昼, 王学忠. 2007. 吸血蠓类的生态学及传媒作用.中国媒介生物学及控制杂志, 18(6): 524-526.
陆宝麟, 吴厚永. 2003. 中国重要医学昆虫分类与鉴别. 郑州: 河南科学技术出版社: 1-800.
陆宝麟. 1997. 中国动物志 蚊科. 北京: 科学出版社: 1-883.
罗琳, 刘传鸽, 胡龙飞. 2012. 国境口岸蚊媒病毒检测研究进展.中国国境卫生检疫杂志, 35 (3): 208-211.
吕志, 梁国栋. 2006. 中国蜱传脑炎研究进展. 中华流行病学杂志, 30(6): 641-643.
马洪波, 前田秋彦, 孙虹, 等. 2007. 媒介动物(蚊、猪)体内黄病毒分子流行病学调查研究. 中国国境卫生检疫杂志, 30(5): 267-272.
马素芳, 俞渊. 1993. 中国蚊类——按蚊亚科. 北京: 北京科学技术出版社: 1-171.
孟玲, 王亚丽, 王锐, 等. 2016. 2016 年 7 月全国突发公共卫生事件及需关注的传染病风险评估. 疾病监测, 31(7): 536-539.
覃宗华, 李国清, 林辉环, 等. 1999. 鸡场库蠓种群组成及活动规律调查.中国兽医科技, 29(9): 12-14.
任彤. 2015. 国境口岸进口动物及动物产品传入人畜共患病风险分析体系的研究. 北京: 军事医学科学院微生物流行病研究所硕士学位论文.
石莹, 田绿波, 樊学军, 等. 2015. 5 种重要虫媒病毒液相蛋白芯片多重检测方法的建立及应用.中国卫生检验杂志, 25(21): 3604-3607.
宋锋林, 吴刚, 薛芳, 等. 2009. 国境口岸媒介生物携带病原体研究. 中国媒介生物学及控制杂志, 32(5): 368-374.
宋福春, 贺骥. 2015. 吸血蠓的危害及防治.中华卫生杀虫药械, 21(6): 623-626.
宋明昌. 2004. 中国口岸常见医学媒介生物鉴定图谱. 天津: 天津科学技术出版社: 1-513.
孙虹, 俞守义, 陈竞帆, 等. 2006. 珠海地区蚊媒携带流行性乙型脑炎病毒的研究. 中国媒介生物学及控制杂志, 7(6): 486-491.

孙毅，许荣满，张泮河，等. 2002. 我国一些常见蜱种莱姆病螺旋体的分离与鉴定. 寄生虫与医学昆虫学报, 9(2): 114-119.
孙印旗，董妥，姜霞，等. 2015. 2009～2012年河北鼠型斑疹伤寒流行概况及实验室调查分析. 中国人兽共患病学报, 31(6): 552-555.
谭毅，闭福银，韦增良，等. 2010. 广西流行性出血热疫区类型及流行病学特征. 应用预防医学, 16(3): 129-132.
唐家琪. 2005. 自然疫源性疾病. 北京: 科学出版社: 1-1203.
田兆丰. 2009. 内蒙古地区蚊科地理分布的调查研究. 中华卫生杀虫药械, 15(4): 306-308.
万道正，刘丽娟，梁中平，等. 2015. 凭祥口岸鼠类监测与风险评估.中国国境卫生检疫杂志, (2): 128-131.
万方浩，郭建英，王德辉. 2001. 中国外来入侵生物的现状管理对策及风险评价体系. 生物多样性与外来入侵物种管理国际研讨会论文集. 北京: 中国环境科学出版社: 77-102.
王春梅，郝宝善，郑学礼. 2003. 广东省吸血蠓的种类(双翅目: 蠓科)与分布. 热带医学杂志, 3(3): 327-329.
王德强. 2001. 飞机传播媒介生物的危害与控制措施. 中国国境卫生检疫杂志, 24(2): 92-93.
王海防，代玉华，公茂庆. 2013. 蚊虫遗传防制的应用进展. 中国血吸虫病防治杂志, 25(3): 316-309.
王建军，郭威，刘俊，等. 2014. 内蒙古部分蜱类标本的鉴定及其医学意义. 寄生虫与医学昆虫学报, 21(1): 54-58.
王克霞. 2002. 流行性出血热鼠间相互传播研究. 中国人兽共患病杂志, 18(3): 102.
王鲁豫，赵翟. 2004. 媒介生物在生物恐怖中的作用及防范策略. 中国媒介生物及控制杂志, 15(3): 238-240.
王岩，陈恩静，王萌，等. 2015. 连续 5 年辽宁地区肾综合征出血热流行病学及临床回顾性分析. 中国现代医学杂志, 25(14): 84-88.
吴观陵. 2005. 人体寄生虫学. 北京: 人民卫生出版社: 175-244.
吴旭光，吴军，潘波. 2005. 冬季低温对广东沿海中华按蚊成蚊前期发育的影响.热带医学杂志, 5(12): 777-779.
解焱，汪松，李振宇. 2001. 中国入侵物种综述. 生物多样性与外来入侵物种管理国际研讨会论文集. 北京: 中国环境科学出版社: 60-76.
徐志霞，谢广昭，陈宏辉，等. 2014. 2008～2012年汕头市病媒生物监测结果分析.华南预防医学, 40(6): 579-582.
许国章. 2010. 实用病媒生物防制技术. 上海: 复旦大学出版社.
薛万琦. 1998. 中国蝇类. 沈阳: 辽宁科学技术出版社: 1-2425.
杨舒然，刘起勇. 2013. 白纹伊蚊的全球分布及扩散趋势. 中国媒介生物学及控制杂志, 24(1): 1-4.
杨素，黄海超，陈轩，等. 2016. 施马伦贝格病毒套式 RT-PCR 检测方法的建立.中国兽医学报, 36(6): 923-932.
姚若东，孙虹，曾新宇，等. 2006. 珠海口岸蚊类种群及季节消长调查.口岸卫生控制, 12(3): 42-45.
姚文炳，许立. 1985. 内蒙古地区吸血蠓类的区系调查. 内蒙古医学杂志, 5(1): 33-36.
俞东征，梁国栋. 2009. 人兽共患传染病. 北京: 科学出版社: 353-687.
虞以新. 2006. 中国蠓科昆虫. 北京: 军事医学科学出版社: 3-16, 83.
苑崇凯，马维成，吕昌武，等. 1993. 我国土拉弗氏菌病防治研究概况.中国人兽共患病杂志, 6: 61-63.
苑德才. 1999. 中国国境口岸医学动物与病媒昆虫图志. 大连: 大连出版社: 1-856.
曾建芳，彭镜垣，徐云庆，等. 2009. 盐田港医学昆虫监测技术报告. 中国国境卫生检疫杂志, 32(增刊): 22-27.
张启恩，鲁志新，韩光红. 2003. 我国重要自然疫源地与自然疫源性疾病. 沈阳: 辽宁科学技术出版社: 1-310.

张永振, 周敦金, 熊衍文, 等. 2011. 中国淮阳山地区由新蜱传布尼亚病毒引起的出血热.中华流行病学杂志, 32(3): 209-214.

周正斌. 2011. 蚊媒病原体综合检测方法的建立及应用. 上海: 第二军医大学博士毕业论文.

周志峰, 庄厚雄, 王永刚, 等. 2012. 2010～2011 年深圳世界大学生运动会相关场所主要病媒生物检测结果分析. 中国媒介生物学及控制杂志, 23(6): 564-566.

朱建华, 宋彩华. 2003. 内蒙古林区人埃里克体感染的血清流行病学调查. 中华流行病学杂志, 24(2): 157.

邹海滨, 宋卫, 林厚炳, 等. 2014. 珠江水域广州口岸蚊类本底调查.中国国境卫生检疫杂志, 37(5): 331-335.

邹志辉, 周健明, 林琳, 等. 2012. 深圳市龙岗区蚊虫自然感染流行性乙型脑炎病毒状况调查. 现代预防医学, 39(19): 5083-5085.

Barker S C, Murrell A. 2004. Systematics and evolution of ticks with a list of valid genus and species names. Parasitol, 129(suppl.): 15-36.

Bradley J, Lin M, Karin S, et al. 2009. Genomic sequence and phylogenetic analysis of *Culex flavivirus*, an insect-specific flavivirus, isolated from *Culex pipiens*(Diptera: Culicidae)in Iowa. J Med Entomol, 46(4): 934-941.

Engelthaler DM, Mosley DG, Cheek JE, et al. 1999. Climate and environmental patterns associated with Hantavirus pulmonary syndrome, Four Corners Region, United States. Emerg Infect Dis, 5(1): 87.

Hao Q, Hou X, Geng Z, et al. 2010. Distribution of *Borrelia burgdorferi* lato in China. J Clin Microbilo, 49: 647-650.

Klompen JS H, Black WC IV, Keirans JE, et al. 1996. Evolution of ticks. Anu Rev Entomol, 41(1): 141-161.

Roux V, Fournier PE, Raoult D. 1996. Differentiation of spotted fever group rickettsiae by sequencing and analysis of restriction fragment length polymorphism of PCR-amplified DNA of the gene encoding the protein rOmpA. J Clin Microbiol, 34(9): 2058-2065.

Yu YX, Liu JH. 2006. World Species of Bloodsucking Midges(Diptera: Ceratopogonidae). Beijing: Militarv Medical Science Press: 1-72.

结语　病媒生物与动物病媒病防控

病媒生物对人类和动物的危害严重，虫媒和鼠源性疾病种类繁多。自古以来，人类为了减轻其危害，采取了许多措施，但始终处于被动地位。近几十年，由于科技进步，态势有显著改善，媒介生物的危害经过治理能够有所减轻，局部得到控制，不过防除媒介生物的长期性无法改变，因为人类既不能完全消除其生存、繁殖条件，又不能在大范围内将它们彻底消灭。残存者凭借原有的生存条件和旺盛的繁殖力，可以迅速使种群恢复以致超过原来水平。尤其是消灭的同时进行了选择和淘汰，导致虫媒抗药性、适应性的产生，以及活动规律的改变等，优者多存，劣者多亡，防除越来越难。另外，随着社会的发展，适合媒介生物的新生环境不断出现，货物的快速、大量流通又为其扩散创造了条件。这些都要求人们适时调整和改进防除策略。

实践证明，防除媒介生物可以在一定范围和一定时间内达标，但不可能毕其功于一役。单一的治标方法只能暂时降低其密度，即使初用时效果奇佳，但连用后每况愈下，长期巩固需要反复处理。因此，病媒生物控制必须重视治本，综合治理，才能走上可持续发展的坦途。

国际权威组织有关专家委员会将媒介生物综合治理定义为“应用各种适当的技术和管理方法，以经济核算的方式，取得有效的媒介控制”。综合治理不仅仅是两种或几种防治方法或手段的简单合并使用，也不是片面地反对使用化学杀虫剂，它是强调目标害虫的防治与环境的统一；强调治本，把环境治理放在首位；同时强调防治措施及方法的系统组合，并以控制种群数量为一般防治目的。因此，综合治理是以环境治理为基础、化学防治为主要手段，因时、因地采用相应的有效措施。

第一章　蚊防治方法

（一）环境防治

环境防治主要以控制和消除孳生条件为主。蚊虫的卵、幼虫、蛹都生活于水中，它们的发育有赖于水的存在，管好积水是防除蚊虫的根本条件。

（1）小型积水：不用的积水容器要清除或倒扣过来，使用加盖封闭，防止成蚊飞入产卵。盆景、泡菜坛坛沿水要经常清洗换水，泡菜坛坛沿水中可撒适量的盐或用塑料袋封起来，防止蚊虫在内产卵。

（2）污水："填、疏、盖、整、冲"。对于污水坑、污水沟等蚊虫孳生场地，有计划地进行填平、疏通、整治或放水冲刷，以及对下水道窨井口、污水缸等加盖，能有效地防止蚊虫孳生。

（3）大型静水：对于池塘、水库、湖泊等可养鱼防蚊。最著名的是柳条鱼，专吃蚊幼虫。另外还有中华斗鱼、鲤鱼、草鱼、青鱼、罗非鱼等。

（二）生物防治

生物防治需要以蚊虫生态学为基础，了解天敌的特点、释放天敌的数量及其活动，以及天敌对防治对象和非对象生物的影响等。目前，真正应用到实际并得到较大范围推广的还是微生物杀虫剂（苏云金芽孢杆菌和球形芽孢杆菌）和鱼类。

（三）化学杀虫剂灭蚊幼虫

对于存在的一些尚未清理的孳生地，或无法清除的积水，可采取化学杀幼剂进行防治。例如，消防蓄水池、储水缸、建筑工地的一些存水池、污水池和已经积水的堆放轮胎等，可以投放化学杀虫剂；使用双硫磷沙粒剂，可以有效地控制蚊幼虫的密度，国外报道 1ppm 能持续 4～12 周。

常使用的药物有双硫磷、倍硫磷、杀螟松、马拉硫鳞、辛硫磷、甲基毒死蜱、甲嘧硫鳞、毒死蜱等。

（四）化学杀虫剂杀灭成蚊

空间喷雾是指通过杀虫器械使液体杀虫剂形成无数的微小雾粒（小于 50μm）散布在一定空间，杀虫剂雾粒直接接触蚊虫体表，将其杀死。这种方法的优点是杀灭速度快，可以在短时间内处理很大面积，适用于蚊密度较高或登革热和登革热出血热、日本脑炎等蚊媒病暴发流行时的快速灭蚊。

空间喷洒包括超低容量喷洒和热雾喷洒等。

（五）物理防治

（1）室外：可用 CO_2 诱蚊灯进行诱杀。

（2）室内：可使用电蚊拍。

（六）防蚊设施

（1）安装纱门、纱窗是防止蚊虫进入室内为害的有效措施，安全、环保，适合家庭和办公场所。

（2）安装风帘、风幕机等。

第二章　蜱防治方法

蜱类的防治应根据本地区蜱的种类、种群结构、季节消长规律等基本信息，因地制宜地制订有针对性的防控措施。以黑龙江口岸为例从调查数据来看，黑龙江各口岸采获的蜱种主要为森林革蜱、全沟硬蜱、嗜群血蜱和日本血蜱。不同蜱种栖息生境、成虫出现时间及活动高峰各不相同。

森林革蜱生活在林区、草原区，常见于再生林、灌木林和森林边缘，成虫自2月末开始活动，3～4月出现高峰，6月以后很少发现。

嗜群血蜱林区种类多见于针阔混交林和沿河林，成虫自春季至秋季活动，以5月、6月数量最多。

日本血蜱生活在林区或山地，多见于柞阔林，成虫自春季至秋季活动，以4月下旬至5月上旬数量最多。

全沟硬蜱生活在原始林区，针阔混交林出现最多，成虫4月中旬开始出现，5月数量最多。

综合黑龙江优势蜱种生活习性特点，上述4种蜱的成虫活动高峰期集中在4～6月。每年4月中下旬至6月上旬，除常年从事林区工作的人员外，大量从事山野菜采摘的人员开始进入林区，且专门在灌木林、柞阔林、针阔混交林等山野菜茂盛的区域活动，成为蜱媒传染病的高风险人群；5月中旬开始，野生放养的牲畜开始进入林区，从事林区野生放养牲畜的工作人员亦成为蜱媒传染病的高风险人群，应对此三类人群采取防护措施，防止其被蜱虫叮咬，感染蜱媒传染病。

（一）特定人群的防治

1. 卫生流行病学调查

在进入林区开始调查任务之前，应对活动地区进行卫生流行病学调查。根据当地地理景观的特征，初步判断是否存在蜱媒疾病的自然疫源地，从而针对性地采取措施。

2. 个人防护

进入林区的人员应穿戴防护服（五紧连身服）及高筒胶靴，涂驱避剂。在林区内活动时，应定时（每2h）互相检查爬上衣服及肢体外露部位的蜱，特别要注意皮肤柔嫩部位（如颈、耳后、腋、腰、阴部等），发现蜱后应立即清除。用驱避剂浸过的衣服防蜱效果更好，用苯二甲酸二甲酯或邻苯二甲酸二甲酯等处理衣服，驱蜱作用可保持7天以上。野外归来后亦需互相检蜱。

3. 免疫接种

准备进入林区的工作人员应进行蜱媒传染病疫苗的接种，如森林脑炎疫苗。

（二）综合性防制

（1）改造环境，控制传染源。从生态学角度改造自然疫源地环境，特别是人群生产、生活区的环境，从而起到控制传染源的作用。合理开发森林是最有效的改变环境的办法，它可改变林内生物群落组成，使大型野生动物逃避，又可改变林内微小气候，不利于蜱的生存繁衍，使啮齿动物的分布也逐渐发生变化。驻地周围环境定期清理，除去杂草枯叶、平整地面，以清除蜱可能孳生的场所；驻地附近有野生动物巢穴如鼠洞等，除及时杀灭这些动物外，也要用杀虫剂喷入巢穴或用土堵塞，以消灭里面可能存在的蜱。加宽林间小路，铲除道路两旁杂草，防止人、畜通过时蜱的攀附。家畜、家禽实行圈养，防止蜱的侵袭。生活区要加强防鼠、灭鼠措施。

（2）药物防治。林区的临时住地及主要道路，除积极清除杂草外，亦可用3%～5%的来苏儿（500mL/m^2）、2%石炭酸（500mL/m^2）、敌百虫（0.1g/m^2）、敌敌畏等药物喷洒地面。牲畜体表的蜱，可以采用人工采摘的办法加以消除。使用杀虫剂消灭牲畜体表的蜱时，要注意采用对牲畜残留积累作用小的药物，近年来多采用敌百虫等有机磷杀虫剂。

（3）禁止直接饮用或食用未经消毒处理的野生放养动物的血液、奶制品、器官、肉制品等。

（4）生物性防治。用于蜱生物防治的生物有捕食性动物、微生物、寄生虫、植物类。

第三章　螨防治方法

螨类的防治应采用综合防治措施，原则以预防为主，综合治理，标本兼治，强调治本，控制螨虫的危害。

应用化学防治是控制螨类的一种重要手段，化学防治能快速、机动、灵活地杀死螨虫。应用阿维菌素、依维菌素制剂、拟除虫菊酯制剂、杀螨剂克螨特、溴螨特、哒螨灵、苯甲酸苄酯和熏蒸剂等制剂及其他驱避剂，需因种、因地制宜，采用不同的杀螨剂，方能有效地控制螨虫。

目前国内外许多厂家正在研制各种杀螨和除螨产品，国内有 40 多个公司和厂家正在研制开发杀螨气雾剂、防螨织物、除螨香皂、螨灵霜、抗螨草席、空调除螨清洗剂、除螨洗衣液、螨净擦剂、灭螨净微型乳剂和宠物除螨浴液等 10 大类 40 多种驱灭螨产品，针对不同类群的螨类应用相应的产品控制螨类的危害。

第四章　蠓防治方法

蠓的种类多、数量大、滋生地广，要全面消灭和控制其滋生环境比较困难。因此，在防治措施上，必须结合实际情况和具体条件综合防治。

（一）环境治理

消除和控制蠓的滋生栖息条件，在草坪周围，以 500m 为半径的范围内，结合其他工作，填平坑洼，平整地面；清除积水，疏通沟渠；堵塞树洞；及时清除垃圾污物，采用泥封堆肥发酵处理；畜圈、禽舍要勤扫、勤垫、勤除、保持清洁干燥，使蠓类无栖息和滋生之地。

（二）物理防治

一般采用灯光诱杀。用黑光诱虫灯、紫外线诱蚊灯或蓝光诱蚊灯，于黄昏夜晚放在草坪周围成蠓较多的地方，开灯诱杀，效果良好。

（三）化学防治

1. 蠓幼虫

对一时难以清除干净的滋生场所，如污水坑、沟、水塘、荷花池及沼泽地等，可定期喷洒药剂杀灭蠓幼虫，使用方法如下：用 50%对硫磷乳油、50%倍硫磷乳油、50%马拉硫磷乳油、50%辛硫磷乳油，以 1∶200 倍水稀释后，喷洒在积水的四周水面，使水中药含量为 1～2mg/kg，可杀灭水中蠓幼虫，能保持 1～2 周的残效；或用 2%倍硫磷颗粒剂或 1%对硫磷颗粒剂，每公顷 7.5～15kg 喷洒于水面，对灭蠓幼虫有较长的残效；对潮湿松软的地面，可喷洒 3%马拉硫磷粉剂，或 2%倍硫磷粉剂，用量为 30～50g/m^2，杀灭蠓幼虫。

2. 成蠓

用超低容量喷雾机喷雾，以 50%马拉硫磷乳油、50%辛硫磷乳油、50%杀螟松乳油，每公顷 450～1500min；或超低容量制剂，以煤油稀释 2.5 倍，每公顷 450～6000min 大面积灭成蠓。用背负式机动喷雾机，喷洒 0.5%～1%马拉硫磷乳液 50～100mL/m^2 或 1%害虫敌乳液 50～100mL/m^2，对成蠓有速杀作用且残效期较长。也可用喷烟机喷烟熏杀：选无风或风速在 1～2m/s 以下的傍晚或清晨，用背负式喷烟机或背负式植保多用机，在处理地段的上风向，沿与风向垂直的方向，背机缓慢行走，边走边喷烟。每台机器可在 20～30m 宽的线段上往返进行，所喷出的杀虫烟雾便弥漫覆盖在要处理的地段上。每公顷用 5%敌敌畏柴油药液 4.5～6.0L；或 5%害虫敌煤油稀释液，每公顷 2～2.5L，喷后

30min 可杀灭库螨 90%以上。

（四）生物防治

螨体虽小，但还有更小的生物寄生在它们体内，如一种叫铁线虫和小袋纤毛虫的小动物就可破坏其卵巢的发育，造成雌螨不育。可有效地利用这种生物来防治螨，在现代科学的生物防治中也可考虑用辐射手段和杂交技术处理螨的雄虫，使其虽有交配能力但不能产生有生命力的后代来使雌螨连产死胎而造成螨类本身的自然灭亡。

第五章　鼠防治方法

（一）灭鼠的基本原则和措施

灭鼠的基本原则是安全、高效、经济、方便。具体措施主要有：

（1）加强领导、大力宣传、发动群众，既要效果好，又要确保安全；

（2）调查掌握鼠性鼠情，针对具体情况，采取适当的方法，在适宜的时机进行灭鼠；

（3）交替使用灭鼠药物和器械，防止产生耐药性及拒食性；

（4）采取综合防制措施，做好防鼠及灭鼠工作；

（5）坚持反复灭鼠，不断巩固和扩大灭鼠成果。

（二）灭鼠方法

1. 环境防治

通过改造环境、破坏鼠的栖息条件、断绝鼠粮和水，使环境不利于鼠类生存的方法间接灭鼠，是治本的方法。具体措施主要有：

（1）搞好环境卫生、垃圾管理，破坏鼠类孳生环境；

（2）断绝鼠粮：管理好粮食、食品、家禽饲料、水源、垃圾、粪便等；

（3）搞好防鼠设施：堵塞入室孔洞、管线孔洞、地面硬化、降低门缝距离、下水道和通风口安栅栏、门窗防护（铁皮）等，将鼠隔绝在室外；即使进入，也无法生存。

2. 物理防治

利用捕鼠器械（棍棒、弓形夹、石块、鼠夹、鼠笼、鼠套、粘鼠板等）捕鼠，或用电子猫、超声波驱鼠器等驱鼠，适用于不能使用灭鼠剂、中毒鼠类死于难以清除的角落而引起尸臭的场所。为了使灭鼠效果良好，应保持以下条件：①断绝鼠粮；②诱饵需适合鼠种食性；③捕鼠器的引发装置需灵敏；④在鼠类经常活动场所布放，并于鼠类活动高峰前放好；⑤捕鼠器保持清洁，无恶臭。

用鼠夹、鼠笼、粘鼠板等器具捕鼠注意事项有如下几点。

（1）要考虑鼠类的生态习性，小家鼠新物反应轻，捕杀率高，黄胸鼠、褐家鼠新物反应严重，一般经 3～5 天后重复接触后，感觉到这些工具对它没有威胁时才大胆取食。

（2）要放在鼠经常活动的场所，摆放在鼠道上。鼠夹与墙面垂直，饵料一头靠墙，夹子与墙间隔 1～2cm，这样可打到来自两边的鼠。鼠笼布放时要注意笼口要离开物体，要考虑两面鼠道上鼠都能够进入。鼠夹、鼠笼布放后数天，鼠类仍不取食，要更换他处。采用鼠夹、鼠笼灭鼠，不能完全根除鼠类。在应用中不能长斯重复连续使用，隔一段时间后改用它法。

选用饵料一定要新鲜，可采用含有水分的瓜果类或油条、花生米、瓜子、饼糕、油渣、肉皮等，饵料要常换。

3. 化学防治

化学防治又称药物灭鼠法，是应用最广、效果最好的一种灭鼠方法，能快速降低鼠密度，但必须使用国家主管部门批准使用的药物。药物灭鼠又可分为肠毒物灭鼠、熏蒸灭鼠和化学不育剂灭鼠。胃肠道灭鼠药要求对鼠有较好的适口性，不会拒食，毒力适当，以其为主制成各种毒饵，效果好，用法简便，用量大。其次是毒水、毒粉、毒胶、毒沫等。熏蒸灭鼠，如磷化铝、氯化苦可用于仓库、轮船熏蒸灭鼠。

常用灭鼠剂分类，根据灭鼠药进入鼠体后作用快慢，分为急、慢性两类。

（1）急性灭鼠剂：作用快，鼠只吃一次或在短时间里连吃几次就能被毒死的药物，又叫速效灭鼠药或单剂量灭鼠药。

优点：作用快、粮食消耗少。

缺点：①剧毒药，对人畜极不安全，又无特效解毒剂，对哺乳动物和猛禽二次中毒的危险性极大，甚至有三次中毒现象，破坏生态平衡，污染环境；②作用太快，中毒症状剧烈，易引起其他鼠的警觉，故灭效差；③使用浓度高，易被老鼠识别，接受性差；④容易被犯罪分子利用作案。

国家禁用的急性灭鼠剂有：氟乙酰胺、氟乙酸钠、毒鼠强、甘氟、毒鼠硅、鼠立死等。

我国获得登记或临时登记的急性灭鼠药有磷化锌和C型肉毒毒素等，可用于疫情处理灭鼠。

（2）慢性灭鼠剂：作用慢，且老鼠需连续几天吃药才容易被毒死的药物，又叫缓效灭鼠药或多剂量灭鼠药。有的慢性药也可只服一次就见效。它们都是一些维生素K的结构类似物，可分为两大类：一类是4-羟基香豆素类，另一类是1，3-茚满二酮类。其作用机制主要是与维生素K_1拮抗，从而达到抗凝血作用，造成鼠类内出血死亡，因而又通称为抗凝血灭鼠剂。

慢性灭鼠剂的优点：作用缓慢，中毒症状轻微，不易引起老鼠惊疑拒食，因而能使鼠类种群中绝大部分个体死亡，灭鼠效果好。

连续多次取食的毒力远高于一次取食的急性毒力，采用低浓度（0.025%～0.005%），适口性好，让鼠类反复摄食，既符合鼠类的取食行为，又能减少非靶动物误食中毒的危险。

慢性灭鼠剂对非靶动物毒性低，又有特效解药维生素K_1，属于安全、低污染的灭鼠药。抗凝血灭鼠剂是目前灭鼠效果最好、使用最安全的一大类慢性灭鼠剂，又有第一代和第二代之分。

国内最常用的品种为溴敌隆（使用浓度为0.005%）、大隆（使用浓度为0.001%～0.005%）。杀他仗的性质同大隆，专利保护期内，靠进口，主要为蜡块毒饵，价格高。

投放原则：统一时间，室内外同步进行。断粮断水。全方位饱和投放，做到任何时间、任何场所，只要有鼠出现，就能吃到毒饵——点多、面广、量足、到位。

毒饵投放地点及要求：鼠经常活动的地方是投饵重点，如鼠洞附近、鼠道、食品库房、下水道、生活垃圾堆、排水沟等处。鼠类喜欢在隐蔽的场所摄食，在经常性灭鼠的地方，可采用毒饵盒（站）投放毒饵。

抗凝血灭鼠剂毒饵由于作用缓慢，本身即起前饵作用，故不需投放前饵。使用毒饵注意事项：

（1）鼠药及其毒饵的保管、分发及回收，必须专人负责；

（2）在毒饵投放前，要关养好家禽家畜，防止误食中毒；

（3）投放毒饵前，要加强宣传教育，避免人为误食中毒；

（4）投放鼠药时，要设立警示标志，避免儿童老人等误食中毒；

（5）要戴手套或用工具投放，不能用手直接接触毒饵；

（6）毒饵投放后 7 天左右，要及时搜集死鼠，并和剩余毒饵一并挖土深埋或焚烧；

（7）在投饵过程中不要吸烟、吃东西，也不要用手随意去擦嘴、揉眼，防止中毒；

（8）工作完毕要及时洗手洗脸，及时打扫场地；

（9）如发生人员中毒，必须立即就医，维生素 K_1 为其有效解毒剂。

4. 生物防治

利用自然界的天敌——鹰、鼬、蛇、黄鼠狼、猫头鹰、雕等，或对人畜无害而对鼠致病的微生物灭鼠。猫、狗作为家鼠天敌的作用值得怀疑。在城市，养猫户与不养猫户之间鼠密度没有明显差异。

不同生境鼠类的防治措施不同。

（1）宾馆、饭店、粮食部门、食品加工厂、农贸市场、市区“五小”场所、单位食堂等重点单位的食品仓库、加工间、操作间等处的鼠类防治措施为：①下水道、排水沟及通向室内的各种管道要用阀门或加防鼠网（网眼要小于 0.6cm× 0.6cm）；②地下室和第一层楼的窗户及所有通气孔要加防鼠网，网眼要小于 0.6cm×0.6cm；门下半部分镶嵌 40cm 高的铁皮，在门口下部加一道高度为 60cm 的挡鼠板；③所有管道和电缆进出建筑物的孔洞（管道井）要用水泥堵塞；④建筑物内所有孔洞和缝隙都要用水泥抹平，防止老鼠隐藏；⑤同时布放鼠笼、鼠夹或粘鼠板。

（2）一般单位及居民区的鼠类防治措施为：除了室外采取一些防鼠措施外，重点搞好环境卫生，清除鼠的栖息场所，杜绝鼠粮，室内外地面尽可能硬化。阴沟下水道、化粪池要完整，周围要用水泥抹平，地面洞口要用砖块、水泥堵死，防止鼠打洞筑巢，同时房屋周围、院落内设置一定数量的毒饵站（点）。

（3）公共场所及绿化带的鼠类防治措施为：重点抓好环境综合整治，搞好环境卫生，堵塞鼠洞，利用毒饵盒、毒饵站投入毒饵，同时布放鼠笼、鼠夹。

第六章　蝇防治方法

（一）控制孳生环境（环境治理）

搞好城市及周边环境的清洁卫生保洁工作是减少成蝇聚集和孳生繁殖的有力措施之一，发动全社会，全民动员治理环境卫生又是减少蝇类孳生繁殖的有效方法。

1. 控制孳生环境的主要措施

（1）垃圾处理：在市区居民楼应封闭垃圾道，并推行垃圾袋装化；实行定点封闭存放垃圾，垃圾箱、站做到日产日清；在专门的垃圾处理厂进行生物发酵或卫生填埋。

（2）居民垃圾：做到袋装化，袋口要扎紧，无破损，垃圾收集点要定时收集、清运，并用药物定期处理，杜绝蝇蛆孳生。

（3）垃圾、粪便运输车、清洁车：要每天冲洗保洁，不带垃圾死角离场。

（4）垃圾中转站：要有门能关闭；做到日常清理，对边缘死角要彻底清除，并用水冲洗，定期用杀虫剂控制孳生蝇蛆。

（5）垃圾场：做到分层压土，并定期在垃圾层面上使用杀虫剂，垃圾存放地周围地面要用水泥硬化。

2. 环境治理的重点单位和场所

宾馆饭店、餐馆、商店等应重点检查房前屋后及周边环境保洁状况，要杜绝储运垃圾的露天存储方式；垃圾箱（桶）、泔水桶一律加盖密闭储存，及时收集和清运。

（二）杀灭孳生地蝇蛆

蝇幼虫阶段一般集中，易于发现和施用药物。1 龄幼虫很敏感，但时期短，体小不易发现；在 2～3 龄初期最好施药；3 龄末杀灭效果差。化学杀虫剂用于幼虫期，很容易诱发抗药性，特别是同一类化学杀虫剂用来防治幼虫和成蝇，则抗性产生更快。

1. 物理方法灭蛆

（1）塑料布封盖：此法可应用在不能及时移走清除的特殊行业产生的废渣、下脚料等地方，使其孳生物产生缺氧环境，促使幼虫死亡。同时还可防止环境中的成蝇与孳生物接触产卵、孳生。

（2）堆肥法：依靠泥封堆肥的生物发酵产生的热、耗氧、有害气体杀死粪肥中的蛆和蛹。堆肥发酵时间夏季一般为一周以上，春秋季要两周以上。此种方法尤其适用于广大农村。

（3）闷杀法：用草木灰或热灰在粪缸的粪面上撒，以阻断空气来源或借热灰作用杀死蝇蛆。另外，可用紧土灭蛹法，即对孳生有蛹的松土洒水敲打结实，使蝇蛹羽化成蝇后钻不出来而死亡。

（4）水淹灭蝇蛆法：在粪池（坑）内灌入水，水深超过表面 12～15cm，使蛆浮于水面，死亡率可达 95%～100%，此法对家蝇蛆收效很大。

2. 化学方法灭蝇蛆

根据我国情况，应用化学法处理蝇类孳生物的化学杀虫剂，常用的有二嗪农、杀螟松、倍硫磷、马拉硫磷、敌百虫等，一般均用有机磷类。拟除虫菊酯类多用于防治成蝇，很少用于防治幼虫。

（三）防蝇设施配置

（1）防蝇设施：主要有纱门、纱窗、纱罩、胶帘及风幕机等。防蝇设施安装的重点场所在餐饮和食品加工行业、农贸市场熟食摊、超市入口等处。为防止苍蝇与食物接触，厨房、食堂、餐厅、冷饮店、农贸市场熟食摊点、食品加工车间等重点场所必须做好防蝇工作，安装风门、胶帘、纱门纱窗等设施，合理布设灭蝇灯、粘蝇纸（带）等防蝇灭蝇设施。

（2）风幕或风道：通过机内的贯流风轮和风叶产生强大的气流，形成一面无形的门，可阻止室外的废气、蚊蝇、尘埃等有害物质进入室内。

（3）安装灭蝇灯：放置高度距离地面 2m 左右，悬挂时尽可能避开灯光，并注意两面的距离，充分利用两面有效的引诱和电击的功能，不要紧贴墙面安装。厨房、操作间地沟保持排放畅通，无异味和污垢，特别是灶台前后、上下不能有油污垢和残留的菜、食物残渣。

（四）控制成蝇

1. 物理方法

人工拍打是利用蝇拍，见蝇就打，虽然方法简单而古老，但也是最为环保、经济、可行、有效的方法之一，在蝇类密度不高的室内环境，可收到一定效果。

物理方法器械灭蝇有以下几种。

（1）灭蝇灯：可分为光诱高压电击式、光诱粘捕式。主要问题：应有的部位没有安装、安装的位置不正确（离地应≥1.5m）、不能靠墙壁安装、安装数量不够（25～30m^2一盏 30W）、诱蝇灯长期无人清洁、灯管老化不更换。

（2）电子捕蝇器：适用于多种场所（如办公室、餐馆行业、食品加工行业等）室内的灭蝇。

（3）粘蝇纸粘捕法（如农贸市场、餐馆等）。

（4）捕蝇笼。应用捕蝇笼灭蝇需注意：诱饵最好荤素搭配，以鱼做饵时最好选海鱼，素食的物质可以用酱制品或馊饭。鱼饵要发酵 24h 以上，数量要充足，诱饵要保持湿润。饵料盘上口与捕蝇笼下口的距离应在 2cm 以上。6～8 月放置遮阴面，其余月份放置朝阳面。不宜放置过高，一般以着地放置为佳。使用捕蝇笼要有专人管理，防止诱饵生蛆，诱饵要定期更换，一般 1 周更换一次，高温季节需 3 天更换一次。也可在诱饵中加入 0.20%

的敌百虫或0.025%的灭幼脲。

2. 化学方法

合理选用杀虫药剂应注意以下几点：

（1）选择应用的杀虫药剂应符合我国农药管理的规定；

（2）选用的杀虫药剂必须符合相关的质量标准；

（3）优先选用WHO推荐的药剂品种；

（4）优先选择对哺乳动物毒性低、对环境友好的品种；

（5）优先选用水基剂型的品种；

（6）优先选用信誉度高的厂家的品种。

第七章　蜚蠊防治方法

（一）环境防治

1. 预防是防治蟑螂的关键

应采取各种有效措施，尽可能阻止蟑螂从外界侵入房间内。

2. 环境卫生

主要方法包括：平时注意搞好厨房、住室等地的卫生，妥善保藏食品，管好垃圾，堵塞沟逢孔隙；合理使用纱门、纱窗，防止蟑螂由外爬入或随物品带入室内；根据季节消长，抓住有利时机（如 4 月、5 月）开展卫生运动，彻底整顿室内卫生，消除残留卵荚，可控制和大量减少高峰季节的蟑螂密度。

蜚蠊的孳生地治理应注意以下几点。

（1）堵洞抹缝。封六缝：对墙壁、地板、门框、窗台（框）、水池和下水道等处的孔洞和缝隙应用油灰、水泥和其他材料加以堵塞封闭。堵三眼：堵塞沟缝孔隙。尤其要注意堵塞水管、煤气管道、暖气管等管道通过的孔眼。

（2）修补门窗。门窗框上的缝隙应进行修补。

（3）整修旧房。

（二）物理防治

物理杀灭蟑螂的方法有：人工捕杀、热度（热度在 60℃以上）、堵塞，诱捕、粘捕等。其中，粘蟑盒不含杀虫剂，对人畜无害，不污染环境，可放置在家庭、轮船、旅馆、医院等场所，若使用得当，可有效诱杀蟑螂。

（三）化学防治

化学防治目前仍是控制蟑螂的重要手段，可立见成效。但是，消灭蟑螂不能单靠一种方法和一种杀虫剂，否则达不到理想效果。此外，由于蟑螂对某些杀虫剂的抗药性正逐渐增加，有些药物又可能污染环境，因此选用合适的杀虫药、剂型及杀虫方法在蟑螂防治中显得极为重要。

1. 合理喷药方法的原则

（1）喷药人员在用药前一定要对计划灭蟑的建筑物内各个房间结构、室内布局进行一次全面观察，做出虫情（密度）监测，并掌握害虫的栖息活动场所，这样喷药时才能做到有的放矢、突出重点、点面结合。如果不了解虫情，喷药时，或者像撒胡椒面一样面面俱到，或者是忘了对重点喷药的栖息场所进行处理，既造成人力和药物的浪费，又达不到满意的效果。

（2）应选用质量和性能好的压力喷雾器，不漏药、不漏气、操作方便，并备有线状喷头和扇形喷头，前者用以喷射缝隙，后者则用于喷洒一般表面。

（3）喷药宜在晚饭后进行，一是便于工作的开展和管理，特别是在公共食堂和厨房操作间喷药杀虫，白天工作不方便；二是因为蟑螂都是在黄昏后才开始活动，晚间灭虫能提高杀虫效果。

（4）喷药时先关闭门、窗、风扇和排风扇，喷药后密闭 1h，以防药物随风流失和蟑螂逃窜。橱柜门应该打开并取出桌子的抽屉，以便对内喷药。

（5）喷药开始时，应先在门、窗及其他通道口喷洒一圈宽 20～40cm 的屏障带，使得蟑螂从这些出入口逃跑时也会接触到药物。然后顺序地由外向内、由上向下喷洒。喷洒高度：墙面 1～1.5m，靠床墙面 0.5m。对蟑螂经常爬行的地面，用扇状喷头进行滞留喷洒，橱柜、台面、墙角落、墙缝等可进行点状喷洒。

（6）缝隙喷洒是杀灭蟑螂的重要技术。在害虫栖息的裂缝、洞穴和角落周围先喷一圈宽约 20cm 的屏障药带，然后再对这些栖息场所以线状喷头进行足量喷洒。切忌先对这些栖息场所直接喷射，否则就会将害虫驱赶到没有药物的地方得以幸存。

（7）蟑螂是爬行害虫，喷洒重点应是经常活动的表面，以便它们爬过药面而接触身亡，对确认没有害虫出没的地方则不必喷药。此外，喷药前，应注意将食品、食具等搬出，以防污染。

2. 常用化学防治杀灭蟑螂的方法

为了人畜的安全，杀灭蟑螂通常采用拟除虫菊酯类化学药物进行处理。根据蟑螂的生活习性，常用的有效方法有：投放灭蟑螂毒饵或胶饵、膏剂；喷洒滞留喷洒剂；涂抹杀蟑螂粉笔、撒布杀蟑粉剂；施放灭蟑烟雾剂熏杀等。

注意：在杀灭蟑螂后，应将蟑尸和卵鞘集中烧毁。

3. 常用化学防治剂型的使用

（1）杀虫气雾剂：如市售的“枪手”“灭害灵”等，其优势在于见效快，发现蟑螂，一喷即见效，消费者使用初期感觉效果明显。但其劣势是对呼吸道刺激性较大，且其只能在见到蟑螂时才能见效，杀灭数量也极其有限，只适宜于家庭等小范围使用。

（2）粉剂：粉剂由于在施药时不需加水，不易为皮肤吸收，不污染衣物，可用于喷洒处理地面、床垫等处。还可用喷粉器或其他工具作大面积处理。粉剂杀虫作用较油剂、乳剂为慢，但持效长，使用方便。粉剂的药效与其粒度有直接关系，粒度越小，药物比面积（每克药的表面积）就越大，相应药效就越高；但粒度过小，施药时粒子易随气流漂移散失。一般以 5～40μm 为宜。粉剂不适宜处理橱柜内、桌面及其他暴露表面，否则有损美观。潮湿的地上也不宜撒粉。另外，粉层用量不宜过多，只要薄而均匀的粉层就行，用量过多反而引起蟑螂的拒避作用，影响蟑螂进入粉层。

（3）诱（毒）饵。用于毒饵的杀虫剂主要应具备两个条件：一是良好的胃毒作用；二是无驱避作用或驱避作用很小。毒饵由于适应了蟑螂的生态特点，不易产生抗药性，又减少了对环境的污染，加之使用方法简便、经济，故很受欢迎。毒饵可经常使用于家庭、商店、办公室、宿舍、医院等，更适用于那些不宜采用杀虫剂喷洒的场所，如精密仪器室、微机房、配电室等。毒饵的杀虫作用缓慢，在蟑螂密度高的场所使用，不能迅速降低密度；如果与滞留喷洒与粉剂等结合起来，则可达到取长补短的效果。

毒饵使用方法：毒饵灭蟑螂的效果受许多因素影响，如蟑螂密度、毒饵布放地点、位置和布放量及环境中有无食物和存水等。在现场条件下灭蟑螂，必须讲究投饵方法，才能取得好的效果。要根据蟑螂的生态特点，将毒饵布放在蟑螂栖息和活动场所。蟑螂喜暗、温、湿环境，投毒饵的重点场所是厨房、餐厅、食品加工和储存场所、医院病房的床头柜、地下室等或一些不适宜喷药的场所。投药应尽量放在隐蔽处，减少人为干扰。

投放毒饵时，为便于投放、收集和防止受潮，最好将毒饵放在瓶盖里定点布放，也可自制一简单毒饵槽（如用文摘卡或薄纸板折成长 8cm、宽 3cm 的“V”形槽，内放毒饵颗粒），用胶带或图钉把毒饵槽固定在橱柜回抽屉的角落处，家具背后的夹缝里或电线和管道上。投放毒饵应采取量少、点多和面广的办法，每点放的毒饵少一些（1g 毒饵约放 5 个点），点多和面广是为了增加蟑螂取食的机会。投放毒饵或适时检查毒饵消耗情况，并加以补充或更换。在投放毒饵的场所，晚上应将食物收藏好，桌面和地面打扫干净，并管好水源以提高毒饵的诱杀效果。

（4）滞留喷洒剂。杀灭蟑螂一般采用滞留喷洒，即使用长效的杀虫剂喷洒在蟑螂的栖息地或经常活动的场所，使它们与药面接触而中毒死亡。由于蟑螂是爬行昆虫，因而除为了把蟑螂从缝隙等中驱出，以便增加滞留喷洒的效果外，很少使用空间喷洒。目前主要用于滞留喷洒的剂型有可湿性粉剂（如凯素灵）、悬浮剂（如奋斗呐、高效氯氰菊酯、卫害净）、乳油（灭蝇灵等）等。

（四）防制方法的选择

通常在饭店（餐馆）、酿造厂、食品加工厂（商店）、交通运输工具等蟑螂孳生严重的场所，先选择用杀虫剂对蟑螂孳生栖息场所进行喷洒，大量杀灭蟑螂，迅速降低虫口密度后，再选用毒饵、诱捕、粘捕等方法的一种或多种，作为经常性的防治措施；同时，努力改善和治理环境，尽量减少蟑螂的水源、食物源和栖息场所，以巩固和增进杀虫剂喷洒所获得的防治效果，使危害水平降至最低。

居民住宅、机关、学校等蟑螂中、轻度侵害的单位，以毒饵、诱捕、粘捕等经常性的防治措施为主，努力改善卫生，减少和杜绝蟑螂孳生繁殖的条件。必要时（密度已较高），可辅以杀虫剂喷洒杀灭，借以迅速降低虫口密度。

（宋锋林　韩雪清）